U0879094

全国高等教育自学考试指定教材

外科护理学（本）

［含：外科护理学（本）自学考试大纲］

（2011 年版）

全国高等教育自学考试指导委员会　组编

主　编　顾　沛

副主编　徐建鸣　高　颖

编　者　（按姓氏笔画排序）

卢惠娟　孙晓春　李　铮　陈宏星　秦　薇

顾　沛　徐建鸣　高　颖　曹艳佩

主　审　沈柏用

参　审　张光健　张宝仁

北京大学医学出版社

WAIKE HULIXUE（BEN）

图书在版编目（CIP）数据

外科护理学：本／顾沛主编．—北京：北京大学医学出版社，2023.9（2025.9 重印）
ISBN 978-7-5659-2980-9

Ⅰ.①外… Ⅱ.①顾… Ⅲ.①外科学-护理学-高等教育-自学考试-教材 Ⅳ.①R473.6

中国国家版本馆 CIP 数据核字（2023）第 171986 号

外科护理学（本）（2011 年版）

主　　编：顾　沛
出　　版：北京大学医学出版社
地　　址：（100191）北京市海淀区学院路 38 号　北京大学医学部院内
电　　话：发行部 010－82802230；图书邮购 010－82802495
网　　址：http：//www.pumpress.com.cn
E－mail：booksale@bjmu.edu.cn
印　　刷：北京瑞达方舟印务有限公司
经　　销：新华书店
责任编辑：崔玲和　**责任校对**：靳新强　**责任印制**：李　啸
开　　本：787 mm×1092 mm　1/16　**印张**：21.75　**字数**：541 千字
版　　次：2023 年 9 月第 1 版　2025 年 9 月第 3 次印刷
书　　号：ISBN 978-7-5659-2980-9
定　　价：46.00 元

组编前言

21世纪是一个变化莫测的世纪，是一个催人奋进的时代。科学技术飞速发展，知识更替日新月异。希望、困惑、机遇、挑战，随时随地都有可能出现在每一个社会成员的生活之中。抓住机遇，寻求发展，迎接挑战，适应变化的制胜法宝就是学习——依靠自己学习，终身学习。

作为我国高等教育组成部分的自学考试，其职责就是在高等教育这个水平上倡导自学、鼓励自学，为每一个自学者铺就成才之路。组织编写供读者学习的教材就是履行这个职责的重要环节。毫无疑问，这种教材应当适合自学者增强创新意识、培养实践能力、形成自学能力，也有利于学习者学以致用，解决实际工作中所遇到的问题。具有如此特点的书，我们虽然沿用了“教材”这个概念，但它与那种仅供教师讲、学生听，教师不讲、学生不懂，以“教”为中心的教科书相比，已经在内容安排、形式体例、行文风格等方面都大不相同了。希望读者对此有所了解，以便从一开始就树立起依靠自己学习的坚定信念，不断探索适合自己的学习方法，充分利用已有的知识基础和实际工作经验，最大限度地发挥自己的潜能，达成学习的目标。

祝每一位读者自学成功。

本教材由全国考委医药学类专业委员会遴选作者、安排编写、组织审稿，保证了医药学类自考教材的质量。

欢迎读者提出意见和建议。

全国高等教育自学考试指导委员会

2010年6月

编者前言

全国高等教育自学考试护理专业指定教材《外科护理学（本)》与《外科护理学（专)》互为姐妹篇。千千万万位有志护士利用这两本教材，以顽强的毅力，克服重重困难坚持自学，并在自学的道路上成才。如今，她们正用自己的智慧和专业能力活跃在促进和维护健康、预防疾病和减轻病痛的神圣岗位上，为护理事业的发展做出了贡献。

承蒙教育部全国高等教育自学考试指导委员会医药学类专业委员会委托修订此书，我们深感责任重大。参加本次修订的编委是第一版自学本科教材的原班人马。本次修订仍坚持以大专为起点，强化了原教材的基础理论、基本知识和基本技能，增加了临床外科的新进展，强化了专科护理的内容，同时删除了相对陈旧的部分。根据疾病谱的变化，增加了部分章节。另外，新版教材除保留第一版的体例要求和编写特点外，精练了教材内容，增加了学习要点；同时适当增加了专业英语词汇，以便自学者在学习过程中查阅相关文献。希望修订后的教材对自学者更好地学习、理解和掌握本教材的内容有所帮助。

在学习过程中，自学者应善于归纳和总结，做到无师自通，培养自学能力和教学能力，如：大手术前后护理的共性特点有哪些？外科多发病及其常见并发症有哪些？老年病人手术前后护理需着重注意的环节有哪些？不同癌症病人术前常规检查项目和术后综合治疗的目的是什么？外科急诊病人的特点和危重病人病情观察项目有哪些？诸如此类，在综合过程中发现外科临床护理中尚需解决的问题，建立解决问题的设计方案，培养自己初步的科学研究能力。

时代召唤着学习，召唤着进步，召唤着有志护士在未来的事业上有所建树和发展，为了护理事业灿烂的明天，为了“知识就是力量”的信念，让我们学习、学习、再学习吧！

本书再版过程中得到了审定专家上海交通大学沈柏用教授、复旦大学张光健教授、中国人民解放军第二军医大学张宝仁教授的悉心指导，书中部分医疗和护理内容及插图参考了国内、外部分《外科学》《外科护理学》及相关教材和专著，谨在此表示深深的谢意！

感谢副主编徐建鸣主任护师、高颖副主任护师提出的宝贵意见和建议，感谢所有编委付出的辛勤劳动，感谢周士萍秘书为本书所做的工作，感谢所有支持和帮助本书顺利完稿的人们。

愿所有自学者获得成功！

顾　沛

目　　录

外科护理学（本）自学考试大纲

前　　言……………………………………………………………………（3）
目　　录……………………………………………………………………（4）
Ⅰ　课程性质与设置目的要求………………………………………………（5）
Ⅱ　考核目标说明……………………………………………………………（6）
Ⅲ　课程内容与考核目标……………………………………………………（7）
Ⅳ　有关说明与实施要求 …………………………………………………（29）
附录：题型举例 ……………………………………………………………（31）
后　　记 ……………………………………………………………………（33）

外科护理学（本）

第一篇　总　论

第一章　绪　论 ……………………………………………………………（37）
　　一、外科护理学发展趋势 ……………………………………………（37）
　　二、外科专业护士的知识结构和能力要求 …………………………（38）
　　三、护理理论在外科临床护理实践中的应用 ………………………（38）
第二章　围手术期病人的护理 ……………………………………………（40）
　第一节　老年病人 ………………………………………………………（40）
　第二节　高血压病人 ……………………………………………………（45）
　第三节　糖尿病病人 ……………………………………………………（46）
　第四节　手术后病人疼痛的护理 ………………………………………（46）
第三章　外科休克病人的护理 ……………………………………………（49）
　第一节　概　论 …………………………………………………………（49）
　第二节　低血容量性休克 ………………………………………………（52）
　第三节　感染性休克 ……………………………………………………（53）
　第四节　休克病人的护理 ………………………………………………（55）
第四章　外科感染病人的护理 ……………………………………………（59）
　第一节　概　述 …………………………………………………………（59）
　第二节　浅部组织化脓性感染 …………………………………………（61）
　　一、疖 …………………………………………………………………（61）
　　二、痈 …………………………………………………………………（62）
　　三、急性蜂窝织炎 ……………………………………………………（63）
　　四、丹毒 ………………………………………………………………（65）
　　五、急性淋巴管炎及淋巴结炎 ………………………………………（65）

六、脓肿 …………………………………………………… (66)
第三节 全身性外科感染 ………………………………… (67)
第四节 破伤风 …………………………………………… (68)
第五章 外科病人的营养支持 ………………………… (72)
第一节 概 述 …………………………………………… (72)
第二节 肠内营养支持 …………………………………… (75)
第三节 肠外营养支持 …………………………………… (76)
第四节 营养支持病人的护理 …………………………… (78)
第六章 外科重症病人的监护 ………………………… (84)
第一节 重症监护室概况 ………………………………… (84)
第二节 外科重症病人监护项目和技能 ………………… (85)
第三节 外科重症病人的护理 …………………………… (95)
第七章 烧伤病人的护理 ……………………………… (97)
第八章 器官移植病人的护理 ………………………… (107)
第一节 概 论 …………………………………………… (107)
第二节 肾、肝、心脏移植病人的护理 ………………… (112)
一、肾脏移植 ……………………………………………… (112)
二、肝脏移植 ……………………………………………… (113)
三、心脏移植 ……………………………………………… (114)
四、移植护理 ……………………………………………… (114)
第九章 多器官功能障碍综合征病人的护理 ………… (118)

第二篇 普通外科

第十章 甲状腺功能亢进症病人的护理 ……………… (126)
第十一章 乳腺癌病人的护理 ………………………… (133)
第十二章 腹部损伤病人的护理 ……………………… (143)
第一节 概 论 …………………………………………… (143)
第二节 肝破裂病人的护理 ……………………………… (145)
第三节 脾破裂病人的护理 ……………………………… (148)
第十三章 胃十二指肠疾病病人的护理 ……………… (151)
第一节 胃十二指肠溃疡病人的护理 …………………… (151)
一、概 述 ………………………………………………… (151)
二、胃十二指肠溃疡急性穿孔 …………………………… (153)
三、胃十二指肠溃疡大出血 ……………………………… (154)
四、胃十二指肠溃疡瘢痕性幽门梗阻 …………………… (155)
第二节 胃癌病人的护理 ………………………………… (156)
第三节 胃十二指肠疾病围手术期护理 ………………… (159)
第十四章 肠梗阻病人的护理 ………………………… (164)
第十五章 急腹症病人的护理 ………………………… (171)
第十六章 结直肠癌病人的护理 ……………………… (178)

第十七章　原发性肝癌病人的护理……………………………………………（188）
第十八章　门静脉高压症病人的护理…………………………………………（195）
第十九章　胆石症、胆道感染病人的护理……………………………………（205）
第一节　概　述………………………………………………………………（205）
一、胆石症……………………………………………………………………（205）
二、胆囊结石、胆囊炎………………………………………………………（206）
三、胆管结石、胆管炎………………………………………………………（207）
第二节　胆道疾病病人的护理………………………………………………（210）
第三节　腹腔镜胆囊切除术病人的护理……………………………………（213）
第二十章　胰腺疾病病人的护理………………………………………………（215）
第一节　重症急性胰腺炎……………………………………………………（215）
第二节　胰腺癌和壶腹周围癌………………………………………………（221）
一、胰腺癌……………………………………………………………………（221）
二、壶腹周围癌………………………………………………………………（224）
第三节　胰腺疾病围手术期护理……………………………………………（224）

第三篇　外科专科

第二十一章　颅内压增高和脑疝病人的护理…………………………………（228）
第一节　颅内压增高病人的护理……………………………………………（228）
第二节　脑疝病人的护理……………………………………………………（232）
第二十二章　颅脑损伤病人的护理……………………………………………（235）
第一节　颅骨骨折……………………………………………………………（235）
第二节　脑损伤………………………………………………………………（236）
一、脑震荡……………………………………………………………………（237）
二、脑挫裂伤…………………………………………………………………（237）
第三节　颅内血肿……………………………………………………………（238）
一、硬膜外血肿………………………………………………………………（238）
二、硬膜下血肿………………………………………………………………（240）
三、脑内血肿…………………………………………………………………（241）
第四节　颅脑损伤病人的观察与护理………………………………………（241）
第二十三章　胸部损伤病人的护理……………………………………………（246）
第一节　气胸病人的护理……………………………………………………（246）
一、闭合性气胸………………………………………………………………（246）
二、开放性气胸………………………………………………………………（247）
三、张力性气胸………………………………………………………………（248）
四、气胸护理…………………………………………………………………（250）
第二节　血胸病人的护理……………………………………………………（251）
第三节　胸腔闭式引流的护理………………………………………………（252）
第四节　胸腔镜手术病人的护理……………………………………………（254）
第二十四章　肺癌病人的护理…………………………………………………（257）

第二十五章　食管癌病人的护理……………………………………………………（265）
第二十六章　尿石症病人的护理……………………………………………………（272）
第一节　概　述……………………………………………………………………（272）
第二节　上尿路结石病人的护理……………………………………………………（274）
一、肾结石………………………………………………………………………（274）
二、输尿管结石…………………………………………………………………（277）
三、尿路结石护理………………………………………………………………（278）
第二十七章　良性前列腺增生症病人的护理………………………………………（280）
第二十八章　膀胱癌病人的护理……………………………………………………（289）
第二十九章　骨折病人的护理………………………………………………………（296）
第一节　骨折概论…………………………………………………………………（296）
第二节　骨科常用技术和骨折病人的护理…………………………………………（302）
一、牵引术与牵引病人的护理…………………………………………………（302）
二、石膏绷带固定术与病人的护理……………………………………………（306）
三、骨折内固定病人的护理……………………………………………………（308）
四、骨折外固定器固定病人的护理……………………………………………（309）
五、骨折病人的功能锻炼………………………………………………………（310）
第三十章　关节损伤病人的护理……………………………………………………（312）
第一节　关节损伤…………………………………………………………………（312）
第二节　人工关节置换手术病人的护理……………………………………………（317）
第三节　关节镜手术病人的护理……………………………………………………（320）
第三十一章　断肢（指）再植病人的护理…………………………………………（323）
第三十二章　脊柱骨折和脊髓损伤病人的护理……………………………………（327）
第一节　脊柱骨折病人的护理………………………………………………………（327）
第二节　脊髓损伤病人的护理………………………………………………………（329）
第三节　创伤性高位截瘫病人的护理………………………………………………（331）
主要参考文献…………………………………………………………………………（337）
后　　记………………………………………………………………………………（338）

全国高等教育自学考试

外科护理学（本）自学考试大纲

全国高等教育自学考试指导委员会　制定

前　　言

为了适应社会主义现代化建设事业的需要，鼓励自学成才，我国在20世纪80代初建立了高等教育自学考试制度。高等教育自学考试是个人自学、社会助学和国家考试相结合的一种高等教育形式。应考者通过规定的专业课程考试并经思想品德鉴定达到毕业要求的，可以获得毕业证书。国家承认学历并按照规定享有与普通高等学校毕业生同等的有关待遇。经过近30年的发展，高等教育自学考试为国家培养造就了大批专门人才。

课程自学考试大纲是国家规范自学者学习范围、要求和考试标准的文件。它是按照专业考试计划的要求，具体指导个人自学、社会助学、国家考试、编写教材及自学辅导书的依据。

为了更新教育观念，深化教学内容、方式、考试制度、质量评价制度改革，更好地提高自学考试人才培养的质量，全国高等教育自学考试指导委员会各专业委员会按照专业考试计划的要求，组织编写了课程自学考试大纲。

新编写的大纲：在层次上，专科参照一般普通高校专科或高职院校的水平，本科参照一般普通高校本科水平；在内容上，力图反映学科的发展变化，以及自然科学和社会科学近年来研究的成果。

全国高等教育自学考试指导委员会医药学类专业委员会参照全日制普通高等学校相关课程的教学基本要求，结合自学考试护理学专业的实际情况，组织编写的《外科护理学（本）自学考试大纲》经教育部批准，现颁发施行。各地教育部门、考试机构应认真贯彻执行。

全国高等教育自学考试指导委员会

2010年6月

目　　录

Ⅰ　课程性质与设置目的要求……………………………………………………（5）
Ⅱ　考核目标说明……………………………………………………………………（6）
Ⅲ　课程内容与考核目标……………………………………………………………（7）
第一篇　总论…………………………………………………………………………（7）
第一章　绪　论………………………………………………………………………（7）
第二章　围手术期病人的护理………………………………………………………（7）
第三章　外科休克病人的护理………………………………………………………（8）
第四章　外科感染病人的护理………………………………………………………（9）
第五章　外科病人的营养支持 ……………………………………………………（10）
第六章　外科重症病人的监护 ……………………………………………………（10）
第七章　烧伤病人的护理 …………………………………………………………（11）
第八章　器官移植病人的护理 ……………………………………………………（12）
第九章　多器官功能障碍综合征病人的护理 ……………………………………（13）
第二篇　普通外科 …………………………………………………………………（13）
第十章　甲状腺功能亢进症病人的护理 …………………………………………（13）
第十一章　乳腺癌病人的护理 ……………………………………………………（14）
第十二章　腹部损伤病人的护理 …………………………………………………（15）
第十三章　胃十二指肠疾病病人的护理 …………………………………………（15）
第十四章　肠梗阻病人的护理 ……………………………………………………（16）
第十五章　急腹症病人的护理 ……………………………………………………（17）
第十六章　结直肠癌病人的护理 …………………………………………………（17）
第十七章　原发性肝癌病人的护理 ………………………………………………（18）
第十八章　门静脉高压症病人的护理 ……………………………………………（18）
第十九章　胆石症、胆道感染病人的护理 ………………………………………（19）
第二十章　胰腺疾病病人的护理 …………………………………………………（20）
第三篇　外科专科 …………………………………………………………………（20）
第二十一章　颅内压增高和脑疝病人的护理 ……………………………………（20）
第二十二章　颅脑损伤病人的护理 ………………………………………………（21）
第二十三章　胸部损伤病人的护理 ………………………………………………（22）
第二十四章　肺癌病人的护理 ……………………………………………………（23）
第二十五章　食管癌病人的护理 …………………………………………………（23）
第二十六章　尿石症病人的护理 …………………………………………………（24）
第二十七章　良性前列腺增生症病人的护理 ……………………………………（24）
第二十八章　膀胱癌病人的护理 …………………………………………………（25）
第二十九章　骨折病人的护理 ……………………………………………………（26）
第三十章　关节损伤病人的护理 …………………………………………………（27）
第三十一章　断肢（指）再植病人的护理 ………………………………………（27）
第三十二章　脊柱骨折和脊髓损伤病人的护理 …………………………………（28）
Ⅳ　有关说明与实施要求 …………………………………………………………（29）
附录：题型举例 ……………………………………………………………………（31）
后　　记 ……………………………………………………………………………（33）

Ⅰ　课程性质与设置目的要求

外科护理学（本）课程是全国高等教育自学考试护理学专业（专升本）必考的主课，是为培养和检验自学应考者的外科护理学基础理论知识和应用能力而设置的一门护理专业重要的临床课程。

外科护理学是社会科学、自然科学理论指导下的一门综合应用科学，主要研究外科护理学基础理论、基本知识和基本技能，外科系统各专业常见病、多发病病人的整体护理。其内容具有系统性、针对性、应用性的特点。因此，在自学考试命题中应充分体现本课程的性质和特点。

本课程的重点是：总论部分外科护理学基础理论、基本知识和基本技能；各论部分外科常见病、多发病的临床特征（症状、体征、辅助检查表现）和对病人进行护理评估、提出护理诊断/护理问题、实施专科护理措施，包括术后常见并发症的预防、观察和处理。本课程的难点是：相关解剖生理特点与疾病发生、临床表现、治疗及预后的内在联系；疾病病因与预防的关系；发病机制、病理改变与临床表现、治疗和护理之间的关系等。

设置本课程的具体目的和要求是：使自学应考者掌握外科护理学基础理论知识；熟练掌握外科常见病、多发病病人的整体护理和外科常见危急病症、外科临床复杂护理问题的处理；熟悉外科领域的新进展。此外，使自学应考者具有一定的外科护理教学能力和初步的科学研究能力。

Ⅱ 考核目标说明

考核目标包括考核知识点和考核要求。本大纲在考核目标中，按照识记、领会、简单应用和综合应用四个层次规定了自学应考者在学习后应达到的能力层次要求。四个能力层次为递进等级关系。各能力层次的含义是：

识记：能知道并记住疾病相关概念、主要病因、临床表现、肿瘤临床分期、特殊检查项目正常值、治疗原则、手术指征、禁忌证、常见手术概念等有关知识点的主要内容，并能够根据考核的不同要求，作出正确的描述或复述。

领会：在识记的基础上，能够领悟和理解本课程中相关解剖生理特点与疾病发生、临床表现、治疗、手术后并发症和预后的内在联系；疾病病因与预防、治疗的关系；疾病发病机制、病理改变与临床表现、治疗和护理之间的关系；同一系统疾病主要临床特点、治疗和护理之间的区别；不同辅助检查项目特点和临床意义；疾病对病人的影响以及手术病人术前特殊准备的目的和要求；外科肿瘤病人综合治疗的概念和方法；同一疾病各种手术方法的选择和依据等。并能够根据考核的不同要求，作出正确的解释、说明和论述。

简单应用：即在理解的基础上，能够初步应用本课程中规定的1～2个知识点，分析和解决外科临床常见的护理问题。如外科危重病人常用监测项目和监护技能；外科病人病情观察和紧急处理；手术前特殊检查、术前准备的方法和注意点；各种专科引流管护理和造口护理；手术后常见并发症的预防、观察和处理；各种特殊治疗的相关护理；外科病人的健康教育。

综合应用：在简单应用的基础上，能够综合应用本课程和其他相关课程学过的多个知识点综合分析和解决外科临床复杂的护理问题。包括结合病例，应用护理程序对患有外科常见疾病的手术或非手术病人实施整体护理等。

Ⅲ　课程内容与考核目标

第一篇　总　论

第一章　绪　论

一、学习目的和要求

通过本章学习：了解外科护理学发展趋势；熟悉外科专业护士的能力要求；掌握护理理论在外科临床护理实践中的应用。

二、课程内容

（一）外科护理学发展趋势。
（二）外科专业护士知识结构和能力要求。
（三）护理理论在外科临床护理实践中的应用。

三、考核知识点和考核要求

（一）外科护理学发展趋势
领会：外科护理学发展的特点。
（二）外科专业护士知识结构和能力要求
领会：①知识结构；②能力要求。
（三）护理理论在外科临床护理实践中的应用
领会：临床意义。
综合应用：在外科临床护理实践中能够应用护理理论为病人提供整体护理。

第二章　围手术期病人的护理

一、学习目的和要求

通过本章学习：了解老年人的心理和生理特点；熟悉老年人常见疾病对手术的影响；掌握老年手术病人的整体护理。

熟悉高血压、糖尿病对手术的影响；掌握高血压、糖尿病病人的手术护理。

了解疼痛对机体的影响；熟悉术后镇痛基本概念和方法；掌握术后病人疼痛的护理。

二、课程内容

（一）老年人的心理和生理特点、老年人常见疾病对手术的影响、老年病人手术的护理。

（二）高血压和糖尿病病人手术的护理。

（三）疼痛的病理生理、对机体的影响、术后镇痛基本概念与方法、术后病人疼痛的护理。

三、考核知识点和考核要求

（一）老年病人手术的护理

识记：①心理特点；②生理特点。

领会：呼吸系统慢性炎症等疾病、冠心病和营养不良对手术病人的影响。

综合应用：结合病例，应用护理程序对老年手术病人实施整体护理。

（二）高血压病人手术的护理

领会：高血压对手术病人的影响。

简单应用：护理措施。

（三）糖尿病病人手术的护理

领会：糖尿病对手术病人的影响。

简单应用：护理措施。

（四）术后病人疼痛的护理

识记：疼痛的定义。

领会：①疼痛对机体的影响；②术后镇痛方法；③术后镇痛基本概念。

简单应用：护理措施。

第三章　外科休克病人的护理

一、学习目的和要求

通过本章学习：了解休克分类；熟悉休克的定义、病理生理；掌握休克的临床特征、治疗原则和病人的整体护理。

二、课程内容

休克定义、分类、病理生理、临床表现、诊断要点、治疗原则和护理。

三、考核知识点和考核要求

（一）休克概论

识记：①定义；②分类。

领会：①休克时微循环的变化，细胞和内脏器官的继发性损害；②休克分期及其临床特征；③病情监测。

（二）低血容量性休克

领会：①治疗原则；②扩容治疗方法。

（三）感染性休克

领会：①病理生理特点；②临床表现；③治疗原则。

（四）休克病人的护理

综合应用：结合病例，应用护理程序对休克病人实施整体护理。

第四章　外科感染病人的护理

一、学习目的和要求

通过本章学习：了解外科感染的定义、分类、病因和病理生理；熟悉临床表现、辅助检查和治疗原则。

了解各种浅部组织化脓性感染的病因和病理；熟悉定义、辅助检查、治疗原则；掌握临床表现和护理。

了解全身性外科感染的病因、病理生理；熟悉定义、辅助检查、治疗原则；掌握临床表现、护理。

了解破伤风的病因、病理生理；熟悉预防、治疗原则；掌握临床表现和病人的整体护理。

二、课程内容

（一）外科感染的定义、分类、病因、病理生理、临床表现、辅助检查和治疗原则。

（二）浅部组织化脓性感染的定义、病因、病理、临床表现、辅助检查、治疗原则和护理。

（三）全身性外科感染的定义、病因、病理生理、临床表现、辅助检查、治疗原则和护理。

（四）破伤风的定义、病因、病理生理、临床表现、辅助检查、预防、治疗原则和护理。

三、考核知识点和考核要求

（一）外科感染概述

识记：①定义；②分类；③临床表现。

领会：①病因；②影响感染发展的因素和感染的结局；③治疗方法。

（二）浅部组织化脓性感染

识记：①定义；②病因；③治疗原则。

领会：①病理变化；②浅部组织各种化脓性感染的临床表现与区别。

简单应用：护理措施。

（三）全身性外科感染

识记：①脓毒症与菌血症的定义；②病因。

领会：①临床表现，包括不同致病菌所致脓毒症的区别；②辅助检查项目及其意义；③治疗原则。

简单应用：护理措施。

（四）破伤风

识记：①病因；②预防措施。

领会：①病理生理；②典型临床表现；③并发症；④治疗原则。

简单应用：护理措施。

第五章　外科病人的营养支持

一、学习目的和要求

通过本章学习：了解外科营养支持疗法的定义；熟悉外科病人代谢变化和营养状况的评估；掌握外科营养支持的原则。了解肠内营养支持的临床意义和特点及完全胃肠外营养的定义；熟悉肠内、外营养支持的实施；掌握肠内、外营养支持的护理和并发症的防治。

二、课程内容

（一）外科病人的代谢变化、营养需求、营养状况评估和营养支持的原则。
（二）肠内营养支持的定义、实施、护理和并发症的防治。
（三）肠外营养支持的定义、实施、护理和并发症的防治。

三、考核知识点和考核要求

（一）营养支持疗法概述
识记：营养支持定义。
领会：①外科病人代谢变化；②营养状态评估的内容。
简单应用：营养支持原则。
（二）肠内营养支持
识记：临床意义和特点。
领会：常用管饲技术的选择，包括鼻胃/肠管、肠造口、内窥镜下经皮肠造口。
简单应用：①常用制剂的选择；②管饲投给方式。
综合应用：①肠内营养支持的护理；②并发症的预防和处理。
（三）肠外营养支持
识记：完全胃肠外营养（TPN）的定义。
领会：①置管途径的选择；②并发症发生原因。
简单应用：①制剂选择；②输注方式。
综合应用：①肠外营养支持的护理；②并发症的预防和处理。

第六章　外科重症病人的监护

一、学习目的和要求

通过本章学习：了解外科重症监护室的入室标准；熟悉外科重症病人的常用监测项目；掌握心、肺、脑复苏技术，人工气道的护理，机械通气的护理，氧疗的护理，导管（PICC）护理以及重症病人的护理。

二、课程内容

重症监护室概况、外科重症病人常用监测项目、监护技能和危重程度评估、外科重症病人护理。

三、考核知识点和考核要求

（一）外科重症监护室的概况

识记：入室病人的标准。

（二）外科重症病人常用监测项目和监护技能

领会：①中心静脉压和漂浮导管应用的临床意义；②血气分析与氧饱和度监测的临床意义；③格拉斯哥昏迷评分（GCS）的临床意义；④肝、肾功能等监测项目的临床意义。

简单应用：①心、肺、脑复苏技术；②人工气道护理；③氧疗技术；④机械通气护理；⑤中心静脉导管（PICC）护理。

（三）外科重症病人的护理

简单应用：护理措施。

第七章　烧伤病人的护理

一、学习目的和要求

通过本章学习：了解重度烧伤、特殊原因烧伤的概念；熟悉吸入性损伤的特点，重度烧伤病人不同时期的病理改变、急救措施、治疗原则，影响重度烧伤预后的因素、常见并发症；掌握重度烧伤病人的伤情判断和整体护理。

二、课程内容

重度烧伤的概念、病理改变、伤情判断、急救措施、治疗原则、常见并发症，影响重度烧伤预后的因素，护理，特殊原因烧伤和吸入性损伤。

三、考核知识点和考核要求

（一）重度烧伤概念及病理特点

识记：①重度烧伤概念；②病理分期。

领会：病理改变特点。

（二）烧伤伤情判断

识记：①新九分法；②手掌法；③三度四分法。

简单应用：烧伤面积计算与深度估计的方法。

（三）烧伤处理

识记：①急救措施；②治疗原则。

领会：①常见并发症；②烧伤病人的康复指导。

综合应用：①休克期补液量的计算和安排；②结合病例，应用护理程序对烧伤病人实施整体护理。

（四）特殊原因烧伤

识记：常见特殊烧伤的种类及其临床特点。

领会：特殊烧伤一般处理原则和特殊急救方法。

（五）吸入性损伤

识记：①概念；②特点；③治疗原则。

领会：①吸入性损伤对机体的影响；②护理措施。

第八章　器官移植病人的护理

一、学习目的和要求

通过本章学习：熟悉器官移植的概念与分类，移植的基本原则，移植后问题与处理；掌握心脏、肝和肾移植病人整体护理。

二、课程内容

（一）器官移植概念与分类、移植基本原则、移植后问题与处理。

（二）心脏、肝和肾移植供受者选择、手术方式、术后并发症、护理。

三、考核知识点和考核要求

（一）器官移植概念与分类

识记：自体移植、同基因移植、同种异体移植、异位移植、辅助移植、活体供者移植。

（二）移植基本原则

领会：①供者免疫学选择；②供者非免疫学选择；③伦理学选择。

（三）移植后问题与处理

识记：①排斥反应的常见类型与临床表现；②常用免疫抑制剂的种类和代表药物。

领会：①移植外科常见并发症。

简单应用：器官移植手术并发症的观察和处理。

（四）器官移植病人护理

识记：①护理诊断；②保护性隔离。

简单应用：护理评估。

综合应用：结合病例，应用护理程序对器官移植病人实施整体护理，包括出院健康教育。

第九章　多器官功能障碍综合征病人的护理

一、学习目的和要求

通过本章学习：了解多器官功能障碍综合征的定义、发病机制和诊断标准；熟悉临床表现和病情判断；掌握多器官功能障碍综合征病人的整体护理。

二、课程内容

多器官功能障碍综合征的定义、发病机制、临床表现、诊断标准、预防、治疗和护理。

三、考核知识点和考核要求

（一）多器官功能障碍综合征概述

识记：多器官功能障碍综合征的定义。

领会：发病机制中的全身炎症综合征学说、第二次打击学说、促炎抗炎反应失衡学说和胃肠道动力学说。

（二）多器官功能障碍综合征临床特征

识记：临床表现。

（三）多脏器功能障碍综合征处理

识记：护理诊断。

简单应用：①防治原则；②护理评估。

综合应用：护理措施。

第二篇　普通外科

第十章　甲状腺功能亢进症病人的护理

一、学习目的和要求

通过本章学习：了解甲亢分类、病因和发病机理；熟悉甲亢病理、辅助检查、外科治疗原则；掌握甲亢临床表现、手术后常见并发症的观察和处理，甲亢手术病人的整体护理。

二、课程内容

甲亢分类、病因、病理、临床表现、辅助检查、治疗原则、护理和健康教育。

三、考核知识点和考核要求

（一）甲亢概述

识记：甲亢分类以及各类甲亢的主要特点。

领会：①甲亢病因；②病理特征。

（二）甲亢临床特征

识记：主要临床表现。

领会：辅助检查项目及其临床意义和注意点。

（三）甲亢处理

识记：①手术指征；②手术禁忌证。

领会：①术前使用不同药物准备的机理和方法；②术后发生并发症的原因。

简单应用：手术后常见并发症的观察要点和紧急处理。

综合应用：结合病例，应用护理程序对手术病人实施整体护理。

第十一章　乳腺癌病人的护理

一、学习目的和要求

通过本章学习：了解乳腺癌的发病特点、病因和病理类型；熟悉乳腺癌的转移途径、乳腺癌与其他乳房疾病的鉴别要点、治疗原则；掌握乳房理学检查方法、乳腺癌病人的临床特征和整体护理。

二、课程内容

乳腺癌病因、病理、临床表现、体格检查、诊断与鉴别诊断、预防、治疗原则、护理和健康教育。

三、考核知识点和考核要求

（一）乳腺癌病因和病理

领会：①乳腺癌易感因素与预防；②转移途径。

（二）乳腺癌临床特征和鉴别诊断

识记：①常见乳腺癌临床表现；②特殊类型乳腺癌（炎性乳腺癌和乳头湿疹样乳腺癌）临床特点；③临床分期。

领会：①癌块表面皮肤呈酒窝征、橘皮征的原因；②患乳乳头牵向癌肿侧原因；③乳房钼靶 X 线摄片等特殊检查的临床意义；④常见乳腺癌与乳腺囊性增生病、乳房纤维腺瘤、乳管内乳头状瘤临床特点及其鉴别方法。

（三）乳腺癌处理

识记：乳腺癌根治术、改良根治术、保留乳房的乳腺癌切除术概念。

领会：乳腺癌综合治疗概念和方法。

综合应用：结合病例，应用护理程序对乳腺癌手术病人实施整体护理。

（四）健康教育

领会：①乳房定期自我检查和普查意义；②乳房检查要求。

简单应用：乳房自我检查方法。

第十二章　腹部损伤病人的护理

一、学习目的和要求

通过本章学习：了解腹部损伤的分类、病因；熟悉腹部损伤的诊断要点；掌握腹部损伤的临床表现、治疗原则和病人护理。

二、课程内容

（一）腹部损伤分类、病因、临床表现、诊断要点和治疗原则。
（二）肝破裂病因病理、临床表现、诊断要点、治疗原则和护理。
（三）脾破裂病因病理、临床表现、诊断要点、治疗原则和护理。

三、考核知识点和考核要求

（一）腹部损伤概论
识记：①分类；②病因。
领会：①临床表现；②诊断要点。
简单应用：非手术处理。
（二）肝破裂
识记：分类。
领会：①临床表现；②诊断要点；③治疗原则。
综合应用：结合病例，应用护理程序对手术病人实施整体护理。
（三）脾破裂
识记：病因。
领会：①临床表现；②诊断要点；③治疗原则。
简单应用：①病情观察；②护理措施。

第十三章　胃十二指肠疾病病人的护理

一、学习目的和要求

通过本章学习：了解胃十二指肠疾病的病因、病理特点；熟悉治疗原则；掌握胃十二指肠疾病临床表现、手术后常见并发症的观察和处理、病人的整体护理。

二、课程内容

（一）胃十二指肠溃疡及并发症的病因、病理、临床表现、辅助检查和治疗原则。
（二）胃癌病因、病理、临床表现、辅助检查和治疗原则。
（三）胃十二指肠疾病病人的护理评估、护理诊断/护理问题、护理措施。

三、考核知识点和考核要求

（一）胃十二指肠溃疡

识记：①病因；②手术适应证；③手术方法。

领会：①病理；②胃十二指肠溃疡常见并发症的临床表现；③辅助检查项目及临床意义。

（二）胃癌

识记：①早期胃癌定义；②转移途径；③内镜检查的临床意义。

领会：①临床表现；②临床病理分期；③综合治疗方法及临床意义。

（三）胃十二指肠疾病围手术期护理

简单应用：手术后常见并发症的预防与处理。

综合应用：结合病例，应用护理程序对手术病人实施整体护理。

第十四章　肠梗阻病人的护理

一、学习目的和要求

通过本章学习：了解肠梗阻病理生理改变、诊断方法；熟悉肠梗阻病因、分类和治疗原则；掌握肠梗阻临床表现和病人整体护理。

二、课程内容

肠梗阻定义、病因与分类、病理生理、临床表现、诊断要点、治疗原则和护理。

三、考核知识点和考核要求

（一）肠梗阻概述

识记：①定义；②病因与分类。

领会：病理生理改变及临床意义。

（二）肠梗阻临床特征和诊断要点

识记：①各型肠梗阻的临床表现；②辅助检查的意义。

领会：临床判断。

简单应用：绞窄性肠梗阻的临床判断。

（三）肠梗阻处理

识记：手术适应证。

领会：①治疗原则；②基础治疗；③手术方法。

简单应用：胃肠减压护理。

综合应用：结合病例，应用护理程序对手术病人实施整体护理。

第十五章 急腹症病人的护理

一、学习目的和要求

通过本章学习：了解急腹症定义、分类和腹痛机制；熟悉急腹症辅助检查、鉴别诊断；掌握急腹症病情观察要点和病人的整体护理。

二、课程内容

急腹症定义、病因和病理、临床表现、辅助检查、鉴别诊断、治疗原则和护理。

三、考核知识点和考核要求

（一）急腹症概述
识记：①定义；②分类。
领会：腹痛的病理机制。
（二）急腹症临床特征
识记：外科急腹症的临床特点。
领会：①各项辅助检查的临床意义；②鉴别诊断要点。
（三）急腹症处理
领会：治疗原则。
综合应用：结合病例，应用护理程序对手术病人实施整体护理。
（四）健康教育
领会：急腹症病人的出院健康指导。

第十六章 结直肠癌病人的护理

一、学习目的和要求

通过本章学习：了解结直肠癌发病特点、病因、病理；熟悉结直肠癌转移途径、各种检查临床意义、治疗原则；掌握结直肠癌临床特征和病人整体护理。

二、课程内容

结直肠癌的发病特点、病因、病理、临床表现、诊断要点、治疗原则和护理。

三、考核知识点和考核要求

（一）结直肠癌概述
识记：①病因；②病理；③转移途径；④直肠指诊、内镜检查及其他检查的临床意义。
领会：①左半结肠、右半结肠及直肠癌的临床相同表现与区别；②综合治疗的临床意义；③手术方式的选择及依据。

（二）结直肠癌病人护理

领会：①结直肠癌病人的心理特点和护理原则；②肠道准备的临床意义。

简单应用：①肠道准备方法；②结肠造口护理。

综合应用：结合病例，应用护理程序对手术病人实施整体护理，包括健康教育。

第十七章　原发性肝癌病人的护理

一、学习目的和要求

通过本章学习：了解原发性肝癌的发病特点、病因和病理；熟悉原发性肝癌的治疗原则；掌握原发性肝癌病人的临床特征和整体护理。

二、课程内容

原发性肝癌发病特点、病因、病理、临床表现、诊断要点、治疗原则和护理。

三、考核知识点和考核要求

（一）原发性肝癌病因和病理

识记：小肝癌定义。

领会：①发病特点；②原发性肝癌易感因素与预防；③病理类型；④转移特点。

（二）原发性肝癌临床特征

识记：临床表现。

领会：甲胎蛋白、B超检查等特殊检查的临床意义。

（三）原发性肝癌处理

识记：介入治疗的概念。

领会：①综合治疗概念和方法；②手术方式的选择；③术后并发症的预防；④健康教育内容和方法。

简单应用：介入治疗的护理措施。

综合应用：结合病例，应用护理程序对手术病人实施整体护理。

第十八章　门静脉高压症病人的护理

一、学习目的和要求

通过本章学习：了解门静脉高压症定义、病因；熟悉门静脉高压症病理、辅助检查；掌握外科治疗门静脉高压症目的、病人临床表现和整体护理。

了解布-加综合征定义、病因；熟悉布-加综合征临床表现、治疗原则。

二、课程内容

门静脉高压症定义、病因、病理、临床表现、诊断要点、治疗原则和护理。

三、考核知识点和考核要求

（一）门静脉高压症

识记：①定义；②病因；③肝功能分级。

领会：①病理；②辅助检查方法及其意义；③腹水形成的相关因素；④胃底-食管静脉曲张破裂出血的原因；⑤临床特征性表现；⑥外科治疗目的与方法；⑦手术方法选择及其依据。

简单应用：三腔管压迫止血的护理措施。

综合应用：结合病例，应用护理程序对手术病人实施整体护理。

（二）布-加综合征

识记：①定义；②病因。

领会：①临床表现；②治疗原则。

第十九章　胆石症、胆道感染病人的护理

一、学习目的和要求

通过本章学习：了解胆道结石种类、成因、发生部位；熟悉胆石症和胆道感染的病因、病理；掌握胆石症和胆道感染的临床特征、治疗原则和病人整体护理。

二、课程内容

胆石形成，胆石症和胆道感染的病因、病理、临床表现、诊断要点、治疗原则和病人整体护理。

三、考核知识点和考核要求

（一）胆石症和胆道感染

识记：①胆石种类、成因、发生部位；②胆道感染的病因、病理；③墨菲氏征；④夏柯氏三联症；⑤雷诺五联症。

领会：①临床表现；②胆道特殊检查项目的临床意义；③治疗原则（包括胆总管探查、“T”形管引流术指征）。

简单应用：胆道特殊检查病人的护理。

综合应用：结合病例，应用护理程序对胆道疾病病人实施整体护理。

（二）腹腔镜胆囊切除术病人的护理

领会：腹腔镜胆囊切除术。

简单应用：护理措施。

第二十章 胰腺疾病病人的护理

一、学习目的和要求

通过本章学习：了解重症急性胰腺炎的病因、病理生理改变；熟悉治疗原则；掌握重症急性胰腺炎的临床特征。了解胰腺癌病因、病理、辅助检查；熟悉胰腺癌临床表现、治疗原则。掌握重症急性胰腺炎疗程中和手术后常见并发症的预防、观察、处理和胰腺疾病病人的整体护理。

二、课程内容

（一）重症急性胰腺炎的病因、发病机制与病理生理、病理、临床表现、诊断要点、治疗原则。

（二）胰腺癌和壶腹周围癌病因、病理、临床表现、辅助检查和治疗原则。

（三）胰腺疾病病人的护理评估、护理诊断/护理问题、护理措施。

三、考核知识点和考核要求

（一）重症急性胰腺炎

识记：①病因；②临床表现；③胰酶测定及其临床意义；④治疗原则。

领会：①胰腺疾病与胆道疾病互相关联的解剖基础；②发病机制与病理生理；③影像学检查和腹腔穿刺的临床意义；④严重度分级；⑤非手术治疗和手术治疗的方法。

（二）胰腺癌

识记：临床表现。

领会：①病因；②病理；③糖类抗原 19－9、内镜超声、磁共振胆胰管造影等特殊检查的临床意义；④综合治疗方法及临床意义；⑤Whipple 手术概念。

（三）胰腺疾病围手术期护理

简单应用：①腹腔引流管护理；②重症急性胰腺炎疗程中和手术后常见并发症的预防、观察和处理。

综合应用：结合病例，应用护理程序对重症急性胰腺炎病人实施整体护理，包括病情观察、营养支持护理。

第三篇 外科专科

第二十一章 颅内压增高和脑疝病人的护理

一、学习目的和要求

通过本章学习：了解颅内压增高的类型、诊断要点；熟悉颅内压增高的病因、临床表现、治疗原则，脑疝的临床表现及紧急处理；掌握颅内压增高病人的整体护理。

二、课程内容

（一）颅内压增高病因、类型、临床表现、诊断要点、治疗原则和护理。
（二）脑疝病因、分型、临床表现、治疗原则和护理。

三、考核知识点和考核要求

（一）颅内压增高
识记：临床表现。
领会：①类型；②辅助检查；③治疗原则。
简单应用：病情观察。
综合应用：结合病例，应用护理程序对病人实施整体护理。
（二）脑疝
识记：小脑幕切迹疝和枕骨大孔疝的临床表现。
领会：治疗原则。
简单应用：护理措施。

第二十二章　颅脑损伤病人的护理

一、学习目的和要求

通过本章学习：了解颅骨骨折的分类，熟悉颅骨骨折的临床表现、治疗原则；了解脑损伤的分类，熟悉脑损伤的临床表现、治疗原则；了解颅内血肿的分类、辅助检查，熟悉颅内血肿的临床表现、治疗原则；掌握颅脑损伤病人的整体护理。

二、课程内容

（一）颅骨骨折的分类、临床表现、辅助检查和治疗原则。
（二）脑损伤的分类、临床表现、辅助检查和治疗原则。
（三）颅内血肿的分类、病因、临床表现、诊断要点和治疗原则。
（四）颅脑损伤病人的观察与护理。

三、考核知识点和考核要求

（一）颅骨骨折
识记：临床表现。
领会：①分类；②治疗原则。
（二）脑损伤
识记：①脑震荡、脑挫裂伤的定义；②临床表现。
领会：非手术治疗原则。
（三）颅内血肿
识记：①硬膜外血肿、硬膜下血肿、脑内血肿的定义；②临床表现。

领会：治疗原则。

（四）颅脑损伤病人的观察与护理

领会：预防脑疝危象的措施。

简单应用：①病情观察，包括 GCS 评分法；②脑脊液漏病人的护理；③出院健康指导。

综合应用：结合病例，应用护理程序对颅脑损伤病人实施整体护理。

第二十三章　胸部损伤病人的护理

一、学习目的和要求

通过本章学习：了解气、血胸的病因；熟悉气、血胸病理生理变化、治疗原则；掌握气、血胸病人的临床特征和整体护理，胸腔闭式引流护理和胸腔镜手术病人的护理。

二、课程内容

（一）气胸定义、分类、病因、病理生理、临床表现、诊断要点、治疗原则和护理。

（二）血胸定义、病因、病理生理、临床表现、诊断要点、治疗原则和护理。

（三）胸腔闭式引流目的、适应证、置管种类和部位、装置和护理。

（四）胸腔镜手术特点、器械、适应证、禁忌证、并发症处理和护理。

三、考核知识点和考核要求

（一）气胸

识记：①定义；②分类；③病因。

领会：①各类气胸所致的病理生理变化；②各类气胸的临床表现；③各类气胸的治疗原则。

综合应用：结合病例，应用护理程序对病人实施整体护理。

（二）血胸

识记：定义。

领会：①临床表现；②治疗原则。

简单应用：护理措施。

（三）胸腔闭式引流

识记：①目的；②适应证；③置管种类、部位。

领会：胸腔闭式引流装置。

简单应用：胸腔闭式引流护理。

（四）胸腔镜手术

领会：①胸腔镜特点；②并发症处理。

简单应用：护理措施。

第二十四章　肺癌病人的护理

一、学习目的和要求

通过本章学习：了解肺癌的病因与病理分型；熟悉肺癌的转移途径、临床分期、诊断要点、治疗原则；掌握肺癌病人的临床表现和整体护理。

二、课程内容

肺癌病因、病理、临床表现、诊断要点、治疗原则、护理和健康教育。

三、考核知识点和考核要求

（一）肺癌病因和病理
识记：①病因；②病理分型。
领会：转移途径。
（二）肺癌临床特征和处理
识记：临床表现。
领会：①辅助检查的临床意义；②综合治疗概念和方法；③术后并发症的防治。
简单应用：健康教育。
综合应用：结合病例，应用护理程序对手术病人实施整体护理。

第二十五章　食管癌病人的护理

一、学习目的和要求

通过本章学习：了解食管癌病因和病理分型；熟悉食管癌转移途径、临床分期、诊断要点、治疗原则；掌握食管癌病人临床表现和整体护理。

二、课程内容

食管癌病因、病理、临床表现、诊断要点、治疗原则和护理。

三、考核知识点和考核要求

（一）食管癌病因和病理
识记：①病因；②病理分型。
领会：转移途径。
（二）食管癌临床特征和处理
识记：临床表现。
领会：①辅助检查的临床意义；②手术治疗的方法。
简单应用：术后并发症防治。

综合应用：结合病例，应用护理程序对手术病人实施整体护理。

第二十六章　尿石症病人的护理

一、学习目的和要求

通过本章学习：了解尿石症的流行病学，尿石的成分及结构、病因，尿石形成的机制和病理生理改变；熟悉尿石症的诊断、治疗原则；掌握尿石症临床表现和病人整体护理。

二、课程内容

尿石形成概况，尿石症病因、病理生理、临床表现、诊断要点、预防、治疗原则、护理和健康教育。

三、考核知识点和考核要求

（一）尿石症概述

识记：①不同尿石成分的特点；②病理生理改变；③输尿管解剖特点。

领会：①尿石症发生与疾病预防；②尿石引起的局部损伤、梗阻和感染三者间的因果关系。

（二）上尿路结石临床特征

识记：临床表现。

领会：①引起疼痛、血尿的原因；②肾绞痛临床特点；③尿常规检查和尿路平片的临床意义。

（三）上尿路结石处理

识记：非手术治疗、体外冲击波碎石、腔内手术、开放性手术的概念。

领会：上尿路结石综合治疗概念和方法。

综合应用：结合病例，应用护理程序对手术病人实施整体护理。

（四）健康教育

领会：①多饮水、体位排石的重要意义；②调节饮食结构和成分的意义；③药物排石的意义。

简单应用：①最简单而有效的预防结石和排石方法；②观察每次排尿过程的方法。

第二十七章　良性前列腺增生症病人的护理

一、学习目的和要求

通过本章学习：了解前列腺增生的病因与发病机制、病理生理；熟悉前列腺增生诊断和鉴别诊断、预防、治疗原则；掌握前列腺增生临床表现和病人整体护理。

二、课程内容

前列腺增生病因和发病机制、病理生理、临床表现、诊断与鉴别诊断、预防、治疗原则、护理和健康教育。

三、考核知识点和考核要求

（一）前列腺增生概述
识记：①定义；②病理生理。
领会：①前列腺增生的危险因素与预防；②尿路梗阻和反流导致的后果。
（二）前列腺增生临床特征
识记：①前列腺增生主要临床表现；②症状评分的定义和方法。
领会：①尿频和夜尿次数增加的原因；②尿潴留和充盈性尿失禁产生的原因。
（三）前列腺增生处理
识记：综合治疗的概念和方法。
领会：术后并发症产生的原因和处理方法。
综合应用：结合病例，应用护理程序对手术病人实施整体护理。
（四）健康教育
领会：①自我监测的内容和意义；②识别排尿异常要点。
简单应用：排尿功能恢复的训练方法。

第二十八章　膀胱癌病人的护理

一、学习目的和要求

通过本章学习：了解膀胱癌发病特点、病因、病理分期和转移途径；熟悉膀胱癌治疗原则、鉴别诊断；掌握膀胱癌临床特征和病人整体护理。

二、课程内容

膀胱癌病因、病理、临床表现、诊断与鉴别诊断、预防、治疗原则、护理和健康教育。

三、考核知识点和考核要求

（一）膀胱癌病因、病理
识记：①病理分类；②转移途径。
领会：①膀胱癌诱发因素与预防；②病理分期、分级和转移、复发、预后之间的关系。
（二）膀胱癌临床特征和鉴别诊断
识记：临床表现。
领会：①其他部位泌尿系肿瘤血尿特点；②膀胱镜检查的临床意义。
（三）膀胱癌处理
识记：①膀胱内灌注定义和方法；②经尿道膀胱镜行膀胱肿瘤电灼或电切术的概念；

③全膀胱切除术、尿流改道术的概念。

领会：①膀胱癌综合治疗的临床意义；②决定膀胱癌预后的因素；③预防复发的相关措施。

综合应用：结合病例，应用护理程序对手术病人实施整体护理。

（四）健康教育

领会：①坚持膀胱内灌注的意义；②定期复查的要求。

简单应用：预防复发和自我观察尿液的方法。

第二十九章　骨折病人的护理

一、学习目的和要求

通过本章学习：了解骨折的分类、愈合过程；熟悉创伤性骨折的定义、病因、临床表现、急救处理和并发症，影响骨折愈合的因素，病理性骨折的定义、病因，骨折的康复；掌握牵引、石膏、止血带的应用，骨折病人的整体护理。

二、课程内容

（一）骨折定义、病因和分类、诊断要点、骨折并发症与预防、临床表现、骨折愈合过程及其影响因素、骨折的临床愈合标准、骨折病人的急救处理和骨折的治疗。

（二）牵引术与病人的护理，石膏绷带固定术与病人的护理，骨折内、外固定与病人的护理，内固定植入物的管理，骨折病人功能锻炼和健康教育。

三、考核知识点和考核要求

（一）骨折概论

识记：①骨折定义；②病理性骨折定义；③骨折复位标准；④骨折固定基本方法；⑤功能锻炼原则；⑥骨折延迟愈合；⑦骨折不连接。

领会：①骨折分类；②骨折及其合并损伤的评估；③骨折并发症与预防；④骨折愈合的临床标准；⑤影响骨折愈合的因素。

（二）骨科常用技术和骨折病人的护理

识记：①牵引定义；②牵引作用原理与分类；③使用止血带注意点；④脂肪栓塞综合征；⑤骨筋膜室综合征；⑥“5P”征。

领会：①皮肤牵引适应证与方法；②胫骨结节牵引、颅骨牵引、跟骨牵引、尺骨鹰嘴牵引适应证与方法。

简单应用：①牵引注意事项；②石膏固定注意事项；③挤压综合征的临床观察和治疗要点。

综合应用：结合病例，应用护理程序对骨牵引、骨折内固定病人实施整体护理。

第三十章　关节损伤病人的护理

一、学习目的和要求

通过本章学习：了解关节运动基本形式和影响因素，关节损伤分类、评估；熟悉关节损伤病理改变、治疗原则；掌握关节损伤的并发症及其防治。

了解人工关节置换术定义，全髋置换术适应证、禁忌证；熟悉全髋假体选择与置换手术、Charnley 评定标准；掌握全髋置换术常见并发症防治和护理。

了解关节镜手术定义、手术适应证；熟悉术后护理。

二、课程内容

（一）关节主要构成与功能、关节运动。

（二）关节损伤分类、病理改变、评估、治疗、并发症及防治。

（三）人工关节置换手术定义，全髋置换手术适应证、禁忌证、假体选择、手术过程、疗效评分、常见并发症、护理。

（四）关节镜手术定义、关节镜简介、手术适应证、禁忌证、术后护理。

三、考核知识点和考核要求

（一）关节损伤

识记：①闭合性损伤的治疗原则；②关节内出血最主要的防治措施。

领会：①关节运动基本形式和影响因素；②分类；③评估；④开放性损伤的治疗原则。

简单应用：后期并发症及其防治。

（二）人工关节置换手术病人的护理

识记：人工关节置换术定义。

领会：①全髋假体选择与置换手术；②Charnley 评定标准；③常见并发症的临床特点。

简单应用：①常见并发症的防治；②护理措施（包括健康教育）。

（三）关节镜手术病人的护理

识记：关节镜手术定义。

简单应用：关节镜术后病人的护理要点。

第三十一章　断肢（指）再植病人的护理

一、学习目的和要求

通过本章学习：了解断肢（指）再植的分类；熟悉断肢（指）再植的适应证；掌握肢体断离病人的现场急救方法、术后治疗原则、并发症的处理要点；掌握断肢（指）再植病人的整体护理。

二、课程内容

断肢（指）再植的定义、分类、适应证、现场急救、术后治疗原则和护理。

三、考核知识点和考核要求

（一）断肢（指）再植概述
识记：①完全断离；②不完全断离。
领会：适应证。
（二）断肢（指）再植病人的处理
识记：①断肢（指）再植的时限；②断离肢体的保存方法；③断离肢体病人的抗休克治疗。
领会：断肢（指）再植并发症。
简单应用：静脉栓塞、动脉供血障碍、感染、皮肤坏死的观察与处理。
综合应用：结合病例，应用护理程序对手术病人实施整体护理。

第三十二章　脊柱骨折和脊髓损伤病人的护理

一、学习目的和要求

通过本章学习：了解脊柱骨折的病因与分类；熟悉各部位脊柱骨折的临床表现、诊断要点；掌握脊柱骨折病人的急救处理和搬运方法，治疗原则，手术前、后的护理。

了解脊髓损伤的病理与分类；熟悉脊髓损伤的临床表现、诊断要点、治疗原则、并发症的防治；掌握脊髓损伤截瘫病人的整体护理。

二、课程内容

（一）脊柱解剖概要。
（二）脊柱骨折的病因与分类、临床表现、诊断要点、急救处理、护理和康复指导。
（三）脊髓损伤的病理与分类、临床表现、诊断要点、治疗原则、并发症的防治、护理和康复指导。

三、考核知识点和考核要求

（一）脊柱骨折
识记：①颈椎屈曲型损伤；②椎体单纯压缩骨折；③不稳定型骨折。
领会：①病因；②分类；③临床表现；④治疗原则。
简单应用：①腰背肌功能锻炼指导；②脊柱手术前、后的护理措施。
（二）脊髓损伤
识记：①脊髓震荡；②完全性截瘫；③不完全性截瘫。
领会：①病理；②临床表现；③诊断要点；④治疗原则。
简单应用：并发症的防治。
综合应用：结合病例，应用护理程序对脊髓损伤截瘫病人实施整体护理。

Ⅳ 有关说明与实施要求

为了使本大纲的规定在个人自学、社会助学和考试命题中得到贯彻和落实，特对有关问题作如下说明，并提出具体实施要求。

一、自学考试大纲的作用

为使考试要求标准化，本大纲在列出课程内容的基础上，规定了各章的考核目标，包括考核知识点和考核要求，其目的是使自学应考者能够据此明确考试内容和要求，更有目的地系统学习教材；使社会助学者能够全面、更有针对性地进行辅导；使考试命题者能够明确命题范围，更准确地安排试题的知识能力层次和难易度。

二、关于大纲与教材的关系

本大纲是进行外科护理学课程学习和考核的依据，《外科护理学（本）》教材包含了本课程知识的基本内容和范围，而教材的内容又涵盖了大纲所规定的本课程全部的知识点，因此，本大纲和教材内容是相符的。

三、关于自学教材

《外科护理学（本）》，全国高等教育自学考试指导委员会组编，顾沛主编，北京大学医学出版社，2011 年版。

四、考核要求

本大纲在各章学习目的和要求中规定自学应考者了解、熟悉和掌握的内容均为课程的基本要求。课程基本要求明确了课程的基本内容，以及对基本内容的掌握程度。课程各章基本内容由若干个知识点组成，在自学考试中其成为考核知识点。根据各知识点在课程中的地位、作用以及知识自身的特点不同，自学考试将对各知识点的内容分别按四个能力层次确定其考核要求。

五、自学方法的指导

为有效地指导个人自学，本大纲已明确了课程的重点和难点，在各章的基本要求中也指明了该章内容的重点和难点。因此，自学应考者应：

1. 认真阅读与钻研大纲和教材　自学应考者应根据大纲规定的考核目标，从了解、熟悉和掌握三个层次全面理解和系统学习《外科护理学（本）》（全国组编本）教材的内容，掌握基础理论、基本知识和基本技能。本课程知识范围广泛，自学应考者应首先系统地学习各章，记忆应当识记的定义、病因、治疗原则、常见手术概念等，深入理解基础理论、基本知识和方法等的内涵，熟悉它们之间的区别与联系；各论部分尤应掌握病人的临床表现和整体护理，有目的地深入学习重点章节，但切忌在没有全面学习教材的情况下孤立地去抓重点。

2. 重视理论联系实际　应结合外科临床护理实践进行学习，以增强感性认识，更深刻地领会教材的内容，将知识转化为能力，提高临床观察、分析、判断和解决实际问题的能力。

3. 在系统学习本课程内容的同时，应注意在对病人进行护理评估时，不能忽略病人有身体、心理、社会各方面的属性。同一疾病的病人除有临床共性特征外，个体有着很大的差异，在分析、判断、提出护理诊断/护理问题和护理措施时，应考虑病人上述特点，对病人实施个体化整体护理。

4. 自学应考者应根据本课程的特点和自身的实际情况，合理安排自学时间。

本课程共 8 学分（含 2 学分实践环节考核）。

六、对社会助学的要求

1. 社会助学者应根据指定教材，按本大纲规定的课程内容和考核目标，对自学应考者进行切实有效的辅导。

2. 社会助学者应正确处理基础理论、基本知识和应用能力的关系，努力引导自学应考者将识记、领会同应用联系起来，把基础理论和基本知识转化为应用能力，在全面辅导的基础上，着重培养和提高自学应考者分析和解决外科临床实际问题的能力。

3. 要正确处理重点和一般的关系。社会助学者应指导自学应考者系统地学习教材，掌握课程内容和考核知识点，在此基础上再突出重点。要把重点学习同兼顾一般结合起来。

七、关于考试命题的若干要求

1. 考试方式和时间　本课程为闭卷书面考试，满分 100 分，60 分为及格。

2. 课程命题　应根据本大纲所规定的课程内容和考试目标来确定考试范围和考核要求。着重考核自学者对本课程基础理论、基本知识、基本概念掌握情况，以及分析和解决外科临床实际问题的能力。考试命题既要覆盖到章，又要避免面面俱到；要注意适当突出本课程重点章节，体现本课程的重点内容。另外，考试命题不应超出本大纲考核知识点的范围，不应有偏题或怪题。

3. 本课程在试卷中对不同能力层次要求的分数比例　一般为识记占 20%；领会占 30%；简单应用占 30%；综合应用占 20%。

4. 试题难易结构　试题难易度可分为易、较易、较难、难四个等级。每份试卷中不同难易度试题的分数比例一般为：易占 20%；较易占 30%；较难占 30%；难占 20%。必须注意，试题的难易度与能力层次不是一个概念，在各能力层次中都会存在不同难度的问题，切勿混淆。

5. 本课程考试试卷采用的题型　一般有单项选择题、多项选择题、名词解释题、简答题、论述题、病例分析题。各种题型的具体形式可参见本大纲附录（题型举例）部分。考试命题必须按照本课程大纲所规定的题型组卷，考试试卷使用的题型可以略少，但不能超出本课程规定的题型。

附录：题型举例

一、单项选择题（在每小题的四个备选答案中选出一个正确的答案，并将正确答案的序号填入题干后面的括号内。多选、错选均不得分。）

1. 休克经处理后，临床上微循环得到改善的最重要指标是（　　）

A. 血压回升　　B. 尿量增多

C. 皮肤颜色转红　　D. 神志恢复清楚

2. 开放性气胸的主要病理生理变化是（　　）

A. 胸壁反常呼吸运动　　B. 呼吸时纵隔持续向健侧偏移

C. 吸气时纵隔向伤侧偏移　　D. 呼吸时纵隔左右摆动

二、多项选择题（在每小题五个备选答案中选出二至五个正确答案，并将正确答案的序号分别填入题干后的括号内。错选、多选、漏选均不得分。）

1. 外科感染的预防包括（　　）

A. 防止病原微生物入侵　　B. 切断病原菌传播环节

C. 增强机体的抗感染能力　　D. 预防医院内感染

E. 使用糖皮质激素

2. 有关绞窄性肠梗阻的描述下列哪些是正确的（　　）

A. 阵发性腹痛转为持续性剧烈绞痛

B. 胃肠减压后，腹痛等症状明显好转

C. 早期出现休克，经抗休克治疗效果不明显

D. 腹胀不对称，常可触及压痛性肿块

E. 有明显腹膜刺激征

三、名词解释题

1. 急腹症

2. 多器官功能障碍综合征

四、简答题

1. 简述甲亢术后最危急的并发症及其急救处理。

2. 简述脑疝病人的急救处理。

五、论述题

1. 试述外科病人代谢改变和营养支持原则。

2. 试述食管癌术后常见并发症的临床表现、防治和护理。

六、病例分析题

患者男性，37 岁，因暴饮暴食后出现中上腹部疼痛伴有发热 8 小时前来就诊。体检：T 38.5℃，P 120 次/分，BP 12/8 kPa（90/60 mmHg），病人表情痛苦，紧张，巩膜轻度黄染，腹胀，腰部出现蓝-棕色斑，上腹部压痛、反跳痛。实验室检查：血清淀粉酶 600 索氏单位。

根据以上资料回答：

（1）本病例最可能患什么疾病？

（2）试述最适宜的治疗方法。

（3）病人可能出现的主要的护理诊断/护理问题有哪些？

（4）试述病人的主要护理措施。

后　　记

《外科护理学（本）自学考试大纲》根据全国高等教育自学考试护理学专业（专升本）考试计划的要求，由医药学类专业委员会组织编写。2010 年 6 月全国高等教育自学考试指导委员会医药学类专业委员会对本大纲组织了审稿。

上海复旦大学护理学院顾沛副主任护师担任本大纲主编。上海复旦大学中山医院徐建鸣主任护师、秦薇副主任护师，上海复旦大学华山医院孙晓春副主任护师、曹艳佩副主任护师，上海复旦大学护理学院卢惠娟副教授、李铮讲师，上海交通大学护理学院高颖副主任护师，上海职工医学院陈宏星副教授参加了编写工作。最后由顾沛副主任护师统稿。

上海交通大学医学院附属瑞金医院沈柏用教授担任主审，上海复旦大学附属中山医院张光健教授、中国人民解放军第二军医大学附属长海医院张宝仁教授参加审稿，提出改进意见。

大纲编审人员付出了辛勤劳动，特此表示感谢。

全国高等教育自学考试指导委员会
医药学类专业委员会
2010 年 6 月

全国高等教育自学考试指定教材

外科护理学（本）

第一篇　总　论

第一章　绪　论

学　习　要　点

外科护理学发展趋势；外科专业护士能力要求；护理理论在外科临床护理实践中的应用。

一、外科护理学发展趋势

（一）为外科病人提供整体护理

护理学是一门在自然科学与社会科学理论指导下的综合性应用学科，是研究有关预防保健和疾病防治过程中的护理理论与方法的科学。护理学的功能是明确并处理人类对存在的和潜在的各种健康问题的反应，护理专业应该为人类的身心健康服务。仅给予外科病人疾病护理是不符合护理学要求的，这往往也使外科病人在疾病康复过程中不能达到身心两方面康复的要求。因此现在和将来，在外科临床护理过程中，根据不同外科病人心理和疾病的特点，在 Roy 适应模式（Roy's adaptation model）和 Orem 自理模式（Orem's self-care model）等护理理论指导下，应用护理程序（nursing process）对外科病人实施个体化的围手术期身心护理，同时注意社会、文化等方面因素对病人疾病、治疗和康复的影响。通过整体护理（holistic nursing），帮助病人全面康复是外科护士义不容辞的责任。

（二）以科研促进外科护理学的发展

专业的发展应该以科学研究为基础，同样外科护理学的发展离不开临床护理科研。在外科临床护理实践中，外科护士应善于发现临床存在的问题，提出解决问题的整套方案，并加以科学的论证，使学科有所创新和发展。现阶段，国内外科护士已经开展了不少外科临床护理课题的研究，其研究结果已促进了学科发展；今后随着新课题不断开展定将进一步推动外科护理学乃至整个护理学的发展。

（三）培养外科专科护士

今天，外科护理学在不断充实和完善的同时，已向更专、更深、更细的方向迈进。这就对外科护士提出了更高的要求，培养通晓普通外科护理，又对某一外科领域有护理特长如器官移植、烧伤、骨科、肠外营养、ICU、造口等专科护士，已成为促进学科发展的重要方面。

（四）培养社区护士的外科护理知识和技能

国际护士会（International Council of Nurses，ICN）2005年修订的“护士准则（nursing standards)”中指出：护士的职责是促进健康、预防疾病、维护健康和减轻痛苦；护士为个人、家庭和社区提供健康服务，并与有关人员进行协作。ICN确定2010年“护士节”的主题是：优质护理，服务社区。当代护理学已向以人的健康护理为中心的阶段发展。多年来，经过积极的岗位培训和实践锻炼，社区护士已参与各种疾病的普查和咨询，协助社区组织病友会和定期进行康复训练辅导，以及对人群进行健康教育（health education)，使人们具有家庭外科护理知识，并以此干预有害的生活方式和行为，以预防疾病，促进个体健康。我们有理由相信，今后社区护士将进一步完善自我，在为人类身心健康服务中发挥更大的作用，成为全面实现护理学宗旨的一支不可忽略的重要力量。

二、外科专业护士的知识结构和能力要求

外科急诊多，危重病人也多，而且病人病情变化快；外科某些疾病与气候、地理、文化素养、风俗习惯、社会环境等因素密切相关；外科病人来自社会各阶层、各年龄段人群；而外科疾病的重要治疗手段——手术和麻醉又给病人带来身心两方面的创伤。上述众多因素要求外科专业护士掌握医学基础理论、外科护理学及其相关学科的理论和技能，同时掌握与护理学有关的自然科学与人文科学方面的知识，包括心理学、伦理学、社会学、经济学、美学等方面的知识，这是做好外科护理工作的必要和先决条件。

外科专业护士应具有高度的责任心；具备细致的观察能力，尤其是对危重病人的观察能力；具备敏捷的临床思维和综合分析能力；具备及时处置外科一般临床护理问题和紧急应对的能力；具备熟练掌握外科护理学基础理论、基本知识和基本技能以及外科病人整体护理的能力；具备开展与外科护理学相关的临床护理教学和科学研究的能力。

三、护理理论在外科临床护理实践中的应用

护理学发展至今已具备了属于自己独特的知识体系，界定了护理学的研究范围是人、健康、护理、环境及它们之间的关系。在不同理念指导下，产生了对上述四个概念不同的认识，由此产生不同的护理概念框架，并在概念框架下产生护理理论，以指导临床护理实践。护理理论是多元化的，没有一个护理理论适用于所有不同的人群，同时基于外科病人的特殊性，如手术、麻醉、创伤、感染和禁食等。Roy适应模式和Orem自理模式被认为比较适合指导专业护士护理外科病人的临床实践，其通过对人、健康、环境、护理和手术等概念的认识，反映现代护理观及护理理论对外科临床护理实践的重要指导作用和应用价值。

Roy适应模式理论认为：人是生物、心理、社会意义上的生物体，与所处环境不断发生着相互作用，从而不断地作出适应，护理的目的是通过护理计划的实施，提高病人的适应性。

Orem自理模式主要研究人的自理需要，即一个人为了维持生命、健康和幸福而进行的自我照顾活动。护理的任务在于帮助病人克服那些干扰或影响他们实现自理能力的因素。护士以三种护理活动来满足病人的基本需要：①全部补偿系统：病人的基本需要全由护士代替和帮助；②部分补偿系统：病人的基本需要中主要部分由护士担当，病人根据身体情况及治疗要求参与部分自理活动；③教育支持系统：病人能实施必要的措施去完成自理要求，但需

要得到护士的支持与指导。三种护理活动是随着个体健康状况变化而适当改变的。

手术、感染、创伤是外科病人的主要刺激源。人对刺激反应的适应情况取决于输入刺激（stimulus input）和人的适应性水平，护理的目的是促进病人各方面的适应性反应。对手术病人运用不同的护理系统，如术前教育、术前准备、术后生活支持、减轻疼痛、预防并发症、功能锻炼、协助康复，以帮助外科病人恢复自理。

（顾　沛）

第二章　围手术期病人的护理

学　习　要　点

老年人心理和生理特点、常见疾病对手术的影响、老年手术病人整体护理；高血压、糖尿病对手术的影响、高血压、糖尿病手术病人的护理；疼痛病理生理、术后镇痛基本概念和方法、术后病人疼痛的护理。

围手术期护理（perioperative nursing care）的目的在于提高病人对手术的耐受力，使病人顺利地度过手术期，减少术后并发症（postoperative complication）的发生，促进病人全面地康复。某些特殊病人，如老年病人、高血压、糖尿病病人等，因伴发的疾病削弱了其对手术的耐受力，增加了手术治疗的危险，因此，除常规护理外，还须进行一些针对性的准备和处理，这是本章主要讨论的内容。

第一节　老年病人

【心理特点】

老年人由于生理功能的衰退、体弱多病、社会和家庭角色以及经济状况的改变，易受各种外界因素的干扰，适应能力减弱，其心理特征已不同于以往，常出现一些不良的心理反应。

1. 孤独、失落　家庭的小型化，子女工作的繁忙，老年人若性格内向、不爱社交或体弱多病限制了其活动，往往会感到孤独，丧偶的老人更是如此，故孤独是老年人中常见的心理社会问题。社会角色的改变，如离退休后，老年人从以往工作、生活忙碌的参与者转变为赋闲的旁观者，心理上一时难以适应，产生较难克服的失落感，以至于出现一些不良的情绪反应。

2. 抑郁及自我概念低下　随着机体的老化，老年人因体能衰退往往易罹患各种疾病，大多数老年人常有一种或数种慢性病。疾病常造成其功能受限，生活自理能力差，严重影响生活质量，病痛折磨加上行动不便、就医困难，老年人心理负担较重，易出现抑郁、悲观而情绪低落。

自我概念低下常与抑郁同时存在，表现为对自己失去信心，面对问题失去主见，不能很好地控制自己的行为。自我概念低下会影响其对治疗护理的依从性。

3. 对治疗护理依从性较差　因记忆力减退、自我概念低下、健康教育未深入落实等原因，老年人对治疗护理的依从性较差，表现为不能按要求配合医护人员，如漏服、错服药物，不按时进行随访，不能很好地控制饮食、体重，不愿改变不良的生活习惯等。

【生理特点】

1. 循环系统　循环系统的健康问题在老年人中很常见，老年人的心脏储备、代偿功能都有所下降，65 岁老年人的心搏出量约为年青人的 60%。由于血管壁的硬化和管腔的狭窄造成心肌血供的不足，周围血管阻力增加、血压上升、对血容量变化的代偿能力下降。老年人最常伴有的疾病为心血管疾病，且常累及心、脑、肾的功能。

2. 呼吸系统　老年人的胸廓常因呼吸系统疾病前后径增加接近左右径而呈桶状；肋软骨钙化、弹性降低致胸廓僵硬；肺泡壁变薄，肺弹性回缩力变小；加上呼吸肌萎缩、肋骨活动度减小，这些因素均造成肺活量减小、残气量增加。由于肺和血管的退行性变，换气效率低，动脉血氧分压降低；呼吸道黏膜萎缩，纤毛功能及保护性咳嗽反射敏感性下降，清理呼吸道能力降低，易因分泌物贮留引发呼吸道感染。

3. 消化系统　消化器官老化而致消化、吸收、排泄功能下降。因吞咽反射减弱或吞咽与声门关闭动作不协调、消化道蠕动和吸收能力减退易致胃潴留，故老年人误吸的危险性较高；因食欲减退、消化液分泌减少、消化不良时发生营养不良的可能性较大；因肠蠕动减慢，便秘的发生率也较高。另外，因肝细胞退行性变、肝脏贮备和解毒能力下降，对药物代谢功能减退。

4. 泌尿系统　老年人由于肾血流量减少、肾血管硬化、肾功能减退，对药物的排泄缓慢，故按常规剂量给药易引起蓄积，出现毒性反应；老年人肾糖阈增高，故尿糖不能正确反映老年糖尿病病人的病情；老年男性因前列腺肥大致残余尿量增多，易发生慢性尿潴留和下尿路感染。

5. 神经系统　随着年龄增长，老年人的脑动脉逐渐硬化，脑血流量减少；脑合成神经递质的能力下降；神经纤维退行性改变；大脑出现不同程度的萎缩，脑细胞数量减少。这些变化会给老年人带来诸如记忆力、理解力减退，语言、人际沟通能力下降，生活不能自理等问题。

6. 运动系统　骨质疏松、关节部位的骨质增生及肌肉萎缩，这些运动系统方面的改变和疾病，影响了老年人的活动、生活自理能力及对外界环境的适应能力。

7. 内分泌系统　人体在衰老过程中，神经内分泌的调节异常和内分泌组织不同程度的萎缩，使机体的适应性和抵抗力均有所下降。下丘脑功能的减退使抗利尿激素分泌减少，水、钠的保存减少，当发生腹泻、呕吐、高热、手术时比较容易发生体液的紊乱；肾上腺功能的减退，使老年人对外伤、感染、手术等有害刺激的反应能力下降；前列腺素减少，导致血管收缩、血流缓慢；肾促红细胞生成素减少导致贫血。另外，老年人胰岛功能减退、胰岛素生物活性明显降低、组织细胞上的胰岛素受体减少，使糖耐量下降，易患糖尿病。

8. 感觉系统　老年人视觉有明显减退；听觉反应时间延长，鉴别语音能力降低；味觉、嗅觉和痛觉的敏感性减退；皮肤的触、痛、温觉减弱，对不良刺激的防御能力、再生和愈合能力下降。

【老年人常见疾病对手术的影响】

1. 呼吸系统慢性炎症等疾病　老年人常有呼吸系统疾病，这些疾病影响了老年人的肺功能。肺功能不全病人较术前呼吸系统无异常者，术后肺部并发症发生率高。若动脉血氧分压（arterial partial pressure of oxygen，PaO_2）<60 mmHg（8.0kPa），动脉血二氧化碳分压（arterial partial pressure of carbon dioxide，$PaCO_2$）>45 mmHg（6.0kPa），围手术期肺部并发症可能增多。术前肺功能测定第1秒钟最大呼气量（forced expiratory volume in the first second，FEV_1）<2L时，可能发生呼吸困难；第1秒用力呼气容积占预计值百分比（percentage of the predicted FEV_1，FEV_1%Pred）$<50\%$，提示肺重度功能不全，术后

可能需要机械通气和特殊监护。伴肺功能不全的老年病人，当麻醉和手术影响其呼吸功能时，代偿能力差，易致缺氧和二氧化碳蓄积，胸部和上腹部手术对肺功能影响较大，更易产生术后并发症。据统计，在手术死亡病例中，约25%的病人系死于肺部并发症。因此，肺功能不全的老年病人手术死亡率高，其手术危险性与肺功能损害程度相平行。

2. 冠心病　麻醉和手术对任何病人都是一种打击，对老年合并心血管疾病者危险性更大，术后并发症和死亡率较高。冠心病病人接受手术的危险性在于：手术的刺激致冠状动脉痉挛造成冠心病急性发作或加剧心肌缺血，促发心源性休克、严重心律失常、心力衰竭或术后心肌梗死。但若冠状动脉疾病稳定、心绞痛的类型不变、无心力衰竭的症状和体征者、心肌梗死后经过6个月以上和心衰后经过1个月以上已稳定者可择期施行手术。

3. 营养不良　约一半以上的老年外科住院病人有不同程度的营养不良，导致术后并发症和死亡率增高。老年人营养储备比年青人少，对营养的缺乏较敏感，长期卧床、营养缺乏和用药过多的老年人，可能有贫血、低蛋白血症、低血容量或体液平衡失调。长期卧床者血流缓慢，若再使用利尿剂将致脱水、血容量减少，可造成循环衰竭并有发生血栓的可能，增加手术的危险性；贫血病人易发生缺氧；低蛋白血症不利于伤口的愈合，易发生组织水肿，甚至抑制心肌收缩力；电解质的紊乱，特别是钾浓度的改变，会影响心肌兴奋性，对洋地黄化的病人更危险。

【护理】

（一）护理评估

1. 病人及家属对疾病、手术及预后的看法，对相关治疗、护理以及健康知识的需求。

2. 病人一般情况、健康状况，特别是与现患疾病相关的既往史、过敏史、家族史。

3. 病人对手术的耐受力，包括各重要脏器功能、营养状况、心理和社会支持状况。

4. 病人手术过程是否顺利。

5. 病人术后病情的动态变化，包括生命体征、切口、引流等情况，以及术后康复的状况。

6. 病人自理能力，选择合适的护理系统给予帮助，并及时评价效果。

7. 病人及家属是否得到疾病相关预防、保健知识的教育及其掌握情况。

（二）护理诊断/护理问题

1. 焦虑/恐惧　与担心所患疾病、手术治疗、疾病预后、术后康复艰巨性等因素有关。

2. 自理缺陷　与衰老、疾病、手术等有关。

3. 营养失调（低于机体需要量）　与衰老、疾病、手术创伤及术后禁食有关。

4. 低效性呼吸型态　与肺功能不全、麻醉、手术有关。

5. 心输出量减少　与原有心血管疾病、麻醉、手术有关。

6. 潜在并发症　①出血；②感染；③切口裂开；④下肢深静脉血栓形成；⑤与所患疾病有关的并发症。

7. 知识缺乏　与不具备有关疾病、手术及康复保健知识有关。

（三）护理措施

1. 心理护理　与老年病人接触的过程中，护士要注意观察，经常与之交流、沟通，了解病人的想法，把握其心理动态，及时而有针对性地给予心理上的帮助和支持。考虑到老年人生理老化及心理上的改变，护士在尊重病人的前提下，应耐心、细致地开展心理护理。

2. 卧位　根据麻醉方法、疾病部位选择适当的卧位，并保证病人舒适。因老年人皮肤变薄，皮下毛细血管减少，影响营养供给，对外界刺激的反应迟钝，所以，在安置其处于卧位期间，应注意定时更换体位，避免局部皮肤较长时间受压，更换体位时动作宜轻柔缓慢；加强基础护理，保持床单位的清洁，预防和及时发现压疮的发生。

3. 老年手术病人用药护理　由于老年人对药物的敏感性和耐受性改变，用药后易发生不良反应，药物不良反应造成的死亡率亦高。因此，应将所用药物种类限制到最少，遵循小剂量的原则，以防毒性反应和脏器功能受损；由于老年病人用药依从性较差，应督促或帮助其按时、按量服药；对使用镇静剂、镇痛剂的病人要特别加强对呼吸的观察；注意降压药对水、电解质的影响；应用洋地黄类药物，要注意监测血钾浓度。

4. 严密观察病情　老年人患病后有以下特点：①疾病表现不典型：由于中枢神经系统的退行性改变，发热时不易辨别热型，对疼痛的反应不敏感，对疾病的反应较差，自觉症状轻，易影响诊断和治疗。②应激能力差：多种疾病常伴发而表现为症状复杂、病情多变，各种不良刺激易诱发意识障碍等精神神经症状。③并发症多：由于组织器官储备和调节代偿能力差，老年人易出现体液紊乱、感染、切口裂开、下肢深静脉血栓和各种脏器功能衰竭等多种并发症。

因此，对老年病人要仔细检查、详细询问、警惕细微的改变，及时发现病情变化，提供周全的整体护理。术前病情观察侧重于疾病的症状、体征，应警惕老年隐性糖尿病，因老年人肾糖阈高，尿糖测定的可信度低，术前要多次检查。术后要注意生命体征、切口、引流情况以及不适的发生，需警惕老年人容易发生的并发症，如肺部感染、下肢深静脉血栓等。

5. 伴有某些常见疾病的老年病人围手术期护理

（1）呼吸系统慢性炎症等病变：①手术前护理：老年人免疫功能下降，抗感染能力差，呼吸道并发症发生率高，因此呼吸道的准备非常重要。常规拍胸片或做肺功能试验，特别是有呼吸困难、慢性咳嗽、多痰、哮喘以及过度吸烟者，简单易行的肺功能试验方法有：快步登楼，如不出现明显的呼吸困难，表明肺功能尚可；缓步连续登楼，若心率及呼吸频率在10分钟内完全恢复原状，并无心律不齐，提示能耐受较大手术。教会病人有效咳嗽、咳痰，必要时雾化吸入及体位引流，尽量排除呼吸道分泌物，保持呼吸道通畅；戒烟时间必须大于2周，注意保暖，要求病人深呼吸和适量运动，有利于扩张肺组织，增强肺功能，保持口、鼻腔卫生，防止呼吸道感染；根据细菌培养和药物敏感试验结果，合理使用抗生素，控制呼吸道感染，用β受体兴奋剂解除支气管痉挛，严重支气管哮喘病人，术前需用皮质激素治疗。②手术中护理：选择适宜的麻醉方法并进行正确的麻醉管理，如吸入麻醉借助气管插管能减少呼吸道无效腔；能随时清除呼吸道分泌物，达到有效供氧的目的；便于辅助呼吸；手术和麻醉时间不宜过长，以减少对呼吸、循环功能的影响；防止呕吐物误吸和气道阻塞；注意镇静剂和麻醉剂的用量，以免产生呼吸抑制。③手术后护理：老年人术后肺部并发症的发生率较高且较严重，是引起术后死亡的最主要原因。引起呼吸功能障碍的原因有：麻醉的作用；肌肉松弛剂的使用，抑制了呼吸肌功能；切口疼痛时病人不敢有效呼吸；气道内分泌物堵塞和肺不张等致肺功能减退。护理措施：安置合适的体位，鼓励病人有效咳嗽排痰，以保持呼吸道通畅；术后48小时内常规吸氧，若吸痰，持续时间不宜过长；鼓励深呼吸及无禁忌下的早期活动；肺功能不全病人需监测血氧饱和度，低速补液，适当使用支气管扩张剂，必要时局麻下纤维支气管镜气管内吸痰或气管切开，避免连续数小时给予高浓度吸氧，以免呼吸抑制和氧中毒；严密观察病情，术后干咳、发热、肺部出现阳性体征常常是肺炎、肺不张的表现；若有严重呼吸困难、呼吸频率大于30次/分、发绀明显，心率增快，PaO_2显著降低，吸氧也难以改善，双肺有支气管呼吸音及湿罗音，应警惕急性呼吸窘迫综合征（ARDS）的发生。一旦发生呼吸功能衰竭，做好抢救配合工作。

（2）冠心病：①手术前护理：作心电图、超声心动图、心电图运动试验等，了解心脏的病变和功能状态；有心绞痛者，表示心肌缺血严重，术中、术后有室颤或心肌梗死的危险，术前须用药物治疗，β受体阻滞剂有降低心肌氧耗量、抑制传导和降低心率的作用，可与全身麻醉诱导药发生协同作用，降低心肌缺血的发生率，近年来认为，术前只要血压稳定β受体阻滞剂可适当减量，不主张术前停药，冠状动脉血供不足的病人，术前应用药物扩张冠状动脉、抗凝，预防和减少术后深静脉血栓及肺梗死的发生；纠正影响心肌血供和增加心肌氧耗的不利因素：如心动过速、贫血、高血压、体液失衡、低血容量等；稳妥地补充血容量使血压维持在正常范围，保证冠状动脉灌注；正确记录出、入水量，防止输液过多引起心力衰竭。②手术中护理：作心电图监测，必要时监测中心静脉压、肺动脉压等；尽量缩短手术时间，减少出血，注意输液速度，减轻心脏负担。③手术后护理：术后3天内按重症病人监护，常规观察生命体征、尿量及比重、心电图、体液平衡情况，血压和心功能不稳定者，需监测中心静脉压；术后老年病人伴发急性心肌梗死时症状常不明显，因此要密切注意诱因和心电图微小的改变，此外，尚须注意心律失常、心力衰竭的发生，恰当掌握输液的量、速度和钠盐的摄入；术后48～72小时内持续低流量吸氧，是预防心律失常简单而有效的方法。

（3）营养不良：①营养支持：当进食量不足，难以维持营养需要时，应选择其他途径补充，以维持有效血容量，及时纠正体液失衡，积极治疗贫血和低蛋白血症；在消化功能良好的前提下，首选经胃肠内补充营养的方式。②注意合理的饮食结构：针对老年人营养需要和代谢特点，推荐适宜的膳食内容。由于老年人对蛋白质的吸收利用能力低于年轻人，因此奶类、蛋类及瘦肉所含的优质蛋白当为每日所摄入蛋白质的主要组成；脂肪的摄入以每日1.0g/kg体重为宜，膳食脂肪应以主要含不饱和脂肪酸的植物油为主；老年人对糖类的利用率低，过多摄入会引起血糖的波动。建议老年人主食多选择粗粮，其中的食物纤维能减少胆固醇的吸收同时可预防老年人较常发生的便秘。③增进食欲：老年病人味觉、嗅觉敏感性减退，唾液分泌减少，常食欲不振、消化不良，所以在营养均衡的基础上，要兼顾病人的口味爱好，注重色、香、味和易消化，以增进食欲。

6. 其他　根据老年病人全身和切口愈合情况，必要时延长拆线时间；老年病人术后若不能过早离床，应帮助其在床上进行适当的活动，以后在制定活动计划时，也应考虑到老年病人运动系统退变的因素，选择恰当的活动方法、活动频率和强度，有益于减少术后不适和并发症；对自理能力差的老年人要加强生活护理，必要时进行基本生活技能训练，使其逐步提高日常生活自理能力。

（四）健康教育

应考虑到老年人的特点，采用恰当的沟通方式，保证健康教育的效果。

1. 告知病人和家属，安稳的情绪、充足的睡眠及合理饮食对手术的重要性，并积极创造条件帮助病人。

2. 解释围手术期各项检查、操作的必要性，简单介绍手术过程，要求病人配合。

3. 为适应手术后的变化，减少不适和并发症，应教会病人及家属一些简单的技能，如深呼吸、有效咳嗽、咳痰以及如何在咳嗽时保护切口等。调动病人的积极性，培养其自理能力，必要时可由家属督促和提供帮助。

4. 在无禁忌的情况下，鼓励和具体指导病人早期活动及功能锻炼。

5. 针对老年人的心理特点，教会病人自我调节、自我控制以保持良好的心态，并要求病人家属重视和尽量满足老年人的心理需要。

6. 合理安排生活，做到劳逸结合。

7. 按医嘱定期门诊随访。

8. 指导病人掌握术后用药的剂量和方法。

9. 帮助病人了解与所患疾病有关的预防、饮食、功能锻炼等方面的知识。

第二节　高血压病人

【高血压对手术的影响】

高血压的诊断标准为成人收缩压≥140 mmHg（18.7kPa）或舒张压≥90 mmHg（12kPa）。高血压病人在麻醉和手术中，血压会出现较大波动，特别全麻诱导时血压骤降和气管插管时血压骤升最易发生。若血压骤升，心脏负担加重，心肌耗氧量增加，冠状动脉血流减少，易诱发急性心力衰竭和心肌梗死。如血压降低，可因缺血造成脑梗死和急性肾功能衰竭。手术危险性取决于高血压程度及重要脏器（心、肾、脑）继发性损害的程度。

【护理要点】

1. 手术前护理

（1）常规做心电图、超声心动图、胸部X线摄片、电解质、肾功能和眼底检查。

（2）了解以往高血压的治疗情况，使用药物的种类、剂量、持续时间和效果；评估重要脏器功能。

（3）停用某些降压药物，如利血平、盐酸帕吉林。前者可能导致病人在麻醉过程中出现心动过缓、低血压；后者可加强麻醉药、安眠药的降压作用。另外，使用利尿剂者易出现水、电解质失衡，需注意监测。

（4）选择既可降压又可为麻醉创造条件的药物，近年来的观点是持续用药至手术日晨，将血压控制在180/100 mmHg（24.0/13.3kPa）以下，减少手术危险性。

（5）术前给予镇静药，使病人情绪稳定，有利于血压维持在安全范围内。

2. 手术中护理

（1）选择对循环系统影响最小的麻醉方法和用药，并加强麻醉管理。

（2）严密监测血压、心电图，必要时还应了解中心静脉压、尿量等。

（3）由于长期高血压造成血管壁硬化，术中要彻底止血，以防术后出血。

3. 手术后护理

（1）继续进行血压、脉搏、心电图监测，维持血压相对稳定，警惕高血压危象和左心衰的发生。

（2）使用多种方法，完善止痛，防止血压骤升。

（3）严格控制输液的量和速度。

第三节　糖尿病病人

【糖尿病对手术的影响】

糖尿病病人糖、脂肪、蛋白质和水、电解质等方面的代谢紊乱会加重外科疾病。外科手术和麻醉本身也会加重已有的糖尿病。糖尿病病人常伴有动脉硬化，累及心、脑、肾功能，从而诱发多种并发症；又由于高血糖、细胞免疫功能低下、血管病变，使组织血供减少、抵抗力下降，病人容易发生感染且较难控制，切口愈合困难。糖尿病病人手术死亡的主要原因是感染、电解质失衡等。

【护理要点】

1. 手术前护理

（1）警惕老年病人的隐性糖尿病，对空腹血糖值在 6.7 mmol/L 以上的可疑糖尿病病人，应多次检查。

（2）对有糖尿病病史者，应了解病人的饮食、用药以及血糖、尿糖、尿酮体、电解质、心和肾功能情况。

（3）术前使用常规胰岛素比较容易调节血糖水平，根据尿糖测定结果决定用量，择期手术病人，术前血糖宜控制在 7.28～8.33 mmol/L 和尿糖（±）～（+）。

（4）积极治疗酮症酸中毒，纠正电解质失衡，预防感染。

2. 手术后护理

（1）控制血糖，使其维持在相对正常水平。

（2）严密观察，及时发现糖尿病酮症酸中毒、高渗性非酮性昏迷、感染及心、肾功能改变。

（3）给予有效、足量的抗生素，预防或治疗感染。

第四节　手术后病人疼痛的护理

【疼痛定义】

疼痛（pain）是个体对伤害性刺激的一种主观感受，不同个体对疼痛的感受是不同的。1986 年国际疼痛研究会（IASP）提出的概念为：疼痛是一种不愉快的感觉及情绪体验，常与真实的或潜伏的组织伤害有关。

【疼痛病理生理】

生理情况下，轻度损伤兴奋阈值较低的 A_α 型神经纤维，较重的损伤兴奋阈值较高的 A_β 和 C 型神经纤维，将冲动由周边传入中枢，产生痛觉。创伤后疼痛病理变化则表现为周围和中枢的敏感化，即低强度的损伤刺激就能兴奋 A_β 和 C 型神经纤维，并可在中枢产生剧烈痛感。由此可见，创伤后疼痛是疼痛过于敏感的一种状态。

【疼痛对机体的影响】

疼痛可导致机体生理活动及精神心理状态发生改变。由于神经内分泌及生化代谢的紊乱，可能造成以下损害：①因高血糖及蛋白质和脂质分解代谢增加，使病人产生负氮平衡，妨碍机体的康复；②交感神经兴奋可导致呼吸、循环功能障碍，如呼吸浅快、心动过速、心率失常、低氧血症等；③交感神经兴奋抑制了胃肠和泌尿道功能，可能出现肠麻痹或尿潴留等情况；④应激状态下免疫机能有所下降；凝血功能异常，易致血栓形成；肌张力升高不利于活动；以及病人会有失眠、焦虑、易怒等现象。

【术后镇痛基本概念】

术后疼痛是一种急性疼痛，有明确的开始时间，持续时间较短，常用止痛方法可以控制。随着人们对剧烈疼痛引起严重生理功能紊乱认识的提高，以及新药、新技术方法的完善，术后镇痛已成为常规工作内容之一。

术后镇痛是经适当时机、适当途径给药来治疗疼痛，让病人免受痛苦，降低因疼痛引起的不良反应，促进机体的康复。

【术后镇痛方法】

1. 时机选择　围手术期的三个阶段均存在推进术后急性疼痛发展的因素，这些因素能促进外周和中枢敏感化的形成。最新观点认为，病人出现疼痛才治疗会导致术后急性疼痛处理的不足。因此，除传统的术后用药外，现较为公认实施超前镇痛，即先发制痛（preemptive analgesia)，是指在手术等伤害性刺激作用于机体引起的疼痛出现之前，预先采取镇痛措施，以阻止感觉的传入及中枢神经系统的敏感化，达到消除或减轻术后疼痛、延长镇痛时间及减少镇痛药物使用的目的。常用药物有局麻药及非甾体抗炎药物等。

2. 给药方法

（1）口服：适合于门诊或短小手术后镇痛。一般认为对术后中、重度疼痛病人采用此法效果较差，因口服后药物起效慢，作用时间长，药物剂量难以控制，此外，还需病人胃肠道功能正常。

可用的药物有阿片类，常可与非甾体抗炎药物联合使用，如吗啡（morphine）类药物与酮咯酸合用，具有增强疗效和节省药量的作用。近年来出现了缓释型和控释型硫酸吗啡，是长效制剂，可避免血药峰值浓度过高，并减少频繁服药给病人带来的不便。

（2）肌内注射：由于使用简便、起效快，是目前对术后中、重度疼痛病人镇痛最常用的方法。但对个体而言，药效、药物动力学以及剂量效应曲线有很大差异，因此疗效难以预料。

常用的药物以盐酸哌替啶（pethidine）为主，此外还有吗啡，后者可能发生呼吸抑制。

（3）静脉注射和静脉滴注：此法较肌内注射能更快达到镇痛的有效药物浓度。由于静脉注射起效快、作用时间短，需反复用药，若药物半衰期较长，则易发生蓄积，导致呼吸抑制。故以选择持续静脉滴注为好，可根据病人的疼痛强度，调节和维持药物进入血管的速度。

最常用的药物有普鲁卡因、利多卡因、阿芬太尼等，这些药物的镇痛有效剂量易于掌握，一般很少发生不良反应，停药后很快从机体排出。

（4）病人自控镇痛（patient-controlled analgesia，PCA）：近来医学研究认为，良好的止痛不但可以降低因疼痛引起的许多合并症发生，同时也是病人享有的权利。PCA 是一种经医护人员根据病人疼痛程度、身体情况和需求，预先设置镇痛药物的剂量，并锁定注药间隔时间，再交由病人“自我管理”的疼痛处理技术。PCA 利用微电脑控制给药器，通常接静脉点滴的输液管给药，也可经皮下、硬膜外腔和鼻内给药。当病人感到疼痛时，由自己按下手边给药器按钮，立刻有止痛药注入体内，迅速达到止痛效果，非常方便。在预设的给药时间间隔内若不慎碰到或者病人特意再次按钮也不会给药，不用担心药物过量，因此安全可靠。目前，该技术在缓解术后疼痛方面得到临床广泛认可。但使用 PCA 时需注意常用的局麻药或阿片类镇痛药可引起恶心、呕吐、尿潴留（urinary retention）、低血压、呼吸抑制、静脉炎等不适和并发症。

（5）椎管内用药：①蛛网膜下腔注药镇痛：目前主要用于蛛网膜下腔阻滞麻醉时，在麻醉药中加 0.1～0.3mg 吗啡，术后可产生 8～24 小时镇痛作用；②硬膜外腔注药镇痛：目前在国内应用很普遍，术后经保留的硬膜外导管注入麻醉性镇痛药，可用微量注射泵按预置量，间断分次给药或持续给药。椎管内给药可出现的并发症有：①呼吸抑制；②恶心、呕吐；③瘙痒，一般女性病人发病率高；④尿潴留发生率高，以男性病人多见。这些并发症尤在使用吗啡时多见。

（6）体腔内镇痛术：目前临床上推广应用的是胸膜间镇痛，适应于剖胸术或上腹部手术后，通过胸腔闭式引流管或穿刺置入胸膜腔的硬膜外导管注药，可起到良好的术后镇痛作用，改善病人的呼吸，使其愿意有效咳嗽排痰，减少肺部并发症的发生。此外，体腔内镇痛尚有腹腔内、关节腔内镇痛等方式。

【护理要点】

1. 心理支持及健康教育　护士要用理解和同情的态度去关爱疼痛病人，鼓励和支持病人，耐心倾听其主诉，教会病人一些简单的缓解疼痛的方法，说明药物止痛的优缺点，需要时帮助病人学会使用自控注药泵。

2. 疼痛评估　评估疼痛可采用客观的观察和主观的交流。前者通过观察病人的行为改变以及诸如心率、呼吸加快、出汗等因疼痛引起的表现进行判断。后者可通过倾听病人的主诉及采用评估疼痛的工具获得资料，WHO 推荐的“0～10”疼痛量表是简单、准确测量疼痛程度的工具。评估不仅要了解疼痛的程度，尚需明了疼痛的部位、原因及止痛效果。

3. 避免诱发和加剧疼痛的因素　提供舒适的环境，减少一切不良刺激；安置病人于恰当的体位、矫正不适的姿势；注意胸、腹带包扎的松紧度，并避免因护理操作增加病人的疼痛。

4. 采取适当的减轻术后疼痛的措施

（1）转移注意：研究表明，注意和转移注意是影响术后疼痛的因素。转移注意通过促进脑部抑制性冲动的发放，达到缓解疼痛的目的。常用方法如下：①松弛：通过各种放松训练，教会病人规律地收缩和放松肌肉，使其将注意力从疼痛上转移，具体方法有深呼吸、进行性肌肉放松训练等；②想象：想象是现实和幻想在精神上的表现，病人在放松的状态下，集中注意力进入某种美好的情境中，暂时“忘却”疼痛；③音乐：有刺激和分散注意力的作用，具备镇痛及松弛的功能。鼓励病人听一些舒缓优美的音乐，可“忽视”疼痛感觉，提高对疼痛的耐受力。

（2）物理治疗：烤灯热疗可增加局部血流，带走局部造成疼痛刺激的炎性产物，可用于缓解会阴部疼痛等。

（3）药物止痛护理：①注意副作用的监测及使用时的注意事项；②使用多种药物时，注意配伍禁忌；③慎用阿片类药物，注意其对呼吸的抑制作用；④了解药物的止痛效果，必要时重复给药。

（李　铮）

第三章　外科休克病人的护理

学　习　要　点

休克定义、分类；休克病理生理、临床表现和诊断要点；低血容量性休克及感染性休克治疗原则；休克病人整体护理。

第一节　概　论

休克（shock）是机体受到强烈致病因素侵袭，以有效循环血量锐减为共同特征，并导致微循环灌流不足，细胞急性缺氧，代谢紊乱，各重要脏器功能障碍的全身性病理过程。为一危急的临床综合征。

【分类】

休克有多种分类方法，按病因可分为：低血容量性休克；感染性休克；神经性休克；过敏性休克；心源性休克，前两类为外科常见类型。

【病理生理】

休克是一个复杂的病理生理过程。尽管导致休克的病因不同，但共同而重要的病理生理变化是绝对或相对的有效循环血量减少，组织与细胞因微循环障碍、低灌流而缺氧，由于无氧代谢的酸性产物增多，导致酸中毒。

（一）微循环改变

1. 微循环收缩期　又称休克代偿期。循环血量锐减时，血压下降，通过压力感受器的反射，交感-肾上腺髓质系统兴奋，释放大量的儿茶酚胺（休克时产生的其他体液因子如血管紧张素Ⅱ、血管升压素等物质也参与本期的缩血管作用），末梢血管持续痉挛，尤以微动脉和毛细血管前括约肌的收缩最为强烈，致微循环灌流量急剧减少，大部分血液经动静脉短路和直接通路入微静脉回流。微循环处于少灌或无灌状态，组织细胞缺血、缺氧。此期机体代偿包括：①全身血液重新分布，皮肤、肾、骨骼肌、肠、肝等血流依次减少，有助于维持心、脑血供；②外周阻力增加、心输出量增加，回心血量尚可保证，有助于维持血压。近年来的研究结果指出，迷走神经活动亢进是休克发病的一个重要机制，迷走神经发放的唯一递质——乙酰胆碱对效应器官的持续作用，尤其是对心血管系统的抑制，是促使休克发展的重要环节。

2. 微循环扩张期　又称休克抑制期。休克病因未除，得不到及时纠正，微循环持续缺血，组织细胞严重缺血、缺氧，无氧酵解增加，乳酸等酸性代谢产物堆积，引起代谢性酸中毒；在酸性环境里，加上微血管周围的肥大细胞释放组胺，微动脉和毛细血管前括约肌丧失对儿茶酚胺的反应，收缩逐渐减弱，血液大量进入毛细血管网，而后微静脉在乙酰胆碱的作用下仍处于收缩状态。由于流出道的受阻，血液淤滞，回心血量急剧减少。在外周阻力下降的情况下，血压显著降低。

毛细血管网淤血，静水压升高，组胺类物质又使其通透性增加，血浆渗至组织间隙，引起血液浓缩，黏稠度增加，微循环血流变缓。

3. 微循环衰竭期　又称休克失代偿期。微循环对儿茶酚胺的反应性显著下降，血液淤滞、黏稠度增加；由于酸中毒时血液具有高凝特性，血红细胞和血小板易于聚集成微血栓，加上内源性和外源性凝血过程被启动，出现弥散性血管内凝血（disseminated intravascular coagulation，DIC）。微循环阻塞，加重循环障碍，回心血量进一步减少，血压进一步下降，甚至测不到。DIC 的发生消耗了各种凝血因子，激活了纤维蛋白溶解系统，出现广泛、严重的出血倾向。

休克发展至此期，全身微循环灌流严重不足，缺氧和酸中毒也更严重，细胞发生不可逆性损害。

（二）细胞损害

在缺血、缺氧状况下，细胞的超微结构发生变化。近年来，人们已经认识到休克时的细胞死亡不仅仅是病理性的，细胞内还存在着控制主动“自杀”的死亡机制，这种细胞死亡称之为细胞凋亡（apoptosis）。其可能机制为：①线粒体首先发生退行性变而功能障碍，结果是糖无氧酵解后 ATP 合成的减少和不完全氧化所致的酸性代谢产物堆积，两者影响了细胞的各种膜结构和功能，最终可导致细胞死亡；②溶酶体破裂，内含的多种酶进入细胞基质，细胞发生自我消化而死亡。

休克首先导致血管内皮细胞凋亡，继而导致重要脏器实质细胞凋亡。细胞凋亡的“目的”是维持内环境稳定，但造成的细胞损害恰是各脏器功能衰竭的基础。

（三）体液因子的有害作用及内脏器官继发性损害

休克持续 10 小时以上，易继发内脏器官损害，其中以心、肺、肾的功能障碍为多见。当两种或两种以上的器官相继发生功能衰竭时，称多器官功能障碍综合征（multiple organ dysfunction syndrome，MODS）。可在短期内迅速发生，亦可在休克好转后出现，是导致病人死亡的主要原因。

1. 心　休克早期，虽然体内有大量儿茶酚胺分泌，但冠状动脉收缩不明显，心脏血供并无明显减少，同时儿茶酚胺的作用使其功能处于代偿性增强的状态（心收缩力增强，心率加快，心搏出量增多）。随着休克的进展，血压下降，冠状动脉灌流不足，同时，因早期心功能的代偿性增强，耗氧增加，心脏因缺血、缺氧而受损。另外，休克时代谢性酸中毒、胰腺产生的心肌抑制因子、垂体前叶释放的β-内啡肽（β-endorphin）及因组织细胞破坏和肾功能障碍而引起的高钾血症等也能损害心肌细胞，造成心功能不全。

2. 肺　休克早期，呼吸中枢兴奋，呼吸加深加快，可引起呼吸性碱中毒。以后随缺血、缺氧的进一步加重，肺泡上皮细胞和毛细血管内皮细胞受损、肺血管内微血栓形成；前列腺素通过增加毛细血管后阻力使局部血浆渗出、形成肺水肿，并降低肺的顺应性，以上两方面影响了肺部通气、换气功能，可造成呼吸衰竭，病人出现严重的低氧血症，临床以进行性呼吸困难为特征性表现，称为“休克肺”，即急性呼吸窘迫综合征（acute respiratory distress syndrome，ARDS）。约有 1/3 的休克病人死于此综合征。

3. 肾　是最易受损害的器官之一，休克早期，有效循环血量的锐减以及儿茶酚胺大量释放后肾血管的收缩，使肾小球滤过率减少，因肾小管尚能维持正常功能，故尿量减少，尿比重升高，此时肾功能的改变是可逆的，只要及时纠正休克，仍可恢复正常，称功能性急性肾衰竭。若肾缺血持续将导致肾小管坏死，肾小球滤过率更低，引起器质性肾衰竭。

另外，休克时肝脏因缺血、缺氧而功能受损，不能充分代谢乳酸，加重了代谢性酸中毒。近年来的研究表明，局部缺血、缺氧导致肠道黏膜屏障作用的减弱，致使肠道内细菌、毒素易被吸收入血，发生肠源性感染或脓毒症。

【临床表现】

1. 休克早期　相当于微循环收缩期。机体尚能代偿，病人表现为精神紧张、烦躁；面色苍白、手足湿冷；脉搏增快，血压正常或稍高，脉压变小；尿量开始减少，尿比重增加；呼吸过快、过深。

2. 休克期　相当于微循环扩张期。机体开始失代偿，病人表现为表情淡漠，反应迟钝；口唇青紫，手足湿冷，表浅静脉塌陷，毛细血管充盈迟缓；脉搏细速，血压下降，收缩压降至 90 mmHg（12kPa）以下，脉压更小；尿量进一步减少；呼吸急促。若出现进行性呼吸困难（呼吸频率持续大于 30 次/分），虽吸氧不能改善，PaO_2＜60 mmHg（8kPa），甚至 $PaCO_2$ 升高，常提示 ARDS 的发生。此期可有代谢性酸中毒及脏器功能改变的表现。

3. 休克晚期　相当于微循环衰竭期。病人情况进一步恶化，神志不清，甚至昏迷；全身皮肤、黏膜由于严重缺氧，可出现明显发绀，四肢厥冷，表浅静脉塌陷，毛细血管充盈更迟缓；血压、脉搏可能测不清楚；无尿。DIC 发生时，还可有皮肤黏膜瘀斑及全身多发性出血倾向，如消化道与泌尿道出血等。可出现 MODS。

【诊断要点】

休克的早期诊断与处理可争取良好的预后。前者有赖于及时、准确的病情监测（详见第四节）。

1. 症状与体征　病人有大量失血、失液、严重创伤或严重感染病史；休克早期病人有精神紧张、烦躁、面色苍白、四肢湿冷、脉搏加快、脉压变小和尿量减少等表现。如已有血压下降，收缩压小于 90 mmHg（12.0kPa），表情淡漠，尿量少于 30ml/h，则提示已进入休克期。

2. 实验室检查

（1）血常规检查：血红细胞、血红蛋白和血细胞比容的减少，可反映失血情况和血液浓缩程度，严重降低时血液输送氧的能力下降；血白细胞及分类可反映感染情况，过少时提示抗感染能力缺陷；血小板减少提示严重的感染或 DIC。

（2）动脉血气分析：动脉血 pH 正常值为 7.35～7.45，PaO_2 正常值为 75～100 mmHg（10～13.3kPa），$PaCO_2$ 正常值为 40 mmHg（5.33kPa）。休克早期，因过度换气，可能出现轻度的呼吸性碱中毒，二氧化碳分压正常或降低，二氧化碳分压的改变发生于血压下降和血乳酸水平升高之前。随休克发展出现代谢性酸中毒时，会有相应血气分析指标的改变。若 PaO_2 小于 60 mmHg（8kPa），虽吸氧不能改善，往往提示发生 ARDS，若 $PaCO_2$ 亦升高则是严重的表现，提示两肺总的肺泡通气量减少。休克时往往是混合性的酸碱失衡。

（3）动脉血乳酸盐测定：正常值为 1～2 mmol/L。休克持续时间越长，组织血液灌流越差，动脉血乳酸水平越高，预后也越差。

（4）其他：尚可进行肾功能、凝血机能及血清电解质等检查。近年来有观点认为，组织供氧和氧合情况是判定休克严重程度和治疗休克效果的主要参考指标，组织氧输送量（oxygen delivery，DO_2）和氧耗量（oxygen consumption，VO_2）是反映组织灌流的最佳指标。

计算公式分别为：

$DO_2=1.34\times SaO_2\times Hb\times CO\times 10$（正常值：$400\sim500ml/min\cdot m^2$）

$VO_2=(CaO_2-CvO_2)\times CO\times 10$（正常值：$120\sim140ml/min\cdot m^2$）

$CaO_2=1.34\times SaO_2\times Hb+0.003\times PaO_2\approx1.34\times SaO_2\times Hb$

$CvO_2=1.34\times S_vO_2\times Hb+0.003\times P_vO_2\approx1.34\times S_vO_2\times Hb$

以上公式中：

SaO_2：动脉血氧饱和度（arterial oxygen saturation）；

Hb：血红蛋白（hemoglobin）；

CO：心输出量（cardiac output）；

CaO_2：动脉血氧含量（arterial oxygen content）；

CvO_2：静脉血氧含量（venous oxygen content）；

SvO_2：混合静脉血氧饱和度（oxygen saturation of mixed venous blood）；

PvO_2：静脉血氧分压（venous partial pressure of oxygen）。

第二节　低血容量性休克

【病理生理】

低血容量性休克（hypovolemic shock）病人失血量小于20%时，微循环处于收缩期，机体尚能代偿，心、脑血供可维持；失血量达20%～40%时，微循环扩张、淤血、血管壁通透性增高、血液浓缩、细胞缺氧，出现代谢性酸中毒；失血量大于40%时，微循环衰竭，机体失代偿，各器官功能衰竭。

【治疗原则】

尽早去除病因，尽快恢复有效循环血量，纠正微循环障碍，促进脏器功能和正常代谢的恢复。

1. 补充血容量　基于各型休克共同的病理特征，尽快恢复有效循环血量是抗休克的根本措施。输液量应包括已丢失的血容量（全血、血浆和水、电解质丧失量）、扩大的毛细血管床容量和丢失的功能性细胞外液。必须补充足够液量但亦不能过度，超量补液会导致肺水肿的发生。治疗过程中一般通过监测病人末梢血管灌注状态、脉搏、血压、中心静脉压、尿量变化来估计血容量，指导补液的量和速度。

输液种类主要为晶体液和胶体液。一般先输晶体液，它能降低血液黏稠度、疏通微循环，有利于氧的运送和细胞代谢，除能补充血容量外，由于易渗出血管壁，尚能恢复组织间液。组织间液是毛细血管和细胞间运送氧和营养的媒介，补充组织间液是保持细胞功能的重要措施。平衡盐溶液因具有与细胞外液近似的电解质成分及渗透压，为抗休克较为理想的晶体液。输入一定量的晶体液后，再输入扩容作用持久的胶体液。胶体液在维持血管内渗透压方面起关键作用，是低血容量性休克理想的快速扩容液体。可选用的胶体液有右旋醣酐、全血和血浆。低分子右旋醣酐既可补充血容量，维持血液胶体渗透压，又能降低血液黏稠度和疏通微循环，是常选的胶体液。一般一日用量不超过1 000 ml，反之有出血倾向。急性失血超过人体总血量的30%可输新鲜全血。

休克早期一般不使用葡萄糖溶液，其原因：①休克早期神经内分泌改变导致机体对葡萄糖的利用能力降低，血糖升高；②葡萄糖溶液可起到渗透性利尿作用而加重体液的缺乏，且不利于正确计算尿量。

近年来多主张用高渗溶液迅速扩容改善微循环，常推荐使用7.5%氯化钠，通过增加血浆渗透压，使肺间质和血管外液移入血管内，扩充血容量。其优点是用量少、起效快，适用于低血容量性休克现场急救，更适于不宜大量补充液体的病人；同时，因减轻了组织水肿，并可将细胞内水分吸出，可防止输液过多造成的心肺并发症和脑水肿。

2. 病因治疗　积极处理引起休克的原发病灶，对休克的根本好转十分重要。一般在快速恢复有效循环血量的同时，尽早手术去除原发病变，以挽救病人的生命。如腹腔实质性脏器损伤引起的活动性出血，须在积极抗休克的同时手术止血。对开放性外伤病人要及时包扎、止血和固定。

3. 纠正酸中毒　酸中毒的最后纠正有赖于休克的根本好转。一般认为扩容成功后，随着组织血液灌流的改善，在肾功能健全的前提下，酸中毒将得以纠正。扩容时使用的平衡盐溶液亦可以纠正轻度酸中毒。进入休克期后，往往用碱性药物减轻酸中毒对机体的危害，常选用的药物有5%碳酸氢钠溶液，不宜用乳酸钠。

4. 应用心血管药物

（1）强心药：现认为组织灌流的改善有赖于良好的心脏功能。临床上普遍采用的强心甙能增强心肌收缩力，减慢心率。血容量已补足，但动脉压仍低，中心静脉压已超过15cm H_2O（1.47kPa）者，可静脉缓慢注射毛花苷C，有效时再给维持量。

（2）血管活性药物：低血容量性休克经扩容后病人病情容易好转，对纠正血容量和酸中毒并进行适当的病因控制后血压仍未稳定者，可酌情使用血管活性药物。

第三节　感染性休克

【病理生理】

感染性休克（septic shock）的发病机制复杂，主要由于感染灶的病原微生物及其释放的各种毒素作用：①直接刺激交感-肾上腺髓质系统；②激活凝血、纤溶、激肽、补体等系统，导致一系列血管活性物质的大量释放和DIC；③直接损害组织细胞。因此，感染性休克的病理过程除具有休克的一般规律外还具有其自身特点，微循环常缺乏典型的三期变化，有时一开始即以第三期表现为主，DIC较早出现，内脏器官更易发生严重损害。

感染性休克的血流动力学改变有两种类型：①高排低阻型（高动力型）：较少见，常见于革兰氏阳性菌严重感染或休克早期，特点是周围血管阻力低，血容量相对不足，心排出量增加；②低排高阻型（低动力型）：较常见也更严重，常见于革兰氏阴性菌严重感染或休克晚期，特点是周围血管阻力增加，心排出量降低，临床特点与低血容量性休克相似。

【临床表现】

体温突然上升达39～40℃以上或突然下降到36℃以下，可有寒战，烦躁不安，脉搏细速，心率加快、血压下降，呼吸改变常较早出现。高排低阻型病人表现为皮肤潮红、温暖、干燥，尿量不减。低排高阻型病人表现为皮肤苍白、发绀、花斑、湿冷，尿量减少。

感染性休克病人易出现DIC以及MODS。

【治疗原则】

感染性休克发病机制复杂、病死率较高，治疗比较困难。治疗原则为：休克未纠正前，在治疗休克的同时控制感染；休克好转后，着重治疗感染。有时因原发病灶未去除，其细菌和毒素不断释放进入血循环，使休克难以好转或暂时好转后再度恶化，此时，须在积极抗休克的同时及时进行手术，引流脓液、清除坏死组织，有可能使病人转危为安。

1. 补充循环血量和纠正酸中毒　感染性休克病人因细菌毒素的直接或间接作用，损害组织细胞，造成微循环障碍，有效循环血量减少，并且因原发病变常致发热、呕吐等使体液丧失，因此，仍然要通过输液来扩充血容量，纠正休克。在治疗过程中应注意血气分析指标和二氧化碳结合力的改变，及时用碱性液体纠正酸中毒。因酸中毒不仅可加重休克，还易影响心血管系统。

2. 控制感染　主要措施包括：①处理原发感染灶；②早期、足量应用抗生素。根据细菌培养和药物敏感试验的结果，选择有效的抗生素治疗；对病原菌尚未确定者可使用广谱抗生素或联合用药。抗生素应用过程中警惕有无二重感染并注意监测肝、肾功能情况，肝、肾功能有损害时应减量使用。凡有手术指征者，应及时切开引流、清除坏死组织，抗生素的使用不能替代手术引流。

3. 维护重要脏器功能　感染性休克病人常有心功能损害，须正确应用血管活性药物和强心甙，早期使用强心药物对心脏有保护作用。补液的量和速度要加以控制，以免发生心力衰竭和肺水肿。随时纠正体液紊乱，防治心功能不全。

吸氧、限制入水量、用人工呼吸机呼气末加压呼吸、使用改善肺弥散功能的药物等，可以防治 ARDS。

对肾功能不全的病人要注意合理用药，避免药物对肾脏的损害。在恢复有效循环血量的前提下，若每小时尿量小于正常值，应使用利尿剂。

4. 正确使用血管活性药物

（1）血管收缩剂：休克时，组织器官普遍处于缺血、缺氧状态，从理论上讲，血管收缩剂虽可暂时升压，但会加重组织缺氧，以往较少使用。常用的血管收缩剂有间羟胺和去甲肾上腺素。近年来的观点认为，去甲肾上腺素为治疗感染性休克最为可靠的升压药物，并有增加肾脏的灌流和尿量，降低血肌酐，提高肌酐清除率的优点，一般与酚妥拉明合用。

（2）血管扩张剂：目前抗休克治疗也有人主张使用血管扩张剂，以改善微循环，增加组织灌流量和回心血量。但应在血容量补足的前提下应用血管扩张剂，以防血管容量相对增加后血压下降。①多巴胺：是目前常用于治疗外科休克的血管活性药物，不同剂量所起的效应不同。小剂量使用能直接兴奋β受体，加强心肌收缩力和增加心排出量；通过兴奋多巴胺能受体，选择性扩张肾动脉和肠系膜动脉，常用于严重休克的治疗。慎用于缺血性心脏病者，因有引起心律失常的危险。②抗胆碱能药物：主要用于感染性休克，可改善血流动力学状态、减少心肌抑制因子的产生，并对休克肺、休克肠有保护作用。常用药物为硫酸阿托品、山莨菪碱和东莨菪碱。目前多数主张在扩容后血压仍不见好转时采用兼有α、β受体兴奋的药物（间羟胺、多巴胺、多巴酚丁胺），或β受体兴奋剂（异丙肾上腺素）与α受体阻滞剂（酚妥拉明、苯苄胺）合用有较好的效果。

5. 应用皮质激素　一般用于感染性休克和严重休克。它具有稳定溶酶体膜，防止细胞破坏，减轻细菌内毒素、心肌抑制因子对机体的损害，降低血管对缩血管物质的敏感性，解除血管痉挛，改善微循环的作用，并对微循环障碍引起的毛细血管渗出也有一定的疗效。在有效抗生素治疗前提下，早期、大剂量、短时间应用激素可降低脓毒症的发生率和感染性休克的死亡率。如地塞米松 1～3mg/kg 加入补液内静脉滴注，一次滴完，一般只用 1～2 次。

6. 营养支持　肠内营养支持可预防消化道应激性溃疡及肠道内细菌的易位并提高机体的耐受力。严重感染和休克病人机体抵抗力低下，应用能量合剂、维生素、微量元素等支持治疗可保护细胞及脏器的功能。

第四节　休克病人的护理

【护理评估】

1. 病人既往病史及本次发病情况，以分析休克的原因。

2. 病人生命体征，意识改变，皮肤和黏膜色泽、温度，尿量以及中心静脉压，实验室检查及其动态变化。病人有无心功能不全、ARDS、急性肾衰竭（acute renal failure, ARF）、消化道溃疡、肠源性脓毒症和脑水肿等多种重要脏器功能不全。

3. 病人治疗情况，输液量、内容、速度；用药的种类，是否有效，有无不良反应。

4. 病人手术情况，术后有何不适、并发症；治疗效果。

5. 病人及家属对疾病的心理反应，对治疗和护理的要求，以及是否得到有关休克的健康指导。

【护理诊断/护理问题】

1. 有效循环血量不足　与失血、失液、血管张力改变等有关。

2. 组织灌流改变　与微循环障碍有关。

3. 有心排出量减少的可能　与心功能不全有关。

4. 有气体交换障碍的可能　与 ARDS 有关。

5. 有排尿减少的可能　与肾功能不全有关。

6. 体温异常　与感染有关。

【护理措施】

（一）扩容治疗护理

输液扩容是抗休克的首要措施。特别对于低血容量性休克病人，及时补充血容量，一般可较快恢复。

1. 按医嘱给予正确的输液量　准确记录 24 小时出、入液量作为补液量计算的依据。血容量补足的表现：①动脉血压接近正常，脉压大于 30 mmHg（4.0kPa）；②尿量大于 30ml/h；③中心静脉压正常；④微循环好转，如唇色红、肢端温暖等。

2. 合理安排输液顺序　先快速输入晶体液，以后可给予一定比例的胶体液以维持渗透压；出现代谢性酸中毒时尽快输入碱性液，随休克时间的延长注意输给含相当能量的液体，以补充分解代谢增强所造成的能量消耗。

3. 及时调整输液速度　开始纠正休克时补液速度要快（心源性休克除外），可以采用两路静脉同时输入。一路可通过大静脉插管快速输液，并同时兼做中心静脉压的测定，另一路可从周围浅静脉输入必需控制滴速的药物，如血管活性药物。两路静脉须保持通畅。根据中心静脉压、血压、尿量等情况随时调整补液速度，既要保证有效抗休克，又要防止输液过多引起心功能不全和肺水肿。

4. 输入高渗溶液时选择较大静脉，控制速度，减少对血管壁的刺激。

（二）用药护理

根据医嘱给药，因休克时用药较多，须注意配伍禁忌；由于循环不良，吸收障碍，为保证疗效及防止药物蓄积中毒，一般不宜采用肌内及皮下注射，而采用静脉给药法；及时记录输入药物的名称、输入通路、滴速及病人的情况。

1. 血管活性药物　因浓度不同而作用不同，使用时应密切监测，按需调整输入速度（多采用输液泵）。一般从小剂量、慢滴速开始；准确记录给药时间、浓度、剂量、输入速度及血压变化，病人平卧，每 15 分钟观察一次血压值以调整滴速。保证液体的均匀输入，停药时要逐步减量，不可骤停以防血压波动过大；使用血管收缩剂时要防止药物外渗，以免引起局部组织坏死，一旦发生，可用盐酸普鲁卡因或扩血管药物局部封闭。

2. 强心甙类药物　使用前了解病人近两周内是否有强心甙类药物应用史；准确把握药物剂量；注意观察心跳频率、节律的变化和药物副作用。

3. 抗生素　抗生素的选用须考虑对肝、肾功能的影响；青霉素类药物使用前要询问过敏史并做过敏试验；严格按给药方法使用，保证药物在血液中的有效浓度以充分发挥疗效；注意观察使用过程中的不良反应。

（三）病情监测

1. 一般监测项目

（1）意识：意识的改变可以反映脑血液灌流情况。休克代偿期由于脑血供尚可维持，病人表现为兴奋、烦躁，以后随脑缺血、缺氧的加重，逐渐进入淡漠、迟钝、甚至昏迷状态。反之，病人意识逐渐恢复正常，说明脑缺氧改善。

（2）皮肤和黏膜色泽、温度：可以反映体表组织循环情况。当发现皮肤出现瘀点、瘀斑时要警惕 DIC 的发生。

（3）血压：每 15～30 分钟一次动态监测比较。一般来说，收缩压小于 90mmHg（12.0kPa）、脉压小于 20 mmHg（2.67kPa）时应考虑休克存在。血压下降虽是休克的重要表现，但必须综合其他监测指标来衡量血容量的情况。另外，血压的变化是相对于个体正常时的血压而言，如有些高血压病人，收缩压下降到 120 mmHg（16kPa）时就已出现组织灌注不足的现象。

（4）脉搏：每 15～30 分钟测定一次。休克早期即可出现脉搏增快，且往往早于血压的改变，脉搏增快常提示心功能代偿，注意观察脉搏的速率、节律改变，警惕心功能不全的发生。临床通过计算休克指数（shock index，SI）（脉率/收缩压 mmHg）估计病情：数值为 0.5 多提示正常；＞1.0～1.5 提示有休克；＞2.0 为严重休克。

（5）呼吸：休克早期有过度呼吸现象，这是因组织缺氧、二氧化碳蓄积、代谢性酸中毒刺激呼吸中枢所引起。应采取措施确保病人呼吸道通畅，在观察呼吸时要注意频率、节律，有无呼吸困难的表现。有时 ARDS 在休克好转后出现，表现为呼吸困难不断加重，虽吸氧不能改善。发现病人呼吸困难时，还须听诊肺底部有无湿罗音，是否咳粉红色的泡沫痰，以早期发现因输液过多而导致的心功能不全、肺水肿。

（6）体温：定时测量。低血容量性休克病人因外周血管收缩，体温可以偏低，而感染性休克病人往往会有高热，严重时体温不升。

（7）尿量：尿量的多少直接反映肾血液灌流情况，间接提示全身血容量充足与否，是一项敏感的指标，在临床上有重要意义。休克时须留置导尿管，观察每小时尿量，尿量减少除提示血容量不足还须考虑有无急性肾衰竭的发生，后者尚需结合血清肌酐（Scr）、尿素氮（BUN）等反映肾功能的指标加以综合判断。

2. 特殊监测项目

（1）中心静脉压（central venous pressure，CVP）：①正常值：5～10 cmH_2O（0.49～0.98kPa）；②临床意义：结合血压的改变，反映右心房内静脉回流量、血容量，心脏排血功能，静脉血管张力等情况。若小于 5 cmH_2O（0.49kPa）时表示血容量不足，高于 15 cmH_2O（1.47kPa）且同时有血压下降，提示心功能不全（表 1-3-1）。

表 1-3-1　中心静脉压与血压监测的临床意义

CVP	BP	原因	处理原则
低	低	血容量严重不足	充分补液
低	正常	血容量不足	适当补液
高	低	心功能不全或血容量相对过多	使用强心药物，纠正酸中毒，扩血管
高	正常	容量血管过度收缩	扩血管
正常	低	心功能不全或血容量不足	补液试验*

注释：* 补液试验：取等渗盐水 250ml，于 5～10 分钟内经静脉滴入，如血压升高而中心静脉压不变，提示血容量不足；如血压不变而中心静脉压升高 3～5 cmH_2O（0.29～0.49kPa），则提示心功能不全。

（2）肺毛细血管楔压（pulmonary capillary wedge pressure，PCWP）：①正常值：6～15 mmHg（0.8～2kPa）；②临床意义：了解肺静脉、左心房和左心室的压力，借此反映肺循环情况和左心功能。该指标较 CVP 敏感，可帮助估计血容量，监测输液速度、防止肺水肿的发生。PCWP 低于正常值反映血容量不足，增高可反映左心房压力高，如急性肺水肿。作为可能引发严重并发症的有创技术，应严格掌握使用适应证。

（3）实验室检查：检查项目如前所述，应正确采集各类血标本及时送验，动态观察实验室检查结果以了解病情、判断预后。

（四）一般护理

1. 卧位　可采用头部和躯干部抬高 20°～30°、下肢抬高 15°～20°的休克体位，休克体位可增加回心血量，防止脑水肿，且有利于改善呼吸。由于生命体征不稳，尽量减少搬动病人。对病人及家属说明体位安置的意义。

2. 维持正常体温的护理　根据不同的情况实施保温或降温措施。休克病人常由于组织灌注不良，可有体表温度偏低、畏寒现象，要给予适当的保温措施改善微循环，增加组织灌流量，如调整室温在 20℃左右，或给病人加盖被褥。但禁忌任何形式的体表加温，以免增加局部氧耗，加重组织缺氧。对感染性休克病人的高热，应采取积极的降温措施，如物理降温、药物降温等，并做好相应的护理。

3. 呼吸道护理

（1）保持呼吸道通畅：避免误吸、窒息，鼓励或协助病人排出呼吸道分泌物，意识不清时将头偏向一侧。

（2）吸氧：休克时病人全身组织缺氧，应常规吸氧提高动脉血中氧含量，可采用鼻导管或面罩给氧方式，一般给予6～8L/min的氧流量，情况好转后可间歇进行。对心功能不全、肺水肿的病人用乙醇湿化给氧，可改善通气。

(3) 使用呼吸机辅助呼吸时应做好相应的气道护理。

4. 基础护理　根据病人自理能力，护士鼓励和帮助其做好皮肤、口腔护理，加强留置导尿护理。由于病情危重，抢救病人时要充分重视无菌原则和规范操作，尽可能杜绝医源性感染的发生。

【健康教育】

1. 避免接触易引起过敏的物质，使用某些药物前要做过敏试验。

2. 积极治疗原发疾病：如胆道感染、胃溃疡等。

3. 加强自身防护以减少意外伤害的发生，了解损伤后基本的急救处理知识。

（李　铮）

第四章　外科感染病人的护理

学　习　要　点

外科感染的临床特点、治疗原则；各种浅部组织化脓性感染的定义、临床表现和处理；脓毒症和菌血症的概念、临床表现和处理；破伤风的临床表现、治疗原则和病人整体护理。

第一节　概　述

外科感染（surgical infection）是指需要用外科方法治疗的感染性疾病和发生在创伤或手术后的感染。外科感染一般具有以下特点：①多数由几种细菌引起，少数可由单一病菌所致，但常发展为混合感染；②多有明显的局部症状和体征；③感染常比较集中在某个局部；组织遭受破坏后形成瘢痕，可导致功能障碍。

【分类】

外科感染通常分为非特异性和特异性感染两大类：①非特异性感染：又称化脓性感染或一般性感染，较常见，如疖、痈、急性乳腺炎等，有化脓性炎症的共同特征：红、肿、热、痛和功能障碍。②特异性感染：较少见，如结核病、破伤风、气性坏疽等。它们的致病菌、病程演变和防治方法，都与非特异性感染不同。

外科感染按病程可分为急性、亚急性和慢性感染三种。病程在3周以内的外科感染为急性感染，超过2个月者为慢性感染，介于前两者之间者称亚急性感染。

外科感染还可按病原体的来源以及入侵时间进行区分。伤口直接污染造成的感染称原发性感染；在伤口愈合过程中出现的感染称继发性感染。病原体由体表或外环境侵入体内造成的感染称外源性感染；由原存体内的病原体，经空腔脏器如肠道、胆道、肺或阑尾造成的感染称内源性感染。此外，外科感染还可按照发生条件归类，如条件性（机会性）感染（opportunistic infection）、二重感染（菌群交替症，superinfection）、医院内感染（nosocomial infection）等。

【病因】

1．病菌的致病因素

（1）病菌的黏附因子、荚膜或微荚膜：致病菌产生的黏附因子能附着于人体组织细胞以利入侵；许多致病菌有荚膜或微荚膜，能借此抗拒吞噬细胞的吞噬而在组织内生存繁殖；或在被吞噬后抵御杀灭而在细胞内繁殖。

（2）侵入组织病菌的数量与繁殖速率：侵入人体组织病菌数量越多，繁殖越快，导致感染的概率越高。在健康个体，伤口污染的细菌数如果超过10^5常引起感染，低于此数则发生感染的概率较小。

（3）病菌的胞外酶和毒素：致病菌释放的胞外酶是菌体外发挥催化作用的酶，其中蛋白酶、磷脂酶、胶原酶等可侵蚀组织细胞；玻璃质酸酶可分解组织，使感染容易扩散。致病菌的毒素分为外毒素和内毒素两种，外毒素毒性强于内毒素。外毒素是活菌体内产生后释出的具有很强毒性作用的蛋白质，如溶血毒素可破坏血细胞，肠毒素可损害肠黏膜，破伤风毒素作用于神经引起肌痉挛。内毒素多为革兰氏阴性菌菌体崩解后细胞壁游离出来的脂多糖，可激活补体、凝血系统与释放细胞因子等，引起发热、代谢改变、休克、白细胞增多或减少等全身反应。

2. 人体的易感因素

（1）局部因素：①皮肤或黏膜破损：开放性创伤、烧伤、胃肠穿孔、手术及穿刺等使局部防御屏障破坏，病菌易于入侵；②血管或体腔内的留置导管：如处理不当，则为病菌入侵开放了通道；③管腔阻塞：内容物淤积，使细菌大量繁殖而侵袭组织；④异物与坏死组织的存在：使吞噬细胞不能有效发挥吞噬功能；⑤局部组织血供障碍或水肿、积液：降低组织防御和修复能力。

（2）全身因素：①严重损伤、大面积烧伤或休克；②糖尿病、尿毒症和肝硬化等慢性消耗性疾病；③严重营养不良、贫血、低蛋白血症、白血病或白细胞过低等；④长期使用免疫抑制剂或大剂量肾上腺皮质激素、长期接受化疗及放疗；⑤先天性或获得性免疫缺陷综合征。以上因素均能引起全身抗感染能力下降，因而可能促使感染的发生。

（3）条件因素：在人体局部和（或）全身抗感染能力降低的条件下，原栖息于人体但毒性低、未致病的菌群可以变成致病菌，所引起机体的感染称条件性感染或机会性感染。另一种条件性感染与致病菌抗（耐）药性有关，在应用广谱抗生素或联合使用抗菌药治疗感染的过程中，原来的致病菌被抑制，但耐药菌株如金黄色葡萄球菌或白色念珠菌等大量繁殖，这种情况称二重感染或菌群交替症。

【病理生理】

局部组织损伤后，致病菌入侵引起局部急性炎症反应。致病菌侵入组织并繁殖，产生多种酶和毒素，可以激活凝血、补体、激肽系统以及巨噬细胞等，导致炎症介质的生成，引起局部血管扩张、局部组织压力增高、血液淤滞、血管通透性增加，白细胞和巨噬细胞进入感染部位发挥吞噬作用。病灶内病菌及坏死组织细胞崩解产物引发炎症反应，其作用使入侵微生物局限化并最终被清除，同时局部出现红、肿、热、痛等炎症的特征性表现。部分炎症介质、细胞因子和病菌毒素还可进入血液，引起全身性反应。

感染发生以后的病程演变，可以受下列因素的影响：①致病菌的数量和毒力；②局部组织结构、血液循环和局部受伤情况；③全身抵抗力；④治疗是否及时和正确。

外科感染可以有3种结局：①当机体抵抗力占优势，感染便局限化，可以自行吸收或形成局限性脓肿。脓肿在溃破或经手术切开排脓后，形成瘢痕而愈合。②人体抵抗力与致病菌毒力处于相持状态，感染病灶被局限，转为慢性，形成溃疡、瘘管、窦道或硬结，不易愈合。在人体抵抗力降低时，感染可以重新急性发作。③致病菌的毒力超过人体抵抗力时，感染不能局限，并迅速向四周扩散或进入淋巴、血液循环，引起全身性感染。

【临床表现】

1. 局部症状　红、肿、热、痛和功能障碍是化脓性感染的典型症状。浅表性感染有局部疼痛和触痛，皮肤出现肿胀、发红、温度升高，还可出现肿块或硬结，如脓肿形成，可有波动感。深部感染红肿不明显，但有压痛和功能障碍，脓肿波动感不明显。某些器官感染时，该器官可发生功能异常或障碍，如急性梗阻性化脓性胆管炎时，病人因胆汁不能自胆道排出而出现黄疸。

2. 全身症状　轻微的感染可无全身症状。感染较重者常有发热、头痛、全身不适、乏力和食欲减退等。严重感染可出现代谢紊乱、营养不良、贫血等，甚至发生脓毒症和感染性休克，引起重要器官的功能障碍。

3. 特殊表现　特异性感染的病人可出现特殊的临床表现，如破伤风病人可表现为强直性肌痉挛；气性坏疽和其他产气菌引起的蜂窝织炎可出现皮下捻发音等。

【辅助检查】

1. 实验室检查　血常规检查示白细胞计数及中性粒细胞比例增加，若白细胞计数大于 $12\times10^9/L$ 或小于 $4\times10^9/L$，或发现未成熟的白细胞时，常提示感染严重。血生化检查有助于明确病人营养状况和各脏器功能状态。血、尿、痰、分泌物、渗出液或穿刺液作涂片、细菌培养及药物敏感试验，可明确诊断。

2. 影像学检查　超声波、X线透视或摄片、CT和MRI等检查等有助于明确深部感染的情况。

【治疗原则】

1. 局部治疗

（1）保护感染部位：患部制动、休息，患肢抬高，以减轻肿胀、疼痛，使炎症局限化。

（2）局部湿、热敷或理疗：炎症早期可以局部热敷，也可采用超短波或红外线等物理治疗，以改善局部血液循环，增加局部抵抗力，促进炎症吸收或局限化。组织肿胀明显者用50%硫酸镁湿热敷。

（3）局部用药：外敷鱼石脂软膏、金黄散、疮疖消肿膏等药物，以改善局部血液循环、散瘀消肿、加速感染局限化，以及促使肉芽生长。感染伤口创面则需换药处理。

（4）手术：包括脓肿切开引流和感染的组织器官切除。

2. 全身治疗

（1）抗感染药物的应用：正确、合理使用抗菌药物，并根据细菌学检查结果选择和调整药物。

（2）支持治疗：保证病人有充分的休息和睡眠；加强营养，补充足够的热量、维生素、蛋白质等，以弥补体内的能量不足和蛋白质过多消耗；纠正水、电解质、酸碱平衡失调，改善病人全身情况和增加抵抗力，使各种治疗可以通过人体防御功能的改善而发挥作用。

（3）对症处理：体温过高者予以物理降温或镇静退热药；疼痛剧烈者予以镇痛处理。

第二节　浅部组织化脓性感染

一、疖

疖（boil，furuncle）又称疔，是单个毛囊及其周围组织的急性化脓性感染。在身体不同部位、多个疖同时或反复发生称为疖病（furunclosis），常见于营养不良的儿童或糖尿病病人。

【病因与病理】

致病菌多为金黄色葡萄球菌，其次为表皮葡萄球菌。局部皮肤擦伤、不清洁、皮脂过多或环境温度较高，全身或局部抵抗力减弱时，都可导致疖的发生。疖常发生于毛囊和皮脂腺丰富的部位，如头、面、颈、背、腋窝、会阴和臀部。细菌在毛囊及皮脂腺内大量繁殖，产生毒素，并累及皮下组织，从而引起疖肿。因金黄色葡萄球菌的毒素含凝固酶，感染后期可形成脓栓。

【临床表现】

疖早期表现为局部红、肿、痛的小硬结，以后逐渐肿大，呈圆锥形隆起，但范围一般不超过 2 cm。数日后结节中央因组织坏死软化，出现黄白色的小脓栓，脓栓脱出后排出少许脓液，炎症逐渐消退而痊愈。疖一般无全身症状。

面部，尤其是“危险三角区”（从眉间到两口角的连线所构成的三角区）的疖，如受挤压，病菌易沿内眦静脉和眼静脉进入颅内的海绵状静脉窦，引起化脓性颅内海绵状静脉窦炎，病人有寒战、高热、头痛，甚至昏迷，死亡率高。

【辅助检查】

1. 血常规检查　发热病人的血常规检查示白细胞计数及中性粒细胞比例增高。
2. 脓液细菌培养　脓液细菌培养及药物敏感试验可明确致病菌种类。
3. 血糖、尿糖检查　疖病者应查血糖、尿糖。

【治疗原则】

早期以局部治疗为主，促使炎症尽早消退。合并全身症状者应静脉滴注抗菌药物。

1. 局部治疗　早期，局部可用物理治疗，敷鱼石脂软膏或金黄散。出现脓头时可于脓栓处点涂 10%石炭酸或用针头将脓栓剔除，有波动时应切开排脓，禁忌挤压。
2. 全身治疗　对于全身反应严重的疖病者，适当选用青霉素或复方新诺明等抗菌药物，嘱病人注意休息，补充维生素，加强营养支持。糖尿病病人应有效控制血糖。

【护理诊断/问题】

1. 潜在并发症　化脓性颅内海绵状静脉窦炎。
2. 知识缺乏　缺乏预防疖的相关知识。

【护理措施】

1. 保持疖周围皮肤清洁，防止感染扩散到附近毛囊。
2. 疖初期，按医嘱给予中、西药外敷、热敷或理疗，促进炎症消退。
3. 对作排脓或切开引流者，及时清洁创面并换药，促进创口愈合。
4. 避免挤压面部“危险三角区”的疖，以防引起化脓性颅内海绵状静脉窦炎。
5. 对疖病者，按医嘱给予抗菌药物。注意休息，加强营养支持。

【健康教育】

告知病人平时注意保持皮肤清洁，避免损伤。及时治疗疖，防止感染扩散。糖尿病病人应有效控制血糖。

二、痈

痈（carbuncle）是多个相邻毛囊及其周围组织的急性化脓性感染，或由多个疖融合而成。中医称为疽。颈后部痈俗称“对口疮”，背部痈俗称“搭背”。

【病因与病理】

致病菌多为金黄色葡萄球菌，多发生于颈项、背部等厚韧皮肤处。感染常从一个毛囊底部开始。由于皮肤厚，感染只能沿阻力较弱的皮下脂肪柱蔓延至皮下组织，沿着深筋膜向四周扩散，侵及附近的许多脂肪柱，再向上传入毛囊群而形成具有多个"脓头"的痈。免疫力差的老年人及患糖尿病等慢性疾病病人易患痈。

【临床表现】

初起为小片皮肤暗红色硬肿，其中可有数个凸出点或脓点，疼痛较轻。随后皮肤硬肿范围增大，周围呈现浸润性水肿，局部疼痛加剧。随着病变部位脓点增大、增多，中央区皮肤坏死脱落，有多个脓栓，呈蜂窝状，溢出脓血样分泌物。坏死组织脱落后，局部皮肤常有缺损，遗留肉芽创面，逐渐愈合。病人除有局部剧烈疼痛外，多有明显的全身症状，如畏寒、发热、食欲不佳、白细胞计数增加等。唇痈则易引起颅内化脓性海绵状静脉窦炎。

【辅助检查】

1. 血常规检查　白细胞计数及中性粒细胞比例明显增高。
2. 脓液细菌培养　脓液细菌培养及药物敏感试验可明确致病菌和敏感的抗菌药。
3. 血糖和尿糖检查　可了解糖尿病病人血糖控制程度。

【治疗原则】

休息，加强营养，全身应用足量抗生素。痈初期局部治疗同疖，当局部已出现多个脓点，皮肤表面呈紫褐色或已破溃流脓时，应及时手术，作"十"或"卄"形切口，直达深筋膜，将坏死组织清除，伤口填塞引流物，换药。如创面过大，待肉芽组织健康时，可考虑植皮。

【护理诊断/问题】

1. 体温过高　与病菌感染有关。
2. 疼痛　与炎症区肿胀，压迫神经末梢有关。
3. 营养失调（低于机体需要量）　与机体代谢增高、食欲减退有关。
4. 潜在并发症　脓毒症。
5. 知识缺乏　缺乏预防感染的相关知识。

【护理措施】

1. 痈早期局部护理同疖。对痈表面已破溃或脓肿切开引流者，每日换药，纱条应填入伤口各个角落，达到充分引流，伤口内可用生肌膏促进肉芽组织生长。
2. 按医嘱及时、合理应用抗菌药。
3. 高热病人予以物理降温或药物降温。
4. 疼痛严重者，遵医嘱合理使用止痛药，并观察药物效果。
5. 对伴严重全身反应的病人，嘱其注意休息，加强营养支持。
6. 注意观察病情变化，如病人出现脓毒症征象，应及时报告医师并配合救治。

【健康教育】

指导病人注意日常卫生，保持皮肤清洁。免疫力差的老年人及糖尿病病人应加强防护。糖尿病病人应有效控制血糖。

三、急性蜂窝织炎

急性蜂窝织炎（acute cellulitis）是皮下、筋膜下、肌间隙或深部疏松结缔组织的一种急性弥漫性化脓性感染。

【病因与病理】

致病菌主要是溶血性链球菌、金黄色葡萄球菌及大肠杆菌或其他类型链球菌等，亦可为厌氧菌。炎症可由皮肤或软组织损伤后感染引起，也可由局部化脓性感染灶直接扩散或经淋巴、血液传播而发生。病变不易局限，扩散迅速，与正常组织无明显界限。

【临床表现】

病人均有高热、寒战、乏力、食欲减退、白细胞计数增加等。①一般性皮下蜂窝织炎：感染部位迅速发生红肿、剧痛、发热，向四周迅速扩大，与正常皮肤无明显分界。病变中央部位常有缺血坏死；②深部急性蜂窝织炎：局部红肿有时不明显，常只有局部水肿和压痛，但全身症状明显；③口底、颌下和颈部的急性蜂窝织炎：可发生喉头水肿和压迫气管，引起呼吸困难，甚至窒息；④产气性皮下蜂窝织炎：由肠球菌、变形杆菌、拟杆菌或产气荚膜梭菌等厌氧菌为主所引起，又称捻发音性蜂窝织炎，多发生于下腹部及会阴部，可有皮肤、皮下筋膜的广泛坏死，有捻发音、脓液恶臭，全身症状明显；⑤新生儿皮下坏疽：多见于背、臀等经常受压的部位。

【辅助检查】

1. 血常规检查　白细胞计数及中性粒细胞比例明显增高。

2. 脓液涂片或细菌培养　抽得脓液可作涂片或脓液细菌培养及药物敏感试验以明确致病菌和敏感的抗菌药。

3. 影像学检查　可了解深部组织感染情况。

【治疗原则】

休息，患肢抬高并制动。局部热敷、中药外敷或理疗。全身应用抗生素。有脓肿形成者，应尽早实施切开引流。口底、颌下及颈部的蜂窝织炎，要做好急救准备。捻发音性蜂窝织炎要早期广泛切除坏死组织，伤口开放，应用双氧水或高锰酸钾溶液冲洗和湿敷。对高热病人采取降温措施，加强支持治疗。

【护理诊断/问题】

1. 体温过高　与病菌感染有关。

2. 疼痛　与炎症区肿胀，压迫神经末梢有关。

3. 营养失调（低于机体需要量）　与机体代谢增高、食欲减退有关。

4. 潜在并发症　窒息、脓毒症。

【护理措施】

1. 根据医嘱及时、合理应用抗菌药。采集创面分泌物作细菌培养和药物敏感试验，为药物的选择提供依据。

2. 脓肿切开引流后，保持引流通畅，及时换药，促进切口愈合。对厌氧菌感染者，予以3%过氧化氢溶液冲洗创面和湿敷。

3. 高热病人予以物理降温或药物降温。

4. 抬高患肢，以减轻疼痛。疼痛严重者，遵医嘱合理使用止痛药，并观察药物效果。

5. 嘱病人注意休息，加强营养支持。多饮水，必要时按医嘱进行静脉补液。

6. 对于颈、面部感染的病人，注意观察其有无呼吸困难、发绀甚至窒息等症状，一旦发现，应立即报告医生，并配合医师进行气管插管等急救处理。严密观察病人有无出现脓毒症征象，若发现相应症状，则应采取积极处理措施。

四、丹毒

丹毒（erysipelas）是皮肤淋巴管网的急性炎症。

【病因与病理】

致病菌为β溶血性链球菌，从皮肤、黏膜细小伤口处入侵所致。此病菌毒力强，蔓延快，但很少引起局部化脓或组织坏死。好发于下肢和面部。

【临床表现】

发病急骤，有发热、头痛、畏寒、恶心等全身症状。局部皮肤鲜红，中央淡，周围深，边界清楚。压迫红肿部位颜色消退，去除压迫，迅速恢复红色。局部温度增高，有明显烧灼痛及压痛。红肿严重者局部可发生水泡。足癣可引起下肢丹毒的反复发作，导致肢体淋巴水肿，严重者形成“象皮肿”。

【治疗原则】

休息，抬高患肢，局部用红外线照射，或用50%硫酸镁湿热敷。全身应用抗菌药物，如青霉素、头孢类抗菌药，并在症状消退后继续应用3～5天，以免复发。应同时治疗足癣，以免引起丹毒反复发作。

【护理诊断/问题】

1. 体温过高　与病菌感染有关。
2. 知识缺乏　缺乏预防感染的知识。

【护理措施】

1. 根据医嘱及时、合理应用抗菌药，观察药物疗效。确保用药时间足够，避免复发。
2. 高热病人予以物理降温或药物降温。
3. 嘱患者休息，抬高患肢，根据医嘱局部给予理疗，或用50%硫酸镁湿热敷，以减轻肿胀和疼痛。
4. 丹毒属接触性传染病，需采取床边隔离。接触丹毒病人或换药后，应当洗手消毒，防止医源性传染。
5. 嘱病人注意皮肤清洁，及时处理小创口。积极治疗足癣，以免引起丹毒反复发作。

五、急性淋巴管炎及淋巴结炎

急性淋巴管炎（acute lymphangitis）是皮内或皮下淋巴管的急性炎症。急性淋巴结炎为淋巴结的急性炎症。

【病因与病理】

急性淋巴管炎由致病菌从皮肤破损或感染处经组织的淋巴间隙进入淋巴管所致。急性淋巴管炎继续扩散到局部淋巴结，或化脓性病灶经淋巴管蔓延到所属区域淋巴结，就可引起急性淋巴结炎。急性淋巴管炎和淋巴结炎的致病菌多为金黄色葡萄球菌及溶血性链球菌。

【临床表现】

急性淋巴管炎分为网状淋巴管炎和管状淋巴管炎。网状淋巴管炎即丹毒。管状淋巴管炎常见于四肢，以下肢为多。管状淋巴管炎分浅层和深层两种。浅层急性淋巴管炎，在病灶近侧沿皮肤淋巴管走行有一条或数条“红线”，向近心端延伸，硬且有压痛。深层淋巴管炎不出现“红线”，但患肢出现肿胀，有压痛。急性淋巴结炎引起受累淋巴结肿大、疼痛和压痛。

若炎症加重，表面皮肤发红、肿胀，化脓后形成脓肿。急性淋巴管炎及淋巴结炎均可引起全身症状。

【辅助检查】

血常规检查，白细胞计数及中性粒细胞比例明显增高。

【治疗原则】

休息，抬高患肢。积极治疗原发感染病灶。局部热敷、理疗或外敷消炎药物。淋巴结炎形成脓肿时切开引流。有全身症状者，应用抗生素。

【护理诊断/问题】

1. 体温过高　与病菌感染有关。

2. 疼痛　与炎症区肿胀，压迫神经末梢有关。

3. 知识缺乏　缺乏预防感染的知识。

【护理措施】

1. 根据医嘱及时、合理应用抗菌药。

2. 高热病人予以物理降温或药物降温。

3. 抬高患肢，按医嘱给予中、西药局部外敷或湿热敷。急性淋巴结炎行脓肿切开引流后，及时换药，保持创口清洁，促进切口愈合，避免感染扩散。

4. 嘱病人积极治疗原发感染病灶，如足癣感染、丝虫感染等。

六、脓肿

急性感染后，组织或器官内病变组织发生坏死液化，形成局限性脓液积聚，周围有一完整的脓肿壁者，称为脓肿（abscess）。

【病因与病理】

致病菌多为金黄色葡萄球菌。脓肿常继发于各种化脓性感染，如急性蜂窝织炎、急性淋巴结炎、疖等；也可发生在局部损伤的血肿或异物存留处。此外，还可从远处感染灶经血流转移而形成脓肿。

【临床表现】

浅表脓肿局部有红、肿、热、痛，与正常组织分界清楚，压之常有剧痛，有波动感。深部脓肿局部红肿及波动感多不明显，一般有疼痛和压痛，常有运动障碍，穿刺抽出脓液即可确诊。大脓肿或深部脓肿，常有明显的全身症状。

【治疗原则】

脓肿尚未形成前，处理同疖、痈；脓肿形成后，经穿刺证实，即应切开引流，应用抗菌药。

【护理诊断/问题】

1. 体温过高　与病菌感染有关。

2. 潜在并发症　脓毒症。

【护理措施】

1. 对脓肿已形成者，应及时切开引流，排脓减压，以免脓肿自行溃破和感染扩散。

2. 较大脓肿和深部脓肿者，按医嘱给予补液、合理应用抗菌药。

3. 高热病人予以物理降温或药物降温。

4. 注意观察病情变化，如病人出现脓毒症征象，应及时报告医师并配合救治。

第三节　全身性外科感染

随着对感染病理生理的进一步认识，全身性外科感染的用词已发生变化，当前国际通用的是脓毒症（sepsis）和菌血症（bacteremia），不再沿用以往的“败血症”（septicemia）和“脓毒血症”（pyemia）两词。脓毒症是伴有全身性炎症反应，如体温、循环、呼吸等明显改变的外科感染的统称。菌血症是脓毒症中的一种，即血培养检出病原菌者，但其不限于以往的一过性菌血症的概念，目前多指临床有明显感染症状的菌血症。

【病因】

导致全身性外科感染的原因是致病菌数量多、毒力强和（或）机体抗感染能力低下，多继发于严重创伤和各种化脓性感染。

引起全身性感染的常见致病菌包括：

1. 革兰氏阴性杆菌　当代外科感染中革兰氏阴性杆菌感染已超过革兰氏阳性球菌，主要有大肠杆菌、绿脓杆菌、变形杆菌，其次为克雷伯菌、肠杆菌等。

2. 革兰氏阳性球菌　较常见的致病菌有金黄色葡萄球菌、表皮葡萄球菌和肠球菌。

3. 无芽孢厌氧菌　常见的是拟杆菌、梭状杆菌、厌氧葡萄球菌和厌氧链球菌。

4. 真菌　外科真菌感染常见的致病菌包括白色念珠菌、曲霉菌、毛霉菌、新型隐球菌等，属于条件性感染。

【病理生理】

全身性感染对机体的损害不仅由病原菌，而且还因其内毒素、外毒素等毒性产物及其激发体内产生的多种炎症介质所致。这些炎症介质适量时可起到防御作用，过量时则可引起组织损害。若感染未得到及时控制，可因炎症介质失控并互相介导，发生级联或网络反应而致全身炎症反应综合征。因毒素作用，心、肝、肾等组织有混浊肿胀、灶性坏死和脂肪变性；肺泡内出血和肺水肿，甚至肺泡内出现透明膜；毛细血管受损引起出血点和皮疹。致病菌集中于某些组织，导致脑膜炎、心内膜炎、肺炎、肝脓肿、关节炎等。网状内皮系统和骨髓反应性增生，导致脾肿大和周围白细胞增多。感染严重且病程较长的病人，可出现全身代谢紊乱和并发感染性休克。革兰氏阴性杆菌产生的内毒素及其激发体内产生的多种炎症介质所致的脓毒症常较严重，可出现“三低”现象（低体温、低白细胞、低血压），早期即可发生感染性休克。

【临床表现】

脓毒症主要表现为：①起病急，病情重，发展快，骤起寒战，40～41℃高热或低温；②头痛、头晕、食欲不振、恶心、呕吐、腹胀、腹泻、面色苍白或潮红、出冷汗、神志淡漠、烦躁、谵妄和昏迷；③心率加快、脉搏细速、呼吸急促或困难；④代谢失调，可出现不同程度的代谢性酸中毒；⑤病情发展，可出现感染性休克、多器官功能障碍或衰竭，肝、脾可肿大，严重者出现黄疸、皮下淤血；⑥可有原发感染病灶表现。

脓毒症的临床表现尚可因感染致病菌的不同而存在某些差别：①革兰氏阳性球菌脓毒症一般无寒战，发热呈稽留热或弛张热，面色潮红，四肢温暖，休克发生较晚，血压下降较慢。②革兰氏阴性杆菌脓毒症一般以突然寒战开始、发热为间歇性，严重时体温可低于正常，四肢厥冷，皮肤有发绀，少尿或无尿，中毒性休克发生早。③真菌性脓毒症表现为突然寒战高烧，全身一般状况急剧恶化，神志淡漠，嗜睡。

【辅助检查】

1. 白细胞计数明显增高，一般在 $20\times10^9/L$ 以上，核左移，出现中毒颗粒。真菌性脓毒症周围血象常可呈白血病样反应，白细胞在 $25\times10^9/L$ 以上，出现晚幼粒和中幼粒细胞。

2. 可有不同程度的酸中毒、氮质血症、溶血，尿中出现蛋白、血细胞和酮体等，代谢失衡和肝、肾受损征象。

3. 在病人寒战、高热时抽血行血培养或厌氧菌、真菌培养。必要时作骨髓培养。

【治疗原则】

1. 积极妥善处理原发感染病灶。

2. 早期、足量应用广谱抗生素，并根据致病菌选择有效抗生素。

3. 补充营养，输血，纠正水、电解质紊乱，提高机体抵抗力。

4. 对高热、烦躁等病人予以对症处理。如发生休克，应抗休克治疗。

【护理诊断/问题】

1. 潜在并发症　感染性休克、多器官功能障碍或衰竭。

2. 体温过高　与感染性中毒反应有关。

3. 营养失调（低于机体需要量）　与热量消耗增加，饮食摄入减少有关。

4. 自理缺陷　与严重感染所致全身衰竭有关。

5. 焦虑　与发病急、病情重有关。

【护理措施】

1. 密切观察病情变化　严重脓毒症的病人容易发生感染性休克、多器官功能障碍或衰竭，应进行重症监护，随时评估病人的神志，以及体温、脉搏、血压、呼吸等生命体征的变化。

2. 控制感染　积极处理原发病灶，根据医嘱及时、准确应用抗菌药。

3. 保证营养供给　由于毒素的作用，病人反复寒战、高热、食欲减退等，由此引起机体营养和代谢失调。高热时应予病人药物或物理降温。卧床休息，给予高蛋白、高热量、高维生素及易消化饮食。对进食少者应予静脉补充。

4. 预防并发症　脓毒症病人生活不能自理，需按时进行口腔护理、皮肤护理等，预防坠积性肺炎、压疮等并发症。

5. 正确采集血标本　采血送细菌培养，最好在寒战、高热时抽血，以提高阳性率。作厌氧菌培养时，应先排尽空针内的空气，抽取血标本后注意标本与空气隔绝，并及时送培养。

6. 做好心理支持　脓毒症病人常感到紧张、烦躁不安。应及时做好安慰和解释工作，指导病人配合治疗及护理，帮助他们树立战胜疾病的信心。将病人病情告诉家属，并要求他们给予病人心理支持。

第四节　破伤风

破伤风（tetanus）是由破伤风杆菌侵入人体伤口并生长繁殖、产生毒素引发的以局部和全身性肌强直、痉挛和抽搐为特征的一种急性特异性感染。常继发于各种创伤后，亦可发生于不洁条件下分娩的产妇和新生儿。

【病因】

破伤风杆菌是革兰氏阳性厌氧梭状芽孢杆菌，其广泛存在于泥土和人畜粪便中。当身体存在开放性损伤，特别是深而窄、坏死组织多、引流不畅、混有需氧菌感染造成缺氧环境的伤口，有利于破伤风杆菌的生长，即可致病。

【病理生理】

破伤风杆菌可产生大量外毒素，是造成破伤风的直接原因。其外毒素有痉挛毒素和溶血毒素两种。痉挛毒素作用于运动神经末梢即脊髓前角灰质或脑干的运动神经核，引起随意肌紧张性收缩与痉挛；同时还可阻断脊髓对交感神经的抑制而致血压升高、心率增快、大汗等。溶血毒素可引起局部组织坏死和心肌损害。

【临床表现】

破伤风的临床表现分为三期：潜伏期、前驱期和发作期。

1. 潜伏期　长短不一，平均为6～10天，最短24小时，长者几个月或数年。潜伏期越短，症状愈严重，死亡率愈高。

2. 前驱期　发病初期病人可有头晕、头痛、无力、烦躁不安和咀嚼肌酸胀或打哈欠等前驱症状，一般持续12～24小时。

3. 发作期　典型症状是在肌紧张性收缩的基础上，呈阵发性痉挛。通常最先受影响的肌群是咀嚼肌，以后依次为面部表情肌、颈、背、腹、四肢肌和膈肌。病人开始感到咀嚼不便，张口困难，随后牙关紧闭。面部表情肌群收缩，形成“苦笑面容”。颈部肌群持续收缩，使颈项强直。背腹肌同时收缩，因背肌力量较强，故头部后仰，脊柱过度背伸，形如弓背，称为“角弓反张”。四肢肌群痉挛表现为屈膝、弯肘，半握拳状。呼吸肌痉挛可导致呼吸停止。痉挛发作时，病人口唇发绀、呼吸急促，口吐白沫、流涎、磨牙、大汗淋漓、神志清楚、表情痛苦。间歇期仍有肌痛、肌张力高。任何轻微的刺激，如声、光、疼痛等均可诱发强烈的阵发性痉挛。发作频繁者，常示病情严重。病后1周内发作频繁，第2周减缓，一般持续3～4周。少数病人表现为局部破伤风，仅有病变局部的肌肉持续痉挛，持续数周至数月，预后较好。

严重破伤风病人，易发生以下并发症：①窒息：因喉头、呼吸肌持续性痉挛、黏痰堵塞所致；②肺部感染：最为常见，皆因喉头痉挛、呼吸道不畅、支气管分泌物淤积、不能经常翻身而引起；③酸中毒：兼有因呼吸不畅、换气不足导致的呼吸性酸中毒和因肌痉挛导致的代谢性酸中毒；④循环衰竭：基于缺氧、中毒而导致的心力衰竭，往往是造成病人死亡的重要原因。

【辅助检查】

伤口渗出物检查可发现破伤风杆菌。

【预防】

1. 正确处理伤口　及早彻底清创，清创前用3%过氧化氢溶液（双氧水）冲洗伤面。

2. 主动免疫　注射破伤风类毒素，使人体产生抗体获得自动免疫。

3. 被动免疫　对伤前未接受自动免疫的病人，尽早皮下注射破伤风抗毒素（tetanus antitoxin，TAT）。注射前需作过敏试验或采用脱敏注射治疗。

【治疗原则】

1. 消除毒素来源　有伤口者，均需在控制痉挛下进行彻底清创。

2. 破伤风抗毒素的应用　目的是中和游离毒素。若毒素已与神经组织结合，则难收效，故应尽早使用。一般用量是1万～6万U，分别由肌内注射或静脉滴注，共3～5天。用药前应作皮内过敏试验。破伤风人体免疫球蛋白可代替破伤风抗毒素，在早期应用有效，剂量为3000～6000U，一般只需注射一次。

3. 药物控制痉挛　可使用地西泮、巴比妥钠、10%水合氯醛等，重者可用冬眠疗法。抽搐严重者，可用硫喷妥钠肌内注射。

4. 防治并发症　给予青霉素、甲硝唑以抑制破伤风杆菌，并预防其他感染，如肺炎、肺不张等。补充水、电解质并纠正酸中毒；加强营养。对抽搐频繁、呼吸道分泌物过多的病人，应早作气管切开，防止窒息。

【护理】

1. 护理评估

(1) 病人有无外伤史，尤其是深部感染史，伤口处理情况；

(2) 病人破伤风预防接种史；

(3) 病人有无头痛、咬肌酸胀，打哈欠，烦躁等前驱症状；

(4) 动态评估病人肌肉收缩及阵发性痉挛的程度和范围；

(5) 病人有无窒息、受伤、尿潴留、酸中毒和心肌受损等并发症；

(6) 病人是否掌握有关破伤风的预防知识。

2. 护理诊断/护理问题

(1) 潜在并发症：①窒息；②肺部感染；③受伤。

(2) 营养失调（低于机体需要量）：与痉挛性消耗和不能进食有关。

(3) 有体液不足的危险：与肌肉痉挛及大量出汗有关。

(4) 尿潴留：与膀胱括约肌痉挛有关。

3. 护理措施

(1) 病室要求：病人应住单间，尽量避免不良刺激因素，以免诱发抽搐。病室要求遮光、安静，温度15～20℃，湿度60%左右。各种操作应尽量集中在同一时段内执行，动作轻柔。床旁需备急救药物和物品。

(2) 保持呼吸道通畅：抽搐频繁发作时病人喉肌、呼吸肌痉挛，黏痰堵塞，可致窒息死亡，应尽早行气管切开。给氧、吸痰，按时清洁消毒气管套管和使用抗生素，预防肺部感染。

(3) 防止受伤：使用护栏防止坠床，置软垫保护关节，防止肌腱断裂和骨折，应用牙垫避免舌咬伤。

(4) 用药护理：按医嘱准确、及时使用TAT或破伤风人体免疫球蛋白、镇静解痉药、肌松剂、抗菌药和降温药等，观察并记录用药后的效果。对使用人工冬眠药物者，注意冬眠过程中的各项监护，随时调整冬眠药物用量，使病人处于浅睡状态。

(5) 加强营养：病人反复抽搐、出汗，热量消耗大，且病人多有不同程度进食和吞咽困难，易致营养不良和体液不足。应予高热量、高蛋白、高维生素饮食，喂食应少量多次，以免发生呛咳、误吸。对症状严重、不能进食或拒食者，可进行鼻饲，应在抗痉挛药物控制下或气管切开术后插胃管，以防意外。应注意补充水和电解质，纠正酸中毒。

（6）留置导尿护理：病人常因膀胱括约肌痉挛而致尿潴留，应及时导尿并留置导尿管。保持引流通畅，做好尿道口和会阴部护理，防止感染。

（7）基础护理：病人生活多不能自理，应加强基础护理。

（8）消毒隔离：病人须隔离，谢绝探视。严格执行无菌技术，病人的用物和排泄物均应消毒，更换的敷料应予焚烧，防止交叉感染。

（9）健康教育

1）在社区人群中开展宣传教育，要求儿童应按计划免疫接受破伤风类毒素的预防注射。

2）如有外伤，包括小伤口如木刺、铁钉刺伤，应及时就医，彻底清创，接受伤后破伤风抗毒素或人体破伤风免疫球蛋白的预防注射。

3）对于化脓性中耳炎等深部感染，由于其易导致破伤风发生，应接受医务人员的正确处理。

4）产妇应到正规医院进行分娩，防止不洁接产引起新生儿破伤风即“脐带风”或产后破伤风。

（卢惠娟）

第五章　外科病人的营养支持

学　习　要　点

营养支持的定义；外科病人的代谢变化、能量的计算、营养状态的评估和营养支持的原则；肠内营养支持的实施；肠外营养支持的实施；营养支持病人的护理评估和护理措施。

营养支持疗法是指在饮食摄入不足或不能摄入的情况下，通过肠内或肠外途径补充或提供人体必需的营养素，包括氨基酸、脂肪、糖类、多种维生素和微量元素等，这些营养素均系中小分子组成，与普通食物有本质区别。

外科病人常因疾病、手术或创伤，使机体处于严重分解代谢状态，根据外科病人不同病情和不同营养状况，进行必要的营养支持，可以明显改善手术前病人营养状况，增加手术耐受力，减少术后并发症，提高外科危重病人救治成功率。

第一节　概　述

【外科病人的代谢变化】

外科病人因禁食而发生饥饿，此时除代谢降低外，体内糖原贮备耗尽后蛋白质开始糖异生提供能量。饥饿1周以后机体对整个代谢活动自动调整，脂肪进一步动员，经肝脏代谢产生大量酮体，血液中酮体升高，大脑等组织逐渐适应以酮体作为能源，减少糖的需要量，从而减少了肌蛋白的分解。

手术、创伤后机体处于应激状态，此时和禁食时代谢不同，表现为高代谢和分解代谢。体内促分解代谢激素包括儿茶酚胺、糖皮质激素、胰高血糖素等分泌增多，致糖原分解和糖异生作用均增强；由于血液中儿茶酚胺直接抑制胰岛β细胞等，胰岛素的分泌减少，与此同时体内出现胰岛素抵抗现象，葡萄糖的利用出现障碍；机体蛋白质分解加剧，尿中尿氮的排出明显增多，脂肪分解明显增加，出现负氮平衡。由于这种分解代谢难以被外源性营养所纠正，故称之为自身相食现象。此时即使给予充足的外源性营养，仍然不能完全阻止机体组织的分解，但此时若进行不适当的营养支持，会引起更多的代谢紊乱。随着对机体在应激下代谢亢进的认识加深，代谢支持概念被提出，其目的是保护各种代谢通路，不致因不当营养供给而加重机体器官和功能的损害。

【外科病人的营养需求】

机体的营养需要主要由食物中的三大营养物质即碳水化合物、脂肪和蛋白质提供。其中15%来自氨基酸，85%来自碳水化合物和脂肪。在外科营养支持中需要将所供氨基酸作为蛋白质合成原料，非蛋白质热量即碳水化合物和脂肪提供的热量与氮量之比为100～150 kcal：1g，即在每输入1g氮的同时，供给100～150 kcal（1kcal＝4.1868kJ）能量，这样的热氮比有利于蛋白质合成而不被作为能量消耗，因此称为最佳热氮比。大多数蛋白质的含氮量相当接近，约为16%，即每1g氮相当于6.25g蛋白质。

手术、创伤或感染等应激反应使外科病人出现糖耐量下降，蛋白质分解率、尿素生成率和脂肪清除率增加。通常的择期手术其静息能量消耗仅增加10%左右，创伤、感染时视其严重程度静息能量消耗可增加20%～30%，大面积烧伤时静息能量消耗会增加到50%～100%。据此增加能量提供是外科病人应激状态下合成代谢的必备条件。

（一）能量的计算

1. 基础能量消耗值（basal energy expenditure，BEE） 机体的BEE可以根据Harris-Benedict公式计算：

BEE（男性，kcal/d）＝66.47＋13.75W＋5.0033H－6.755A

BEE（女性，kcal/d）＝655.1＋9.563W＋1.85H－4.676A

式中的W为体重（kg），H为身高（cm），A为年龄。

2. 静息能量消耗值（resting energy expenditure，REE） 应用代谢仪可测得病人的实际静息能量消耗。代谢仪测得的结果提示，REE值比BEE值低10%左右，为此在应用H-B公式计算能量消耗时将BEE扣去10%，就是病人实际的REE值。通常正常成人一般每日所需能量为7531～8368kJ（1800～2000kcal），按公斤体重为104～125kJ/kg（25～30kcal/kg）。

3. 实际能量消耗值（actual energy expenditure，AEE）可以根据病人的活动因素以及外科创伤或感染及发热的程度计算：

AEE＝BEE×AF×IF× TF，其中：

AF为活动因素（active factor）：完全卧床为1.1；卧床加活动为1.2；正常活动为1.3。

IF为手术、损伤因素（injury factor）：中等手术为1.1；骨折为1.2；脓毒症为1.3；腹膜炎为1.4。

TF为发热因素（temperature factor）：正常体温系数为1.0，每升高1度，只能增加0.1。

（二）氨基酸

氨基酸是蛋白质的基本单位，可分为必需氨基酸、半必需氨基酸和非必需氨基酸三类。某些非必需氨基酸在体内合成率很低，当机体需要量增加时则需体外补充，称为条件必需氨基酸，如精氨酸、谷氨酰胺、组氨酸、酪氨酸及半胱氨酸等。机体在患病时因摄入减少致必需氨基酸来源不足，体内非必需氨基酸合成受限，因此补充必需氨基酸和补充非必需氨基酸同样重要。

精氨酸可刺激胰岛素和生长激素的释放，从而促进蛋白质合成。精氨酸还是淋巴细胞、巨噬细胞以及参与伤口愈合细胞的很好能源。

谷氨酰胺在组织中含量丰富，既是小肠黏膜、淋巴细胞和胰腺腺泡细胞的主要能源物质，又参与抗氧化剂谷胱甘酞的合成。机体缺乏可导致小肠、胰腺萎缩，肠道屏障功能减退及细菌移位等。谷氨酰胺缺乏还会导致蛋白质合成率下降，脂肪肝等变化，因此谷氨酰胺不仅是条件必需氨基酸，还同时具有药理作用。

支链氨基酸（branched-chain amino acid，BCAA）属于必需氨基酸，包括亮氨酸、异亮氨酸和缬氨酸。通过与芳香氨基酸竞争进入血脑屏障，在肝性脑病时有利于对脑内氨基酸谱失衡的纠正。机体在应激状态下支链氨基酸成为肌肉的能源物质，及时补充有利于代谢。

【营养状况的评估】

评估病人营养状况既可了解病人营养不良的程度和类型，应激时的代谢变化，又可作为营养治疗的依据，同时还可观察治疗效果。

（一）病史

了解进食情况如有无厌食和吞咽困难；了解营养吸收有无障碍，如呕吐、腹泻、肠瘘；特别注意了解与营养不良有关的疾病史如糖尿病、甲亢、创伤、感染等；病程及体重减轻程度。

（二）体检

注意有无贫血、消瘦和浮肿等营养不良表现，并进行以下检查。根据检查结果加以综合评估。

1. 体重　体重减轻表示体内蛋白质和脂肪作为能源被消耗。排除脱水或水肿等影响，体重较标准体重低15%提示营养不良。

2. 机体脂肪储存　脂肪组织是机体储存能量的主要组织，可通过测量肱三头肌皮皱厚度来估算。测量方法：病人坐位，上臂自然下垂，或平卧位时前臂在胸前交叉，用一特制的卡钳以一定的夹力（$10g/mm^2$），夹住上臂背侧肩峰至尺骨鹰嘴中点连线处的皮肤，测其厚度。男性小于10 mm，女性小于13 mm，为脂肪储备不足。

3. 机体肌储存　可通过测量上臂周径与上臂肌周径来判断。测量部位与上述肱三头肌皮皱厚度相同，以软尺测上臂周径，男性小于23 cm，女性小于22 cm，表示有营养消耗。

上臂肌周径采用公式推算：

上臂肌周径（cm）＝上臂周径（cm）－0.314×肱三头肌皮皱厚度（mm）

上臂肌周径代表体内骨骼肌量，男性小于15 cm，女性小于14 cm，表示骨骼肌有明显消耗。

（三）实验室检查

1. 血清白蛋白　是反映内脏蛋白质含量的营养评估指标之一。正常值＞35g/L。28～34g/L为轻度营养不良；21～27g/L为中度营养不良；＜21g/L为重度营养不良。但可受非营养因素如肝功能的影响，因其半衰期长达20天，常不能及时反映营养改善状况。

2. 血清转铁蛋白、前白蛋白　二者同属短半衰期蛋白，半衰期分别为8天和2天。转铁蛋白正常值2.0～2.5g/L，前白蛋白正常值0.18～0.45g/L。转铁蛋白1.8～2.0g/L，前白蛋白0.14～0.16g/L，为轻度营养不良指标；转铁蛋白1.6～1.8g/L，前白蛋白0.10～0.14g/L，为中度营养不良指标；转铁蛋白＜1.6g/L，前白蛋白＜0.10g/L，为重度营养不良指标。感染时二者均可降低，缺铁可影响转铁蛋白结果。

3. 免疫功能检测

（1）总淋巴细胞计数：周围血中淋巴细胞总数为白细胞数×淋巴细胞百分率。轻度营养不良时总淋巴细胞计数＜$1.2\times10^9/L$，重度营养不良时＜$0.8\times10^9/L$。

（2）迟发性皮肤超敏反应：营养不良可影响机体的细胞免疫功能。用结核菌素等多种抗原作皮肤迟发性过敏反应，若24～72小时内注射部位硬结与红斑直径小于5 mm，表示细胞免疫功能较差。

4. 肌酐/身高指数　24小时尿肌酐排出量可直接反映体内骨骼肌总量。肌酐/身高指数＝实际排泄量/正常排泄量×100%。正常男性肌酐排出量0.2 mmol/kg（23 mg/kg），女性0.16 mmol/kg（18 mg/kg）。指数＜90%为轻度营养不良，＜60%为重度营养不良。

5. 氮平衡（nitrogen balance）计算

氮平衡（g）＝24小时氮摄入量（g）—24小时氮排出量（g）

24 小时总氮排出量（g）＝24 小时尿内尿素氮（g）＋3g（代表从尿、肺、皮肤等损失的非尿素氮），每排便一次，在公式中加 1g。

24 小时摄入氮量＝24 小时蛋白质摄入量（g）÷6.25。

负数表示负氮平衡，－10～－5 为轻度营养不良，－15～－10 为重度营养不良。

【营养支持的原则】

根据营养支持的途径不同可分为肠内营养（enteral nutrition，EN）和肠外营养（parenteral nutrition，PN）。EN 的优点是符合生理，实施方便和安全，价格低廉，且有助于保持肠黏膜的屏障功能；PN 的优点是在胃肠道功能丧失的情况下仍能提供机体所需要的全部营养素，并能使肠道休息，减少胃肠的分泌。选择 EN 或 PN 的原则如下：

1. 凡是胃肠功能正常，或存在部分功能的病人首选 EN。

2. 经周围静脉和经中心静脉均可行 PN，应优先选用周围静脉行 PN。

3. EN 不足时可用 PN 补充。

4. 营养需要量较高或期望短期改善营养状况时可用 PN 或 EN 及 PN 同时使用。

5. 需要较长时间营养支持者应设法应用 EN。对于腹部手术的病人，如果手术后需要营养支持治疗者应该提倡在术中放置空肠造口管以便术后行 EN。

第二节　肠内营养支持

肠内营养（EN）是指经胃肠道提供营养素的营养支持方式。

【临床意义和特点】

EN 的营养物质经肠道吸收，能很好地被机体利用，符合生理。EN 可以维持肠黏膜细胞的正常结构、细胞间连接和绒毛高度，保持黏膜的机械屏障；EN 保持肠道固有菌丛的正常生长，维护黏膜的生物屏障；EN 能刺激胃酸和胃蛋白酶正常分泌，保持黏膜的化学屏障；EN 有助于肠道正常分泌 IgA，保持黏膜的免疫屏障；同时 EN 刺激了消化液和胃肠道激素的分泌，能促进胆囊收缩，胃肠蠕动，增加内脏血流，使代谢更符合生理过程，减少了肝胆并发症的发生率。

临床上在肠道功能允许的条件下应首选 EN。EN 可以单独应用，也可与经周围或中心静脉营养支持联合应用，以减少静脉营养的用量，从而减少静脉营养的并发症。另外 EN 对技术和设备要求较低，临床易于管理，费用低廉，更具有可行性。

【实施】

（一）肠内营养途径

有经口摄入和插管 2 条途径，但因制剂有特殊气味，病人常不愿口服，或口服难以达到治疗量，故本节主要涉及管饲途径。

1. 鼻胃管、鼻肠管　可作为预计较短时间营养支持或是 PN 向经口摄食的过渡治疗。优点：放置简便。缺点：①咽喉部刺激，尤其是早期采用橡胶管或聚氯乙烯管，疼痛明显甚至可出现局部压迫性坏死，现在普遍选择硅胶管或聚氨酯管，管细质软，症状明显改善；②鼻胃管喂养有反流与误吸的危险，对有胃排空异常或严重食道反流的病人应用鼻肠管喂养，即将喂养管置入幽门远端的十二指肠或近端空肠，此举能减少液体反流。

2. 空肠造口　是EN较普遍应用的喂养途径。造口可在原发疾病手术的同时行空肠切开插管完成。近年来内镜下经皮作空肠造口，无须麻醉、不用开腹，更简单、更安全。可更多地应用于无剖腹手术指征的营养不良的高危人群。其优点为：①较少发生因反流而引起的呕吐、误吸；②病人能同时经口摄食；③EN支持与胃十二指肠减压可同时进行；④喂养管可长期放置，病人活动方便。

（二）肠内营养剂种类

肠内营养剂成分完整，包括碳水化合物、蛋白质、脂肪及生理需要量的电解质、维生素和微量元素等。根据其预消化程度可分为：

1. 非要素制剂（fomulated diet，non-elemental diet）　该类制剂是以整蛋白为氮源的大分子聚合膳，其氮源为酪蛋白或大豆蛋白；碳水化合物来源为麦芽糖、糊精；脂肪来源为玉米油或大豆油。目前有些制剂已含有膳食纤维。溶液渗透压略高于血浆渗透压。口感较好，可以口服，使用方便，容易接受，适用于胃肠道功能正常者。

2. 要素制剂（elemental diet，ed）　又称化学成分明确制剂，该类制剂以蛋白水解产物为氮源，其氮源为乳清蛋白水解产物、肽类或结晶氨基酸；碳水化合物来源为低聚糖、糊精；脂肪来源为大豆油及中链甘油三酯。要素膳既能为人体提供必需的热能和营养素，又无须消化即可完全被胃肠道吸收，无残渣，但渗透压偏高，适用于胃肠道消化功能不良者。

其他还有组件膳食和特殊膳食。对完全膳食进行补充或加强某种营养素以适合病人的特殊需求的膳食称组件膳食，如蛋白质组件、脂肪组件等；针对某些特殊疾病的配方称特殊膳食，如支链氨基酸含量较高的肝功能衰竭病人专用膳食。

（三）投给方式

投给方式取决于营养液的质和量，喂养管的类型、大小及管端的位置。

1. 分次投给　将营养液用注射器缓慢注入胃内，每次150～200ml，每日6～8次。适用于有完整胃或胃肠功能良好者。

2. 间歇重力滴注　又称循环法，将营养液置于专门容器中，经输液管与喂养管相连，每次250～500ml，4～6次/天。此方法适用于胃肠道功能基本正常者。优点是病人有较多下床活动的时间，有类似正常膳食的间歇时间，缺点是可能发生胃排空延迟。

3. 连续滴注　通过重力或输液泵将每天的营养液在24小时内平均输注，适用于危重病人及空肠造口者。输入的容积、速度与浓度应从低值逐渐上调，通常达到目标摄入量的过程需5～7天。连续滴注病人的胃肠道反应较少，大便次数与量明显减少。

第三节　肠外营养支持

肠外营养（PN）是指从静脉途径供给病人所需要的营养素，包括碳水化合物、脂肪、氨基酸、维生素和微量元素、水分等。如完全从静脉途径供给病人所需的全部营养素，称为完全胃肠外营养（total parenteral nutrition，TPN）。

【实施】

（一）置管途径

1. 中心静脉插管　中心静脉系指上、下腔静脉。可通过穿刺其属支静脉到达。最常用的途径为锁骨下静脉、颈内静脉与颈外静脉。长期TPN治疗时以经上腔静脉插管应用最为广泛。

2. 经周围静脉插管　适用于营养支持疗程短于2周或PN量较少时，作为饮食或EN的补充，能在普通病房实施，更方便容易，相关并发症少。

3. 导管选择　①导管性能的理想状态是质地柔软，组织反应小，长期使用不易损坏，其抗血栓性能和耐用性令人满意；②导管的功能已从单一的输注静脉营养演变成多功能兼并，如多腔导管能同时分别输注多种液体或输血与输液同时进行；③根据导管置入方式可粗略分为无隧道式、隧道式、皮下埋藏式。隧道式置入方法是在胸前壁凿一皮下隧道，使静脉导管在皮下行走一段后再进入静脉，增加了导管从皮肤入口到静脉入口的长度以减少细菌的入侵，降低导管性脓毒症的发生。近年来较多使用皮下埋藏式中心静脉导管，又称植入式输液泵（implanted infusion pump，IIP）。其一端连接于中心静脉内，另一端为埋于皮下的给药盒，整个装置可长期埋藏于皮下，只须将输液针头经皮穿刺扎入给药盒即可输液（图1-5-1）。选择导管除了考虑营养支持时间的长短外，还须综合考虑病人的经济承受能力和医护技术水平。

（二）制剂选择

1. 氮源选择　复方氨基酸溶液是提供生理性氮源的制剂。其营养价值在于供给机体合成蛋白质及其他生物活性物质的氮源，而不作为供给机体能量之用。含有人体所需要的相互比例适当的各种氨基酸的溶液称之为平衡性氨基酸溶液，选择时需考虑总氮量、必需氨基酸、半必需氨基酸和多种非必需氨基酸的合理比例。手术创伤等应激病人需选择含较高BCAA的复方氨基酸溶液。

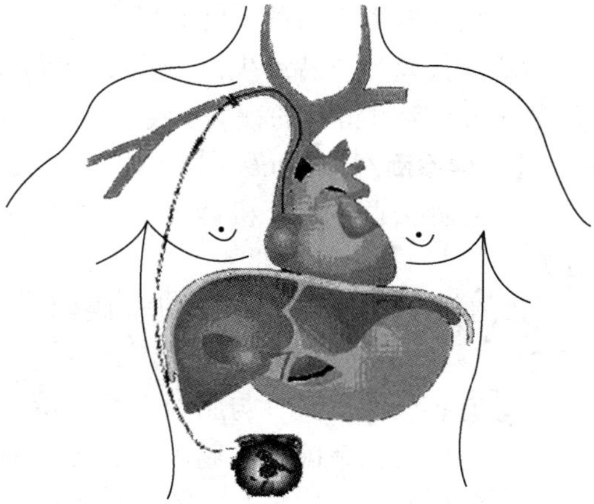
图1-5-1　植入式输液泵

2. 能源选择　葡萄糖最符合人体生理要求。静脉输入后在酶和内分泌激素作用下很快被代谢成CO_2和H_2O，释放出能量，剩余的以糖原形式储存于肝和肌细胞内。葡萄糖虽然是肠外营养的主要能源，但它的代谢必须依赖胰岛素，因此对于糖尿病和手术创伤所致胰岛素不足的病人，必须在严密监测血糖的同时适量补充外源性胰岛素。

脂肪乳剂是一种提供能量及必需脂肪酸的较理想的静脉制剂。其作用特点：①所含热量高，氧化1g脂肪提供37.62kJ（9kcal）；②提供机体必需脂肪酸和甘油三酯，维持机体脂肪组织的恒定；③脂肪乳剂渗透压浓度与血液相似，对静脉壁无刺激，较少发生高渗综合征和血栓性静脉炎；④作为脂溶性维生素的载体，有利于脂溶性维生素的吸收，减少其氧化。目前临床应用的是以长链甘油三酯为主的脂肪乳剂。脂肪乳剂需要与葡萄糖同用，脂肪所供给的能量占总能量的30%为合适。我国成人每天脂肪乳剂用量为1～2g/kg，高代谢状态下适当增加。

（三）输注方法

目前多采用混合后输注。根据输注时间的安排，临床上有连续输注和循环输注两种方法。

1. 连续输注法　将每天肠外营养液在 24 小时内均匀输入。由于能量、氮量及其他营养物质的供应处于持续均匀状态，胰岛素的分泌较为稳定，血糖值波动小，不致出现高血糖或低血糖症。

2. 循环输注法　指每天的肠外营养液在 12～18 小时内输入。优点是可使病人白天保持正常活动而改善其生活质量。适用于长期 PN 的病人。滴速以 150～180ml/h 为宜。

第四节　营养支持病人的护理

【护理评估】

1. 病人营养状态和需要营养支持的原因。

2. 病人需要何种形式的营养支持，肠内营养或肠外营养。

3. 病人肠内或肠外营养支持的途径，配方种类、输注方式和速度。

4. 病人营养支持过程中生命体征、体重，24 小时出、入水量和各种生化指标等的动态变化。

5. 病人营养支持的可能并发症。

6. 病人营养支持后生活方式改变及相应的心理状况。病人进行营养支持时所需要的社会支持和实际可得到的社会支持。

【护理诊断/护理问题】

1. 营养失调（低于机体需要量）　与手术应激和疾病所致的代谢增加、营养支持不足有关。

2. 舒适改变（恶心、呕吐、腹泻）　与不耐受肠内营养或与实施肠内营养输注技术有关。

3. 有感染的危险　与肠外营养支持的感染性并发症有关。

4. 有误吸的危险　与肠内营养支持的并发症有关。

5. 躯体移动受限　与喂养管脱管危险、喂养时间较长有关。

6. 知识缺乏　与缺乏有关营养支持特定知识有关。

【肠内营养支持护理】

（一）心理社会支持

首先告知病人并解释肠内营养的原因、必要性、应用方法、应用时间、可能产生的不适、需要配合的事项；让病人了解肠内营养可能带来的生活方式的改变；健康教育应包括病人家属，特别应让家属了解费用问题。

（二）配制与输注护理

1. 配制　目前 EN 制剂有粉剂和溶液两种，前者需加水溶解，标准能量密度为 4.1868kJ/ml（1kcal/ml）。配制前应常规检查 EN 制剂的生产日期，了解配方，阅读说明书；按无菌技术要求进行配制和输注；粉剂配制时不要一次放入足量水，否则不易溶解，易凝成颗粒状；配制后的营养液悬挂输注时间不得超过 8 小时，冷藏不应超过 24 小时，已开封的粉剂亦需冷藏保存；液体制剂使用前先摇匀；输注过程中营养液温度一般以 37℃左右为宜。

2. 喂养管　理想的鼻胃/肠管应柔软、粗细适宜，不宜黏附，有长度记号，不透 X 线，便于定位，有Y接头便于冲洗和给药。目前用聚氨基甲酸甲酯或硅胶材料。管端现大都封硅或钨等惰性元素，以加重管端，使之容易随胃蠕动进入十二指肠或空肠。胃造口时所用喂养管略粗，管径5 mm左右，有利于给药及高黏稠度配方饮食；空肠穿刺造口或经内镜造口时常用内径2 mm的细聚乙烯导管。

输注前必须检查是否连接了正确的管道，从喂养管的末端循着喂养管找到进入体腔内的位置，以杜绝肠内营养从静脉输入的致命性错误。然后证实喂养管是否在预期位置，可用抽吸内容物、注气听诊、X线检查等方法证实。

3. 固定　用普通胶带固定常出现胶带松脱，皮肤刺激。低致敏性胶带较安全；XOMED鼻管夹为一种带有粘贴背的专利设计，可贴在病人前额，鼻胃管放入管夹槽内以固定在位；胃肠造瘘者须在导管穿出皮肤处做好标记，以便观察和发现导管移位。

4. 喂养途径维护　①置鼻胃/鼻肠管病人每天需用棉签清洁鼻腔数次，并在鼻前庭沿喂养管向鼻孔内滴注少量液状石蜡，以防喂养管压迫鼻黏膜或粘连引发溃疡出血等；②加强口腔护理以改善病人的口唇干燥；③每天须行超声雾化，使痰液稀释易咳出，缓解咽喉壁疼痛，若咽喉疼痛剧烈时可口含冰块或颈部冰袋冷敷；④胃肠造瘘病人造瘘口周围皮肤要清洁并更换敷料；⑤保持喂养管通畅。

5. 检查胃内残留容量　每次喂养前及喂养过程中每隔4小时检查胃内残留的营养液量，胃排空功能正常时残留容量不应大于150ml，反之则停止输注数小时。抽吸液体时宜用10ml小灌洗器，其产生的负压小，不会引起细管的萎瘪，且液体易吸出；十二指肠置管者，抽吸液体时选用右侧卧位或仰卧位更容易。

6. 管饲容器　肠内、外营养液同是乳白色且不透光的液体，最新的肠内营养液输注系统只能连接喂养管而不能连接静脉导管，避免了误将肠内营养液输入静脉的危险。目前还开发了单瓶/袋包装的配方饮食，无菌包装并配有专用的瓶口帽，其导管也只能与喂养管相连。更有一种预先灌入营养液的封闭型肠内营养输注系统，可直接输注，并能悬挂较长时间不易变质和污染。间断灌注时采用专用灌注器，不宜采用注射器，一是接口与喂养管口径一致，二是避免与静脉注射用具混淆。

7. 输液泵　为了使病人的胃肠道能适应高渗的配方饮食，最佳的输注方式是慢速持续滴入。专用的管饲输液泵能准确维持恒定的滴速，误吸的发生和因快速输入所致的渗透性腹泻也相应减少。

8. 喂养操作顺序　①核对病人姓名、床号和肠内营养液名称、浓度、容量、速度，检查营养液有效期、外观质量、容器完整性等，液体要摇匀。②床头抬高30°～45°，病人取自然、舒适的半卧位。③每日更换肠内营养液的输注管道，非连续性输注时需每次更换。④每次输注前冲洗管道，持续输注时每4小时冲洗一次。冲洗液量30～50ml/次为宜。营养液输注完毕后封闭喂养管末端，并用无菌敷料包裹。⑤给药时必须充分碾碎，有些药物有特定的稀释要求，否则会结块、凝集；每次给药和检查胃残留量后均应冲洗管道。⑥连续输注时若室温较低可用热水袋或电加热器加温近端管道。⑦做好监测工作，喂养开始前及开始后1周，每日检查全血细胞计数和血液生化指标，以后每周1～2次。必要时每日送检24小时尿素氮。记录每日体重和出、入量，EN液体量与其他摄入水分应分开记录。

（三）并发症预防与处理

1. 胃肠道并发症　占肠内营养的10%～25%。①恶心、呕吐、腹胀：最常见。主要原因是营养液渗透压高，输注速度快或胃排空延迟；此外还可见于高龄、术后胃无张力的病人。②腹泻：较常见，多与营养液过浓，输注过快有关；也可见于肠道菌群失调和营养不良所致的小肠吸收能力下降，输入液体温度过低，胰腺、胃、肠道切除术病人肠内缺乏足够脂肪酶等。③便秘：多见于长期管饲或原有便秘的病人，原因有水分、纤维摄入不足和活动减少。

预防方法：①病人半卧位直至输注后30分钟。②肠内营养液输入时的浓度、渗透压、输注速度、容量等分别逐渐增加，便于病人耐受，如初用时可稀释成2.09kJ/ml（0.5kcal/ml）的浓度，3～4天后达到标准能量密度。肠内营养液平均100ml/h输入，可自一天输500ml起在5～7天内逐渐增加到全量，即2000ml左右。③胃排空延迟者可加用促进胃动力药物如西沙必利、吗丁啉等。④腹泻病人宜选择低脂制剂；便秘病人则选择含纤维制剂并保证足够水分摄入，增加病人活动，必要时可以用缓泻剂或灌肠。

2. 代谢性并发症　管饲相关的代谢性并发症主要为高血糖。高血糖引起的渗透性利尿可导致继发性脱水。此时需输入大量水分及适量胰岛素，并严格记录出、入水量，定时监测血糖。

3. 感染性并发症　吸入性肺炎是肠内营养病人较严重的并发症，老人、原有呼吸和神经系统疾病及昏迷病人属高危人群。原因：胃排空障碍和喂养管移位。临床表现：在营养支持过程中病人突然发生呼吸急促，心率加快、发热、吐泡沫样非脓性痰。病人临床反应程度取决于吸入营养液的质和量。营养液pH越低，对肺的损害越严重。吸入营养液的颗粒越大，损害亦越大。吸入少量时仅有低热、乏力等全身感染症状，X线表现肺部斑点状阴影或浸润影，呈现肺膨胀不全或支气管肺炎；大量吸入后迅速发生肺水肿。

主要预防措施：①滴注营养液时床头抬高30°～45°；②营养液输入的容量、速度、浓度应分别逐步增加；③避免夜间灌注；④及时检查与调整营养管管端位置；⑤经常检查胃内残留容量。

一旦发现病人吸入胃内容物应立即采取以下措施：①立即停止输入，吸尽胃内容物；②行气管内吸引，尽可能吸出误吸液体；③鼓励并帮助病人咳出误吸液体；④静脉输液支持，输入白蛋白以减轻肺水肿；⑤血气分析异常时，行人工机械呼吸；⑥应用抗生素防治肺部感染。

4. 置管并发症　常见的有营养管堵塞、营养管脱出、营养管周围瘘或皮肤感染。处理：①营养管堵塞时可用温水等冲洗，必要时导引钢丝疏通。输注黏稠配方时要充分调匀，并使用输注泵，以保持压力，避免堵管。粉状药物应按药物说明书加以稀释，小量快速注入。②营养管脱出的预防重在固定。如造瘘管早期脱出可引起腹膜炎、肠瘘、胃瘘等，常须手术处理。窦道形成后可循原路重新置管。③发生营养管周围瘘时要做好皮肤的保护，局部涂氧化锌软膏，必要时辅以抗生素。

【肠外营养支持护理】

（一）心理社会支持

首先告知病人，并解释PN的原因、必要性、应用方法、可能的不适及需要配合的事项；让病人了解PN所带来的生活方式的改变；健康教育应包括病人家属，特别应让家属了解费用问题。

（二）配制

1. 全营养混合液　系指将脂肪乳剂、氨基酸、碳水化合物、电解质、微量元素及维生素等在体外按一定程序混合置于一个容器内，称为全营养混合液（total nutrient admixture，TNA）。又称“全合一”营养液（all in one，AIO）。经该方式输注有许多优点：①能在同一时间内向病人提供各种营养素，生理效应提高；②大大简化了营养液静脉输注的操作，全封闭输注，无需排气管，减少了营养液的污染机会；③各种营养素混合后相互稀释，浓度降低，高浓度的葡萄糖被稀释，脂肪乳剂的输入速度得以减慢，降低了单瓶输注时发生代谢性并发症的危险性；④总渗透压较低，提高了经周围静脉输注的可行性。

2. 配制室要求　配制 TNA 的基本条件包括层流仓或层流工作台。室内有空气消毒装置、风淋设备和过滤装置。配制室监测项目包括压力、风速、湿度、温度、空气微粒数、细菌培养等。配液前将所有物品准备齐全，避免因多次走动而增加污染机会。用消毒液擦净层流工作台表面及输液瓶。严格检查输液袋外包装、输液袋、输液管道有无破损，药品的颜色、澄清度、封闭性，并注意检查所有物品的有效期。层流工作台启动 20 分钟后方可开始配制。准备完毕，操作人员在洗手后穿隔离衣，戴无菌手套，方能进入并工作。

3. 配制顺序　①先将电解质、微量元素、胰岛素和水溶性维生素加入葡萄糖或氨基酸溶液；②再将磷酸盐加入另一瓶氨基酸溶液中；③再将①、②混入输液袋；④将脂溶性维生素加入脂肪乳剂中；⑤最后将④注入输液袋中。必须注意的是钙磷不加入同一瓶内，与营养无关的其他药物一般不宜加入，以免影响其稳定性或效价。

4. 容器与标签要求　选择透明无毒聚氯乙烯或乙烯-醋酸乙烯材料的输液袋。袋身有容量刻度线，袋的一端有加药用的进液管和输液用的输液管。配制好的 TNA 须贴标签，注明病区号、床号、姓名，溶液成分、剂量、浓度，冲配日期、时间，冲配者与核对者姓名。

5. 贮存　配好后暂不输入时应贮存于 4℃冰箱内，24 小时内应输完。使用前 1～2 小时取出置于室温下。每次冲配后从每袋抽取 5ml 标本留作细菌学监控。

（三）输注

1. 输注系统护理

(1) 管道检查：输注前必须检查是否连接了正确的管道，从静脉导管的末端循管找到进入体腔内的位置，以杜绝肠外营养从其他途径输入。然后证实静脉导管是否在预期的位置，常用抽吸回血、观察插管处有无渗出、周围有无皮下肿胀来观察，必要时亦可作 X 线检查。

(2) 连接和更换：准备输注时消毒肝素帽，先用浓度≤1mg/ml 的肝素稀释液 5～10ml 接头皮针刺入肝素帽的中心，回抽见回血后注入肝素盐水，右手旋下注射器，左手折叠头皮针软管，再将营养袋输液管端接上头皮针。肝素帽至少每周更换 1 次，导管至少每日冲洗 1 次，埋藏式导管每 4 周冲洗 1 次。条件允许选用独立的输液口来输 TNA。

(3) 导管维护和堵管处理：①肠外营养液输注过程中不可长时间中断，以免发生堵管；②发现输液系统有漏液、漏气时及时更换；③阻塞时可使用小注射器抽吸，不可强行冲洗，以免造成血栓脱落进入循环引起栓塞，也可试用纤维蛋白溶解剂（如 5000U/ml 的尿激酶或链激酶）1ml 缓注入堵塞的导管内，5 分钟后从导管内吸出溶液，直至可吸出 3ml 血液后再以 10ml 生理盐水冲洗；（静脉导管一般情况下不可做其他用途，如抽血标本、输血、静脉给药或心肺监测，以防栓塞及增加污染机会。

(4) 输注速度的控制：实施 PN 应使用输液泵，以保持均匀输入。高浓度、高渗葡萄糖溶液过快输入，超出了机体氧化利用能力水平会造成高血糖，而突然中断也可能出现低血糖。严重创伤、严重感染及老年人尤需注意预防。输液速度应控制在150～180ml/h以下。

(5) 封管处理：每天滴注完毕后用肝素稀释液5～10ml（浓度同前）封管，边注射边退出以保证管内正压，无回血；病人有出血倾向时肝素浓度宜再降低，甚至单用生理盐水封管。

2. 穿刺局部处理与拔管　①每日透过透明敷料触诊穿刺部位和观察穿刺部位有无肿胀及感染体征；②每周行穿刺点消毒和更换敷料，可选用含碘或氯己定皮肤消毒剂；推荐使用透明的、能自动黏附的、半透水的封闭式敷料如Op-Site，因其能延长至数天更换一次而被广泛接受，但当敷料下有水滴或气泡，敷料失去黏性及敷料粘上污物时应及时更换，或根据医院内部的院内感染控制要求处理；③拔管后必须仔细检查其外观，特别注意导管长短和头端有无断面等异常；④用力按压穿刺部位5分钟以上再覆盖常规敷料，以免产生血肿或空气进入。

3. 监测　①PN开始时每日检查血常规和血液生化指标如电解质、血糖、血脂、肝功能、血气等，以后酌情减少监测频率；②必要时每日送检24小时尿作氮定量检验；③记录每日体重和出、入量，PN量与其他摄入液体分开记录。

（四）常见并发症预防与处理

1. 机械性并发症

(1) 空气栓塞：一般一次进入血管内气体达100ml对人体已具危害性。临床表现：少量进入无症状，大量空气进入后病人出现胸前区疼痛，呼吸困难，发绀，心动过速，静脉压增高而血压下降，神志不清，昏迷。心前区可听到搅拌杂音。病人可因肺动脉栓塞而突然死亡。

预防与处理：①置管时病人取头低位；②穿刺时嘱病人呼气后憋住；③卸下注射器时，随即以手指堵住穿刺针接头部；④改进器材，采取密封置管方法；⑤及时换输液瓶，牢靠连接输液各部，如有脱落应立即闭塞输液管，告知病人不可大声呼叫；⑥重力输液时加长输液管，使其悬垂至低于病人的心脏平面10 cm，即使输液管内已进入空气，仍保留20 cm以上的水柱超过胸腔内的负压，空气不致进入；⑦应用输液袋减少空气进入的机会；⑧应用带有报警装置的自动输液泵；⑨拔管时病人保持安静，拔后紧压入口处3～5分钟；⑩一旦发生，立即将病人置左侧卧位，头低脚高，吸氧。

(2) 气胸、血胸、血气胸：是锁骨下静脉插管常见的并发症。①原因：穿刺技术不熟练，反复穿刺，病人有肺气肿或极度消瘦，插管欠配合时较易发生。②临床表现：主要为胸痛、咳嗽、胸闷、发热；严重者可有呼吸困难、血压下降、休克表现；胸部X线示气胸或液气胸改变。③预防与处理：熟练的穿刺技术是根本。一旦发生可穿刺抽气、抽液或置管行胸腔闭式引流。

2. 感染性并发症　包括全身和局部感染。

(1) 症状：①导管性脓毒症：是常见而严重的并发症，重者危及生命。近年来其发生率已由20%～30%降至2%～3%。当PN期间出现无其他原因可解释的突发寒战，高热，拔管前畏寒和发热呈持续性间歇发作，拔除导管后8～12小时发热减轻或消失，导管尖端标本细菌培养与周围静脉血培养结果一致时，即可诊断为导管性脓毒症。②局部感染：系指导管穿入点皮肤的感染，表现为导管入口处红肿、硬结、流脓，面积在2 cm^2内。

（2）产生原因：感染原因多为营养液配制过程中的污染，输液管道系统的不洁，因反复加药、抽血等操作增加污染机会或细菌沿导管窦道、裂隙进入循环，以及危重病人发生肠道菌群移位及原有菌血症。

（3）处理：①立即经导管抽血，同时抽取周围静脉血送培养，拔管后即刻在无菌条件下剪取导管尖端 1 cm 送培养，所有标本均作真菌与细菌培养；②胸部 X 线、血常规，及伤口分泌物、痰液、尿液培养；③建立周围静脉通道，观察 24～48 小时后更换部位再行中心静脉置管；④根据药敏给予抗生素。

（4）预防：①提倡 TNA 连续输注；②要求在无菌室层流工作台上配制营养液，防止配液过程中的污染；③输注时应用 1.2μm 孔径的终端滤器，能有效地阻拦细菌、真菌等颗粒又不影响输液速度及脂肪乳剂颗粒的通过；④长期中心静脉置管可建立皮下组织隧道，并使用带有涤纶套的静脉套管，皮下置入涤纶使其与周围组织产生肉芽粘连，减少导管滑动，阻断周围窦道间隙，有效防止微生物从皮肤入口处侵入；⑤选择透气性能良好的敷料按时更换。

3. 代谢性并发症　是指 PN 治疗期间，三大营养物质供给不平衡，配方不合适或因输注技术所致的并发症。常见并发症有糖代谢紊乱的高血糖、低血糖，水、电解质及酸碱失衡时的低血钾、高血钾、低钠、低镁、低磷及代谢性酸中毒，微量元素或维生素缺乏等。因各种代谢并发症不同，可有各自相应的临床症状和体征，但要通过血液生化检测来证实。

预防和处理的关键是：①做好生化监测，密切观察，及时对症对因处理；②高血糖时应立即停止输注含高渗葡萄糖的营养液，加用胰岛素，改用低渗或等渗盐水；③代谢性酸中毒时病人出现面色潮红，呼吸深快，重者呈淡漠、嗜睡等神志改变，动脉血气检查确诊后及时予以药物纠正；④电解质紊乱和微量元素缺乏时要及时补充。

（徐建鸣）

第六章　外科重症病人的监护

学 习 要 点

外科重症监护室的入室标准；外科重症病人的常用监测项目和危重程度评估；心、肺、脑复苏技术、人工气道护理、机械通气护理、氧疗护理、PICC 导管护理和重症病人整体护理。

第一节　重症监护室概况

重症监护室（intensive care unit，ICU）是对危重病人进行集中加强监护的场所。病人在监护室里，由受过专业训练的医护人员进行治疗、管理，利用较完善的医疗设施、监测技术等进行监测，从而及时判断病情的变化，迅速采取有针对性的医疗和护理措施，提高对危重病人的救治成功率，降低致残率。

【ICU 的任务】

ICU 是对危急重症病人进行抢救、监护、会诊、治疗和护理的场所，为病人提供高质量、高技术的临床治疗和护理，为治疗原发病争取时间和机会，从而减少并发症，降低死亡率。

ICU 收治标准：①各种术后重症病人，尤其是术前有严重并发症、手术中循环不平稳者；②需要呼吸支持的病人；③心功能不全或有严重心律失常的病人；④急性心肌梗死者；⑤各类休克病人；⑥严重复合伤病人；⑦急性肾功能不全的病人；⑧器官移植的病人；⑨急性药物中毒病人；⑩急性重症胰腺炎病人；⑪心、肺、脑复苏后的病人。

但晚期肿瘤、脑死亡和老龄临终状态以及急性传染病，精神病病人不应包括在内。

【ICU 的管理】

1. 工作人员的配比和要求　ICU 工作人员的数量和专业取决于 ICU 的规模和类型。由于 ICU 收治的是跨科的病人，所以要求医务人员具有多学科的医疗护理基础，掌握各种复杂的监护仪器的使用及临床监测参数的分析。医生与床位的比例一般在 1∶1～1∶2，综合性的 ICU 应设有内科、外科及麻醉科等专科医生，要求掌握危重病人的监测、处理和熟练抢救技术；护士与床位的比例为 2.5∶1～3∶1 左右，要求护士有强烈的责任心，工作沉着冷静，动作敏捷，具有独立工作和应急处理问题的能力以及较好的身体素质。

2. ICU 的规范化管理　管理和制度是做好 ICU 工作和避免发生医疗护理差错、事故的重要保证。因此，必须制定各项规章制度，并落到实处，包括 ICU 各级工作人员职责、工作制度、医嘱执行制度、用药查对制度、消毒隔离制度、交接班制度及病程记录制度等。

3. ICU 的设备　每张床位应配备中心供氧和高低压两种中心吸引装置，输液瓶悬吊装置及电源点。可移动的装备包括呼吸机、空气压缩机、湿化器、心电监测器、心肺复苏装备车（车上备有喉镜、气管插管、简易呼吸器、各种接头、心室颤动除颤器、体外起搏器及急救药品等）。有条件时还应有呼吸频率、体温和血流动力学监测器（包括有创和无创监测，用于监测血压、中心静脉压、平均动脉压、肺动脉楔压等）。

【ICU 护士的素质标准】

（1）有为护理事业奋斗的献身精神及开拓精神；

（2）有一定的人体健康与疾病的病理生理学知识；

（3）有较广泛的多专科护理知识或实践经验；

（4）善于创新及应用逻辑思维，发现问题及总结经验；

（5）实际工作及接受新事物能力较强，操作敏捷、善于钻研、工作细致耐心。

第二节　外科重症病人监护项目和技能

【常用监护项目】

（一）血流动力学监护

是监护心血管功能的最主要项目，有无创和有创监测之分，本节主要介绍有创监测。

1. 中心静脉压（CVP）监测　代表右心房或上、下腔静脉近右心房的压力，是右心功能和血容量的常用监测指标。一般用普通塑料导管通过周围静脉送至上、下腔静脉测得。CVP 的临床意义（详见第三章表 1－3－1）。

2. 漂浮导管（balloon flotation catheter）监测　漂浮导管又称 Swan-Ganz 导管（图 1－6－1），是目前临床上进行血流动力学监测最有效的手段，可直接测定右心房压力（RAP）、肺毛细血管楔压（PCWP）、肺动脉压力（PAP）、心输出量（CO）。

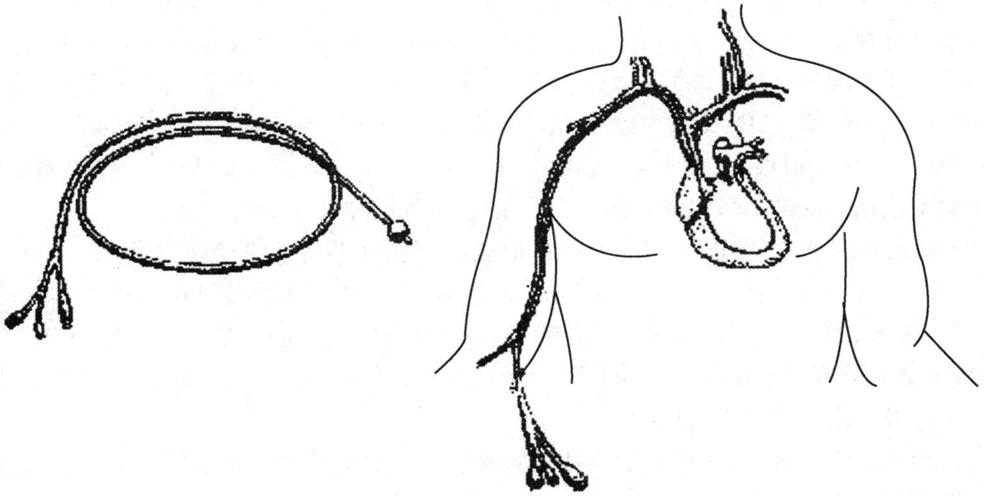

图 1－6－1　漂浮导管

（1）右心房压力（RAP）：正常值：1～10 mmHg（0.13～1.33 kPa）。临床意义同中心静脉压。

（2）肺毛细血管楔压（PCWP）：可较好地反映左房平均压及左室舒张末期压。PCWP 升高见于左心功能不全、心源性休克、二尖瓣狭窄、二尖瓣关闭不全、左室顺应性下降、急性心脏压塞、肺水肿和血容量过多等。PCWP 降低见于有效循环血量不足。

（3）肺动脉压（PAP）：正常值：收缩期 15～28 mmHg（2.0～3.72kPa）；舒张期 5～

14 mmHg（0.67～1.86kPa）。PAP 升高见于肺血流增加（左向右分流型先天性心脏病等），肺血管阻力升高（各种继发或原发性肺动脉高压），二尖瓣狭窄，左心功能不全；PAP 下降见于肺动脉瓣狭窄和低血容量。

（4）心输出量（CO）：心输出量为每分钟心搏出量，与回心血量、心功能、血管阻力和心率等因素有关。在没有分流的情况下，左、右心排血量是相等的，正常为 4～8L/min，心指数（CI）为 CO 除以体表面积，正常值 2.6～4.0L/(min・m^2)。当 CI＜1.8L/(min・m^2) 时，多出现心源性休克。血压是 CO 和体循环血管阻力的乘积，心输出量如下降，可通过增强体循环血管阻力维持血压，心力衰竭时 CO 可正常或低于正常，而心源性休克时 CO 总是低于正常。

（二）呼吸系统监护

1. 呼吸功能监测

（1）呼吸频率：呼吸频率增加常为呼吸系统疾病加重的预警信号，如缺氧和代谢性酸中毒可引起呼吸浅而快。

（2）潮气量（V_T）：潮气量是在静息状态下，每吸或呼一次的气流量。成人潮气量约 400～500ml。潮气量增加多见于中枢神经系统疾病及酸中毒等所致的过度通气；潮气量减少多见于气道梗阻、间质性肺炎、肺纤维化、肺梗死、肺淤血和肺水肿等。

（3）每分钟通气量（MV）：为平静状态下，每分钟吸入或呼出的气量，等于潮气量与呼吸频率的乘积。

（4）肺泡通气量（V_A）：指每次呼吸时进入肺泡或由肺泡呼出的气量，正常成人约 350ml。

2. 血气分析　可进一步了解呼吸功能、血液氧合情况以及体内酸碱平衡情况。

（1）动脉血氧分压（PaO_2）：是指血液中物理溶解氧分子所产生的压力，正常值为 80～100 mmHg（10.6～13.3kPa），用于判断缺氧及其程度。①轻度缺氧：PaO_2 为 60～80 mmHg（8.0～10.6kPa）；②中度缺氧：PaO_2 为 40～60 mmHg（5.3～8.0kPa）；③重度缺氧：PaO_2＜40 mmHg（5.3kPa）。临床上以 PaO_2＜60 mmHg（8.0kPa）作为诊断呼吸衰竭的实验室依据。在缺氧较轻时，PaO_2 远较动脉血氧饱和度（SaO_2）敏感。

（2）动脉血二氧化碳分压（$PaCO_2$）：指血液中物理溶解二氧化碳分子所产生的压力，正常值为 35～45 mmHg（4.7～6.0kPa），是酸碱平衡中反映呼吸因素的指标。临床上以 $PaCO_2$＞50 mmHg（6.6kPa）作为诊断呼吸衰竭的实验室依据。$PaCO_2$＞45 mmHg（6.0kPa）表示呼吸性酸中毒或代谢性碱中毒代偿期，$PaCO_2$＜35 mmHg（4.7kPa）表示呼吸性碱中毒或代谢性酸中毒代偿期。

（3）动脉血氧含量（CaO_2）：100ml 动脉血液含氧的毫升数，正常值约为 15～23ml/dl。它是血液中红细胞和血浆含氧的总和，血氧含量减少与缺氧、血红蛋白减少有关。是诊断缺氧和低氧血症比较可靠的指标。

（4）动脉血氧饱和度（SaO_2）：是单位血红蛋白含氧的百分数，正常值大于 97%。作为缺氧指标，它不如氧分压灵敏，氧分压低至 50 mmHg（6.6 kPa），血氧饱和度仍可能接近 90%，从而掩盖了缺氧的潜在危险。

（5）酸碱度（pH）：是血液中氢离子浓度的负对数值，反映血液的酸碱度，正常值为 7.35～7.45，小于 7.35 为酸中毒；大于 7.45 为碱中毒。

（6）碱剩余（BE）：指在标准条件下，将全血用酸或碱滴定 pH7.40 时所需的酸或碱量。正常值为±3 mmol/ L，是人体代谢性酸碱失衡的定量指标。正值增大，提示代谢性碱中毒；负值增大，提示代谢性酸中毒。

(7) 缓冲碱（BB）：血液中具有缓冲能力的负离子的总量，其中包括血浆、红细胞中的缓冲物质，是反映代谢性酸碱平衡的最可靠指标，正常值为 45～55 mmol/L，平均 50 mmol/L。代谢性碱中毒时 BB 增加，代谢性酸中毒时 BB 减少。

(8) 标准碳酸氢盐（SB）和实际碳酸氢盐（AB）：在上述标准条件下所测得的血浆碳酸氢根（HCO_3^-）的含量为 SB，AB 指在体内实际情况下测得的 HCO_3^- 含量，两者正常值为 22～27 mmol/L，平均 24 mmol/L。代谢性碱中毒时两者均增高，代谢性酸中毒时两者均降低。若 AB>SB，表示体内有 CO_2 蓄积，见于呼吸性酸中毒；AB<SB 表示 CO_2 过度呼出，见于呼吸性碱中毒。

(9) 二氧化碳结合力（CO_2CP）：是指静脉血浆中 HCO_3^- 及 H_2CO_3 所含 CO_2 的总量，同时受代谢和呼吸性因素的影响，正常值 23～31 mmol/ L，平均 27 mmol/ L。CO_2CP 增加可能是代谢性碱中毒或呼吸性酸中毒，CO_2CP 减少可能是代谢性酸中毒或代偿后的呼吸性碱中毒（表 1-6-1）。

表 1-6-1　酸碱平衡失调的类型及变化

原发失衡	原发变化	代偿反应	pH
呼吸性酸中毒	$PaCO_2$ ↑	HCO_3^- ↑	↓
呼吸性碱中毒	$PaCO_2$ ↓	HCO_3^- ↓	↑
代谢性酸中毒	HCO_3^- ↓	$PaCO_2$ ↓	↓
代谢性碱中毒	HCO_3^- ↑	$PaCO_2$ ↑	↑

（三）中枢神经系统的监测

1. 意识　临床上根据病人对刺激所产生的觉醒反应的程度、觉醒水平及维持觉醒时间来判断意识状态。意识状态改变的程度一般与脑功能障碍的程度相关。

(1) 意识障碍分级：意识模糊、嗜睡、朦胧、浅昏迷、深昏迷。

(2) 意识障碍的评定：临床上常用格拉斯哥昏迷评分（GCS）（详见第二十二章表 3-22-2）。

2. 瞳孔　是重症昏迷病人的重要观察指标。正常人双侧瞳孔等大等圆，直径 2.5～4 mm，对光反应灵敏。当瞳孔直径<2 mm 或>6 mm 为病态。

3. 运动功能　肌力是人体随意运动时肌肉收缩的力量，一般将肌力分以下 6 级：0 级为完全瘫痪；1 级可见肌肉收缩但不能产生动作；2 级是在除去地心引力的影响后，能作自主的运动，即肢体能在床面移动，但不能抬起；3 级能克服地心引力而作主动运动，即肢体能抬离床面而举起；4 级能作对抗阻力运动；5 级为正常肌力。

4. 生命体征

(1) 体温：体温升高考虑有无出血、感染、脱水或组织挫伤时出现的吸收热。当脑干、下丘脑等损伤时，出现持续性高热高达 40℃以上。

(2) 血压和心率：一般情况下急性失血可引起血压下降、心率加快，但颅脑损伤伴其他器官失血时，血压明显下降，由于脑供血不足，出现脑水肿、颅内压增高，又反射性地导致血压增高、脉压增大、心率下降等改变。

(3) 呼吸：①重度颅脑损伤出现轻微意识障碍：过度换气后的呼吸暂停；②气道梗阻：

呼吸频率增快，表现为喘鸣，呼吸困难；③脑水肿或颅内血肿导致颅内压明显增高：呼吸深而慢；④小脑幕疝：潮式呼吸；⑤大脑半球深部受损，脑干伤涉及延髓呼吸中枢：呼吸无规律，严重呼吸失调。

5. 病理反射　如巴彬斯基征、欧本海姆征、霍夫曼征等病理反射，其中巴彬斯基征是最重要的病理反射，是锥体束受损的特征性反射。

（四）泌尿系统监测

1. 临床监测指标　①尿量；②尿比重和尿 pH 测定；③膀胱刺激征症状；④肾区有无压痛、叩击痛。

2. 肾功能监测

（1）肾小球滤过率（GFR）测定：①尿素清除率（URR）测定：正常值 40～65ml/min，低于正常值的 60%时，表示肾功能开始损害；②内生肌酐清除率（Ccr）测定：正常值 80～120ml/min，可用于判断早期肾小球损害，51～70ml/min 为轻度肾损害，31～50 ml/min 为中度肾损害，<30 ml/min 为重度肾损害。

（2）血清尿素氮（BUN）测定：正常值 3.2～7.1 mmol/L（9～20mg/dl)。肾功能轻度受损时，血清尿素氮可无变化，当其高于正常值 2 倍以上时，在排除分解代谢和高蛋白饮食等因素后，说明有效肾单位的 60%～70%已经受到损害。因此，血清尿素氮不能作为肾疾病的早期功能测定指标，但对肾功能不全，尤其是尿毒症的诊断有特殊价值，其增高的程度与病情严重性成正比，故对病情的判断和预后的估价有重要意义。

（3）血清肌酐（Scr）测定：正常值 0.6～1.2mg/dl。血中肌酐由外源性和内生性两类组成，经肾小球滤过而排出体外。在外源性肌酐摄入量稳定的情况下，其血中的浓度取决于肾小球的滤过能力。当肾实质受到损害，肾小球滤过率降到临界点时，血中肌酐含量将急骤上升，故测定血中肌酐浓度可作为肾小球滤过功能受损的指标之一。

（4）肾小管功能的监测：①昼夜尿比重试验：又称莫氏试验，尿液最高比重应在 1.020 以上，最高与最低尿比重之差不应小于 0.009；②尿渗透压（Uosm）测定：正常成人晨尿渗透压为 700～1500 mOsm/L，<700 mOsm/L 提示肾浓缩功能不全；③尿钠：是反映肾小管功能的重要指标，肾小球滤液中 99%的钠被肾小管回吸收，如尿少同时尿钠大于 40 mmol/L，提示为急性肾小管功能损害；若尿钠小于 20 mmol/L，则提示为肾前性因素。

（5）尿量监测：正常成人一昼夜尿量约 1000～2000ml，24 小时尿量小于 400ml 或 100ml，分别为少尿或无尿；24 小时尿量大于 2500ml 为多尿。

（五）肝功能监测

对肝功能作动态比较可观察病情变化，确定肝病的严重程度及预后。常用指标有：①血清转氨酶：主要有二种，天冬氨酸转氨酶（AST），旧称谷草转氨酶（GOT），正常值<40U/L；丙氨酸转氨酶（ALT），旧称谷丙转氨酶（GPT），正常值<35U/L。血清转氨酶升高提示肝细胞受损。②白蛋白及球蛋白：血清白蛋白正常值为 40～55g/L，<30g/L 提示肝功能受损严重，预后较差；白蛋白/球蛋白（A/G）正常值为（1.5～2.5）∶1，A/G 倒置见于肝功能严重受损。③血浆凝血酶原时间（PT）：正常值 11～13 秒，PT 延长可反映肝功能受损所致的凝血因子缺少。④胆色素代谢监测：通过测定血清总胆红素（TBie）、结合胆红素（SDB 或 DBIL）、尿胆红素（BIL）、尿胆原（URO）等来判断有无黄疸及其程度、黄疸类型，了解肝细胞受损程度。

（六）血液系统监测

1. 临床监测指标　①有无出血现象，有无呕血、便血、咯血、血尿等；②有无发热、骨关节疼痛现象；③皮肤有无出血点；④全身淋巴结和肝脾有无肿大。

2. 实验室监测　①血常规、出血时间（BT）、凝血时间（CT）、血细胞比容测定及毛细血管脆性试验（CFT）等检查；②骨髓细胞学检查。

【常用监护技能】

（一）心、肺、脑复苏技术

任何原因引起的呼吸和循环功能骤停时，应在体外实施基本急救操作和措施，以尽快恢复自主呼吸和循环功能，保护心、肺、脑等重要脏器。复苏过程一般分为基本生命支持、进一步生命支持和复苏后生命支持。

1. 基础生命支持　又称一期复苏，包括开放气道（airway）、人工呼吸（breathing）、人工循环（circulation），抢救步骤就按这三词英文的首字母 ABC 顺序进行。

（1）开放气道（A）：是抢救成功的关键。在实施人工呼吸前必须清除呼吸道内的异物或分泌物，将病人下颌抬起或（和）将头部后仰以保持呼吸道通畅。具体步骤：判断有无颈部外伤和昏迷→放置体位→去除气道异物→开放气道。

（2）人工呼吸（B）：心跳停止 20～30 秒后，呼吸也随之停止。首先应判断有无呼吸，若无呼吸，应立即进行口对口人工呼吸，必要时行气管插管，并应用简易呼吸器，以求得最佳的人工通气。

（3）人工循环（C）：有效的心脏按压能维持心脏的充盈和搏出。施行胸外心脏按压时，病人必须平卧，背部垫入硬板，选择胸骨下半部为按压点，将一手掌根置于按压点上，手指向上方跷起，两臂伸直，然后凭自身重力通过双臂和双手掌，垂直向下加压，使胸骨下陷 4～5 cm，下压后即放开，使胸骨自行恢复原位。如果两人进行复苏，则一人以 10～12 次/分的速度进行口对口人工呼吸，另一人以 80～100 次/分的速度进行胸外心脏按压；如果一人进行复苏时则每按压心脏 30 次，进行人工呼吸 2 次。复苏有效标准：摸到周围动脉或股动脉搏动、皮肤色泽转红润、瞳孔缩小、出现自主呼吸、神志渐清醒。

2. 进一步生命支持　内容包括：①确保气道通畅或机械人工呼吸，以保证充分氧供；②复苏药物应用，扩充血容量，予升血压及改善微循环药物、抗心律失常药物，纠正酸中毒；③心电监护、电除颤与心脏起搏；④开胸挤压。

3. 复苏后生命支持　除处理原发病外，本阶段主要是针对复苏后各种并发症的处理，最主要为脑复苏，治疗包括低温治疗、脱水治疗、高压氧治疗以及其他药物对症治疗。

（二）人工气道护理

人工气道是指通过鼻、口腔或直接在上呼吸道置管，用以辅助通气，治疗肺部疾病。常见的人工气道有气管插管和气管切开等。

1. 气管插管病人的护理　①对插管的深度做好标记，以便于观察导管是否移位，如下移至一侧主支气管可致单侧通气，上移至声门上即丧失人工气道的作用；②听诊肺部呼吸音情况，有无单侧支气管插管、肺不张；③充气气囊压力应小于 20～30 mmHg（2.7～4.0kPa），注气 5ml 左右，一般 4～6 小时放气一次，每次 5～10 分钟，以防黏膜受压而损伤。放气前应先吸净气囊上方、气管及咽喉腔的分泌物或血液，以免误吸入肺或造成窒息；④保持足够的液体量，维持体液平衡。吸入气体予以充分湿化，生理盐水每天吸入 200～

250ml；⑤每天进行口、鼻腔护理，随时清除分泌物。

2. 气管切开病人的护理　①妥善固定套管，防止外管脱出，固定套管的缚带打死结固定，松紧度以伸入1手指为宜；②保持切口干燥，定时更换伤口纱布，防止伤口感染；③金属套管定期消毒，每6小时一次，以防痰液堵塞套管；④吸入气体予以充分湿化，气囊充气和放气同气管插管护理；⑤注意有无术后并发症，如皮下气肿、出血等；⑥吸痰要轻柔，尽可能避免气管黏膜的损伤，防止因吸痰而加重缺氧，每次吸痰前后应输给高浓度氧气，每次吸痰时间小于15秒，除有特殊需要，吸痰管不要太粗、吸痰负压不宜太大。

3. 严格执行各项无菌技术操作和消毒隔离制度，防止交叉感染。

4. 肺部并发症的预防　由于人工气道废弃了上呼吸道对气体的加温、湿化、过滤功能，使下呼吸道直接与外界相通，纤毛运动减弱，分泌物增加，病人抵抗力低下，易并发肺部感染。因此，积极预防肺部并发症有极重要的临床意义。

（1）保持呼吸道通畅：彻底清除气道内分泌物，做好体位引流，定时翻身、拍背、及时吸除痰液；防止气道阻塞，痰液黏稠时须反复湿化、彻底吸引并注意无菌操作。

（2）吸入气体加温保湿：保持病房环境的有效温湿度；24小时湿化液需要量为200～250ml左右，可采用气道内注入湿化液或气道内雾化。

5. 拔管护理　气管插管者拔管前应充分湿化吸痰，放空气囊，嘱病人深呼吸，在呼气时将导管拔出，拔管后予以吸氧和雾化吸入。拔管后应警惕发生喉痉挛，1～2小时内不可进食，此后可少量饮水，无呛咳者即可进流质饮食；气管切开者在拔管前需做好病人的心理护理，消除病人的紧张情绪。拔管前先换小号套管，24小时无不良反应后可先试堵管，堵管24小时无不良反应后（病人经喉呼吸，在活动与睡眠时呼吸皆平稳），则可拔管。拔管前应彻底吸痰，拔管后以油纱布覆盖伤口，每日换药直至愈合。在拔管后1～2天内，仍应准备好气管套管和气管切开器械，以备拔管后出现呼吸困难时重新紧急插管。

6. 做好心理护理　清醒病人在插管前做好心理护理，消除思想顾虑及恐惧感，使其配合治疗；插管后病人无法进行语言交流，应尽量采取各种方法，如手势法、卡片法、图画法、写字板法等，了解病人的想法和要求，尽可能地满足其需要。

（三）氧疗护理

1. 目的　通过增加肺泡动脉氧分压改善机体缺氧，使心输出量无需代偿增加，减轻心脏的负担。

2. 适应证　①肺泡通气量过低；②换气功能障碍；③氧气供应不足；④各种中毒引起的呼吸困难；⑤慢性低氧血症。

3. 方法　氧流量和氧浓度换算方法：氧浓度％＝21＋4×氧流量（L/min）。

（1）高浓度氧疗：氧浓度＞50％，对严重急性缺氧无二氧化碳潴留的病人可短期应用。如需要长期摄入＞60％～80％的氧浓度，需采取气管内插管和机械通气。用于治疗肺纤维化、ARDS等疾病，也可于心肺复苏后短时间使用。

（2）低浓度氧疗：氧浓度＜30％～50％，用于慢性呼吸衰竭伴二氧化碳潴留、慢性阻塞性肺疾病（COPD）的病人。

（3）肺外氧疗：又称体外膜肺氧合（extracorporeal membrane oxygenation，ECMO），用体外膜式氧合器在体外进行气体交换，以代替丧失气体交换功能的肺，来暂时维持病人生命，为其他治疗赢得时间。用于可逆性肺部病变所致的严重低氧血症病人（图1-6-2）。

（4）经气管导管氧疗：减少呼吸无效的无效腔通气，降低氧气消耗，提高氧疗效果，适用于慢性阻塞性肺病及肺间质纤维化等所致慢性呼吸衰竭需长期吸氧而一般氧疗效果不佳者。

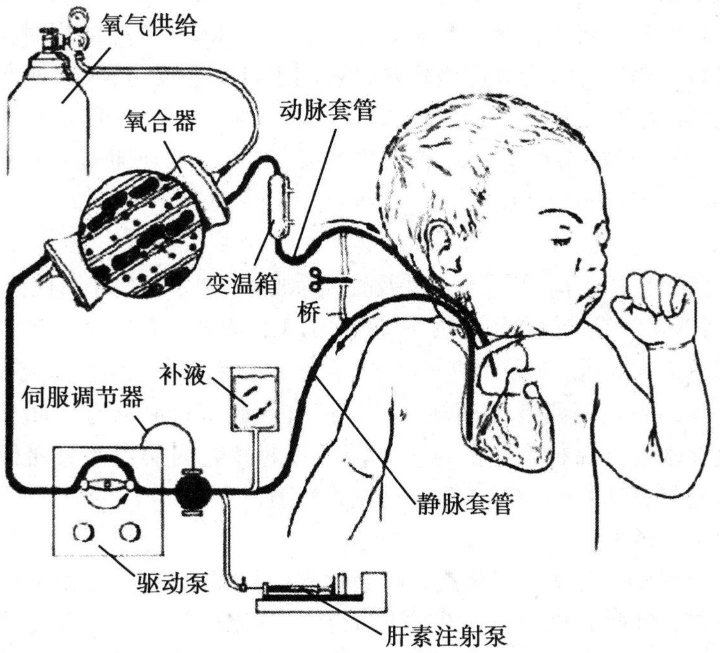

图 1-6-2　体外膜肺氧合示意图

4. 给氧装置　可选择：①导管吸氧；②鼻塞吸氧；③面罩吸氧，包括简单面罩、空气稀释面罩、吸纯氧面罩、可调节氧浓度面罩；④人工气道内给氧；⑤呼吸机给氧。

5. 护理　①严密观察病人的神态、面色、咳嗽和排痰能力、发绀的程度、呼吸幅度和节律，注意是否有呼吸抑制发生；②严密观察病人的心率、心律、血压变化；③及时掌握血气分析和血电解质检测结果；④注意吸入气体的湿化和温度；⑤根据病情的变化，适当调整吸氧浓度。

（四）机械通气护理

机械通气是治疗呼吸衰竭的主要方法。当呼吸功能受损而不能维持动脉血气在正常范围时，特别是通气障碍引起的低氧血症时，应采用机械通气来恢复肺泡通气量。

1. 适应证　呼吸频率<5 次/分或>35 次/分，吸氧状态下PaO_2<70 mmHg 或 $PaCO_2$>55 mmHg。

2. 主要模式

（1）间歇正压通气（IPPV）：为最常用的人工通气法。其原理为呼吸器在吸气相以正压将气体压入病人肺内，呼气相压力降至大气压，可借胸廓和肺的弹性回缩将气体排出。适用于复苏、呼吸肌麻痹及中枢呼吸衰竭病人。

（2）辅助/控制通气（ACV）：当病人自主呼吸存在时，呼吸机依靠其辅助机制同步将气体输入肺内；若自主呼吸消失时，则自动转成控制呼吸。

（3）间歇强制通气（IMV）和同步间歇强制通气（SIMV）：IMV 是在自主呼吸的基础上，呼吸机按自主呼吸频率的 1/2～1/10 的比例，间歇有规则地强制将一定量的气体输入肺内。SIMV 不同于 IMV 之处在于呼吸机的送气由病人自主呼吸触发，每次呼吸机的正压吸气与自主吸气同步，以免发生对抗。优点：①防止过度通气，降低氧耗量；②减少机械通气对循环的不良影响；③锻炼自主呼吸，逐渐增加病人自身代偿、自我调节能力，为撤离呼吸机作准备。

（4）压力支持通气（PSV）：预置吸气末压力水平高度，预计病人呼吸时吸气的流速、吸气时间和频率，由呼吸机支持吸气到预定压力。当与 IMV 合并使用时，既保证病人有足够的通气量，又减少膈肌的疲劳和呼吸作功，有利于自主呼吸的锻炼和呼吸机的撤离。

3. 呼吸机参数调节：①潮气量，成人 8～10ml/kg，400～500ml；②呼吸频率 12～20 次/分，儿童 18～25 次/分；③吸入氧浓度 40%～60%；④吸呼比（I/E）为（1∶1.5）～2；⑤气道压力 8～20 cmH_2O（1.07～1.96kPa）。

4. 护理

（1）维护呼吸机正常运作：严密观察并及时排除故障，呼吸机每小时检查一次，保持其正常工作状态；确认呼吸机各设定值并作记录（呼吸机的工作模式、氧浓度、潮气量、呼吸频率等）；观察气道压力指针的波动情况，确认最高气道压力；设定报警范围，及时发现呼吸机的异常运作。

（2）观察呼吸回路：回路有无漏气、各管道有无脱落；回路有无闭塞、扭曲，确保加温、加湿器内足够水量；保持合适的温度和湿度；螺纹管内避免水分滞留而使气道阻力升高；调节螺纹管与气管插管的角度以防水反流入气道。

（3）加强人工气道的护理。

（4）加强病情观察：观察呼吸状态、呼吸频率、胸廓运动状态；两肺听诊了解有无肺不张，有无气体吸入、呼吸音的变化；生命体征有无变化；意识状态有无改善、有无躁动不安；全身状态有无改善：血氧饱和度、血气分析、脸部表情、面色、眼球结膜、腹壁紧张度以及循环状态等情况；定期作胸部 X 线检查，了解肺部的情况及插管的位置。

（5）严格各项无菌操作技术，定期做痰培养，定时更换螺纹管。

（6）加强基础护理：注意口、鼻腔护理，做好生活护理，定时翻身、拍背、活动肢体，防止肺部感染和压疮形成。

（7）加强心理护理：了解病人的感受，消除不良心理因素的影响，以获得病人最大程度的合作，防止自行拔管。一般在机械通气 30 分钟至 2 小时后，病人即可逐渐适应。

（8）对疼痛、烦躁不安者，可使用止痛剂或镇静剂协助治疗。

（9）加强营养支持。

（10）及时处理各种报警：①高压报警。原因：气道内痰液堵塞；管道扭曲折叠；气管痉挛；导管内积水；人机对抗；呼吸机参数设置不当等。处理：及时吸出痰液；检查管道通畅度；适当调整呼吸机同步性；更改参数对症处理。②低压报警。原因：管道漏气（如：气囊注气不足、管道破裂、接头脱开、湿化器密封不严等）；脱落；气囊破裂；插管滑出；呼吸机参数设置不当等。处理：检查漏气情况（管道衔接，插管或套管气囊）；重置插管；适当调整报警设置。③机器故障报警。原因：氧气压力不足；空气压缩泵压力不够；接触式温度传感器未接触好；空气压缩机温度过高。处理：排除故障，使呼吸机正常运行。④窒息报警。原因：病人自主呼吸过弱、呼吸暂停或呼吸机气道漏气。处理：提高触发灵敏度；增加通气频率；调整模式；检查气道漏气情况。

（11）撤机护理：原发病已基本控制，呼吸频率小于 25 次/分、潮气量大于 300ml，暂停呼吸机 1～2 小时，复查血气分析，在机体状态维持稳定时，可考虑撤离呼吸机。机械通气较久者，撤机前必须加强呼吸肌锻炼和物理治疗，并需加强全身营养支持，做好心理护理，消除病人对撤机的恐惧感。

（五）经外周静脉置入中心静脉导管的护理

1. 定义　经外周静脉置入中心静脉导管（peripherally inserted central catheter，PICC）是指经外周静脉（肘正中静脉、贵要静脉或头静脉）穿刺置入中心静脉导管，其末端位于上腔静脉（图 1－6－3）。

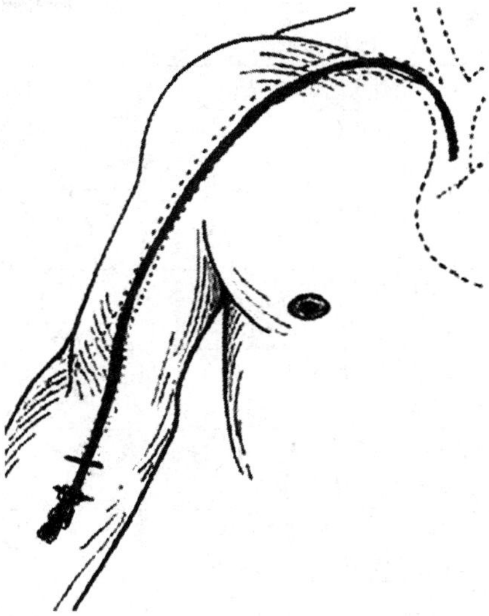

图 1－6－3　经外周静脉置入中心静脉导管

2. 适应证　适用于 7 天以上的中、长期静脉输液治疗，或用于需要静脉输注高渗性、有刺激性的药物。导管留置时间可长达一年。在 PICC 导管留置期间，各种静脉治疗药物都可以通过导管输入，从而大大降低因反复穿刺或药物刺激造成的对血管的损伤，确保了输液的安全。同时显著地提高了病人的生活质量。

3. 护理　良好的导管维护技术是 PICC 导管能长期留用、完成治疗的重要保证。包括导管的冲洗、正压封管、更换贴膜、更换肝素帽，以及观察和处理各种并发症等技术操作。

（1）导管冲洗：①每次静脉输液给药后，每次输血或血制品、输 TPN 等高黏滞性溶液后或取血后必须立即冲管；②治疗间歇期每 7 天冲管一次；③选用 10ml 以上的注射器进行冲管，小于 10ml 的注射器可产生较大的压力，如遇导管阻塞可导致导管破裂；④重力输注生理盐水或其他任何方式都不能有效代替导管的冲洗，应以脉冲方式注入生理盐水后正压封管。

（2）更换贴膜：①穿刺置管后 24 小时更换贴膜，以后每周 1～2 次；②更换贴膜必须严格遵守无菌操作技术；③贴膜被污染（或可疑污染）、受潮、掀起时应立即更换；④使用发汗药物的病人要求每 48 小时更换一次贴膜；⑤揭除原有贴膜时，方向应从下向上，并且避免牵动导管，以防将导管带出体外；⑥建议使用无菌透明贴膜固定导管，防止导管移动。透明贴膜不仅使导管入口处与外界环境隔离，也便于观察导管和穿刺点。若穿刺点周围皮肤有红肿或液体渗出、触摸有疼痛和硬结应通知医生，拔除穿刺。如果穿刺点有少量渗血，可以覆盖一小片纱布或使用带纱布的贴膜，并相应地缩短更换贴膜的时间间隔。

（3）更换肝素帽：连续使用导管每 7 天更换一次肝素帽，有助于将因过度使用肝素帽引发的潜在感染的可能降到最低。

（4）观察并发症：PICC 有无栓塞可根据测量上臂周长来判断。测量上臂周长时，应在手臂外展 90°，位于臂与肘之间（通常在肘上 4 横指）的部位进行。如果周长增加 2 cm 或以上，是发生血栓的早期表现，应引起特别注意。

【病人危重程度的评估】

为了估计疾病和损伤的严重程度，同时也对 ICU 的质量作出科学的评价，可对病人危重程度进行评分。目前临床常用危重病评分系统（acute physiology，age and chronic health evaluation Ⅱ，APACHE-Ⅱ）是根据急性病理生理的改变及慢性基础疾病来进行综合评分（框 1－6－1），APACHE Ⅱ分值范围为 0～ 71 分，分值越高，病情越重。此外，也可用分级法将病情分为四级：Ⅰ级，无需经常观察病情，亦不需要作任何监测；Ⅱ级，病情尚未稳定，为防止意外需进行监测者；Ⅲ级，目前病情虽基本稳定，但随时可能发生危险，必须进行有创性监测者；Ⅳ级，病情严重程度已达到必须进行较复杂的监测和特殊治疗措施，方能使病情改善者。

框 1-6-1　危重病评分系统(APACHE-Ⅱ)

1. 急性生理评分

生理变化	4	3	2	1	0	分数
直肠温度(℃)	≥41 ≤29.9	39～40.9 30～31.9	 32～33.9	38.5～38.9 34～35.9	36～38.4	
平均动脉压(mmHg)	≥160 ≤49	130～159	110～129 50～69		70～109	
心率(次/分)	≥180 ≤39	140～179 40～54	110～139 55～69		70～109	
呼吸频率(次/分)	≥50 ≤5	35～49	 6～9	25～34 10～11	12～24	
肺泡动脉氧分压差(mmHg) (吸入氧浓度<0.5)	≥500	350～499	200～349		<200	
二氧化碳分压(mmHg) (吸入氧浓度<0.5)	<55	55～60		61～70	>70	
动脉血 pH	≥7.7 <7.15	7.6～7.69 7.15～7.24	 7.25～7.32	7.5～7.59	7.33～7.49	
血清钠(mmol/L)	≥180 ≤110	160～179 111～119	155～159 120～129	150～154	130～149	
血清钾(mmol/L)	≥7 <2.5	6～6.9	 2.5～2.9	5.5～5.9 3～3.4	3.5～5.4	
血肌酐(μmol/L)	≥3.5	2～3.4	1.5～1.9 <0.6		0.6～1.4	
红细胞压积(%)	≥60 <20		50～59.9 20～29.9	46～49.9	30～45.9	
白细胞计数(×10^9/L)	≥40 <1		20～39.9 1～2.9	15～19.9	3～14.9	
碳酸氢根(mmol/L)	≥52 <15	41～51.9 15～17.9	 18～21.9	32～40.9	22～31.9	
GCS 昏迷评分=15-实际 GCS 评分						

2. 年龄评分

年龄(岁)	≤44	45～54	55～64	65～74	≥75
分数	0	2	3	5	6

3. 慢性健康评分

如果患者有严重器官疾病史或免疫力降低按以下评分：

a. 未手术或急诊手术后病人————5 分

b. 择期手术病人————2 分

肝	活检证实的肝硬化及明确的门脉高压；既往因门脉高压引起的上消化道出血；或既往发生肝功能衰竭/肝性脑病/肝昏迷
心血管	心功能Ⅳ级(纽约心脏病协会)
呼吸系统	慢性阻塞性、梗阻性或血管性肺疾病导致活动重度受限，即不能上楼或不能做家务；或明确的慢性低氧、CO_2潴留、继发性真红细胞增多症、重度肺动脉高压(>40 mmHg)或呼吸机依赖
肾	接受长期透析治疗
免疫损害	应用治疗影响感染的抵抗力，如免疫功能抑制治疗，化疗，放疗，长期或近期使用大剂量激素，或罹患疾病影响感染的抵抗力，如白血病、淋巴瘤和艾滋病

最终 APACHE Ⅱ评分=急性生理评分+年龄评分+慢性健康评分

第三节　外科重症病人的护理

（一）加强心理护理

1. 建立良好的护患关系　在病情允许时，ICU 的护患关系建立得越早越好，力求在彼此初识阶段使病人对责任护士建立较深的良好印象，使其在完全陌生的特殊环境中，在失去生活自理能力又无亲属陪伴的情形下，确信自己遇到困难时有一个可以依靠的群体，担心和忧虑的心理压力也会大大减轻。

2. 创造安静舒适的环境　ICU 中复杂的仪器设备以及周围危重的病人，对刚入 ICU 的病人来说易产生恐惧感和孤独感，护士应给予心理支持，使其认识所处的环境，调节好心理状态以适应环境；警铃的音量要适中，避免大声说话，创造安静和舒适的环境。

3. 帮助病人建立安全感　对于神志清醒的病人而言，安全感的获得极为重要。因此，在 ICU 病人的救治过程中，护士需以环环相扣、娴熟有序的操作，镇定自若而始终如一的神情，平心静气又委婉劝慰的话语等适宜的职业言行，给处于孤立无援、忐忑不安的病人带去安全感。

4. 观察并分析病人心理状态　通过重症病人外露的表情动作、神态、语调等来分析他们的心理状态，判断实施的心理护理是否有效，如病人皱眉头、双目圆睁、目光呆滞、对答无语、长吁短叹、呻吟不止、辗转反侧等，通常都是心境的写照。

5. 加强与病人的沟通　了解每个病人的视觉、听觉、活动、理解及语言交流能力，切忌只注意监护仪上图形和数字的变化而忽视了病人的存在。要花时间与病人交流，并随时向病人传递疾病好转的信息。有些病人因气管插管或气管切开等原因，不能讲话，护士应准备好书写板或将一些常用语言用文字甚至图形符号显示给病人，让其指认。

（二）加强基础护理

1. 监护室的对象是危、重、急病人，所有病人均处于不能自理的状态，又无亲属的陪伴，故 ICU 护士应给予病人包括生活护理在内的全面的系统护理，满足病人基本需求。

2. 经常变更病人的体位，每 2 小时左右翻身一次。

3. 尽量减少因监护仪给病人带来的不适应，病情稳定后，及时拆除某些导联线和管道。

（三）维持有效呼吸

1. 注意氧疗护理。

2. 加强呼吸机应用病人的护理。

（四）通过监测指导治疗

1. 根据监测结果调整治疗措施，以血流动力学监测和计算的结果，判断心脏前、后负荷及心肌收缩力的状态，以调整输液速度、血管活性药物应用等。

2. 根据中心静脉压及肺毛细血管楔压指导输液，输液期间观察中心静脉压变化，若中心静脉压升高 15 cmH_2O (1.47kPa) 以上时，应停止输液。

（五）严密监测生命体征

1. 心电监护　根据病人病情预设合适的报警范围，警惕出现严重心律失常，观察和分辨心房颤动、房性期前收缩、室性期前收缩、高度房室传导阻滞、室性心动过速、心室纤颤的心电图特征，并能作相应的紧急处理。

2. 动脉测压装置　对动脉插管进行血压监测的病人，应随时观察，并预防血液凝聚堵塞管腔，定时用肝素稀释液冲洗管腔，以免影响测压的准确性；无创性血压测量，可预设测压间隔时间，并及时观察记录。

（六）动态监测血气分析及血电解质的变化

定期记录，并作出趋势分析，有异常者应能究其原因并作相应处理。

（曹艳佩）

第七章　烧伤病人的护理

学　习　要　点

重度烧伤、特殊原因烧伤的概念；烧伤病人不同时期的病理改变、伤情判断、常见并发症、急救措施、治疗原则、影响重度烧伤预后的因素；重度烧伤病人的整体护理。

烧伤（burns）是指由热力（火焰、热液、热蒸汽、热金属）、电流、放射线以及某些化学物质作用于人体所引起的组织损伤。一般以热力烧伤多见，约占80%。烧伤不仅可引起皮肤、皮下组织、肌肉、骨骼的损伤，严重时还可引起一系列全身性变化，常危及生命。

重度烧伤是指烧伤总面积>30%，或Ⅲ度烧伤面积>10%；或Ⅱ度、Ⅲ度烧伤面积虽不达上述百分比，但有下列情况之一者也属重度烧伤：①全身情况较重或已有休克；②合并颅脑、胸、腹、四肢等复合伤；③伴有中、重度吸入性损伤。重度烧伤为本章着重讨论的内容。

【病理改变】

重度烧伤病理改变的特点是大量体液渗出、低血容量和严重感染。其病理改变一般可分为三期：

1. 体液渗出期　机体遭受严重的热损伤后，由于烧伤部位及其周围组织受热力影响，局部毛细血管扩张和通透性增高，血管内的血浆样液体很快渗入组织间隙或由创面渗出，造成局部水肿或形成水泡，这些水泡液或渗出液含有电解质和蛋白质，但无红细胞，其中电解质含量与血浆相仿，蛋白质含量为血浆的50%左右，渗出的蛋白质大部分为分子量较小的白蛋白，占渗出蛋白质的1/2。因而血浆白蛋白、球蛋白的比率下降，这种转移使循环中的血浆蛋白总量减少。重度烧伤时该变化尤为显著。

烧伤后促使血管通透性增高还有诸多其他原因：①炎症介质如组胺、5-羟色胺、缓激肽、前列腺素、白三烯等均可使血管通透性增加，其中组胺在烧伤后20分钟即起作用，其通过H_2受体使血管内皮细胞缩小，以致细胞间隙增大，血管壁通透性升高；其他的炎症介质则通过各不相同的途径增加血管通透性，作用更为明显，持续时间更长，约为24小时；②白细胞释放溶酶体酶损伤血管内皮细胞；③因缺血，体内氧自由基生存增多，其损伤血管内皮细胞和破坏血管壁上的粘合剂，使原本完整密封的血管变得千疮百孔，发生漏血、渗液。

体液渗出量与烧伤面积和深度成正比。渗出速度在伤后2～3小时最为急剧，8小时达到高峰，之后渗出速度逐渐减慢，至48小时渐趋恢复。所以，伤后48小时内最易导致低血容量性休克。

随着血流动力学趋于稳定，烧伤后48小时毛细血管通透性逐渐恢复正常，渗出于组织间隙的水肿液开始回吸收，而且重新转移到血管内。回吸收的持续时间可因烧伤程度和有无继发感染而有所不同，如果重度烧伤同时合并感染，可使回吸收时间延续至2～3周。

2. 急性感染期　重度烧伤一旦体液渗出趋于缓解，感染就成为对烧伤病人的严重威胁。病人由于经历休克的打击，全身免疫功能处于低下状态，对病原菌的易感性高，早期暴发全身性感染的概率极高，且预后也最差。

感染的高峰常见于烧伤后的2～10天和2～3周以后。其原因：①烧伤后2～10天，正值渗液回吸收期，机体各器官功能尚未及调整，而局部肉芽屏障也未及形成，回吸收中极易将细菌或其他毒素带入血液，2～3周以后焦痂开始自然溶解使大量创面显露，增加了细菌的易感性；②烧伤创面的坏死组织和富含蛋白质的渗出液成为细菌的良好培养基；③在深度烧伤区的周围，因血栓形成导致局部组织缺血和代谢障碍，人体的抗感染因子如白细胞、抗体和抗感染药物均难以到达局部，有利于细菌繁殖；④机体抗感染能力急剧降低。在体液免疫方面，新抗原的抗体形成受到一定抑制。具有调理和对抗细菌功能的补体，于伤后早期即被激活而消耗，以至水平下降。血中具有非特异性调理作用的纤维连结蛋白也明显降低。在细胞免疫方面，居于抗感染第一线的中性粒细胞、巨噬细胞，其吞噬和杀伤能力有所减弱。执行特异性免疫功能的淋巴细胞，尤其T细胞受到严重抑制。单核吞噬细胞系统也出现功能上的明显变化。

创面感染病原菌的来源有两条途径，一为内源性感染，另为外源性感染。内源性感染的病原菌多属条件致病菌，主要存在于病人皮肤表面、毛囊、汗腺、口腔、咽喉、呼吸道、胃肠道和肛门周围；外源性感染以环境、接触污染为多，也有医源性感染。内源性感染是重度烧伤引起全身感染的重要来源。细菌可通过呼吸道、肠道等进入血循环，播散至各脏器，尤其是肠源性感染，肠道细菌可穿过水肿、出血和糜烂的肠黏膜，进入肠系膜淋巴结，进而进入门静脉、肝以及其他内脏，甚至发生血行播散性全身感染。所以，急性感染在渗液回吸收时为高峰，随后其发生率有所下降。但随着进入溶痂期的“自溶脱痂”，富含蛋白的溶解组织又成为细菌生长的良好条件，故感染将一直延续至伤后3～4周，待健康肉芽屏障形成后，感染机会才逐渐减少。

3. 修复期　自伤后的5～8天至创面完全愈合。重度烧伤由于皮肤附件毁损严重，创面只能由创缘的上皮向内生长覆盖，因此，不经植皮较大创面多难自愈。创面愈合后产生的瘢痕，有痛性瘢痕、瘢痕疙瘩、挛缩畸形等，均需有一个功能锻炼和整形矫正的过程以尽可能恢复功能。此外，重度烧伤由于大部分汗腺被毁，人体散热、调节体温能力变差，更需要一个调整适应过程。

【伤情判断】

估计烧伤严重程度是判断伤情及进行烧伤治疗的重要依据。目前对烧伤严重程度估计的重要依据是烧伤面积、深度及并发症。

（一）有无吸入性损伤

吸入性损伤属于内脏损伤，大大加重了伤情的严重性，尤其是重度吸入性损伤，即使烧伤面积不大，亦应视为严重烧伤。详见本章有关内容。

（二）烧伤面积估计

1. 中国新九分法　是将全身体表面积划分为11个9%的等分，以损伤部位占人体总面积的百分比进行烧伤面积估计（表1-7-1）。

表 1-7-1 中国新九分法

部位			成人面积（%）	小儿面积（%）
头颈部	发部	3	1×9=9	9+（12−年龄）
	面部	3		
	颈部	3		
双上肢	双手	5	2×9=18	2×9=18
	双前臂	6		
	双上臂	7		
躯干	前部	13	3×9=27	3×9=27
	后部	13		
	外阴	1		
双下肢	双臀	5	5×9+1=46	46−（12−年龄）
	双大腿	21		
	双小腿	13		
	双足	7		

注释：成年女性臀部和双足各占6%。

在估计小儿烧伤面积时应注意小儿的解剖特点，即小儿头部与下肢的比例与成人不同，因此在计算方法上也有所不同。小儿年龄越小，头部的比例越大，下肢比例越小，当年龄逐渐增长至12岁时，头部与下肢的比例也随之与成人接近。

2. 手掌法　将病人的手五指并拢，一手掌面等于体表面积的1%。

在实际计算烧伤面积时，宜先将大片烧伤区以新九分法计算，零星烧伤处以手掌法计算，两者合计即为烧伤总面积。

（三）烧伤深度估计

临床常用三度四分法，即Ⅰ度烧伤、浅Ⅱ度烧伤、深Ⅱ度烧伤及Ⅲ度烧伤。烧伤深度分为：

1. Ⅰ度烧伤　表皮的角质层损坏，亦可波及透明层、颗粒层甚至棘细胞层和基底层（生发层）。临床表现为皮肤发红。故又称为红斑性烧伤。有轻度肿胀和疼痛。由于Ⅰ度烧伤仅涉及表皮浅层细胞，而有些变性的细胞未发生坏死，仍可恢复原有功能。一般经2～3天后，红、肿、痛消失，局部坏死的表皮细胞由深层细胞增生修复，临床出现脱屑，不留瘢痕。Ⅰ度烧伤对治疗及预后影响不大，因此在休克期计算补液量时，其面积不计算在内。

2. 浅Ⅱ度烧伤　仅累及表皮全层及真皮乳头层，一部分生发层健在。其特征是表皮与真皮分离，较多的渗出液积聚其中而形成饱满的水泡。一般而言，受损区皮肤越薄水泡越大。如水泡表皮脱落即可见到淡红色的基底，其上有均匀鲜红色斑点，此乃真皮乳头层充血的血管丛。由于末梢神经受刺激，疼痛剧烈。上皮再生靠残存的表皮生发层和皮肤附件（汗腺、毛囊）的上皮细胞增生，如无感染，则在1～2周愈合，一般不留瘢痕，多数有色素沉着。

3. 深Ⅱ度烧伤　伤及真皮深层，尚残留皮肤附件。因变质的表层组织稍厚，水泡较小或较扁。如去除已破裂的泡壁，即可见苍白的基底，其上有不同密度的猩红色小点，有时可见细而致密的网状层内栓塞血管网。深Ⅱ度烧伤的愈合一般需要局部坏死组织的脱落或被吞噬吸收，由残留的毛囊、汗腺导管上皮增殖形成上皮小岛，如不感染，可融合修复。愈合时间一般需要3～4周，且有瘢痕形成。但深Ⅱ度烧伤局部存有大量坏死组织，很容易发生感染。一旦感染，残留的皮肤附件往往被毁坏，从而转变为Ⅲ度烧伤。

4. Ⅲ度烧伤　损伤累及皮肤全层或深达脂肪、肌肉或骨骼。创面无水泡，但皮下组织间隙中有大量液体渗出。局部蜡白或焦黄，甚至炭化，由于末梢神经被破坏，故疼痛不甚剧烈。1～2天后，如坏死组织干燥则出现栓塞的树枝状血管。焦痂一般于伤后3～4周逐渐分离，暴露出肉芽创面。面积较小的Ⅲ度烧伤创面可由创缘收缩而达到愈合，残留严重的瘢痕。较大的Ⅲ度创面，则必须进行植皮方能修复（图1-7-1）。

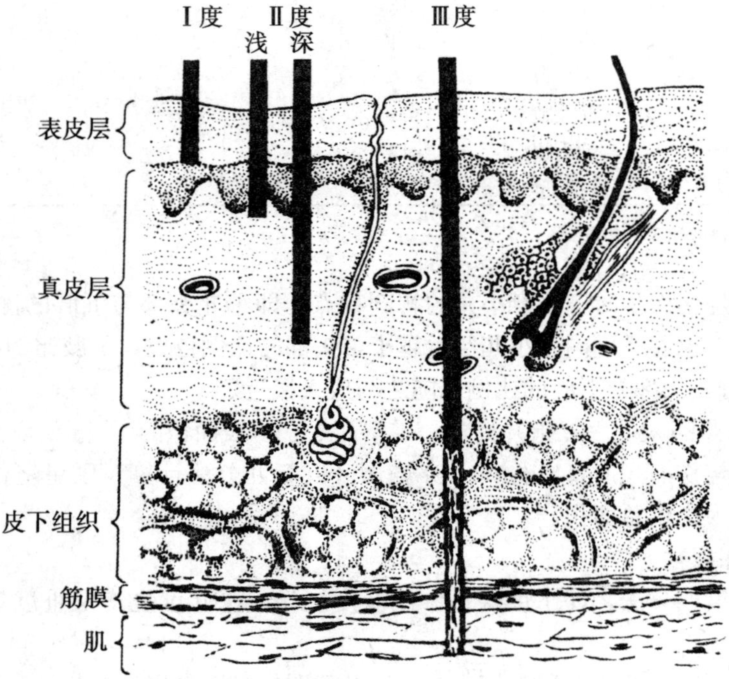

图1-7-1　热烧伤深度分度示意图

（四）常见并发症

重度烧伤因伤情重，病程长，治疗复杂，故并发症发生率也高。

1. 肺部并发症　以烧伤后2周内发生较多，与吸入性损伤、休克和全身性感染等有关。大多数为肺部感染，其次为肺水肿、肺不张。肺部感染中又以支气管肺炎占多数。

2. 肾功能不全　重度烧伤可因严重肾缺血，加以游离血红蛋白、细菌毒素或肾毒性物质等因素，引起肾实质损害而发生急性肾功能衰竭。肾实质的损害可发生于肾小管，也可发生在肾小球。

3. 应激性溃疡（stress ulcer）　见于烧伤伴有严重休克和脓毒症的病人。多发生在胃、十二指肠，亦可发生在食管和小肠。早期除偶有腹部隐痛和黑便外，其他症状甚少，往往在消化道大出血或穿孔后方才发现。出血和穿孔时间多发生在烧伤后1～3周。

4. 脑水肿　重度烧伤时由多种因素导致脑水肿的发生。除全身广泛充血水肿外，还可因缺氧、酸中毒、补液过多、代谢紊乱、严重感染、肾功能障碍、合并脑外伤等引起。早期症状为恶心、呕吐、嗜睡或反应迟钝，有的则表现为激动或烦躁不安，甚至出现精神症状；严重者可发生心率失常、呼吸不规则、昏迷或突然死亡。

5. 化脓性静脉炎　重度烧伤者多需长时间静脉输血、输液及注射药物等治疗措施，因此静脉血栓形成和静脉炎极为常见。深静脉血栓形成可引起肢体肿胀、肺梗死等严重并发症。如并发感染，则可形成化脓性血栓性静脉炎，若不及时处理，可转变为全身化脓性感染的病灶，后果严重。

6. 心律不齐　重度烧伤后心律不齐亦较多见，几乎包括所有心律不齐的类型。常见原因为休克、感染、电解质紊乱等。多数心律不齐在去除原因后，可恢复正常心律。但有时，特别是持续时间过久，亦可发展成心功能不全，甚至心力衰竭。

【现场急救】

现场急救目标是立即消除致伤原因，迅速脱离现场并及时予以适当处理，尽可能减轻伤情和避免再损伤。

1. 保护受伤部位　①迅速脱离热源：如火焰烧伤应尽快脱离火场，脱去燃烧衣物，并以冷水冲淋或浸浴降低局部温度。切忌奔跑呼叫，以免烧伤头面部和呼吸道。②避免再损伤：如避免双手扑打火焰，以免造成双手烧伤；热液浸渍的衣裤，应冲淋后剪开取下，切不可剥脱。③减少沾染：用清洁的被单、衣服等覆盖创面或简单包扎后送医院处理。

2. 镇静止痛　安慰受伤者，使其情绪稳定。酌情使用地西泮、哌替啶，因重度烧伤多伴有休克，应经静脉途径给药。

3. 呼吸道护理　火焰烧伤后呼吸道受烟雾、热力等损害，极易发生喉头水肿并由此而发生窒息，须高度重视保持呼吸道通畅。对有可能发生上呼吸道阻塞者应行预防性气管切开，而对已窒息者应紧急施行气管切开。

此外，注意有无复合伤，对大出血、开放性气胸、骨折等应先施行相应的急救处理。

【治疗原则】

重度烧伤的治疗原则：①积极扩充血容量，预防和治疗休克；②及时防治局部和全身感染；③妥善处理创面，促进创面修复，并尽量减少瘢痕所造成的功能障碍和畸形。

（一）急诊处理

1. 保持呼吸道通畅　必要时行紧急气管插管或气管切开术。

2. 预防低血容量休克　应尽快建立有效的静脉通道，在补液量计算之前先紧急输入平衡液。

3. 保护烧伤创面　为防止和尽量清除外源性沾染，创面用等渗氯化钠溶液清洗后，再将异物及坏死组织清除，创面涂以烧伤软膏或1%磺胺嘧啶银霜剂，并采取暴露疗法。

4. 预防感染　及时注射破伤风抗毒素（TAT）和预防性应用抗生素，以防感染。

（二）住院治疗

1. 液体疗法　充分补液是防治休克的主要措施。常用烧伤输液公式计算，伤后第一个24小时丧失的体液量按病人每公斤体重每1%烧伤面积（Ⅱ度、Ⅲ度）应补胶体和电解质液共1.5ml（小儿2.0ml）计算，即第一个24小时丧失的体液量＝体重（kg）×烧伤面积（%）×1.5ml，其中胶体和电解质液的比例为0.5∶1（广泛深度烧伤者与小儿烧伤其比例可改为0.75∶0.75），另加每日生理需要量2000ml则为第一个24小时补液量。第二个24

小时补液量，胶体与电解质液量均为第一个24小时的半量，而每日生理需要量不变。

平衡液（balanced salt solution，BSS）是首选的电解质溶液，其具有预防和纠正轻度酸中毒的作用；而胶体溶液首选的是血浆，用以补充渗出、丢失的血浆蛋白，其次输入全血可补偿已被损害的红细胞。生理需要量常用5%～10%葡萄糖补充。另外，为防治酸中毒、保护肾功能，应增加补充5%碳酸氢钠。

2. 创面处理　重度烧伤由于坏死组织多，感染率极高，应正确选用外用抗菌药物。目前证实有效的外用药有1%磺胺嘧啶银霜剂、碘伏等。使用翻身床将创面直接暴露在温暖而干燥的环境中，不但便于观察创面变化，减少换药时的痛苦，而且还能抑制细菌生长。

Ⅲ度烧伤焦痂的“自溶脱痂”增加了感染机会，故在休克期后3～5天，如病人病情稳定应及时进行分期切痂，然后植皮。并用非手术或手术方法促使创面愈合，尽量减少瘢痕所造成的功能障碍和畸形。

对已经发生感染的创面，应及时清除脓液及坏死组织，按时换药，或采用浸浴疗法清洁创面，局部创面应用抗生素。

悬浮治疗床（fluid-suspend therapeutic bed），是目前烧伤病人抢救中最先进的设备。该系统中，由陶瓷粉、硅胶和碳酸钙粉等组成的特殊颗粒充满流动舱，当经过过滤、加热后的压缩空气进入流动舱后，使微颗粒产生管状的自下而上的单一方向气泡流动效果，从而达到悬浮、按摩病人的作用，并吸附病人的渗出液。吸附后的微颗粒，由于重力的原因而沉降到舱底。如此循环反复，不但保证了特殊颗粒的流动，而且从根本上阻止了细菌的繁殖和交叉感染，从而保证在有效工作状态下的局部消毒环境。

3. 防治全身感染　创面脓毒症和脓毒症是重度烧伤后病人死亡的最主要原因。常见致病菌为铜绿假单胞菌、金黄色葡萄球菌、大肠埃希菌。近年来真菌感染较为多见。所以，除早期正确处理创面外，还应及早、足量使用抗生素，以预防或控制全身感染。

4. 预防和治疗并发症　预防烧伤后器官并发症的基本措施，包括及时纠正低血容量、迅速逆转休克以及预防或控制感染。

【影响重度烧伤病人预后的因素】

1. 年龄　婴幼儿和老年人对烧伤的耐受性差，其存活率也比青壮年低。

2. 过去史　病人以往患有心血管、肾、呼吸系统及代谢方面等疾病，其预后都较差。重度烧伤，有可能使这些疾病恶化，引发并发症。

3. 后期并发症　如关节挛缩、瘢痕增生等在一定程度上影响着病人的康复和功能。

【护理】

（一）护理评估

1. 病人烧伤原因、现场急救，有无伴发呼吸道损伤和目前救治情况。

2. 病人烧伤面积和深度。

3. 病人生命体征、意识、中心静脉压及尿量等动态变化，体液失衡状况及治疗效果。

4. 病人创面分泌物颜色，有无异味，判断有无并发全身感染。

5. 病人恢复期饮食和体重情况，评估营养状况。

6. 病人心理、社会评估，及时了解其心理承受能力。

7. 病人对瘢痕形成的局部感觉；关节功能、肢体姿势畸形程度以及对功能锻炼的认知程度。

（二）护理诊断/护理问题

1. 体液不足　与创面体液渗出过多有关。

2. 皮肤完整性受损　与皮肤损伤有关。

3. 有感染的危险　与皮肤屏障功能丧失和组织坏死有关。

4. 营养失调　与摄入不足和机体分解代谢及能量消耗增加有关。

5. 躯体活动障碍　与瘢痕组织形成至活动受限有关。

6. 焦虑　与无法预知未来和面对社会问题有关。

7. 知识缺乏　与缺乏康复期自理能力恢复和关节功能锻炼知识有关。

（三）护理措施

1. 建立通畅的输液途径和输液计划　第一个 24 小时丧失体液量的 1/2 应在前 8 小时内输入体内，其余液量在第 2、第 3 个 8 小时内均匀输入，而每日生理需要量则按 1/3 等分输入。具体安排时还应注意电解质液与胶体液的交替输入，以保证体液的平衡。

为保证液体的按时输入，应建立有效的周围或中心静脉通路并快速输液，这对重度烧伤病人确实起重要作用，但须避免因快速输液引起的心力衰竭或肺水肿等。所以，应严密观察病人在输液中的各项指标：①尿量：在肾功能良好的前提下，尿量是判断血容量是否充足的简便可靠的指标。要求每小时尿量维持在 30～50ml（儿童 20ml，婴儿 10ml）。②神志：烦躁、淡漠等意识障碍，常表示血容量不足。③脉搏血压：成人脉搏应保持＜120 次/分，儿童＜140 次/分；收缩压＞90 mmHg（12kPa）。④周围血液循环状况：观察肢端温度、皮肤颜色、毛细血管充盈时间及足背动脉搏动等。⑤中心静脉压：应维持在 5～10 cmH_2O（0.49～0.98kPa）的正常水平。

对于重度烧伤合并多器官功能障碍的病人，应设置监护或特别护理，严密监测心功能、动脉血气分析、肺动脉压及肺毛细血管嵌压等。

2. 暴露疗法护理　暴露疗法护理的基本要求是保持创面干燥，促使创面结痂并保持痂皮或焦痂的完整。应安排病人在有特殊装置的烧伤病房内，保持室内空气洁净，并注意湿度与温度的恒定；严格采取隔离无菌技术，避免交叉感染。

向病人说明使用翻身床的意义、方法和安全性，消除病人的恐惧和疑虑；为防止意外发生，应严格执行正确的操作步骤，并注意保护骨隆突处，以免受压；当病人俯卧位时应严密观察病人的呼吸情况，以防窒息，俯卧时间可由开始时的 30 分钟逐渐延长至 4～6 小时。

浸浴疗法需全身浸泡时，要注意观察病人全身情况，如发现脉搏、呼吸加快，面色苍白等虚脱现象时，应立即终止浸泡。一般在全身浸泡后，病人都会出现体温升高、自觉乏力等，休息数小时后可逐步恢复。

3. 减轻疼痛　尽可能采取非药物性护理以减轻病人的痛觉，伴有剧烈疼痛应遵医嘱予以镇痛药物。吗啡类药物有较强的止痛效果，但有抑制呼吸的作用，对吸入性烧伤和老年病人应慎用。

4. 密切监测感染征象　局部应注意观察创面色泽、渗液、肿胀、气味及痂下有无积脓等情况。如发现局部创面萎陷，肉芽色暗无光泽，坏死组织增多，并出现出血斑点或黑色坏死斑，提示有创面脓毒症的可能。

全身感染征象包括持续高热、低温、体温骤升骤降并伴有寒战、白细胞计数过高或过低，严重者可出现呼吸窘迫及休克等表现。革兰氏阴性杆菌感染的病人，体温可突然上升达

39～40℃以上或突然下降到36℃以下，伴寒战、脉搏增快、呼吸浅而快、烦躁或反应迟钝等。

5. 营养支持　烧伤病人呈超高代谢状态，其代谢率为正常人2倍，所以，营养支持显得尤为重要。应补充足够的蛋白质、热量、维生素等。主要措施为：①向病人解释保证营养摄入的重要性，了解病人以前的饮食习惯和爱好，以便饮食安排更合理；②除休克期外尽量鼓励病人经口进食，合理安排进食与翻身时间，减少餐前治疗；③对进食困难或昏迷病人可予管饲饮食，做好鼻饲管的常规护理；④如给予TPN支持，应加强静脉导管和输液护理，预防并发症发生。

6. 并发症预防和护理　保持呼吸道通畅，及时排出分泌物，以防呼吸道感染；按时检测尿液，注意观察尿液色、质、量的变化不但有指导补液的作用，而且能及时了解肾功能，以防急性肾功能衰竭；早期安置胃肠减压，密切观察有无腹痛、腹胀、恶心、呕吐、腹膜炎等胃肠道并发症征象；并发应激性溃疡出现胃出血者，可予以冰盐水洗胃、经胃管灌注止血剂等措施。

7. 心理护理　严重烧伤对病人和家属心理上都是重大的考验，需要有较长的认知和适应阶段。应正确掌握严重烧伤病人不同时期的心理特点，以真诚和同情的态度与病人和家属沟通，建立良好的护患关系，使其有信任感。耐心倾听病人对意外、损伤、手术等的感受，使其充分表达内心的痛苦和担忧；及时进行检查、治疗、康复等有关知识的宣教，对病人和家属提出的疑虑应给予耐心细致的解答，允诺合理的要求，以满足其生理和心理需求。及时并针对性地开展心理护理，不但有助于减少病人对生命的威胁感，积极配合医疗救治，而且可勇于面对和接受烧伤带来变化的现实，恢复战胜困难的信心及正常社交活动，重新适应社会生活。

8. 运动康复护理　为帮助病人自理和促进适应性反应，首先应告知病人有关活动的重要性，指导病人正确的活动方法和姿势，以保持各关节的功能位置，预防或矫正肢体挛缩畸形；与病人和家属共同制定康复计划，鼓励病人坚持肢体和关节的功能锻炼。

（四）出院健康指导

1. 具体指导和协助病人实施长期康复计划　瘢痕挛缩是修复期所必须防范的重要工作，在进行物理治疗的同时应指导病人如何在家属协助下完成肢体主动或被动运动，坚持作各种纠正挛缩的运动，以维持正常的关节运动范围，抑制挛缩的发生；对严重瘢痕可按医嘱涂瘢痕软化剂或采用紧身衣和夹板予以矫正。一旦挛缩形成，除使用夹板、石膏等处理外，还可以进行物理治疗，包括水疗和超声波治疗。

2. 继续给予病人心理支持　在重新评估病人情绪、接受现实和适应的转变、配合医疗程度以及家属支持以外，还应针对社会文化背景、经济状况、职业重建等方面给予心理支持，使其增强恢复自理能力的信心，促进其尽早回归社会。

【吸入性损伤】

又称呼吸道烧伤。多见于头面部烧伤者。大多为吸入火焰、蒸汽、有毒或刺激性烟雾或气体所致。包含了热力的作用和烟雾中有害气体的化学损伤作用。

为了减少肺部并发症的发生，尤其在气管切开后呼吸道的护理显得尤为重要。①严格执行无菌操作；②用雾化或蒸汽吸入，以保持呼吸道黏膜湿润；③雾化溶液中可加入蛋白分解酶制剂（如糜蛋白酶）、有效抗生素、小剂量激素和异丙基肾上腺素等，以解痉、控制局部炎症和感染，并使痰液稀薄便于排出；④及时吸引，保持呼吸道通畅，但操作须轻柔，尽量避免损伤气管黏膜。在伤后3～5天，常最易因气管壁坏死组织溶解脱落而造成窒息，此阶段应严密观察，一旦发现有坏死物脱落立即吸出。如吸引器无法有效吸出时，可借助支气管镜吸出或支气管内灌洗后再吸出。在灌洗前、后应勤翻身、拍背，使坏死组织松动，易于吸出。

【特殊原因烧伤】

1. 电烧伤　电流通过人体引起的损伤称为电烧伤，可以是全身性或局部性损伤。其严重程度取决于电流的强度和性质、电压、接触部位的电阻、接触时间的长短和电流在体内经路等因素。一般而言，交流电比直流电危险；电流强度越大、接触时间越长越危险。高压电的危险性较大，尤其50～60Hz的110～220V交流电，对心脏有很强的作用，特别是接触部位的电阻低，进入体内的电流强度大时，往往可立即致死。另外，当电流穿过皮肤后，迅速沿电阻低的体液和血管运行，不仅导致全身性损伤，而且使局部邻近的血管壁发生变性和血栓形成。所以，血管损伤是电烧伤后引起局部组织进行性坏死和继发性出血的重要原因之一。

电烧伤有“入口”与“出口”，通常入口的损伤较出口严重。皮肤烧伤面积多不太大，大多呈椭圆形，一般限于与导体接触的部位和附近组织，但实际破坏较深，可达肌肉、骨骼或内脏。烧伤早期难以从外表确定损伤范围和严重程度。24～48小时后，周围组织开始发红肿胀，炎症反应和深部组织水肿较一般烧伤为重。伤后1周左右开始进行性广泛组织坏死，往往有成群肌肉坏死、骨骼破坏或肢体坏死，或发生继发性大出血。感染多较严重，尤其是厌氧菌感染，有的可并发气性坏疽。坏死组织脱落后，所遗留的肉芽创面愈合缓慢。

治疗电烧伤，由于损伤深且水肿较广泛，因此补液量较同等面积烧伤为多，可根据病人全身情况及尿量调整。同时由于广泛肌肉和红细胞的破坏，释放出大量肌红蛋白和血红蛋白，为了避免急性肾功能衰竭的发生，除适当增加输液量以增加尿量外，可应用利尿剂和碱化尿液。

2. 化学烧伤　可致伤的化学物质种类繁多，但现场急救手段却基本相同。最简单可行的方法是以大量水冲洗或稀释局部化学物质，时间不少于30分钟。

（1）酸烧伤：常见为硫酸、硝酸、盐酸烧伤。它们的特点是使组织脱水，组织蛋白沉淀、凝固，故一般不起水泡，迅速成痂。因此也限制了继续对深部组织的侵蚀。一般烧伤越深，痂色越深，韧性越硬。但由于痂色的掩盖，早期对深度的判断较一般烧伤困难，不能因为无水泡即判为深度烧伤。

（2）碱烧伤：常见为苛性碱、氨、石灰及电石等。强碱可使组织细胞脱水并皂化脂肪。此外，碱离子与蛋白结合后，形成可溶性蛋白，能穿透到深部组织。因此，如果早期处理不及时，创面可继续扩大或加深，并引起剧痛。急救时的冲洗要尽早，时间要长，有人甚至主张在流动清水中冲洗24小时。但电石遇水后产生乙炔和氢氧化钙（石灰）并释放大量热，故不能用水冲洗。碱烧伤一般都不主张用中和剂。

（3）磷烧伤：磷在工业上用途较广，在现代战争中，磷弹的应用也较多。白磷的特点是熔点低，为44℃，极不稳定，在常温空气中或受震就会自燃。除由于皮肤上的磷因接触空气自燃引起烧伤外，还由于磷燃烧氧化后形成的五氧化二磷（P_2O_5）对细胞有脱水和夺氧作用，遇水则成为磷酸，造成磷酸烧伤。从创面迅速吸收的磷及磷化物可造成内脏的损害和功能不全，尤其是肝和肾。

磷在创面燃烧时，会发出烟雾和大蒜样臭味，在黑暗中可见蓝绿色荧光。创面呈棕褐色，在暴露情况下，可呈青铜色或黑色。创面一般可深及肌肉甚至骨骼。

现场急救时，应用大量水反复冲洗创面及周围正常皮肤，尽量将肉眼可见的磷颗粒冲洗干净。如无清水可用湿布包扎，以隔绝磷与空气接触的机会，切勿暴露或用油脂包扎，防止磷在空气中继续燃烧或溶解在油脂中被继续吸收。为减少磷的吸收和防止向深层破坏，对深度磷烧伤应尽早切痂植皮。

（陈宏星）

第八章　器官移植病人的护理

学　习　要　点

器官移植的概念与分类、移植的基本原则、供者的选择、移植后的问题与处理、排斥反应与免疫抑制治疗，器官移植病人整体护理。

第一节　概　论

移植（transplantation）是指通过手术或其他方法将一个个体的细胞、组织、整体或局部的器官导入到自体或另一个体的某一部位的过程。

根据导入移植物不同，可分为细胞、组织或器官移植。骨髓移植、胰岛细胞移植属于细胞移植；皮肤、皮瓣、肌腱移植属于组织移植；心、肝、肾等单个器官或多个器官联合移植属于器官移植。

器官移植（organic transplantation）是指摘取人体器官捐献人具有特定功能器官的全部或者部分，将其植入接受人身体以代替其病损器官的过程。

【概念与分类】

1. 根据供、受关系分类　献出移植物的个体称为供者（donor），接受移植物的个体称为受者（recipient）。如供者和受者为同一个体，称作自体移植；供者和受者不属于同一个体，称作异体移植。

2. 根据供受者的种系与基因分类　供者和受者属于同一种系有完全相同基因，如同卵双生的异体移植称为同基因移植；种系相同而基因不同如人与人之间的移植，称作同种异体移植；不同种系之间的移植称作异种移植。

3. 根据移植物位置分类　移植物移植到受者该器官原来的解剖位置称作原位移植；移植到另一位置称作异位移植；移植时不切除受者原来器官，而是将移植物移植于身体某一部位，以辅助受者原来器官行使功能的称作辅助移植。

4. 根据供者是否存活分类　移植器官取自有生命的人体称作活体供者移植；移植器官取自尸体的称作尸体供者移植；当活体供者与受者间有血缘关系时称为亲属活体供者移植；无血缘关系者称为非亲属活体供者移植。

【移植的基本原则】

器官移植是指在医学领域以拯救和改善人类生命和生存质量为目的，以手术为实现方式，将整个保持活力的供者器官移植到受者的医疗手段。医学的目的是治病救人和增进人类的健康，人的生命具有至高无上性和无条件性。器官移植能够满足这些需要，总体上其道德价值是可以肯定的。

（一）供者选择

1. 免疫学选择　移植免疫应答反应主要由主要组织相容性复合物（major histocopati-

bility complex，MHC）引起，此类抗原即人类白细胞抗原（human leucocyte antigen，HLA），具有明显个体特异性。其他组织相容性抗原，如次要组织相容性抗原、ABO 血型抗原等也在移植免疫中起一定的作用。

供、受者间组织相容性抗原的差异越小，则排斥反应发生的概率越小，移植物生存率越高；反之则不利于移植物的生存。因此临床常用以下免疫学检测，以选择与受者组织相容性抗原无差异或差异小的供者器官作为移植物。

（1）血型：同种异体间移植必须血型相同或至少符合输血原则，血型不合是移植物被排斥的重要原因。

（2）淋巴细胞毒交叉配合试验：若受者血清中存在抗体，可与供者淋巴细胞表面相应的抗原结合激活补体，使淋巴细胞膜受损，发挥杀伤淋巴细胞的细胞毒作用。此试验阳性＞10％，提示移植后有超急性排斥反应的风险。

（3）HLA 配型：国际标准是测定供者与受者 I 类抗原 HLA－A、B 和 C，Ⅱ类抗原 HLA-DR、DP 和 DQ 共 6 个位点的相容程度。器官移植的配型主要涉及 HLA－A、B 和 HLA－DR 3 个位点，一般认为 HLA－DR 位点相符对长期存活的关系更为密切，HLA－A、B 位点和 HLA－DR 位点完全相符时，一年的肾移植存活率高达 93％。活体供者中除同卵孪生同胞外，直系亲属的 HLA 抗原一般较接近。

（4）群体反应性抗体（panel reactive antibody，PRA）检测：是通过检测受者体内同种异体抗体对随机细胞群体反应的细胞筛查试验来测定其被致敏的程度，用 PRA 百分率表示。PRA 高的病人交叉配型的阳性率高，提示不容易找到合适的供者。

（5）淋巴细胞混合培养（mixed lymphocyte culture，MLC）：将供者和受者的淋巴细胞混合培养 5～7 天，观察其转化率，当淋巴细胞转化率超过 20％～30％，说明供、受者的淋巴细胞抗原不同，不宜移植。但因此试验耗时 5～6 天，临床实用价值不大。

2. 非免疫学选择　①要求移植器官功能正常，供者无血液病、结核病、恶性肿瘤、严重的全身性感染和人类免疫缺陷病毒（HIV）感染等疾病；②供者年龄一般不超过 50 岁；③供、受者之间的生理匹配程度应接近，如身高、体重等。

3. 伦理学的选择　在开展活体移植时，必须严格遵循以下原则：

（1）明确供受体的亲属关系。我国《人体器官移植条例》等相关法规明确规定，禁止器官买卖，活体器官移植的供者必须是满 18 周岁且具有完全民事行为能力的公民。供受者之间仅限于以下关系：配偶、直系血亲或者三代以内旁系血亲，或者有证据证明受者与活体器官捐献人存在因帮扶等形成的亲情关系。

（2）充分的知情同意和保证供体安全是活体移植伦理评估的重要原则。目前全球有明确文献报告的供者死亡案例，我国也发生过术后供体死亡情况。鉴于供者需要承担手术创伤甚至死亡风险，移植前必须确认供者已充分知情并且是自愿捐献。

（3）预期受者预后良好也是活体移植需要遵循的伦理原则。

（二）器官保存

器官保存的目的是使离体器官得到较好条件、长时间的保存。这样既有足够的时间将供者器官运送到受者所在医院，又可保证有足够的时间行组织配型和受者的准备，并能使移植器官具有较高的质量。

在常温下，器官仅能耐受很短的缺血时间就趋向死亡，必须将热缺血（在常温下无血液供应）改为冷缺血（在低温下无血液供应），从 37℃降至 0℃可使细胞的新陈代谢率下降到原来的 1/12，然而在低温条件下，细胞代谢的主要能量来源 ATP 和 ADP 仍不断消耗，因此保存液的成分是保存器官功能的另一关键因素。

目前临床上大多采用单纯低温保存法，通过冷灌洗液快速灌洗器官，尽可能将血液冲洗干净并使器官迅速均匀降温后，将其置入容器中用冷器官保存液浸没，并以冰块等维持在 0～4℃，直至移植。

保存液有 Collins 液、各种改良的 Collins 液、Sack 液和 UW 液等。1988 年美国创制的 UW 液理论上可保存供肾达 72 小时，保存供肝和供胰在 30 小时以上，效果有明显优势，新近开发的 HTK 液和 Celsior 液也有较好的器官保存效果。目前临床医生将供者器官保存时限定为：心脏 5 小时，肝 12 小时，胰腺和肾分别为 20 小时和 24 小时以内。

【移植后的问题与处理】

（一）排斥反应（rejection）

同种异体器官移植的最大障碍是移植后供、受者之间的排斥反应，排斥反应为宿主抗移植物反应（host versus graft reaction，HVGR），其实质是受者针对供者特异性的免疫应答反应，包括抗体类物质介导的体液免疫反应和 T 淋巴细胞介导的细胞免疫反应。

体液免疫反应：受者体内存在能结合补体的抗体，一旦与移植器官相应的抗原接触，将在器官内激活补体系统，使红细胞、嗜中性白细胞、巨噬细胞及血小板发生免疫黏附，在小血管内形成抗原-抗体复合物，促进血管内凝血，阻断血流，导致器官缺血性坏死。体液免疫反应在超急性排斥反应、急性加速性排斥反应及慢性排斥反应中都具重要作用。

细胞免疫反应：需经过抗原识别→免疫活性细胞致敏→免疫细胞增殖反应→攻击靶细胞等过程。器官移植的细胞免疫反应即循此过程。细胞免疫反应是急性排斥反应的主要原因。

1. 超急性排斥反应（hyperacute rejection，HAR） 是不可逆的体液免疫反应。①临床表现：移植器官血流恢复后数分钟或数小时，甚至 1～2 天，功能突然丧失，器官表面呈紫色，出现斑块；质地变软，失去丰满饱满感。②病理改变：血管壁发生纤维素样坏死，管腔内有大量纤维蛋白和血小板聚集形成的血栓，周围毛细血管内有大量中性白细胞积聚。血管管腔阻塞，血流中断，器官组织有广泛梗死。③原因：受者体内原已存在抗 HLA 抗原的细胞毒抗体，这些抗体可由 ABO 血型不相容、经产妇或曾接受输血、曾接受过移植器官而产生。④处理：一旦发生超急性排斥反应，免疫抑制药物治疗无效，应尽快摘除移植物。

2. 加速性排斥反应（accelerated rejection） 亦属急性体液免疫反应。①临床表现：多在术后 2～5 日发生，也可出现在术后 1 个月内。移植器官功能减退或丧失，有高热、畏寒、乏力、食欲减退等全身症状及血 WBC 增加，并有移植脏器肿胀、疼痛。②特点：经糖皮质激素冲击治疗可能得到暂时缓解，但短时间内将再次或反复发作，直至不可逆转。

3. 急性排斥反应（acute rejection，AR） 细胞免疫反应起主要作用，也可有体液免疫因素参与。除同卵孪生供者，几乎所有来自尸体和亲属供者的器官都将发生程度不同的急性排斥反应。免疫抑制药停用或剂量不足将促使其发作。

（1）病理改变：表现为移植器官间质水肿和大量淋巴细胞浸润，随后也可有浆细胞和巨噬细胞浸润。急性排斥反应发生于移植后数周以上者，血管病变常较突出，呈淋巴细胞浸润伴有血管内血栓形成及纤维素样坏死。

（2）临床表现：急性排斥反应多发生于移植术后 1 个月内，病人发热、畏寒、全身不适、移植器官局部胀痛，功能骤然恶化，如肾移植时尿量减少或无尿，出现氮质血症；肝移植时胆汁减少伴黄疸；心脏移植时有心律失常、奔马律及右心衰竭症状。

（3）诊断：根据临床症状，测定体内淋巴因子，结合脏器功能检测、B型超声、核素示踪或细针穿刺细胞学检查。穿刺标本除作病理检查外，加作免疫组化分析，可对急性排斥反应作出及时诊断。

（4）处理：用大剂量糖皮质激素冲击治疗．并调整其他免疫抑制药，多数病人的急性排斥反应缓解或消失。病情仍不改善者，及早使用单克隆或多克隆抗体。

4. 慢性排斥反应（chronic rejection，CR） 以体液免疫反应为主。

（1）病理改变：移植器官间质及动脉内膜纤维组织明显增生，伴血管壁弹力纤维断裂和增厚，使血管管腔狭窄，器官组织呈慢性缺血性改变。

（2）临床表现：一般发生在手术6个月后。移植器官功能缓慢减退，增加免疫抑制药的剂量常难奏效。如肾移植慢性排斥反应表现为水肿，蛋白尿，高血压，肾功能减退，内生肌酐廓清率下降，血肌酐和尿素氮升高，以后尿量减少，甚至无尿，移植肾缩小变硬。

（3）处理：目前尚无有效的治疗方法，应停用免疫抑制剂，恢复维持性血液透析。至少待数月血内抗体减少或消失后，再争取作第二次肾移植。

5. 移植物抗宿主反应（graft versus host reaction，GVHR） 移植物抗宿主反应是由移植物中的特异性淋巴细胞识别宿主抗原而发生的一种反应，它不仅能导致移植失败，还可以给受者造成移植物抗宿主病（graft-versus-host disease，GVHD），甚至导致受者多脏器功能衰竭等严重后果。

（二）免疫抑制治疗

理想的免疫抑制治疗应既能保证移植物不被排斥，同时对受者免疫系统影响又尽可能小，且药物的毒副作用也要尽量少。应用免疫抑制剂的剂量、时间以及选择何种免疫抑制剂因不同的器官移植而异，还因个体对药物的吸收和反应而异，并且随着移植时间的不同，免疫抑制剂的剂量和种类也不断调整。

1. 糖皮质激素（glucocorticoid，GC） 通常与其他免疫抑制剂联合应用于预防和治疗移植排斥反应。GC的疏水结构使其能迅速穿透细胞膜并进入细胞核，与核内细胞因子的启动基因结合，起到抑制细胞因子产生的作用，从而成为一种有效但非特异性的抗炎因子。

目前GC主要用于免疫抑制治疗的诱导和维持阶段，大剂量激素的冲击治疗可在发生急性排斥反应时作为挽救治疗手段。常用有琥珀酰氢化可的松、甲基泼尼松龙等。手术日及术后1日冲击治疗，静滴甲基泼尼松龙800～1000mg或琥珀酰氢化可的松1500mg。术后第2日改口服，自80～100mg/d减至术后第7日30mg/d，3～6个月时减至维持量7.5～15mg/d。长期应用GC的副作用很明显，有药物性柯兴综合征、感染、高血压、糖尿病、白内障及骨无菌性坏死等。

2. 增殖抑制药

（1）硫唑嘌呤（azathioprine，Aza）：对所有快速分裂的细胞有抑制作用，尤其对T细胞的抑制作用突出。还能抑制淋巴细胞移动和抑制抗体产生。口服剂量0.5～2.0mg/(kg·d)。副作用为骨髓抑制，中毒性肝炎等。如病人能耐受，坚持服药对长期存活有重要意义。

（2）霉酚酸酯（mycophenolate mofetil，MMF）：商品名为骁悉，可相对特异地抑制T、

B淋巴细胞的增殖。与Aza相比，MMF很少产生肝毒性，骨髓抑制作用也较轻，因而有取代Aza的趋势。应于移植72小时内开始服用。肾移植病人服用推荐剂量为1g，1天2次。

3. 钙调神经素抑制剂（calcineurin inhibifor，CNI）

（1）环孢霉素A（cyclosporin A，CsA）：CsA应用于临床是当代器官移植史上的一个里程碑，极大地提高了移植成功率。CsA能选择性地抑制增殖早期的T淋巴细胞，对辅助性T细胞的作用尤为突出，无GC的副作用，对骨髓也相对无毒性，可应用于临床各种器官移植。术后早期为10～15g/（kg·d），以后每月递减2mg/（kg·d），至2～6mg/（kg·d）为维持量，临床治疗时须严格监测血药浓度。主要副作用有肾、肝毒性作用，高血压，神经毒性，牙龈增生等，停药或减量可使肾、肝的毒性反应消退。

（2）他克莫司（tacrolimus）：又名FK506，它与细胞浆内的配体FK结合蛋白结合后通过与CsA相似的作用途径抑制T细胞的活化、增殖。其作用比CsA强30～100倍，如CsA效果不佳时可用FK506取代。副作用如肾毒性和CsA相似，神经毒性和致糖尿病副作用较CsA略强，但高血压发生较少，牙龈增生罕见。常与泼尼松、硫唑嘌呤联合用药，剂量为0.15mg/（kg·d），日服2次，9个月时减量至0.lmg/（kg·d）。临床肝移植时应用较多。用药时须监测血药浓度。

4. 抗淋巴细胞制剂

（1）多克隆抗体：主要包括抗淋巴细胞球蛋白（antilymphocyte globulin，ALG）或抗胸腺细胞球蛋白（antithymocyte globulin，ATG）等从血清中提取的多克隆抗体，可直接对淋巴细胞产生细胞毒作用并使其溶解。因其副作用较多，一般不作为一线药物，在排斥反应的挽救治疗中应用较多。常用剂量为ALG或ATG 5mg/（kg·d）静滴，每日或隔日1次，无特殊反应可应用至14天。副作用是注射后出现高热、寒战、肌痛、皮疹等，应预先注射地塞米松，防止高热和过敏反应。

（2）单克隆抗体：莫罗莫那-CD3（muromonab-CD3，OKT3）是抗人淋巴细胞表面抗原决定簇CD3分子的单克隆抗体。能抑制T细胞活性及多种细胞因子的产生和表达。常用剂量为5mg/d静脉注射，7～10天为一疗程。一般应用于急性排斥反应难以逆转的病人，也可在术后早期与GC和硫唑嘌呤合用，推迟环孢霉素A的使用，避免环孢霉素A的肾毒性作用。使用首次剂量后有时出现高热、寒战、头痛和血压波动，应用GC可以控制这些症状。

5. 免疫抑制剂治疗基本原则　联合用药，利用协同作用，增强药物的免疫抑制效果，同时减少各种药物的剂量，降低其毒副作用。使器官移植后的存活率有很大提高。

目前一般二联用药，首选方案是CsA或FK506加皮质类固醇，或者CsA或FK506加Aza或MMF；在此基础上前者增加一个增殖抑制药物或抗淋巴细胞抗体，后者增加GC或抗淋巴细胞抗体组成三联用药方案；或同时使用CsA或FK506、增殖抑制药物、GC和抗淋巴细胞抗体的四联用药方案。一般诱导阶段采用三联或四联用药，且剂量也较大，然后逐渐减量，至维持阶段多为二联用药。发生急性排斥反应时可用大剂量GC冲击疗法，无效时改用抗淋巴细胞抗体，或者提高CsA或FK506的血药浓度。

理论上免疫抑制治疗需维持终身，但临床上发现少数病人移植术较长时间后可完全停用免疫抑制剂，这种现象被认为是免疫的“临床耐受”或“几乎耐受”状态。

（三）移植外科并发症

1. 切口感染　移植术后切口感染可导致移植脏器丧失功能和受者死亡。①主要原因：

低蛋白、水肿、凝血机制差，应用免疫抑制药物和激素类药物。②预防：严格外科无菌技术，止血完善，消灭死腔，短期内置管引流，适当应用广谱抗生素。③临床表现：局部红、肿、痛、热外，全身症状不一定明显。

2. 血管并发症　主要有动脉或静脉内血栓形成、吻合口裂开出血、吻合口狭窄等。①常见原因：外科技术不当，原有动脉硬化或狭窄，低温灌注时引起的损伤等。②临床表现：主要为移植脏器功能的丧失，如肾移植后突然无尿，肝移植后胆汁突然减少，心脏移植后的低排，血管吻合口裂开后的出血性休克等。如非供者器官组织损伤所致，早期手术效果较佳。

3. 骨科并发症　随着移植者长期存活率增加，骨科并发症也不断增多。最常见的是骨、关节无菌性坏死，以股骨头最常见，其次为踝关节和肱骨头。①主要原因：长期大量服用GC。②临床表现：主要为严重骨关节疼痛，活动受限，症状进行性加重。早期X线呈骨质疏松等改变，晚期可有股骨头塌陷，关节间隙变窄或消失。③处理：早期治疗可服用止痛药物，卧床休息及骨牵引，如症状无好转，骨关节进一步破坏，应采用外科手术治疗。

4. 消化道并发症　可发生在消化道各个部位，最常见是溃疡，①主要原因：与大剂量激素应用直接有关。②临床表现：呕血及黑便，量大时可呕出新鲜血液。③处理：出血时可经胃镜了解出血情况，必要时内镜下止血，胃肠减压及静脉输血、补液。根据病人情况调整激素剂量，综合治疗无效时及早手术。

5. 移植后感染　超过80%的移植病人术后至少合并有一种类型的感染。①主要原因：器官移植病人和正常人群一样有获得普遍感染的危险，同时又有机会性感染的危险，这些感染来自移植器官、外科操作合并症、潜在感染激活及环境中新接触的病原体。一般而言，术后一个月内发生的感染多由于移植手术前存在于供者内的感染源或者是与其他手术类似的术后感染；移植术后1～6个月内多为机会性感染，主要是抗急性排斥反应使用大剂量免疫抑制剂所致；术后6个月至1年又多见普通细菌感染以及免疫抑制剂减量后发生的缓慢进展的慢性真菌和分枝杆菌感染。②预防：避免选择已受感染的供者，移植器官处理中无菌操作和熟练的外科手术，重点加强术后护理中的严格消毒隔离。

6. 移植后肿瘤　长期存活病人持续应用免疫抑制剂使器官移植病人的肿瘤发病率显著提高。移植后肿瘤主要为恶性肿瘤，发展迅速，容易转移，治疗效果差，死亡率高。

第二节　肾、肝、心脏移植病人的护理

一、肾脏移植

1954年世界上进行了第一例同卵双生兄弟间的肾脏移植并长期存活，使肾脏移植因此而充满希望，并成为尿毒症病人的根治性治疗方式。截至2011年，全球已有60万余人次接受肾移植，每年还以3万余例次在递增，最长存活时间已超过40年。

【受者选择】

肾移植是治疗慢性肾衰竭尿毒症期病人并使其恢复健康的有效措施。①主要适应证是慢性肾小球肾炎，其次是慢性肾盂肾炎等；②移植前病人须经血液透析治疗达到病情好转，水、钠潴留纠正，能够耐受移植手术；③病人及家属对肾移植有充分的理解和同意。

【供者选择】

①首先要求ABO血型相同和HLA位点尽可能相符，淋巴细胞毒交叉配型试验<10%。②活体供肾者一般以同卵孪生同胞最佳，然后依次为异卵孪生、兄弟姐妹、父母及血缘相关的亲属乃至非亲属，但必须符合《人体器官移植条例》的法定范围。活体供肾有较好的生理状况，冷保藏时间短，又有足够的时间行免疫检查，移植前还可输供者的血液以减少术后的排斥发生率。活体供者术前必须作详细的全面检查以确保供给肾脏后供者的健康和安全；③尸体供肾时供者的年龄不超过50岁，生前无脓毒症、肾脏感染病灶及病毒感染，无高血压史，热缺血时间（warm ischemic time）不超过10分钟。条件允许时应在心跳停止前注射肝素。

【手术方式】

移植肾异位移植在受者的腹膜外髂窝，供肾的肾动脉与受者的髂内动脉端-端吻合，肾静脉与受者的髂外静脉端-侧吻合，供肾的输尿管与受者的膀胱吻合，受者病肾通常不需切除。

【移植后并发症】

肾移植术后除了常见的移植术后共有并发症外，还有下列特异性并发症，包括移植肾肾动脉和静脉栓塞，移植肾肾动脉狭窄，动静脉瘘，泌尿系梗阻、瘘、感染，移植肾破裂和心脏、肝脏等重要脏器衰竭等。

二、肝脏移植

我国自20世纪70代末开展首例肝脏移植后，肝脏移植适应证不断扩大，截至2011年我国每年肝移植数达3000～3500例，居全球第二位；同时，手术技术逐步改进，术后病人管理明显改善，免疫抑制剂的联合应用方案已与国际相同，使术后长期生存病人越来越多，最长存活者已超过10年。

【受者选择】

一切肝病经内、外科治疗均不能治愈、且预计在短期内无法避免死亡者均适合作肝移植，如终末期肝硬化、肝功能衰竭以及尚无大血管侵犯的小肝癌。

有关肝移植的标准较为严格的是米兰标准：无肝外肿瘤且单灶肿瘤直径<5 cm或多灶肿瘤数<4个且每个直径<3 cm。近年中国的肝脏移植工作进展较快，拓宽了肝移植受者的人群标准，相继诞生了杭州标准和上海复旦标准。杭州标准：①无门静脉癌栓；②肿瘤累计直径≤8 cm或肿瘤累计直径>8 cm、术前AFP≤400μg/L且组织学分级为高/中分化。上海复旦标准：①肝癌是单个肿瘤且直径≤9 cm；②或者多发肿瘤≤3个并且其中最大肿瘤直径≤5 cm，肝内全部肿瘤直径≤9 cm；③无大血管侵犯、无淋巴结转移和肝外转移。

总体来说，病人必须满足以下条件：①患有不可逆的、进行性、致死性肝脏疾患；②除肝移植外目前无有效的治疗方法；③能够耐受肝移植手术；④病人及家属对肝移植有充分的理解和同意。

【供者选择】

1. 活体供肝　主要是指供肝取自符合《人体器官移植条例》的法定范围，供肝较多选择活体肝的左外叶，原则是活体供者残余肝容积不小于原来肝重量的30%。

2. 尸体供肝　要求肝热缺血时间不超过30分钟，最好是有心跳的“脑死亡”尸体，主要器官功能正常。另外要求：①年龄范围：新生儿～50岁；②ABO血型与受者尽量相符；

③供肝大小与受体病肝接近或稍小；④临终前血流动力学稳定，动脉血氧分压≥80 mmHg (10.64kPa)；⑤肝功能正常，凝血功能正常；⑥无肝脏外伤，非恶性肿瘤，无感染病灶，无明显高血压和动脉硬化；⑦HBsAg 阴性。

【手术方式】

同种异体肝移植的术式包括：①原位肝移植：切除受者肝，将供肝植入受者原肝部位；②异位肝移植：保留受者原肝，将供肝植入受者体腔的其他部位，如在脾床上、盆腔或脊柱旁部位。

【移植后并发症】

肝移植术后除常见的移植术后共有并发症外，还有下列特异性并发症，包括肝动脉、门静脉栓塞，门脉高压或凝血功能衰竭所致出血，腹腔内出血，胆瘘，胆道狭窄，胆泥形成，胆道感染及肝肾综合征（hepatorenal syndrome，HRS）等。

三、心脏移植

心脏移植是将供者的健康心脏植入病人的胸腔或其他部位，部分或完全替代病人心脏，维持循环功能。心脏移植是治疗终末期心脏病病人唯一有效手段。我国临床心脏移植始于1978 年。

【受者选择】

心脏移植虽是治疗各种终末期心脏病的有效方法，但并非所有终末期心脏病都适合心脏移植。心肌病是行心脏移植的主要疾病之一，部分冠心病、风湿性心脏病和先天性心脏病也占一定比例。总体来说，病人须满足以下条件：①内、外科均无法治愈的终末期心脏病病人；②肺动脉平均压力≤60 mmHg（7.98kPa），或肺血管阻力≤4 Wood 单位（用药物处理后）；③其他重要器官功能正常或可逆；④病人及家属对心脏移植有充分的理解和同意。

【供者选择】

选择功能良好的供心对移植成功至关重要。选择“脑死亡”尸体，要求：①年龄一般限于 45 岁以下；②供者体重与受者相近，一般差异＜20％；③没有心脏病、传染性疾病和恶性肿瘤；④ABO 血型相符，淋巴细胞毒交叉配型试验＜10％；⑤供心缺血时间（指供者主动脉阻断到供心植入受者体内恢复循环时间）不超过 6 小时。

【手术方式】

原位心脏移植前需先切除受者病心，病人仅保留左、右心房后壁和部分房间隔。心脏植入时将供心左房后壁的左上肺静脉与受者的左房对应点作吻合，然后吻合供者与受者的右心房，再分别端-端吻合受者与供者的肺动脉、主动脉。开放循环后，部分病人需要电击复律。

【移植后并发症】

除了常见的移植术后共有并发症外，特异性并发症包括术后出血引起的心包填塞、低心排血量、心律失常、肺部感染等。

四、移植护理

【护理评估】

1. 移植受者条件　①有器官移植的手术指征；②移植期间不致罹患其他感染，也无活动性感染和传染病活动；③没有其他严重疾病；④年龄未超过 55 岁。

2. 移植受者身心状况

(1) 身体状况：生命体征，营养状态，感染征象如发热，用药情况如是否预先使用免疫抑制或抗排斥药物，治疗情况如血透等。

(2) 心理状况：临近移植前的心理反应，受者对供者性别的反应，活体供者与受者间的关系和感情，受者对移植术、移植后终身服药及合并症的认识。

3. 受者术前各项检查结果　①免疫学检查包括 ABO 血型、组织配型；②血常规、血液生化指标、微生物学检查结果；③重要脏器功能检查。

4. 受者移植术后效果　①移植手术对病人的影响；②移植术后排斥反应和控制情况；③移植器官功能状态；④病人有无感染及防护措施；⑤病人对移植术后生活的适应性，特别在依从性方面，如用药、饮食、活动和个人卫生等。

【护理诊断/护理问题】

1. 组织灌注量改变　与脏器功能衰竭有关。

2. 体液失调　与脏器功能失调有关。

3. 预感性悲哀　与担忧手术失败、慢性疾病，自理缺乏有关。

4. 知识缺乏　与缺乏围移植手术方面的知识有关。

5. 感染　与免疫抑制药致免疫力低下有关。

6. 自我概念改变　与使用激素后的形象改变有关。

7. 排斥反应　与脏器移植有关。

【护理措施】

(一) 手术前护理

1. 心理准备　移植病人多是疾病终末期病人，对手术存有顾虑和恐惧，护士要耐心做好术前指导，说明移植术后可能发生的排斥反应，抗排斥药物使用，所需经历的隔离期时间，隔离期探望规则，手术后疼痛和止痛措施，手术后可能置入的引流管，移植器官位置等；特别还要说明脏器移植后效果及其他方面与供者的性别、性格、意志、思维无关。

2. 身体准备　除了术前的一些常规准备工作如各种化验和检查外，要加强营养，改善睡眠，测量体重，记录出、入水量，指导有效的深呼吸和咳嗽、咳痰方法，还要做细菌学检查如咽拭子培养；术前一日备血，全身清洁处理如理发、剪指甲等，灌肠；手术当日做好器官植入区域的皮肤准备。

(二) 手术后护理

1. 做好保护性隔离　要求持续隔离 10 天以上。保护性隔离是对易感人群在易感期（免疫功能严重受损）的一种感染防护措施：

(1) 病人：放置层流病房；注意口腔卫生，定期用口泰漱口，尽量不与无关人员接触。

(2) 工作人员：严格执行无菌操作规范；正确穿戴口罩、帽子、隔离衣（接触病人面为清洁面)；患感染性疾病期间不得进入病室；治疗护理有计划集中进行，减少出、入次数。

(3) 家属及访客：尽量不要进入隔离室内探望；若探望尤应做好手部卫生、戴口罩；疑感染时不得探视，不得携带鲜花和宠物入室。

2. 监测生命体征　使用电子监护仪监测血压、脉搏、呼吸、心率、血氧饱和度等；随时观察病人神志、周围循环等；心脏、肝脏等移植术后的病人还须放置有创监护仪监测中心静脉压等。

3. 体位　病人麻醉清醒后改半卧位。肝移植病人因移植肝与膈面等组织尚未形成致密粘连，过早直立可造成肝脏移位致下腔静脉扭曲而影响血供，术后 1 周内上身低于 45°半卧位，术后 2 周才允许下床活动。肾移植因常选择髂窝异位移植，术后移植侧下肢应屈曲 15°～25°，以减少切口疼痛和血管吻合处的张力。心脏移植术后采取低坡半卧位。

4. 常规吸氧　心脏移植术后多使用呼吸机辅助呼吸数天，其他移植术后则酌情拔除气管插管；拔除气管插管后均需持续吸氧。

5. 超声雾化并协助排痰　移植病人术后还应作超声雾化，并协助咳嗽、排痰以预防术后肺部感染。

6. 记录出、入水量　术后早期记录每小时尿量，并详细记录出、入水量。

7. 完成必要的实验室检查　包括血常规、血生化、凝血因子等，每日送检咽拭子、痰液、尿液和引流液的培养；起床后每日测体重。

8. 观察伤口敷料与引流管护理　术后 24 小时或 48 小时内每小时查看伤口敷料和伤口内负压引流情况，若持续有鲜红血液沾湿敷料或伤口内持续引流出较多血性液体，应警惕有活动性出血可能；对留置导尿的病人，按常规行导尿管护理以防尿路感染，并观察记录尿液色、质、量，肾移植病人还需测尿比重及做好输尿管支架管引流护理；肝移植病人做好膈下引流和胆管引流护理；心脏移植病人做好心包引流和胸骨后引流护理。

9. 给药护理　免疫抑制剂应用时应做到剂量准确、应用准时、严格核对，并注意观察其副作用如高血糖、高血压、消化道出血等；静脉用药防止液体外渗；大剂量激素“冲击”后病人可大汗淋漓，体温下降，需注意保暖和预防虚脱；ALG、ATG、单克隆抗体等易引起过敏反应，使用前应作皮肤试验；口服给药应安排在饭前半小时；按时测定血中环孢霉素 A 等免疫抑制剂的浓度，以便随时调整用药剂量；抽血测定药物谷浓度时，时间应安排在最后一次用药后的 12 小时，峰浓度则为服药后 2 小时。需在进食前抽血，以免影响测定结果；镇痛药视不同给药途径提供相应的护理措施。

10. 早期排斥反应和其他并发症观察　术后早期病人突然高热、寒战、血压升高、移植区疼痛、烦躁不安和全身不适等，继而出现移植器官功能减退症状，如肾移植病人出现尿量明显减少或血尿，肝移植病人出现黄疸和 T 管内胆汁引流量突然增减，心脏移植病人出现呼吸循环改变，应考虑早期急性排斥反应的可能，应及时与经治医生联系，并参考免疫学检查确定；还应根据不同的移植手术观察其相应的术后并发症。

11. 提供心理和精神支持　移植后病人可由于大量使用抗排斥药物而出现精神症状，如兴奋、烦躁、多疑等，应注意观察与护理。Reckling 将病人对移植后的精神调适反应分成四期：①异物期：此期病人对新移植的器官感觉奇特，似乎身上带着易碎的东西而必须小心避免冲撞。②部分异化期：此期病人已能渐渐接受移植器官，异物感减退，对新器官的害怕谈论次数减少，甚至希望详细了解供者的全部。③完全异化期：此期病人已完全接受了移植器官，不再有异物感，不会特别感觉到它的存在，通常在移植术 1 年后。④回归异物期：此期病人常因一点点身体的不适而焦虑不安，每天都害怕移植器官会因排斥而失去功能。护士应根据不同分期提供相应教育，并做好病人的心理支持、心理疏导和认知疗法，必要时给予适度的行为矫正，以及在移植监护室中开展背景音乐疗法。

12. 生活护理　①饮食：术后肠蠕动恢复、排气后，根据移植器官种类提供合理饮食。一般应以高热量、低钠、高维生素、易于消化的软食为宜，肝、肾移植者还需适当控制蛋白质的摄入量。②活动：以个人能耐受为宜，逐渐增加活动量。③口腔护理：术后即开始用处方漱口液漱口，一天数次和每次餐后；漱口液可根据口腔 pH 而定，pH 高适用多贝氏漱口液，以防细菌感染，pH 低适用 1%～3%碳酸氢钠溶液，以防真菌感染；咽峡、上颌及舌根部若见白膜黏附及时涂片寻找真菌，阳性者可用制霉菌素甘油涂抹；口腔溃疡者可用碘甘油涂抹。④皮肤护理：皮肤宜涂抹润肤液以避免皮肤干燥和抓挠破溃。

（三）出院健康教育

病人器官移植后通常需终身服用免疫抑制剂，出院后仍需继续门诊随访治疗，还会因排斥、感染等原因再次入院，因此病人术后病情稳定后，即应有计划地让病人知道用药和日常生活的注意事项。

1. 药物服用　术后一周让病人了解服用药物名称、作用、服用次数、剂量、药物副作用和注意事项，特别是使用激素后可出现柯兴综合征、骨质疏松和女性病人月经紊乱等都要交代清楚。病人还应清楚地知道不能随意服用其他药物，无论处方和非处方药，特别是对移植器官有损害的药物如安眠药、抗生素等，必须在医生指导下用。

2. 营养和饮食　手术后最初 3 个月内宜摄取高热量饮食，以弥补手术前、后的消耗，蛋白质的摄取量应根据不同器官移植者给予指导，肾、肝移植术后应适当限制，不宜过量，并应选取高价蛋白如牛奶、鸡蛋、鸡、鸭、鱼、肉、虾等动物蛋白。术后 1 年内应限制钠盐摄取，因服用 GC 时再摄入过多盐分会加重水、钠滞留，当 GC 减至维持量时可适当放宽盐的摄取量；增加钙的补充，因 GC 抑制肠道吸收钙，导致骨质疏松；防止体重增加过快，因其影响血中环孢霉素 A 浓度，术后体重最好维持在低于标准体重的 5%范围内；注意饮食卫生，避免浓茶、咖啡、刺激性调味品和禁酒、戒烟。

3. 活动和运动　每天仍需维持适当活动，提高个体生活质量；活动量采取渐进方式，当身体感到疲乏时应自动减少活动量；可适量运动，但不可从事剧烈运动；有运动障碍如行走时疼痛、伸屈困难等应停止运动和活动，及时就医；每天饮食、起居等应有规律；术后 3 个月恢复良好时即可半日工作，6 个月时一般都能逐渐恢复原有工作，剧烈重体力劳动除外。

4. 预防感染　由于手术和疾病的消耗，以及长期服用免疫抑制剂，病人应保持良好的卫生习惯，避免皮肤抓伤和感染；冬天注意保暖，少到人多和拥挤的公共场所，复查项目为血、尿常规，胸部 X 线摄片，必要时予细菌学检查。

5. 出院后随访　术后 1 个月每周复诊 1 次，3 个月后每 2 周复诊 1 次，1 年后每月 1 次；项目包括血常规，电解质，肝、肾功能，血糖，凝血酶原时间和其他生化检验，必要时增加 B 超等影像学检查。

6. 家庭和社会支持　移植病人因长期脱离工作和社交环境，长期消耗大量医药费用，长期服用激素，生活起居有诸多限制，经济常较拮据，若没有家庭关爱呵护、社会坚强支持，往往容易产生危机感。因此出院健康教育应包括其亲属在内，使病人移植术后有充裕的家庭、社会资源助其逐渐恢复，病人能在生理、心理、社会各方面全面康复。

（徐建鸣）

第九章 多器官功能障碍综合征病人的护理

学 习 要 点

多器官功能障碍综合征定义和发病机理；临床表现和诊断要点；防治原则与护理措施。

严重感染、创伤或大手术对机体的打击可以产生严重的生理损伤，导致两个或两个以上器官或系统同时发生功能障碍或衰竭，如同多米诺骨牌效应。这种序贯渐进的临床过程被称为多器官功能障碍综合征（multiple organ disfunction syndrome，MODS）。一旦发生，死亡率高达60%以上，因此，MODS受到临床高度重视。

MODS定义的形成有一个认识过程，它是20世纪70年代以后提出的新概念。1973年Tilney在一组腹主动脉瘤破裂病人手术后，发现许多病人出现应激性溃疡出血和肾功能衰竭，而在术前并无消化性溃疡和肾功能障碍史。作者提供了这样一个信息：在严重的生理损伤后，最初并未累及的器官或称远距离器官可以一个一个序贯渐进地发生功能障碍，并描述了该组病人的临床表现，首先使用了“序贯性系统功能衰竭”（sequential system failure）一词；1975年Baue等将其改名为“多器官功能衰竭综合征”（multiple organ failure syndrome，MOFS，或简称MOF）。其最主要的临床特征是重症感染和休克。1991年，美国胸科医师协会和美国危重病医学会在芝加哥联合会议上达成共识，指出强烈的生理损伤是通过相继激活巨噬细胞和内皮细胞所引起的持续性全身炎症反应，因此全身炎症反应综合征（systematic inflammatory response syndrome，SIRS）是MOF的本质。此次会议还将MOF改名为MODS。因为“衰竭”的本身强调了病情的终末状态，是一个回顾性定义，提示了病情的不可逆性，而忽略了本意要表达的连续性、进行性发展的病理生理演变过程。相比之下“功能障碍”更为合适。

【发病机理】

目前被广泛接受的看法是“双相预激”和“炎症失控”假说，认为两次打击所致的“失控的炎症反应”可能是MODS最重要的病理学基础和形成的根本原因。MODS见于多种外科危重症：组织严重损伤、严重感染、各种休克，甚至发生于输血、输液用药或呼吸机应用失误时。

MODS的发病机理非常复杂，广泛涉及神经、体液、内分泌、营养代谢、免疫、凝血等系统，发病机制尚未被完全阐明。目前较趋一致的看法认为SIRS可能是形成MODS最主要的原因，当机体受到严重损害时发生剧烈的防御性反应，若促炎反应大于抗炎反应时即可造成广泛的组织破坏，从而启动MODS。

第二次打击学说对全身炎症综合征作了补充，认为初次打击可使全身免疫系统处于预激状态，当受到再次打击时全身炎症反应将成倍扩增，超大量地产生各种炎症介质，而这些炎症介质作用于靶细胞后还可导致更多级别的新的介质产生，从而形成炎症介质的连锁反应，更容易造成MODS。

一旦发生 MODS，早期可发生肺功能衰竭，表现为肺毛细血管内皮损伤、肺间质水肿，肺泡表面活性物质丢失和肺泡塌陷，部分肺血管栓塞，即 ARDS；MODS 时组织低灌注会直接导致肾功能障碍，同时被激活的炎性细胞及其介质也可直接损伤肾组织；当 MODS 同时存在严重肝功能障碍时，可严重影响肝脏代谢和合成功能，因为肠道屏障功能障碍，细菌发生移位，使细菌和毒素刺激肝枯否氏细胞，导致炎症介质持续释放；MODS 时冠脉血流减少，内毒素的直接毒性和循环中的心肌抑制因子可引起心功能障碍。

【临床表现】

MODS 的临床过程可有一期速发型和二期迟发型两种类型。一期速发型指原发急症发病 24 小时后有两个或两个以上的器官或系统同时发生功能障碍如 ARDS＋ ARF，该型原发病常特别严重，往往与外科急性创伤、严重失血性休克所致器官灌注急剧减少有关，24 小时内即可因器官衰竭而死亡；二期迟发型是先发生一个重要器官或系统功能障碍，经过一段近似稳定的维持时间，继而序贯发生其他更多器官或系统功能障碍，此类 MODS 常常由感染所致。

MODS 各系统器官功能障碍的发生先后常依循同一顺序，即首先累及肺，肾次之，较晚出现肝脏衰竭，血流动力学改变和心脏衰竭常是后期表现，中枢神经受损时间早晚不定。MODS 除了诸受累器官在不同阶段所表现出来相应的临床症状外，还具有某些较普遍的特征：①创伤、休克和感染诱发 MODS 的事实已被反复证明；②持续高代谢和异常的耗能途径，表现为高体温、高耗能、高耗氧、高血糖及低蛋白和负氮平衡；③几乎所有病人都出现高心输出量和低外周阻力，表现为持续性低血压，需用较大剂量的升压药才能维持；④原本完全健康的器官迅速受累，表现为功能不全的器官特征，且来势凶猛、难以遏制。

【诊断要点】

MODS 诊断指标尚未统一。危重病评分系统（APACHE-Ⅱ）已在急诊外科和 ICU 等病房广泛使用，这些评分标准的分级和细节虽然与 MODS 诊断指标不完全相同，但大体上是一致的。综合起来，判定各器官功能不全的标准大致如下：

1. 肺功能不全　呼吸频率＞20～25 次/分，动脉血氧分压（PaO_2）＜ 70 mmHg (9.31 kPa)，氧合指数（PaO_2/FiO_2）＜300，不论吸入氧浓度多少及是否使用呼气末正压通气（positive end expiratory pressure，PEEP）。开始阶级 X 线胸片就可见双侧肺浸润。

2. 肝衰竭　出现黄疸或肝功能不全。血清总胆红素＞34.2μmol/L (2mg/100ml)，血清丙氨酸氨基转移酶（ALT）、天冬氨酸氨基转移酶（AST）、乳酸脱氢酶（LDH）或碱性磷酸酶（ALP）在正常值上限的 2 倍以上。

3. 肾衰竭　血清肌酐（Scr）＞177μmol/L（2mg/100ml）。

4. 胃肠道衰竭　腹胀，肠鸣音减弱。内镜证实胃黏膜有浅表溃疡或出血。

5. 凝血系统衰竭　血小板计数（PLT）＜120×10^9/L，凝血时间（CT）和部分凝血活酶时间（PTT）延长达对照的 2 倍以上。

6. 心功能衰竭　心率校正值即以血压校正的心率（pressure-adjusted heart rate，PAHR）＞ 10。PAHR＝心率×右心房压或中心静脉压/平均血压。

7. 中枢神经系统功能不全　Glasgow 昏迷评分＜15。

以上是各器官功能不全最轻程度的临床表现，评分最低。随病情趋于严重，评分增高。

MODS 的发病机制虽复杂，每个脏器的病变却有一个动态的进程，即脏器的功能受损、衰竭早期、衰竭期 3 个阶段。为了早期识别，及时抢救，提高救治成功率，1995 年在全国危重病急救医学学术会议上修订通过了 MODS 病情分期诊断和严重程度评分标准（表 1－9－1），至今仍然沿用此标准。在该标准中：1 分为轻度功能障碍；2 分为中度功能障碍；3 分为衰竭。

一旦发生 MODS，死亡率很高，故应强调早期、及时诊断。一是熟悉 MODS 高危因素，对严重感染、创伤等外科急危重症应提高警惕；二是及早确认是否有全身炎症反应过程中出现的器官功能障碍；三是一旦发现某一系统器官有明显的功能障碍，则应根据 MODS 可能对其他系统器官的影响前瞻性地做有关检查，以便及时发现另一器官发生的功能障碍。通常心、肺、脑和肾的功能障碍早期就有明显的临床表现，而肝、胃肠和血液系统较晚出现。

表 1－9－1　MODS 病情分期诊断和严重程度评分标准（1995）

受累脏器	诊断依据	评分
外周循环	无血容量不足；MAP≈60 mmHg；尿量≈40ml/h；低血压时间持续 4 小时以上	1
	无血容量不足；50 mmHg＜MAP＜60 mmHg；20ml/h＜尿量＜40ml/h；肢端冷或暖；无意识障碍	2
	无血容量不足；MAP＜50 mmHg；尿量＜20ml/h；肢端冷或暖；多有意识障碍	3
心	心动过速；体温升高 1℃；心率升高 15～20 次/分；心肌酶正常	1
	心动过速；心肌酶异常（CPK，GOT，LDH）	2
	室性心动过速；室颤；Ⅱ度～Ⅲ度房室传导阻滞；心跳骤停	3
肺	呼吸频率 20～25 次/分；60 mmHg＜PaO_2（空气）≤70 mmHg；PaO_2/FiO_2＞300 mmHg；$A-aDO_2$（纯氧）＞20～50 mmHg；X 线胸片正常（具备 5 项中的 3 项即可确诊）	1
	呼吸频率＞28 次/分；50 mmHg＜PaO_2（空气）≤ 60 mmHg；$PaCO_2$＜35 mmHg；200 mmHg＜PaO_2/FiO_2≤300 mmHg；100 mmHg＜$A-aDO_2$（纯氧）＜200 mmHg；X 线胸片示肺泡无实变或实变≤1/2 肺野（具备 6 项中的 3 项即可确诊）	2
	呼吸窘迫，呼吸频率＞28 次/分；PaO_2（空气）≤50 mmHg；$PaCO_2$（空气）＞45 mmHg；PaO_2/FiO_2≤200 mmHg；$A-aDO_2$（纯氧）＞200 mmHg；X 线胸片示肺泡实变≥1/2 肺野（具备 6 项中的 3 项即可确诊）	3
肾	无血容量不足；尿量≈40ml/h；尿钠、血肌酐正常	1
	无血容量不足；20ml/h＜尿量＜40ml/h；利尿冲击后尿量可增多；尿钠 20～30 mmol/L；血肌酐≈177 μmol/L（2.0mg/dl）	2
	无血容量不足；无尿或少尿（尿量＜20ml/h 持续 6h 以上）；利尿剂冲击治疗后尿量不增多；尿钠＞40 mmol/L；血肌酐＞177 μmol/L（2.0mg/dl）。非少尿型肾衰：尿量＞600 ml/24h，但血肌酐＞177 μmol/L（2.0mg/dl），尿比重≤1.012	3
肝脏	SGPT＞正常值 2 倍以上；17.1 μmol/L（1.0mg/dl）＜血清总胆红素＜34.2 μmol/L（2.0mg/dl）	1
	SGPT＞正常值 2 倍以上；血清总胆红素＞34.2 μmol/L	2
	肝性脑病	3

续表

受累脏器	诊断依据	评分
胃肠道	腹部胀气；肠鸣音减弱	1
	高度腹部胀气；肠鸣音近于消失	2
	麻痹性肠梗阻；应激性溃疡出血（具备1项即可确诊）	3
凝血功能	血小板计数＜100×10^9/L；纤维蛋白原正常；PT及TT正常	1
	血小板计数＜100×10^9/L；纤维蛋白原≥2.0～4.0g/L；PT及TT较正常延长≤3秒；优球蛋白溶解试验＞2小时；全身出血不明显。	2
	血小板计数＜50×10^9/L；纤维蛋白原＜2.0g/L；PT及TT较正常延长＞3秒；优球蛋白溶解试验＜2小时；全身出血表现明显	3
脑	兴奋及嗜睡；语言呼唤睁眼；能交谈；有定向障碍；能听从指令	1
	疼痛刺激能睁眼；不能交谈，语无伦次；疼痛刺激有屈伸或伸展反应	2
	对语言无反应；对疼痛刺激无反应	3
代谢	血糖＜3.9 mmol/L或＞5.6 mmol/L；血钠＜135 mmol/L或＞145 mmol/L；pH＜7.35或＞7.45	1
	血糖＜3.5 mmol/L或＞6.5 mmol/L；血钠＜130 mmol/L或＞150 mmol/L；pH＜7.20或＞7.50	2
	血糖＜2.5 mmol/L或＞7.5 mmol/L；血钠＜125 mmol/L或＞155 mmol/L；pH＜7.10或＞7.55	3

注释：平均动脉压（MAP）；肌酸磷酸肌酶（CPK）；谷草转氨酶（GOT）；乳酸脱氢酶（LDH）；吸入氧浓度（FiO_2）；氧分压（PaO_2）；二氧化碳分压（$PaCO_2$）；肺泡动脉氧分压差（A-aDO_2）；凝血酶原时间（PT）；凝血酶时间（TT）；谷丙转氨酶（SGPT）。

【防治原则】

一旦发生MODS，死亡率很高，故目前认为对于MODS应采取预防为主，防治结合。以下为针对MODS的综合性措施。

1. 提高复苏质量　重视病人循环和呼吸功能，尽可能及早纠正低血容量、组织低灌注和缺氧。现场急救和住院抢救过程中及时处理失血、失液、休克、气道阻塞等，各项措施均强调时间性。休克的复苏应以恢复和维护正常氧运转为目的，这对防止和缓解器官功能障碍相当重要。应维持血红蛋白（Hb）在100～120g/L水平，红细胞比积（PCV）为35%～45%为宜，有助于多脏器功能的恢复。虽然提升红细胞水平可以增加血液的携氧能力，但应注意血黏度增高使微循环中血流缓慢将影响组织中的氧转移。如果积极扩容后仍处在低血流状态，则应使用血管活性药物。

2. 防治感染　及时有效防治感染，才能有效预防和治疗MODS。

（1）严格无菌技术：手术操作应强调无菌，外科或手术创伤本身导致免疫功能下降，任何外源或内源性细菌均有可能引发感染。

（2）尽早使用抗生素：严重创伤、烧伤或大手术可使病人抗感染能力低下而易遭感染。应强调及早而正确地预防性使用抗生素以预防感染，或尽可能使感染局限化，减少脓毒症的发生。

（3）处理原发感染：如为肺部感染，鼓励病人咳嗽、排痰，必要时行气管插管或气管切开吸痰、排痰；如为腹腔感染，应手术清除病灶，采用引流、置管等方法及早充分引流。

3. 及早处理最先发生功能障碍的器官　是阻断病理连锁反应的关键。临床经验证明，

MODS的死亡率取决于受累器官的数目，早期治疗单一器官功能障碍的效果，胜过治疗MODS。

（1）呼吸系统：MODS时呼吸系统常以ARDS为表现，需：①早期使用PEEP治疗，以改善肺气体交换，维持适当的PaO_2和氧运转，但应注意压力过高会降低心排出量和增加气胸发生的危险。适当提高吸入氧浓度以改善供氧状况，但应避免O_2浓度过高对呼吸产生的抑制作用。②使用利尿剂可减轻水、钠潴留对气道的阻塞。③激素治疗可发挥膜保护作用，减轻肺毛细血管内皮损伤，ARDS病人宜早期大剂量使用。

（2）循环系统：MODS病人出现心功能不全和循环障碍时应对心功能及其前、后负荷进行严密监测，以确定：①输液量和输注速度，维持正常动脉压，尤其是脉压和组织灌注压；②选择适当的血管活性药物和适量的洋地黄制剂，以改善微循环、增强心肌收缩力并减慢心率。

（3）肾功能：①MODS时预防肾功能障碍有赖于及时扩容和改善血流动力学。多巴胺和多巴酚丁胺等扩血管药物能改善肾血流，具有保护肾脏功能的作用。②MODS少尿期采用利尿措施以使用襻式利尿剂为主，如呋塞米40～80mg静注，无反应者可在2小时后加倍使用。③应注意纠正酸中毒、高血钾及氮质血症。④目前还倾向于早期使用血液透析，其有助于改善水、电解质失衡及营养状况。

（4）消化系统：①消化道出血：首先采用非手术治疗，给予抗酸药物如H_2受体阻滞剂或质子泵抑制剂（proton pump inhibitor，PPI）等，必要时内镜止血；同时，根据失血情况输血浆、新鲜全血，后者对纠正凝血缺陷尤其有效。②腹胀：常见原因为应用镇静药、吗啡类镇痛药和抗焦虑药；随呼吸机辅助呼吸吞咽下去的气体，或因气道压高导致气囊周围向口咽部漏气，也是比较常见的原因。可通过放置胃肠减压并辅以芒硝外敷等措施减轻腹胀。③肝衰竭：可口服乳果糖、肠道抗生素或灌肠，减少肠内菌群以减少氨产生；以及静脉点滴乙酰谷氨酰胺、谷氨酸或酪氨酸降低血氨。

4. 营养和代谢支持　病人因外科创伤、大手术或严重感染引起MODS，经历了高分解代谢阶段，氧耗和能量消耗增加；再加上MODS时体内激素发生改变，糖原分解，胰岛素阻抗，蛋白质分解加速，糖异生增强，因此MODS情况下代谢和营养支持是重要的治疗措施。较合适的热氮比是100～150kcal∶1g。每日供给的非蛋白能量约为105～125kJ（25～30kcal）/kg，其中部分由脂肪乳剂提供，若发生肝衰竭不宜使用脂肪乳剂，而全由葡萄糖供给能量。蛋白质量1～1.6g（0.16～0.25g氮）/kg。限用一般氨基酸，改用支链氨基酸。谷氨酰胺是体内快速增殖细胞（肠黏膜细胞、淋巴细胞、肾小管、血管内皮细胞等）的主要供能物质，适当补充有助于维持肠道屏障、减少肠道细菌移位及改善免疫功能。

5. 免疫调理治疗　设法阻断炎症介质的释放或削减其作用，如选用抗内毒素抗体、白细胞介素-1（IL-1）受体拮抗剂、抗肿瘤坏死因子单抗、血小板激活因子受体拮抗剂和巨噬细胞特异性免疫调节剂等。

【护理】

（一）护理评估

1. 病人体温、血压、脉搏、周围循环情况。

2. 病人呼吸频率，吸入氧条件、血气分析结果等，如为呼吸机辅助呼吸应了解呼吸机设置参数。

3. 病人意识状态、瞳孔直径、对光反射、肢体自主活动状况及感知觉等以了解病人的神经系统功能。

4. 病人外伤创面出血情况和皮肤完整性。

5. 病人输液种类和量、滴速、用药时间和现有静脉通路通畅情况。

6. 病人近期辅助检查结果，如肝肾功能、血糖、电解质、心电图等。

7. 病人手术名称、术中情况、术后生命体征。

8. 病人各引流管通畅程度和引流液的色、质、量。包括留置导尿者的每小时尿量，胃肠减压液、胸腔腹腔引流液及伤口引流液。

9. 病人药物应用后疗效及有无副作用。

10. 病人有无各种不适如疼痛、呕吐、腹胀。

11. 病人各种生理排泄的情况，如二便是否失禁以及处理方式。

12. 病人交流方式，如手势、书写能力及使用何种方言。

13. 病人心理反应和应对反应。

（二）护理诊断/护理问题

1. 组织灌注改变　与原发疾病、出血、心脏功能不全等有关。

2. 体液失衡危险　与原发疾病、休克、受累脏器功能不全有关。

3. 低效性呼吸形态和气体交换受损　与呼吸功能不全有关。

4. 清理呼吸道无效　与全身衰竭、意识改变、机械呼吸等有关。

5. 保护能力改变　与多脏器功能不全、乏力、感觉运动障碍、过多监测仪和连接管道有关。

6. 皮肤完整性改变　与强迫体位、大小便失禁、营养缺乏等有关。

7. 语言沟通障碍　与监护室特殊环境、病人多有呼吸道插管有关。

8. 睡眠剥夺　与监护室特殊环境，病人的诸多检查、治疗等有关。

9. 环境改变应激综合征　与监护室特殊环境，侵袭性检查、治疗的痛苦有关。

（三）护理措施

1. 器官功能监测　①生理性监测指标：如体温、心率、呼吸节律、心电活动、中心静脉压、动脉压、肺毛细血管楔压、心排出量及尿量；②生化监测指标：如血气分析、肌酐、尿素氮、胆红素、各种酶，以及血常规和出、凝血项目；③感染性监测指标：如对气管插管、各类引流物、伤口分泌物的细菌培养以及对环境、器械的细菌培养和监测。

2. 药物治疗护理

（1）药液必须新鲜配制，特别是抗生素类和营养液。

（2）给药速度宜均衡匀速，提倡使用输液泵，一般肠外营养支持按 24 小时平均分配，以防过快滴入产生高血糖等急性代谢性并发症。

（3）特殊药物应按规定达到相应的时间要求，如甘露醇必须于 20 分钟内滴完；静注地西泮 10mg 时必须以大于 5 分钟的时间缓慢给药；盐酸环丙沙星每滴注 100ml 的给药时间必须大于 1 小时。

（4）给药的特殊条件，如纤维蛋白原需用带滤网的输血器于 2 小时内滴完；使用较大剂量肝素时必须备好其对抗药鱼精蛋白。

（5）观察药物治疗的作用和副作用，如使用毛花苷 C 等强心药必须同时全程监测心率和心律；使用茶碱类药、拟肾上腺素药和其他血管活性药物，必须注意对血压的影响和局部血管的反应，一般从低浓度、慢滴速开始；如缩血管药物有外渗，可使用普鲁卡因局封或扩血管药物雷及丁局部注射；使用利尿药时要注意对电解质的监测；使用吗啡类镇静镇痛药时，应注意对呼吸和意识的抑制作用。

（6）维持静脉给药的通路，营养液、血制品等尽量与其他治疗用药分路输入，以免引起凝集反应后堵塞静脉通路；定时用低浓度肝素生理盐水冲洗静脉通路；常规更换静脉输液器包括背负式输液器等管道的频率不低于 72 小时；建议使用透明敷料或无菌纱布敷料覆盖穿刺置管处；建议记录植入导管日期时间、以及输液器（延长管）和输入液体更换时间；静脉导管护理时应严格遵循无菌技术。

3. 预防医院内感染　MODS 病人是医院内感染的重点监控对象，除适当隔离、严格消毒灭菌和无菌操作，尽量减少侵袭性检查和治疗操作外，还应注意以下环节：

（1）按照 ICU 环境要求有空气净化及空气消毒的设施。

（2）手术前彻底治疗病人机体内的隐性感染，必要时作血、尿、痰的细菌培养和药物敏感试验；术中尽量减少创伤，污染伤口的清创要彻底；处理伤口所使用的任何外科器材和外科敷料都必须达到灭菌；接触伤口必须遵循换药操作常规；伤口出现非正常情况时应留取标本送检。

（3）呼吸道感染的预防：预防医院内肺炎和呼吸机相关肺炎的循证措施是：如无禁忌症尽量保持 30°～45°半卧位；每 2～6 小时用氯己定冲洗进行口腔护理；每天评价一次是否可以撤机；推荐使用可吸引的气管导管，定期作声门下分泌物引流；另外建议每次吸痰时间控制在 15 秒内，负压控制在－50 mmHg（－6.7kPa）。吸痰时应先吸气管内痰后吸口腔和鼻腔分泌物；吸痰前、后注入适量湿化液，并鼓励病人咳嗽；对呼吸机管道、湿化雾化装置、吸痰器材必须严格按消毒技术规范处理。

（4）泌尿道感染的预防：泌尿道感染多见于留置导尿管的病人。预防措施包括在无菌操作下采用密闭式导尿，动作轻柔；引流袋置于膀胱水平以下，保持引流系统通畅和完整，不轻易打开导尿管与集尿袋的接口；如需留取标本可从集尿袋采集；疑似导尿管堵塞应将其更换而不得冲洗；每天评估留置导管的必要性；集尿袋 72 小时更换；拔管前 24 小时应保持尿液持续引流。

（5）医务人员必须遵守严格的洗手制度，特别是在无菌操作前，处理两个病人之间或两个病床之间，处理病人任何分泌物之后，进入或离开病人房间或床位时都必须彻底洗手，有条件的医院还应提倡使用一次性乳胶手套进行任何接触病人的操作，包括更衣换被。

4. 全身支持护理　除同重症监护病人一般护理外，对 MODS 病人护理还应注意以下环节：

（1）个人卫生：MODS 病人尤其要保持口腔黏膜与牙齿的清洁。根据口腔 pH 高低选择相应含漱液，增加口腔护理的次数，以减少细菌的易位和定植，并能阻断肠道细菌胃→口→肺内源性感染途径。头发、五官、全身皮肤、会阴部的清洁护理也不能忽视。

（2）压疮预防：MODS 病人往往因为高消耗、周围循环不良、床上翻身活动受限、感知觉改变、大小便失禁等综合因素极易发生压疮。应使用气垫床、定时翻身、大小便管理，并辅以营养支持等措施预防和治疗压疮。

（3）保证休息与睡眠：MODS 病人多在 ICU 中监护较长时间。且 ICU 昼夜灯火通明、病人集中一室、仪器报警频繁等环境原因常使病人长时间不能睡眠。由疾病本身所致的不适和诸多监护治疗所致的不适也严重影响病人的睡眠质量。需根据病情给予适当镇静、镇痛，并尽量创造一个较好的环境有利于病人的休息。

（4）预防导管脱出：MODS病人由于脏器功能监测、各种体液引流和多种治疗的同时进行，常常置有十多根导管。每天评估是否需要继续留置导管；预防导管脱落，需要一对一的方式监测病人，加强沟通，选择具有一定张力的胶布如丝背胶布或布背胶布，及时处理导管不完全脱出；对那些烦躁、意识模糊以及有自伤倾向的病人，需做好拔管警示标记并按需配好约束具，尤其是对精细动作的约束具如约束手套等。

（5）体温调节：MODS病人多有感染所致的高热或组织灌注不良所致的体温不升，因此需注意保持环境温度的恒定，必要时应视病情使用降温措施如冰袋、冰帽，或加温措施如升温毯。

（6）营养支持：MODS病人早期常用肠外营养支持，之后逐步转向肠内营养支持或联合应用。需做好相应的营养支持护理。

（7）眼睛护理：危重病人在护理过程中存在各种眼睛损伤的危险因素，尤其是意识障碍时，应用镇静药和麻醉药时，眼睛的并发症可以从结膜感染到角膜损伤和溃疡，永久性的眼球损伤有角膜溃疡、穿孔、血管增生以及瘢痕形成。重症病人的角膜损伤可以在很短的48小时内形成，调查发现ICU角膜损伤发生率约为3.33%～22%，使用镇静剂者甚至高达69%。应定期检查病人有无眼睑肿胀、结膜充血、角膜浑浊或损伤；眼睑闭合不全者用手指帮助闭合；如需角膜暴露应每2小时用润滑眼膏；床边吸痰时需遮盖眼睛；常规生理盐水冲洗或无菌生理盐水纱布清洗眼睛；油膏和滴眼药水对于减少各类角膜损伤有效，聚乙烯眼罩对于减少各类角膜损伤更有效；昏迷病人可以使用油纱布覆盖或盐水纱布、眼垫遮盖；预防眼睛干燥可采用聚乙烯保湿膜。

5. 心理和社会支持

（1）心理支持：护士通过语言和行为与病人建立良好的人际关系；通过解释、鼓励、保证、指导和促进环境的改善给予病人心理支持。

（2）心理疏导：护士对病人的不良心理状态进行疏通和引导，以消除心理问题，促进病人心理健康。主要通过与病人沟通帮助病人分析心理压力，采取有针对性措施缓解病人的心理压力；MODS病人常因使用机械呼吸而难以交流。护士应主动与病人进行交流，如用书写板、手势、口型、图片或符号等不同方式尽量了解病人的需求；还应增加对病人的触摸式沟通，如握手、帮助病人被动运动肢体、轻抚病人受压部位等。

（3）尊重病人的人格、保护病人的隐私：当病人可能被触及或被暴露其隐秘部位时，应尽量遮盖，拉上隔离帘。同时也不应忽视病人的知情同意权，每项护理均应明示病人，取得病人的同意或理解。即使意识模糊病人也不应省略护士与病人的沟通。

（4）为病人寻求社会支持：护士与病人家属建立定时联系，环境条件允许时应安排探望；条件不允许时应尽可能做好病人与家属间的桥梁，将病人的希望、请求连同病人的意识、情绪、睡眠、活动度、喂食、大小便等情况告诉家属；同时也将亲属、朋友、同事的问候、关心甚至是物品转交给病人，让病人感受到家庭、社会的支持，共同帮助病人度过生理和心理的危机期。

（徐建鸣）

第二篇　普通外科

第十章　甲状腺功能亢进症病人的护理

学　习　要　点

甲亢分类、临床表现、辅助检查、外科治疗原则、病人整体护理。

甲状腺功能亢进（hyperthyroidism），简称甲亢，是由多种原因引起的血中甲状腺激素异常增多而出现的以全身代谢亢进为主要特征的疾病总称。临床上主要分为三类：

1. 原发性甲亢（primary hyperthyroidism）　又称突眼性甲状腺肿（exophthalmic goiter），最常见。在甲状腺肿大的同时，出现功能亢进症状。腺体呈弥漫性肿大，两侧对称，可伴有眼球突出。病人年龄多在20～40岁。男女之比约为1∶4。

2. 继发性甲亢（secondary hyperthyroidism）　一般在结节性甲状腺肿的基础上出现甲亢，发病年龄多在40岁以上。肿大腺体呈结节状，两侧多不对称，无眼球突出，容易发生心肌损害。

3. 自主性高功能腺瘤（autonomous hyperfunctional nodule）　腺体内单个或多个高功能结节产生大量甲状腺激素而引起临床症状，结节周围甲状腺组织多呈萎缩性改变，常无眼球突出。

【病因】

原发性甲亢的病因迄今尚未完全阐明，目前多数认为，原发性甲亢是一种自身免疫性疾病。几乎所有未经治疗的原发性甲亢病人血液内都存在两种刺激甲状腺的自身抗体：长效甲状腺刺激素（long acting thyroid stimulator，LATS）和甲状腺刺激免疫球蛋白（thyroid stimulating immunoglobulin，TSI）。这些抗体均来自病人的淋巴细胞，属于G类免疫球蛋白。它们不但能抑制促甲状腺激素（thyroid stimulating hormone，TSH），而且都能取代TSH与甲状腺滤泡壁细胞膜上的TSH受体结合，从而激活细胞膜上的腺苷环化酶，导致甲状腺细胞分泌大量的T_3、T_4。由于该作用缓慢而持久，也因此反馈抑制了垂体前叶分泌TSH。

继发性甲亢和高功能腺瘤的病因，也未完全明确。血液中长效甲状腺刺激素等的浓度不高，可能是结节本身的自主分泌，不受TSH的调节，而是结节内的滤泡群无抑制地分泌T_3、T_4激素，因此反而反馈抑制了垂体前叶分泌TSH，以致结节周围的甲状腺组织功能被抑制而呈萎缩状态。

【病理】

甲亢病人双侧甲状腺均匀弥散性肿大，腺体内血管增多、扩张，淋巴细胞浸润。甲状腺腺体血管扩张、血流加速。正常甲状腺的血流量为50～60ml/min，但在严重功能亢进的甲状腺可增加至100ml/min以上。

【临床表现】

主要表现可归纳为五方面，其中除眼睛症状外，都与甲状腺功能亢进有关；除基础代谢率增高外，其他四方面的症状可能不同时出现。

1. 甲状腺肿大　原发性甲亢病人的甲状腺均有不同程度的肿大，多为弥漫性、对称性肿大，质软，一般不引起压迫症状，也无压痛，随吞咽上下移动。其肿大程度与甲亢严重度无关。由于腺体内血管扩张和血流量增加，在两侧上下极可听到动脉血管杂音，严重时能扪及震颤，听诊有杂音。

2. 自主神经系统　病人交感神经功能过度兴奋，较早出现多言、性情急躁、易激动、失眠、记忆力减退，手、舌伸出时可见细颤，甚至整个身体不稳，腱反射活跃，反射时间缩短。

3. 眼征

(1) 非浸润性突眼：又称良性突眼，多为双侧或一侧较明显。系交感神经兴奋引起上眼睑肌和眼外肌群张力上升所致。此型突眼球后组织改变不大，突眼程度较轻，甲亢治愈后突眼可恢复。

(2) 浸润性突眼：又称恶性突眼，眼球后突出明显，球后组织体积增大，并有眼外肌受累，眼睑不能完全闭合。角膜暴露，受外界刺激后发生炎症、溃疡、惧光、流泪、结膜充血、水肿。

4. 心血管系统　心悸气短，活动时更甚，心音增强，心率快，脉率每分钟常达100次以上，休息和睡眠时亦快为其特点。心率增快程度常与代谢率增加成正比。此外，由于心脏收缩加强，搏出量增多，收缩压升高；而周围血管扩张，外周阻力减少，舒张压降低，故脉压增大。脉率增快及脉压增大常是判断病情严重程度和治疗效果的重要标志。

5. 基础代谢　由于产热和散热增加，病人常怕热，容易出汗，皮肤温暖红润而潮湿，低热。病人体形消瘦、体重减轻、易感疲乏，工作效率减低，但食欲多亢进。

除上述主要症状外，有时还伴有内分泌功能紊乱，如停经、阳痿。也可出现肠蠕动增加，导致腹泻。个别病人伴有周期性肌麻痹。

【辅助检查】

1. 基础代谢率（basal metabolic rate，BMR）测定　应用基础代谢测定器或按脉压和脉率计算公式测定基础代谢率，前者较可靠，后者简便易行。但病人都必须在完全安静和空腹的条件下进行测定。

常用计算公式为：BMR＝（脉率＋脉压）－111。BMR正常为±10%；增高至＋20%～30%为轻度甲亢，＋30%～60%为中度，＋60%以上为重度。

2. 甲状腺功能测定

(1) 血清中T_3和T_4含量的测定：该检查对诊断有肯定价值。甲亢早期T_3的上升较早而快，约高于正常值的4倍左右；而T_4上升则较慢，仅是正常值的2.5倍。故T_3的测定是诊断甲亢的敏感依据。

(2) TSH 测定：TSH 水平的降低对于甲亢尤其是亚临床甲亢的诊断具有重要意义。

(3) TSH 受体抗体（TSH receptor antibody，TRAb）测定：90%以上的原发性甲亢病人 TRAb 水平升高，有早期诊断价值。

(4) 甲状腺摄^{131}I 率测定（radioactive iodine uptake，RAIU）：正常甲状腺 24 小时内摄取的^{131}I 量为人体总量的 30%～40%，如果在 2 小时内甲状腺摄取^{131}I 量超过人体总量的 25%，或在 24 小时内超过人体总量的 50%，且吸^{131}I 高峰提前出现，都表示有甲亢。但摄取的速度和积聚的程度并不能反映甲亢的严重程度。

3. B超　B超可显示甲状腺呈弥漫性肿大，血流量增多、血流速度加快。

4. 颈部X线吞钡透视或摄片　能了解气管和食道有无受压或移位，是否有胸骨后甲状腺肿等。

5. 喉镜检查　以确定声带功能。因为术前一侧喉返神经已受压，有时并不出现声音嘶哑的症状。

6. 心电图检查　了解心脏有无异常改变。

7. 血清钙、磷测定　了解甲状旁腺功能，有助于分析术后抽搐的原因。

【治疗原则】

抗甲状腺药物、放射性碘治疗、手术是治疗甲亢的三种主要方法。根据病人年龄、性别、病程、患病程度、全身情况等确定治疗方案。

1. 抗甲状腺药物治疗　主要有丙基硫氧嘧啶、甲巯咪唑或卡比马唑等。抗甲状腺药物作用是通过抑制过氧化酶，阻止了生物合成甲状腺素所需中间产物碘化酪氨酸的生成。还能抑制免疫球蛋白的生成，使血液中长效甲状腺刺激素浓度下降。服药后，除眼球突出症状外，其他症状都能减轻或逐渐消失。药物治疗安全、方便，但疗程长、疗效慢，且停药后易复发。

2. 放射性碘治疗　^{131}I 能像碘一样被甲状腺所摄取，并被储存在腺体内功能最亢进的部位。摄入后半衰期为 8 天的^{131}I 能释放出 β 射线破坏甲状腺组织，因此被称为不开刀的“手术”，其有效射程为 2 mm，不致损伤甲状腺邻近组织，仅破坏功能亢进的甲状腺组织，从而减少甲状腺激素的合成和分泌；同时减少腺体内淋巴细胞、减少免疫球蛋白的生成。对原发性甲亢疗效好，有 60%～70%病人在第一次用药后 4～6 周有明显缓解。

3. 手术治疗　对中度以上的甲亢采用甲状腺大部切除术（subtotal thyroidectomy）仍是目前外科最常用而有效的治疗方法。手术后除眼球突出症状外，其他症状都能消失或减轻。长期治愈率可达 95%，复发率约 5%。手术缺点是有一定的并发症和约 4%～5%的病人有甲亢复发的可能。

(1) 手术指证：①中度以上的原发性甲亢经内科治疗效果不明显；②继发性甲亢或高功能腺瘤；③腺体较大、伴有压迫症状或有胸骨后甲状腺肿等类型甲亢；④抗甲状腺药物或放射性碘治疗后复发者或坚持长期用药有困难者；⑤甲亢对妊娠不利（可造成流产、早产），而妊娠又可能加重甲亢症状，故妊娠早、中期的甲亢病人具有上述指征者，应予手术；妊娠后期的甲亢，可待分娩后再行手术。

(2) 手术禁忌证：①青少年病人；②症状较轻者；③老年病人或有严重的心肺疾患不能耐受手术者；④凝血功能障碍者。

(3) 手术原则：一般行双侧甲状腺大部切除术，同时切除峡部，每侧甲状腺残留部分大约如拇指的末节。这样，既可避免复发，又不致发生甲状腺功能减退，并能避免损伤喉返神经和甲状旁腺。

近年来开展的经胸壁入路内镜下行甲状腺切除术（transthoracic endoscopic thyroidectomy，TET)，具有术后疼痛轻、恢复快、无颈部瘢痕等优点而备受关注。

【护理】

（一）护理评估

1. 病人及家属对疾病治疗尤其是对手术的心理反应、配合程度。

2. 病人甲亢症状和体征、基础代谢率测定的结果，以评估病情。

3. 病人喉镜、心电图、胸部X线检查结果，判断病人是否存在影响手术效果的因素。

4. 病人术前准备情况（尤其是药物准备），复查基础代谢率及 T_3、T_4 值，明确甲亢被控制的程度，判断病人是否符合手术要求。

5. 病人术后生命体征及其变化，检查切口有无血肿、渗出；倾听病人主诉，特别注意病人有无术后并发症；对可能出现的相应症状和体征进行严密观察，及时评估。

6. 病人自理能力恢复的程度。

7. 病人及家属是否已得到有关甲亢疾病的健康指导。

（二）护理诊断/护理问题

1. 个人应对能力失调　与情绪改变有关。

2. 知识缺乏　与缺乏疾病知识、未经历类似手术有关。

3. 疼痛　与手术创伤有关。

4. 清理呼吸道无效　与咽喉部及气管受刺激、分泌物增多及切口疼痛有关。

5. 潜在并发症　①急性呼吸困难和窒息；②喉返神经损伤；③喉上神经损伤；④甲状旁腺损伤；⑤甲状腺危象。

（三）护理措施

1. 术前准备

（1）心理护理：帮助病人尽快适应医院的环境，鼓励病人表达其内心的感受，给予必要的心理安慰，解释手术的有关问题，消除病人顾虑和紧张，解释保持情绪稳定的重要性。避免各种不良刺激，以减少病人激动、易怒的精神状态。对精神过度紧张或失眠者给予口服镇静剂或安眠药，使病人消除恐惧，配合治疗。并鼓励家属给予病人心理支持。

（2）饮食：给予高蛋白、高热量、高碳水化合物及丰富维生素饮食，以补充甲亢病人因分解代谢增加而导致的能量消耗；同时还应给予足够的饮料，以补充因出汗丢失的水分；但不宜服用对中枢神经有兴奋作用的浓茶、咖啡等刺激性饮料。

（3）药物准备：是病人术前准备的重要方面，用于降低基础代谢率。有两种药物准备方法：①先用硫脲类药物，待甲亢症状基本控制后停服，改服1～2周的碘剂后再进行手术。硫脲类药物通过阻止甲状腺素的合成，能有效控制甲亢症状，同时能有效抑制体内淋巴细胞产生自身抗体从而控制因甲状腺素升高引起的甲亢症状。但由于垂体前叶的代偿作用，可增加促甲状腺激素的分泌，使甲状腺肿大和充血，给手术带来困难和危险，故服用硫氧嘧啶类药物后必须加用碘剂。碘剂可抑制蛋白水解酶，减少甲状腺球蛋白的分解，抑制甲状腺素的释放，碘剂还能减少甲状腺的血流量，使腺体充血减少而使其缩小变硬，有利于手术。常用的碘剂是复方碘化钾溶液，每日3次；第一日每次3滴，第二日每次4滴，以后逐日每次增加 1 滴，至每次 16 滴为止，然后维持此剂量至手术。值得注意的是碘剂只能抑制甲状腺素的释放，而不能抑制其合成，一旦停药后，贮存于甲状腺滤泡内的甲状腺球蛋白分解，大量甲状腺素释放到血液中，使甲亢症状加重。因此，碘剂不单独用于治疗甲亢，仅用于手术前准备。②可开始即用碘剂，2～3 周后甲亢症状得到基本控制（病人情绪稳定，睡眠好转，体重增加，脉率稳定在＜ 90 次/分以下，基础代谢率＜＋20％），便可进行手术。少数病人服用碘剂 2 周后，症状减轻不明显，可在继续服用碘剂的同时，加用硫氧嘧啶类药物，直至症状基本控制后，再停用硫氧嘧啶类药物，但仍需继续单独服用碘剂 1～2 周，再进行手术。对常规应用碘剂或合用硫氧嘧啶类药物不能耐受或无效者，有主张单用普萘洛尔或与碘剂合用作术前准备。普萘洛尔是一种肾上腺素能β受体阻滞剂，可降低各种靶器官组织上的β受体对儿茶酚胺的敏感性，能控制甲亢症状，缩短术前准备时间，且用药后不引起腺体充血，有利于手术操作。一般在服用普萘洛尔 4～7 日后脉率降至正常水平，即可施行手术。要注意的是：由于普萘洛尔在体内的有效半衰期不到 8 小时，所以最后一次口服普萘洛尔要在术前 1～2 小时。此外，术前不用阿托品，以免引起心动过速。护理时应向病人解释药物准备的重要意义。指导病人正确的服药方法，说明服药要求和注意点，使病人主动配合并乐意接受药物准备。

（4）眼睛保护：有突眼症状的病人，卧床时头部垫高，以减轻眼部肿胀。角膜不可长时间暴露，外出应戴墨镜，睡眠时涂眼膏或遮盖眼部，用眼不宜过度疲劳，避免强光和干燥，预防感染。

（5）术前指导：指导病人练习手术过程中的头、颈部过伸体位。

2. 术后护理

（1）一般护理：①引流与体位：为防术后因伤口内渗血、渗液引起气管受压导致呼吸障碍，手术中常放置引流管。因此，当病人清醒和血压平稳后，即取半卧位。半卧位不但便于痰液咳出，防止肺炎及肺不张，更有利于伤口引流，保证呼吸通畅。护理时应始终保持引流畅通，注意引流液的量及性质。引流物一般于术后 24～48 小时拔除。②观察：术后 1～2 天应密切观察病人生命体征的变化，尤其应注意呼吸情况，一旦发生呼吸困难，应立即判明原因，采取果断措施，保持呼吸通畅；观察切口渗血的情况，发现敷料有渗出应立即更换。如伤口渗血不断，应考虑有活动性出血存在，及时处理。所以，术后床旁应常规准备无菌气管插管包和手套，以备急用。③饮食：术后 6 小时病人如无呕吐，可进流质饮食但不可过热，以免引起颈部血管扩张，加重创面渗血。嘱病人进食时少量慢咽，并注意进食时有无呛咳。术后第 2 天开始进半流质饮食。④药物：甲亢病人术后仍需继续服用复方碘化钾溶液，每日 3 次，每次 10 滴，共 1 周左右；或由每日 3 次，每次 16 滴开始，逐日每次减少 1 滴，至每次 3 滴时止。术前用普萘洛尔作准备者，术后应继续服用 4～7 天。⑤术后指导：病人切口拆线后应鼓励其多作吞咽（如口含话梅），并练习颈部活动，以防止切口粘连及瘢痕收缩。

（2）并发症预防与护理：

1）呼吸困难和窒息：是术后最危急的并发症。①常见原因：切口内出血压迫气管，主要原因是手术时止血不彻底、不完全，或因血管结扎线滑脱所引起，术后咳嗽、呕吐、过频活动或谈话常为诱因；喉头水肿，与手术操作创伤或气管插管有关；气管塌陷，由于气管壁长期受肿大的甲状腺压迫，发生软化，切除大部分甲状腺腺体后，软化的气管壁失去支撑所引起；双侧喉返神经损伤，如因切口内出血所引起者，还可有颈部肿胀，切口渗出鲜血等。

后三种情况的病人，由于气道堵塞可出现喘鸣及急性呼吸道梗阻。②临床表现和处理：呼吸困难和窒息多发生在术后48小时内，病人出现进行性呼吸困难、烦躁、发绀，甚至窒息，或伴有切口渗出鲜血等。护士在巡视时应严密观察呼吸、脉搏、血压及切口渗血情况，如发现病人有颈部紧压感、切口有大量渗血、呼吸费力、气急烦躁、心率加速、发绀等，应立即床边拆除切口缝线，敞开伤口，去除血块。如无效应立刻施行气管插管，病情好转后，再作进一步处理。

2）喉返神经损伤：发生率约0.5%。①发生原因和临床表现：大多是因手术处理甲状腺下极时，不慎将喉返神经切断、缝扎或挫夹、牵拉造成永久性或暂时性损伤所致，一侧喉返神经损伤可导致声带活动障碍，出现声音嘶哑；双侧喉返神经损伤可使两侧声带麻痹至内收，发生严重呼吸困难。②处理：暂时性挫伤经针刺、理疗可于3～6个月内逐渐恢复；一侧的永久性损伤也可由对侧代偿，6个月内发音好转；护士对已有喉返神经损伤的病人，应认真做好安慰解释工作，并适当应用促进神经恢复的药物，结合理疗、针灸，促进恢复；双侧喉返神经损伤会导致两侧声带麻痹，引起失音或严重呼吸困难，需作气管切开。

3）喉上神经损伤。①发生原因和临床表现：多发生在手术处理甲状腺上极时误伤所致，当喉上神经外支损伤时，可导致环甲肌瘫痪，引起声带松弛，音调降低；而损伤了喉上神经内支，则喉部黏膜感觉丧失，病人失去喉部的吞咽反射，进食时，特别是饮水时易发生呛咳、误咽。②处理：一般经理疗后症状可明显改善，护理上应关心病人饮食，如进水及流质时发生呛咳，应协助病人坐起进食或进半流质、半固体饮食，避免快速吞咽，特别应注意避免饮水时误咽。

4）手足抽搐。①发生原因：因手术时误伤甲状旁腺或其血液供给受累所致，血钙浓度下降至2.0 mmol/L以下，神经肌肉的应激性显著增高。②临床表现：多发生于术后1～3天，轻者只出现面部、口唇周围、手、足针刺感和麻木感或强直感，于2～3周后经未损伤的甲状旁腺代偿性增生而症状消失；重者可出现面肌和手足阵发性、疼痛性痉挛或手足抽搐，甚至发生喉及膈肌痉挛，引起窒息死亡。③处理：发生手足抽搐后，病人饮食应限制含磷较高的食物，如牛奶、瘦肉、蛋黄、鱼类等；因血中钙磷乘积是个定值，血磷较高，可影响血钙浓度，症状轻者可口服葡萄糖酸钙，症状较重或长期不能恢复者，可加服维生素D_3，以促进钙在肠道内的吸收，最有效的治疗是口服二氢速固醇（AT10）油剂，其有提高血中钙含量的特殊作用，从而降低神经肌肉的应激性，抽搐发作时，立即用压舌板或匙柄垫于上下磨牙间，以防咬伤舌头，并静脉注射10%葡萄糖酸钙或氯化钙；应用带血管的同种异体甲状腺-甲状旁腺移植至腹腔内或腹股沟区，有一定疗效。

5）甲状腺危象（thyroid storm），是甲亢术后严重的并发症。①发生原因：多与术前准备不够、甲亢症状未得到很好控制及手术应激有关。②临床表现：术后12～36小时内体温在39℃以上；脉快而弱（每分钟在120次以上），心搏强而有力；恶心、呕吐、大便次数增多、大汗、脱水、电解质紊乱；神经精神障碍、焦虑、烦躁、谵妄、甚至昏迷，如处理不及时或不当，病人常很快死亡。③预防：术前应作充分准备，待基础代谢率接近正常、循环系统症状改善后施行手术，术后继续给予碘剂，这些都是预防甲状腺危象的重要措施。④处理。降温：应使用物理降温、退热药物、冬眠药物等综合措施，使病人的体温保持在37℃左右，对严重高热，躁动惊厥者可行人工冬眠；给氧：以减轻组织缺氧，必要时进行辅助呼吸；静脉输液：以保证水、电解质和酸碱平衡，同时给予足够的热量和维生素；降低血液中甲状腺素水平：给予碘剂，可口服复方碘化钾溶液3～5ml，或紧急时将10%碘化钠加入葡萄糖溶液中作静脉滴注；降低应激反应：肾上腺皮质激素有抗高热、抗毒素、抗休克等作用，首选氢化可的松静脉滴注，以拮抗应激；降低周围组织对肾上腺素反应：可选用肾上腺素能阻滞剂，如利血平肌内注射，还可用普萘洛尔静脉滴注；镇静：常用苯巴比妥，或冬眠合剂Ⅱ号，肌内注射；强心：有心力衰竭者，加用洋地黄制剂。经过上述综合处理，病情一般于36～72小时内逐渐好转。

(3) 内镜下甲状腺手术护理：由于颈部解剖复杂，血管、神经较多，内镜下操作空间小，会出现一些特有的并发症。应加强以下护理：①腔镜手术是人为在皮下潜行游离形成隧道，置入手术器械进行的，术中需要持续注入CO_2气体，以维持手术操作空间。术后部分病人可因CO_2残留于人体疏松组织中出现肩背痛，严重时可造成皮下气肿、纵隔气胸或高碳酸血症。术后应注意观察局部皮肤有无捻发音，监测脉搏氧饱和度（saturation of peripheral oxygen，SpO_2）、呼吸、脉搏和血压，并在术后6小时内持续低流量吸氧，以促进机体吸收与排出CO_2。②由于手术时颈前区皮肤分离范围大，容易出现皮下积液、积血，增加切口感染的易感性。术后应保持敷料清洁和干燥，妥善固定伤口引流管和维持引流的有效性，以减少切口感染的机会。

【健康教育】

1. 再次评估病人心理状况，给予个体化的心理指导，以稳定病人的情绪。保证充足的睡眠时间，避免劳累，一般术后休息3个月后可恢复正常工作。
2. 选用高热量、高蛋白和富含维生素的饮食，有利于切口愈合和维持机体代谢需要。
3. 鼓励病人多作吞咽活动，教会正确的颈部肌肉训练方法，防止颈部瘢痕挛缩。
4. 根据医嘱服药，并定期门诊随访。注意有无甲亢复发或甲状腺功能低下的症状。

（陈宏星）

第十一章　乳腺癌病人的护理

学 习 要 点

乳房理学检查方法；乳腺癌病因与预防、转移途径，常见乳腺癌临床特征及其鉴别要点、治疗原则和病人整体护理。

乳腺癌（breast cancer）是女性常见的恶性肿瘤，在我国占全身恶性肿瘤的7%～10%。近年来，乳腺癌发病率呈逐年上升趋势，部分大城市已超过宫颈癌，成为女性发病率最高的恶性肿瘤。

【病因】

病因尚未完全明了，一般认为与下列因素有关：

1. 内分泌因素　乳腺是多种内分泌激素作用的靶器官。研究发现：①在多种激素中雌酮和雌二醇与乳腺癌的发病有直接关系，二者可导致乳腺细胞过度增生；乳腺癌的发病高峰年龄为40～45岁，且占绝大多数；②60～65岁往往为第二发病高峰，这与雌酮含量提高有关。第二发病高峰出现其原因可能为更年期后女性体内雄激素渐占优势，而雄烯二酮是雌酮的前体，二者的转变率可增加一倍；另一方面绝经后雌酮代谢清除率亦减少20%。因此绝经后血雌酮可达到月经周期滤泡水平，并有昼夜变化。③月经初潮早、绝经年龄晚、不孕及初次足月产的年龄与乳腺癌发病均相关。

2. 精神因素　长期心理负担和精神压抑导致内分泌紊乱是患病的危险因素。

3. 家族史　一级亲属中有乳腺癌家族史者其发病危险度增加2～3倍，其中亲属关系越近发病年龄亦越早。

4. 营养过剩及肥胖　这些均增强雌激素对乳腺细胞的刺激，从而增加患病的危险性。

5. 某些乳腺良性疾病　如乳腺囊性增生、不典型增生、乳管内乳头状瘤等属癌前病变（precancerous lesion），可发展为乳腺癌。

6. 环境因素与电离辐射　环境及食物中的致癌物、放射线等均增加乳腺癌的发病率。

【病理】

1. 病理类型

（1）非浸润性癌：包括癌细胞局限在基底膜的导管内癌、小叶原位癌和乳头湿疹样乳腺癌（不伴发浸润性癌者）。此型属早期，预后较好。

（2）早期浸润性癌：包括癌细胞突破基底膜，开始向间质浸润的早期浸润性导管癌和早期浸润性小叶癌。此型仍属早期，预后较好。

（3）浸润性特殊癌：包括乳头状癌、髓样癌（伴大量淋巴细胞浸润）、小管癌（高分化腺癌）、腺样囊性癌、黏液腺癌、大汗腺样癌、鳞状细胞癌等。此型分化一般较高，预后尚好。

（4）浸润性非特殊癌：包括浸润性小叶癌、浸润性导管癌、硬癌、单纯癌、髓样癌（无大量淋巴细胞浸润）、腺癌等。此型多分化低而预后差，为乳腺癌最常见的类型。

2. 转移途径

(1) 局部扩展：癌细胞直接侵犯邻近乳腺组织或Cooper韧带和皮肤，亦可向深部浸润胸肌筋膜、胸肌等周围组织。

(2) 淋巴转移：癌细胞可沿乳房淋巴引流的4个输出途径扩散。其中主要途径有2个：①腋窝途径：癌细胞经胸大肌外侧缘淋巴管侵入同侧腋窝淋巴结，再经锁骨下淋巴结转移至同侧锁骨上淋巴结，然后经胸导管（左）或右淋巴导管入侵静脉血流而向远处转移。60%病人经腋窝途径转移，原发灶大多数在乳房外侧及乳头、乳晕部分。②内乳途径：癌细胞向内侧侵入胸骨旁淋巴结，继而达到锁骨上淋巴结，其后可通过上述同样途径侵入静脉血流。25%病人经乳房内侧内乳途径转移，原发灶大多数在乳房内侧，预后较差。其他淋巴转移途径包括可使一侧乳腺癌向对侧乳房转移的两侧乳房间皮下交通淋巴管等（图2-11-1）。

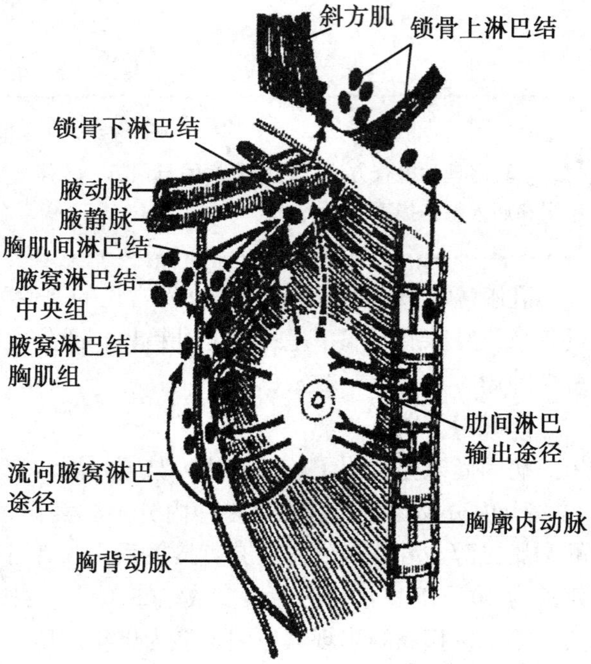

图2-11-1 乳房淋巴输出途径

(3) 血运转移：以往认为血运转移多发生在晚期，但这一概念现已被否定，有些早期乳腺癌已有血运转移。癌细胞除可经淋巴途径进入静脉，也可直接侵入血循环导致远处转移。最常见的远处转移器官依次为肺、骨、肝。

【临床表现】

1. 常见乳腺癌

(1) 乳房肿块：最多见于乳房的外上象限（占45%～50%），其次是乳头、乳晕和内上象限。首发症状是患乳出现无痛性、单发的小肿块，质硬、表面不光滑、外形不规则，与周围组织分界不很清楚，在乳房内不易被推动。因无自觉症状，肿块常在无意中被发现，肿块增长的速度较快。

(2) 乳房外形改变：随着肿块增大，可引起乳房局部隆起，也可侵及周围组织引起外形改变。①酒窝征（dimpling sign）：乳腺癌时Cooper韧带受侵犯而扭曲导致肿瘤表面皮肤凹陷，即所谓“酒窝征”；②乳头位置改变：邻近乳头或乳晕的癌肿则会因侵及乳管使之收缩，将乳头牵向癌肿一侧。若乳头深部癌肿则会因侵及乳管使其受牵拉而致乳头内陷；③橘皮征（peau d'orange）：乳房皮肤淋巴管被癌细胞堵塞引起皮肤淋巴回流障碍，皮肤水肿变厚，毛囊处因与皮下组织连接紧密而凹陷，使毛囊开口扩大，皮肤呈“橘皮样”改变。

(3) 晚期局部表现：①癌块固定：癌块侵及胸肌筋膜、胸肌，使癌块固定于胸壁而不易推动；②卫星结节（satellite nodules）：癌细胞侵及癌块表面大片皮肤，则会出现围绕原发灶的多数坚硬小结节，甚至彼此融合；③皮肤溃疡：癌肿向外生长皮肤可溃破形成溃疡，其外形似弹坑或外翻呈菜花状，溃疡易出血，分泌物常恶臭。

（4）转移：①淋巴转移：常见转移部位是患侧腋窝淋巴结。肿大淋巴结的最初表现为散在、数目少、质硬、无痛、可推动，后期数目增多，融合成团，甚至与皮肤或深部组织粘连。上肢淋巴水肿主要系腋窝淋巴结被大量癌细胞堵塞所致。晚期，锁骨上及对侧腋窝淋巴结均可肿大。②血运转移：肺转移时可出现胸痛、气急，骨转移时出现局部剧痛，肝转移则引起肝肿大、黄疸等症状。

2. 特殊类型乳腺癌

（1）炎性乳腺癌（inflammatory breast carcinoma，IBC）：并不常见，多见于妊娠期或哺乳期的年轻妇女。局部皮肤主要出现炎症样表现，开始比较局限，较快扩展到乳房大部分皮肤，皮肤发红、水肿、增厚、粗糙、表面温度升高，病程进展极为迅速，对侧乳房常被侵及，转移早而广，预后差。

（2）乳头湿疹样乳腺癌（Paget's carcinoma of the breast）：也称乳头 Paget 病，少见，原发灶在乳头区的大乳管内，渐移行至乳头。初发症状为乳头瘙痒感、烧灼感，以后乳头和乳晕区皮肤出现慢性湿疹样改变，包括局部皮肤粗糙、糜烂，有时可覆盖黄褐色鳞屑样痂皮，揭开痂皮可见糜烂面，进一步发展形成溃疡，局部皮肤发硬，与正常皮肤分界清楚；病变继续发展，乳头可出现内陷、变形和破坏。部分病人乳晕区扪及肿块。乳头 Paget 病的病程缓慢，淋巴转移较晚，恶性程度低，预后较好。

【体格检查】

病人取端坐位，两臂下垂，充分显露双侧乳房以便对比。对肥大乳房应采取平卧位检查。

1. 视诊　应注意：①乳房外形变化：如乳房局部隆起。②乳头位置改变：乳头近期内陷具有临床意义；乳头抬高是乳腺癌的特征。③乳房皮肤改变：乳腺癌早期癌块表面皮肤凹陷，让病人高举双臂，凹陷部分更为明显；炎性乳腺癌时皮肤发红，类似急性乳腺炎表现。

2. 扪诊　应注意：①原则上应在月经干净后一周作扪诊，以避免月经前期乳腺组织受雌激素影响增厚呈块状改变影响检查结果。②乳房下垂的病人应平卧后再作检查。③检查时，应五指并拢，手指掌面平贴乳房轻柔扪摸，不可用手指抓捏，以避免将抓捏的正常腺体组织误认为乳房肿块。检查乳房下部时，可嘱病人将上臂外展或上举。④扪诊的重点在于了解乳房有无肿块及其性质。若扪及肿块，应了解肿块的部位与大小，肿块的质地和表面形状，肿块边界是否清晰，肿块与皮肤是否有粘连，肿块与胸肌筋膜和胸肌是否已固定等。⑤有乳头溢液时，应注意溢液的性质、色泽，并及时将分泌物送细胞学检查。乳头血性溢液（bloody nipple discharge）可见于乳管内乳头状癌，尤其在绝经后出现血性溢液更应高度警惕。⑥局部淋巴结检查，应包括腋窝、锁骨下区和锁骨上区。如扪到淋巴结，则应注意其位置、大小、数目、硬度和移动度。为避免漏诊，应同时检查对侧乳房。

【诊断与鉴别诊断】

（一）诊断

1. 症状与体征　患乳出现无痛性单发肿块、质硬、表面不光滑、外形不规则、边界不很清楚，在乳房内不易被推动；局部出现酒窝征、橘皮征、肿块与皮肤粘连，皮肤糜烂甚至溃疡，卫星结节；乳头牵向癌肿一侧或内陷，乳房局部明显隆起；腋窝淋巴结肿大等。

2. 辅助检查　目前常用的检查方法有：

（1）乳房 X 线摄片检查：常用方法包括钼靶 X 线（molybdenum target x-ray）和干板 X 线照相术（xeroradiography）两种，均适用于观察软组织的结构。钼靶摄片射线剂量的致癌危险性接近自然发病率，但干板照相X线剂量较大。乳腺癌肿块的X线表现常为密度增高影，形态不规则或呈分叶状，边界不清，有毛刺或触角，部分可见细砂样或丛集状钙化灶，肿瘤周围组织可因肿瘤浸润而扭曲变形等。目前钼靶X线摄片已广泛应用于乳腺癌的普查，能发现早期乳腺癌病灶。

（2）彩色高频超声显像：简便无创，短期内可反复使用。主要用于发现肿块和鉴别肿块为囊性还是实质性，结合多普勒血流图检查有助于肿块的定性诊断。恶性肿瘤表现为回声减弱，形态不规则，边界不清，呈蟹足样或锯齿状，无包膜反射，病变内和周围血流丰富，可见钙化灶。超声检查也可帮助了解乳腺区域淋巴结有无肿大或转移。

（3）活组织病理检查：组织学检查是确定肿块性质最可靠的方法。目前常用细针穿刺细胞学检查，方法简便，多数病人术前可明确诊断。疑为乳腺癌者，术中可将肿块连同周围乳腺组织一并切除，作快速病理检查，以明确诊断即刻决定手术方式。

（4）导管镜检查：主要用于乳头溢液病人，经溢液导管开口插入超细纤维乳管镜（ultra-fine fiberoptic ductoscopy）检查输乳管和各分支导管，了解大乳管内有无病变。经对病变处行冲洗和刷片细胞学检查，可帮助定性诊断，也可借以帮助判断乳腺癌合并乳头溢液的病人手术时是否可保留乳头乳晕。乳头溢液病人也可行乳腺导管造影以帮助诊断、鉴别和定位。

（二）鉴别诊断

早期或临床表现不典型的病例应注意与乳腺囊性增生病、乳房纤维腺瘤、乳管内乳头状瘤等鉴别。

1. 乳腺囊性增生病　也称慢性囊性乳腺病，简称乳腺病（mastopathy），为妇女常见病和多发病。多发生于35～45岁左右的中年妇女，病变可发生在一侧或双侧，病程长。此病突出的表现是与月经周期有关的乳房胀痛和肿块，往往在月经前肿块增大变硬，疼痛加重；月经后肿块缩小变软，疼痛减轻。可根据病人周期变化的症状和体征，结合钼靶X线摄片、彩超检查、乳头分泌物细胞学检查、活组织检查与本病相鉴别。

2. 乳房纤维腺瘤（breast fibroadenoma）　女性常见的乳房肿瘤。常见于20～25岁的青年女性，其发生与雌激素刺激有关。肿块多发生在乳房外上象限，多为单发，呈圆形或椭圆形，表面光滑，边界清楚，质坚韧，活动度大，极易推动。腋窝淋巴结不肿大。钼靶X线摄片、彩超检查、活组织检查有助于诊断。

3. 乳管内乳头状瘤（intraductal papilloma）　多见于经产妇，40～50岁居多，约75%病例发生在大乳管近乳头的壶腹部。瘤体一般很小，带蒂且有许多绒毛，富有薄壁血管，极易出血；唯一症状是自发性乳头溢液，多为血性，一般为单个导管溢液，肿瘤小，体检多不能扪及肿块。如触到肿块，多位于乳晕区，呈圆形，质软，不与皮肤粘连，可推动；挤压此肿块，常可自乳头相应的开口处溢出血性液体。导管镜、乳腺导管造影、溢液细胞学检查可帮助诊断。

（三）临床分期

国际抗癌联盟（International Union Against Cancer，UICC）建议的TNM分期法（tumor-node-metastasis stage），是目前常用的临床分期方法。其具体标准如下：

T_0：原发癌瘤未查出；

T_{is}：原位癌（非浸润性癌及未查到肿块的乳头湿疹样乳腺癌）；

T_1：癌瘤长径≤2 cm；

T_2：癌瘤长径＞2 cm，≤5 cm；

T_3：癌瘤长径＞5 cm；

T_4：癌瘤大小不计，但侵及皮肤或胸壁（肋骨、肋间肌、前锯肌），炎性乳腺癌亦属之；

N_0：同侧腋窝无肿大淋巴结；

N_1：同侧腋窝有肿大淋巴结，尚可推动；

N_2：同侧腋窝肿大淋巴结彼此融合，或与周围组织粘连；

N_3：有同侧胸骨旁淋巴结转移，有同侧锁骨上淋巴结转移；

M_0：无远处转移；

M_1：有远处转移。

根据以上情况进行组合，可把乳腺癌分为以下各期：

0期：$T_{is}N_0M_0$；

Ⅰ期：$T_1N_0M_0$；

Ⅱ期：$T_{0\sim1}N_1M_0$，$T_2N_{0\sim1}M_0$，$T_3N_0M_0$；

Ⅲ期：$T_{0\sim2}N_2M_0$，$T_3N_{1\sim2}M_0$，T_4任何NM_0，任何TN_3M_0；

Ⅳ期：包括M_1的任何TN。

以上分期以临床检查为依据，实际上并不精确，还应结合术后病理检查结果进行校正。

【预防】

乳腺癌病因尚不完全清楚，故尚难进行确切的病因学预防（一级预防），增强人体免疫功能，及时和正确地治疗乳腺癌的癌前病变，可降低乳腺癌的发病率，也是目前比较行之有效的措施。另外，重视乳腺癌早期发现（二级预防）则可阻断乳腺癌的发展并减少晚期病例而提高治愈率和降低死亡率。早期发现的关键是重视乳腺癌的易感因素（predisposing factors）和高危人群（high risk population），积极推行妇女乳房自我检查和定期普查，筛选乳腺癌可通过定期体格检查、乳房X线检查、B超检查实现，必要时可行细针穿刺细胞学检查。其中乳房钼靶X线摄片被认为是目前最有效的检出方法。

【治疗原则】

手术治疗为乳腺癌的主要治疗方法，并辅以化学药物、内分泌、放射和生物等综合治疗措施。目前主张缩小手术范围，同时加强术后综合辅助治疗。

（一）手术治疗

适应证为TNM临床分期法中的0、Ⅰ、Ⅱ及部分Ⅲ期的病人，即病灶仍局限于局部及区域淋巴结的病人。

1. 乳腺癌根治术（radical mastectomy）　将整个患病乳房连同癌瘤周围至少5 cm宽的皮肤、乳腺周围脂肪组织、胸肌和其筋膜以及腋窝、锁骨下所有脂肪组织和淋巴结整块切除，为传统的手术方式。适用于Ⅰ、Ⅱ期及部分Ⅲ期乳腺癌，尤其是综合辅助治疗水平较差地区的病人。

2. 乳腺癌扩大根治术（extensive radical mastectomy）　在乳腺癌根治切除术的基础上，同时切除第2～4肋软骨和相应的肋间肌（甚至相应的胸膜），包括胸廓内动、静脉及其周围的淋巴结（即胸骨旁淋巴结）。适用于Ⅱ、Ⅲ期乳腺癌，特别是乳腺内侧癌肿病人。鉴于本术式并发症多，远期生存率未相应提高，故目前较少应用。

3. 乳腺癌改良根治术（modified radical mastectomy） 又称简化根治术。切除全乳腺，术中保留胸大、小肌或仅切除胸小肌，同时作腋窝淋巴结清除。但同时保留胸大、小肌不能清除腋上组淋巴结。适用于Ⅰ、Ⅱ期和早期乳头湿疹样乳腺癌病人。Ⅰ、Ⅱ期乳腺癌病人采用本术式与根治术的生存率无明显差异，且术后外观效果较好，已成为目前常用的手术方式。

在改良根治手术的基础上，可行一期乳房再造术。即将病人自体扩大的背阔肌肌皮瓣（ELDF）或下腹直肌肌皮瓣（TRAM）带蒂转位至患乳区，填充并塑形。此手术目前已逐步开展，适用于Ⅰ期、Ⅱ期中年乳腺癌病人。

4. 全乳房切除术（total mastectomy） 切除整个乳房，包括腋尾部及胸大肌筋膜，不作腋窝淋巴结清扫。适用于原位癌、年迈体弱不宜作根治术者，以及晚期乳腺癌姑息性切除。

5. 保留乳房的乳腺癌切除术（lumpectomy and axillary dissection） 仅作肿块扩大切除或象限切除及腋窝淋巴结清除，术后必须辅以放疗、化疗。适用于Ⅰ期、Ⅱ期乳腺癌病人，且乳房有适当体积，术后希望保持外观效果的病人。

（二）化学药物治疗

乳腺癌是实体瘤中应用化疗最有效的肿瘤之一。因此，化疗是乳腺癌重要的治疗手段。手术切除肿瘤后，残存的肿瘤细胞易被化学抗癌药物杀灭。作为手术后必要的全身性辅助治疗的化疗，可提高浸润性乳腺癌病人的生存率。术后应早期应用，时间以6个月左右为宜，强调联合化疗，达到杀灭亚临床转移灶的目的。常用的化疗方案有CMF（环磷酰胺、甲氨蝶呤、氟尿嘧啶）方案与CAF（环磷酰胺、阿霉素、氟尿嘧啶）方案，后者主要用于肿瘤分化差、分期晚的病例。接受化疗者应无明显骨髓抑制，血白细胞$>4\times10^9/L$，血红蛋白$>80g/L$，血小板$>50\times10^9/L$。化疗期间应定期检查血常规、肝肾功能等。

术前化疗（新辅助化疗，neoadjuvant chemotherapy，NAC）多用于Ⅲ期乳腺癌病人。目的是在术前缩小肿瘤，降低临床分期，减少肿瘤的侵袭性，是Ⅲ期病人术前一种有效的辅助治疗措施，可提高手术切除率和术后无病生存期（disease-free survival，DFS）。

（三）内分泌治疗

又称激素治疗。内分泌治疗的主要作用是减少雌激素来源，阻断雌激素受体，对抗雌激素对乳腺癌的促生长作用。适用于雌激素受体（estrogen receptor，ER）和/或孕激素受体（progestogen receptor，PR）阳性的乳腺癌病人。绝经前女性体内雌激素主要来自卵巢的分泌，绝经后雌激素主要由肾上腺皮质分泌的雄激素转化而来，而转化过程需要芳香酶的参与，因此内分泌治疗应根据病人情况而定。绝经前激素受体阳性者可行卵巢去势（ovarian ablation，OA）治疗，通过手术、深部X线照射、药物实现；绝经后激素受体阳性者可应用非甾体激素的抗雌激素药物三苯氧胺（tamoxifen，TAM），TAM的应用是乳腺癌内分泌治疗的重要进展，其结构式与雌激素相似，可在靶器官内与雌二醇竞争ER。该药可降低乳腺癌术后复发和转移，同时减少对侧乳腺癌的发生率。TAM用量为每日口服20mg，一般在全部化疗、放疗结束后开始，常规服用5年。该药安全有效，副作用较轻，包括潮热、恶心、呕吐、静脉血栓形成等。

近年来新发展的芳香化酶抑制剂如来曲唑（letrozole，LE)，其效果优于TAM，能有效抑制肾上腺分泌的雄激素转变为雌激素过程中的芳香化环节，从而降低体内雌激素含量以治疗乳腺癌。

（四）放射治疗

1. 根治性放疗　作为根治性治疗手段，其与保留乳房手术相结合，可获得与根治性手术相同的治疗效果，且具有保持乳房外形，减少手术损伤，减少乳房切除术所致精神创伤等优点。放疗的靶区包括全乳房及原发癌床区的追加照射；腋窝淋巴结阳性者应考虑锁骨上、下区和腋顶区的照射。

2. 辅助性放疗　作为术后辅助性治疗手段，使腋窝淋巴结阳性及高危复发病人的局部控制率及生存质量提高。放疗的靶区包括胸壁及区域淋巴结（锁骨上、下区，腋窝淋巴结区，内乳区)，应根据术式及淋巴结转移等个体情况选择。

3. 姑息性放疗　是晚期乳腺癌姑息性治疗的主要手段，对于有症状的转移病灶，如骨转移、脑转移等，放疗是首选的治疗方法。

（五）生物治疗

曲妥珠单抗（trastuzumab）注射液是近年来临床推广使用的生物制剂。人类表皮生长因子受体-2（HER-2）是目前认识较为清楚的与乳腺癌关系密切的人类癌基因，曲妥珠单抗选择性作用于HER-2，具有高度靶向性，只对癌细胞起作用，而对正常细胞的杀伤较小，是当代乳腺癌靶向治疗的代表性药物，可降低乳腺癌的复发率，尤其对其他化疗药物无效的乳腺癌也有一定的疗效。

【护理】

（一）护理评估

1. 病人及家属对本病及其治疗方法、预后的认知程度、心理状态和承受能力。

2. 病人年龄、营养状态、重要脏器的功能状态、有无严重伴发病，对评估病人接受手术、化疗、放疗的承受能力有重要价值。

3. 根据病人临床表现、特殊检查和手术发现评估乳腺癌的分期，为针对性护理、判断预后提供依据。

4. 分析病人所受的刺激，确认其输出性行为，促进病人适应性反应。

5. 病人术后自理能力，以选择恰当的护理系统予以帮助，并及时评价效果。

6. 病人术后伤口引流管是否保持持续负压状态，引流液的色、质、量，伤口愈合状况。

7. 根治术后病人患侧上肢有无水肿和肢体远端血供情况。

8. 病人患侧上肢功能锻炼及肢体功能恢复情况。

9. 出院前病人的心理反应，病人及家属对疾病相关知识和康复期保健知识的掌握程度。

（二）护理诊断/护理问题

1. 恐惧/焦虑　与惧怕癌症、担心手术及预后有关。

2. 自我形象紊乱　与乳房缺失引起形体形象改变和影响婚姻质量有关。

3. 组织完整性受损　与手术所致组织创伤、留置引流管有关。

4. 知识缺乏　与缺乏疾病、治疗、康复知识有关。

5. 潜在并发症　①肺不张、肺炎；②伤口感染、皮肤坏死；③患侧上肢水肿及功能障碍；④气胸。

（三）护理措施

1. 术前护理

（1）心理护理：多关心病人，鼓励病人诉说对癌症、手术、乳房缺失的心理感受，给予病人及家属心理支持；让病人相信切除一侧乳房不会影响正常的家庭生活、工作和社交，并告知现可行Ⅰ期或Ⅱ期乳房重建术；请其他病友现身说法，让病人有充分时间询问问题，并澄清其错误的观念，促进病人适应性反应。

（2）预防术后并发症：①常规检查：术前作心、肺、肝、肾重要脏器功能检查，以确定病人是否能耐受手术。②改善病人营养：给予高热量、高蛋白、丰富维生素饮食，以提高机体抗创伤能力，减少术后并发症的发生。③解释与指导：向病人及家属解释手术方法，告知术前、术后注意点和病人配合要求。让病人了解咳嗽排痰对预防术后肺部并发症的作用，教会病人有效咳嗽排痰的方法；告诉病人根治术后加压包扎、创腔持续负压引流及功能锻炼的重要意义，以取得病人及家属的理解和配合。

（3）皮肤准备：按常规备皮。如需植皮，应备好供皮区皮肤。

2. 术后护理

（1）加强病情观察：①严密观察生命体征的变化，密切观察切口敷料渗血、渗液情况和引流液色、质、量。②扩大根治术后应注意呼吸情况，如出现胸闷、呼吸困难等，应立即进行肺部听诊和胸部X线检查，以判断有无因手术损伤胸膜而引起的气胸；若并发气胸，应及时告知医生，共同处理。③改良根治＋乳房再造手术对病人生理扰乱较大，术后24小时内，应持续给氧，保持病人呼吸平稳；在应用止血药物的同时，特别注意观察血压和脉搏的变化，密切观察伤口和引流液的色、质、量，以早期发现出血倾向；根据病人全身情况和出、入水量及时调整液体输入量，以保持体液平衡、内环境的稳定。

（2）体位：①根治术后病人血压平稳后改半卧位；②改良根治＋ELDF再造乳房者，病人平卧6小时后改半卧位，以利呼吸和引流；③改良根治＋TRAM再造乳房者，术后即刻采用半卧位，以减轻腹壁切口张力。

（3）预防肺部并发症：术后早期病人常因切口疼痛不敢咳嗽和排痰，应给予镇痛剂或使用病人自控镇痛（PCA），同时注意保护切口，鼓励并协助病人作有效咳嗽排痰，必要时给予雾化吸入，以预防肺炎、肺不张。

（4）加强营养：①病人手术后6小时，无麻醉反应可给予正常饮食；②改良根治＋乳房再造术病人术后第一天起给予半流质饮食，以后恢复正常饮食；③术后尤应强调加强营养的补充，给予高热量、高蛋白、高维生素的饮食，以促进病人的康复。

（5）加强伤口护理：①维持乳房皮瓣和患侧上肢良好血供：术后手术部位保持胸带加压包扎，使乳房皮瓣紧贴胸壁以防止积气、积液；胸带加压包扎的松紧度以能维持正常血运和呼吸为宜；注意观察乳房皮瓣颜色和创面愈合情况，若皮瓣颜色暗红或苍白，均提示局部血循环障碍，应及时告知医生处理；注意患侧上肢远端的血循环情况（皮肤颜色、温度、脉搏等），如皮肤发白，伴皮温低，脉搏扪不清，提示腋部动脉血管受压，应及时调整绷带松紧度，使患侧上肢血供恢复正常；如胸带松脱滑动应重新加压包扎，使乳房皮瓣与胸壁紧贴以利愈合；拆除加压包扎的胸带后，仍应注意皮瓣血供情况。②保持有效引流：为防止手术创腔积液、皮瓣坏死引起感染，根治术后常在腋窝和胸骨外缘放置引流管，改良根治＋应用ELDF乳房再造术后常在腋窝、背下内侧和外侧放置引流管；引流管应予以妥善固定，分别引流，保持持续负压吸引状态，注意引流液的色、质、量；一般根治术后1～2天，每日引流血性液体50～100ml，以后渐减少，术后4～5天引流液转为淡黄色、量少于5～10ml、创腔无积液、创面皮肤紧贴可拔管，拔管后出现皮下积液，应在严密消毒后抽液，并加压包扎；改良根治＋乳房再造术后引流量逐步减少，颜色由暗红色逐步转为淡黄色，术后1周左右逐一拔管，应同时密切观察伤口愈合情况。③注意患侧上肢制动：术后3～5天内患侧上肢应制动，尤其应避免上臂外展，下床活动时应用吊带将患肢托扶，需他人扶持时只能扶健侧，以免腋窝皮瓣滑动而影响愈合。④保护愈合后的创面：创面愈合后，可清洗局部，以柔软手巾轻轻吸干，粗暴的擦洗易损伤新愈合的组织。可将冷霜轻轻涂于皮肤表面，防止干燥脱屑，并促进皮肤较快地恢复正常外观。

（6）加强患侧上肢护理：①预防患侧上肢肿胀：患侧上肢肿胀是根治术后较常见的并发症。主要原因：患侧腋窝淋巴结切除后上肢淋巴回流不畅，其他如头静脉结扎、腋静脉栓塞、感染、放疗、积液、局部复发等均可使回流障碍加重。特点：此症常见于术后3周内，随着手术区域淋巴管和静脉再生各自建立侧支循环后将逐渐消失。护理：术后预防性抬高患侧上肢，避免患侧上肢测血压和注射，按摩患侧上肢并适当活动；若患侧上肢肿胀明显者应穿戴弹力袖，局部感染及时应用抗生素治疗。②指导患侧上肢功能锻炼：功能锻炼对根治术后病人患侧上肢功能的恢复起着重要作用。术后24小时内活动手指及腕部，术后1～3天进行患侧上肢肌肉等长收缩和适当的助力运动，术后3～5天活动肘部，术后1周作肩部活动，以后逐步增加肩部活动范围，可指导病人作手指爬墙运动，直至患侧手指能高举过头，自行梳理头发，以最大程度恢复病人患侧肩关节的功能。

（7）加强心理护理：术后应继续给予病人及其家属心理支持，鼓励夫妇双方坦诚相待，诱导正向观念，正确对待乳房缺失，以有利于病人各方面适应性反应和自理，促进病人身心的全面康复，能适应生活方式的改变。

【健康教育】

1. 适当活动　术后应继续进行患侧上肢功能锻炼，以进一步恢复病人的自理能力。

2. 保护患侧上肢　术后近期避免用患侧上肢搬动、提拉重物，也应避免经患侧上肢测量血压、行静脉穿刺，以防止患侧肢体肿胀，避免皮肤破损，减少感染的发生。

3. 坚持放、化疗　化疗期间定期检查肝、肾功能，化疗前查血白细胞计数等；放疗应注意局部皮肤的保护，避免物理（冷、热敷和阳光）刺激；加强营养和减少公共场所的活动。

4. 避孕　术后5年内避免妊娠，以免促使乳腺癌复发或在对侧又发生癌肿。如怀孕应早期中止妊娠。

5. 改善自我形象　指导病人配戴义乳或假体，也可3个月后行乳房再造术（breast reconstruction）。

6. 乳房自我检查（breast self-examination）　绝大部分乳腺癌由病人自己发现，故应指导妇女普及乳房自查技能，以利早诊早治。

（1）视诊：站在镜前以各种姿势，包括两臂放松垂于身侧、向前弯腰，双手高举压于头后，双手叉腰用力向中线推压，观察双侧乳房大小和外形是否对称；有无局限性隆起、凹陷或皮肤“橘皮样”改变；乳头有无内陷、抬高、糜烂和溢液等。

（2）扪诊：仰卧位，肩下垫小枕，使胸部隆起；对侧手指并拢平放在乳房上，用手指掌面循序轻扪乳房外上（包括乳腺腋尾部）、外下、内下、内上象限，然后检查乳头和乳晕。被查侧的手臂放于身侧检查一遍，压在头后再检查一遍；同法查对侧；最后交叉查两侧腋窝；仰卧按前法再检查一遍。检查时应注意乳房和腋窝有无肿块，乳头有无溢液等，疑有异常即到医院检查。术后病人也需定期自查，以便及早发现复发征兆。

（顾　沛）

第十二章　腹部损伤病人的护理

学　习　要　点

腹部损伤的分类、临床表现、诊断要点和治疗原则；肝破裂的病因病理、临床表现、诊断要点、治疗原则和护理；脾破裂的病因病理、临床表现、诊断要点、治疗原则和护理要点。

第一节　概　论

腹部损伤（abdominal injury）是在平时或战时都较多见的一种外科急症。

【分类】

腹部损伤可分为开放性损伤（open injury）和闭合性损伤（closed injury）两大类。开放性损伤有腹膜破损者为穿透伤（多伴内脏损伤），无腹膜破损者为非穿透伤；有入口、出口者为贯通伤，有入口而无出口者为盲管伤。闭合性损伤腹壁体表无伤口，损伤可能仅限于腹壁，也可合并内脏损伤。另外，各种穿刺、内镜、灌肠、刮宫、腹部手术等诊治措施导致的腹部损伤称医源性损伤。

开放性损伤比较容易发现伴有的内脏损伤。闭合性损伤腹壁无伤口，要确定有无内脏损伤较为困难，常因此贻误手术时机，导致严重的后果，故闭合性损伤更具临床意义。

【病因】

开放性损伤常由刀刺、枪弹、弹片所引起；闭合性损伤常系坠落、碰撞、冲击、挤压、拳打脚踢等钝性暴力所致。开放性和闭合性损伤均可导致腹部内脏损伤，在开放性损伤中发生率依次为肝脏、小肠、胃、结肠、大血管等；在闭合性损伤中发生率依次为脾脏、肾、小肠、肝、肠系膜等脏器。

【临床表现】

由于致伤原因、损伤的器官及伤情的不同，腹部损伤后的临床表现可有很大差异，从无明显症状、体征到出现重度休克甚至处于濒死状态。

1. 单纯腹壁损伤 临床症状和体征较轻，表现为受伤部位疼痛，局限性腹壁肿胀、压痛，有时可见皮下瘀斑。内脏如有挫伤，可有腹痛或无明显临床表现。

2. 实质性脏器损伤　如肝、脾、胰、肾等或大血管损伤。

（1）腹腔内或腹膜后出血：为主要表现。包括面色苍白、四肢湿冷、脉率加快，严重时脉搏微弱，血压不稳，甚至休克。肝、脾包膜下破裂或肠系膜、网膜内出血可表现为腹部包块；肾脏损伤可出现血尿。

（2）腹痛和腹膜刺激征（peritoneal irritation sign）：腹痛呈持续性，一般不很剧烈，腹膜刺激征也并不严重。但肝破裂伴有较大肝内胆管断裂时，因有胆汁沾染腹膜；胰腺损伤若伴有胰管断裂，胰液溢入腹腔，可出现明显的腹痛和腹膜刺激征。体征最明显处即是损伤所在，肩部放射痛提示肝或脾的损伤。

3. 空腔脏器破裂　如胃、肠、胆道、膀胱等破裂或穿孔。

（1）腹膜炎症状和体征：为主要表现。表现为腹膜刺激征，程度因空腔脏器内容物不同而异。胃液、胆汁、胰液最强，肠液次之，血液最轻。有时可有气腹征，后可因肠麻痹出现腹胀，严重时发生感染性休克。

（2）胃肠道症状：恶心、呕吐、便血、呕血等。

（3）出血：空腔脏器破裂处可有某种程度的出血，但出血量不大。

（4）其他：腹膜后十二指肠损伤病人由于肠内溢出液刺激腹膜后睾丸神经和伴随精索动脉的交感神经，可出现睾丸剧痛、阴囊血肿、阴茎异常勃起。

【诊断要点】

（一）开放性腹部损伤

开放性损伤因有明显的伤口，一般都能及时作出诊断。但应注意：①穿透伤的入口或出口有时不在腹部，而在胸、肩、腰、臀、会阴等部位，但其仍有可能穿透腹腔损伤腹内脏器；②有些腹壁切线伤虽未穿透腹膜，但因投射物的冲击效应仍有损伤内脏器官的可能；③穿透伤的入、出口与伤道不一定呈直线，不能由此估计有无哪些脏器受伤；④伤口大小与损伤严重程度不一定呈正比。

（二）闭合性腹部损伤

应认真考虑是否有内脏器官损伤，哪个脏器受到损伤、是否存在多发损伤等。

1. 受伤史　详细了解受伤时间、地点、经过、受伤机制、伤后出现的症状和处理经过，以及就诊期间症状的变化。

2. 体格检查　观察全身情况，详细记录就诊时的血压、脉搏、呼吸、尿量，特别注意病人有无休克表现；胸腹部进行严格的四诊，注意有无伤痕及伤口，伤痕面积和损伤程度等，腹部及下腹部压痛、腹肌紧张、反跳痛的程度和范围，是否有肝浊音界改变或移动性浊音，肠蠕动是否受抑制；肛门和直肠指检了解有无直肠、肛管损伤。

3. 实验室检查　即刻行红细胞计数及血红蛋白、白细胞计数及分类、血小板、血型、血细胞比容检查。尿液行常规检查。必要时作腹腔穿刺液涂片检查、细菌培养及药物敏感试验。

4. 诊断性腹腔穿刺术　被广泛应用于诊断腹部闭合伤，准确率高达90%以上，是一种比较简便、安全、可靠的诊断方法，此项检查无绝对禁忌证，但由于假阴性率高，必要时需重复穿刺。

5. 诊断性腹腔灌洗术　国外应用广泛，阳性率较高，可提高早期确诊率。但费时，有一定假阳性率，此外可有局部感染，腹壁出血，刺破系膜或网膜、肠管等并发症。

6. 影像学检查

（1）X线摄片：可观察膈下积气、腹腔内积液及某些脏器的大小、形态和位置改变；对疑有泌尿系统损伤者，可作排泄性尿路造影或膀胱造影。

（2）B超：对诊断腹腔内有无血肿、积液和实质性脏器损伤有价值。

（3）CT：对软组织和实质性脏器损伤有较高的诊断分辨力。

【治疗原则】

腹部损伤救治成功与否，与现场急救、伤情准确判断、及时处理有密切的关系。如何尽量缩短伤后至剖腹手术的时间间隔，以及手术前如何进行初步处理十分重要。

1. 非手术治疗

（1）严密观察：生命体征、腹部体征，注意腹膜刺激征的程度和范围。

（2）保持呼吸道通畅，吸氧：有气道阻塞、喉部或气管外伤者应即刻处理。

（3）防治休克：立即开放两条静脉输液通道，对并发休克者可作静脉切开或中心静脉插管。快速输入血浆代用品或平衡盐液以补充血容量。

（4）禁食、胃肠减压、留置导尿管。

（5）止血：如有出血，采取有效的止血措施，如明胶海绵填塞，若见出血血管可用无菌止血钳钳夹或用缝线结扎等。

（6）对开放性腹部损伤并有脏器脱出者，不应将脱出脏器送入腹腔，以免加重腹腔感染，可用大块浸有生理盐水的敷料或用消毒碗覆盖保护。

（7）对闭合性损伤病人，未明确诊断者禁用止痛剂，以免掩盖病情。

2. 手术治疗

（1）开放性腹部损伤：需紧急手术，应在严密观察病人全身状况下，做好清创手术前的准备。单纯非穿透伤，可行腹壁清创缝合；有内脏损伤时，应手术止血、修补、清除异物，并作腹腔引流。

（2）闭合性腹部损伤：早期剖腹手术是治疗腹内脏器损伤的关键措施，手术包括全面探查、止血、清理、修补、切除以及腹腔引流。

第二节　肝破裂病人的护理

肝脏受胸壁和膈肌的保护，一般不易损伤，但因其质脆，缺少弹性，当致伤的暴力较大，或肝脏因病变而肿大时，仍可造成损伤。肝破裂（liver rupture）在各种腹部损伤中占15%～20%。右肝破裂较左肝多见。

【病因及病理】

1. 分类　根据损伤的部位、范围和肝损伤的病理分类，可分为被膜下破裂、中央型破裂和真性破裂三种。

（1）被膜下破裂：表现为肝实质的表面破裂而包膜完整，因此血液在被膜下积聚形成血肿，故又称肝包膜下血肿。血肿可因继发感染而形成脓肿，或被膜破裂而转为真性破裂。

（2）中央型破裂：表现为肝脏实质的中央部受伤破裂，而表层组织仍完整。由此形成的肝内血肿常较大，压迫肝组织造成坏死的范围较广泛，发生继发感染的机会亦较多。

（3）真性破裂：肝实质和被膜均有破裂，但程度可有很大差别，裂伤可能是浅表的，也可能是很深的；可以仅一处裂伤，也可能是肝实质广泛破裂或合并肝门大血管损伤。

2. 分级　国内黄志强提出简洁、实用的肝外伤分级：

Ⅰ级：裂伤深度不超过 3 cm；

Ⅱ级：伤及肝动脉、门静脉、肝胆管的 2～3 级分支；

Ⅲ级或中央区伤：伤及肝动脉、门静脉、肝总管或其一级分支合并伤。

【临床表现】

肝损伤的主要临床表现是腹腔内出血和腹膜刺激症状。

1. 真性破裂　临床症状严重，往往有大量出血，随即伴有不同程度的休克，病人面色苍白、出汗、口渴、气急、脉搏加快、血压下降。如果合并有肝门大血管损伤，伤员在伤后短期内即出现严重休克及意识不清、昏迷、甚至死亡。由于胆汁外溢刺激腹膜，常有剧烈的腹痛。全腹或局部有不同程度的腹肌紧张、压痛和反跳痛，并可因刺激膈肌而引起右肩部牵涉性疼痛和呃逆。

2. 被膜下破裂、中央型破裂　由于肝被膜尚保持完整，损伤在肝被膜下不同深度的肝实质内，腹腔内一般无积血及胆汁外溢。因此临床主要表现为肝区胀痛，上腹肿块，慢性进行性贫血。若血肿与胆道相通，则有右上腹部周期性绞痛、呕血或便血和黄疸等。如果损伤较重，被膜下血肿也可因继续出血，组织坏死使被膜张力过大突然胀破，转变为真性破裂，或血肿继发感染形成脓肿，伴发高热等肝脓肿的临床表现。

【诊断要点】

外伤性肝破裂的临床诊断一般并不困难。开放性肝损伤，根据伤口部位，伤道走向，伤口流出液的性质及临床表现即可诊断。闭合性肝损伤，特别是合并有胸腹部严重复合伤时，由于伤势重，病情复杂，往往不易确定有无肝损伤存在。应结合受伤时的情况、临床表现等进行全面分析，同时还应结合其他检查，尽快作出诊断。

1. 实验室检查　①红细胞和血红蛋白：一般在肝损伤的早期，变化较小，但在动态观察中可逐渐下降，对判断腹腔内出血有意义；②血细胞比容：肝损伤后，当失血很快时，血细胞比容减少，可判断失血的程度；③白细胞计数：肝损伤早期，白细胞总数即可增高；④丙氨酸氨基转移酶：肝外伤后，早期即有增高。

2. X线检查　肝损伤时可能显示肝脏阴影增大，右侧膈肌升高。

3. 超声波检查　主要用于诊断肝被膜下破裂和中央型破裂，以及肝脏膈面的损伤。前二者可发现肝脏增大，后者则可发现膈下间隙增宽。

4. 诊断性腹腔穿刺　多数肝真性破裂病人，腹腔内可抽出不凝固含胆汁血液，阳性率较高。

5. 血管造影　一些诊断有困难而病情不危重的病人，如肝内血肿等，可采用选择性肝动脉造影的方法，确定损伤的部位和范围。

6. 同位素扫描　对疑有肝包膜下血肿或中央型破裂、诊断比较困难的闭合性损伤，若伤情允许，可采用肝同位素扫描检查。

【治疗原则】

1. 非手术治疗　血流动力学指标稳定或经补充血容量后病情保持稳定的伤员，可在严密观察下进行非手术治疗。

2. 手术治疗　肝破裂手术治疗的基本原则是彻底清创、确切止血、消除胆汁溢漏和建立通畅的引流。

(1) 清创、止血、引流术：是外科处理一切肝脏创伤的最基本方法。主要用于被膜下血肿和肝实质贯通伤。

(2) 肝单纯缝合术：适用于破裂不深，出血不多，肝组织破坏较轻的肝裂伤。

(3) 不规则肝部分切除术（清创性肝切除术）：主要用于肝严重裂伤，或合并肝门血管损伤的肝挫裂伤及一切不能耐受作规则肝部分切除术的严重肝损伤病人。

(4) 肝部分切除术：主要适用于中央型肝破裂，特别是具有一叶或半肝严重损伤，以及伴有肝静脉连接处的下腔静脉损伤而致大出血的病人。对于深而严重的肝破裂，有较大胆管损伤时可放置“T”管引流，以减少胆瘘的发生。

（5）肝动脉结扎术：遇裂口内不易控制的动脉性出血时可考虑此法，效果不一定理想。

（6）纱布填塞法：用于止血不满意或不耐受较大手术的病人，但日后出血停止后，在裂口处外抽纱条时有再出血可能。

【护理】

（一）护理评估

1. 病人伤情及受伤后病情发展经过，包括受伤时间、地点，暴力的性质、大小、方向、速度和作用部位等；受伤后有无腹痛、腹胀、恶心、呕吐、呕血、黄疸、便血等不适。

2. 病人生命体征的变化，腹膜刺激征的程度和范围，是否有肝浊音界变化或移动性浊音，有无肠蠕动减弱或消失，尿量及有无出血性休克。

3. 病人辅助检查结果，以了解病情及其变化。

4. 病人情绪反应，有无烦躁不安、表情淡漠或焦虑、紧张、恐惧等。

5. 病人术后腹腔引流的有效性。

（二）护理诊断/护理问题

1. 舒适的改变（疼痛） 与肝外伤有关。

2. 有体液量不足的危险 与血容量急骤降低、有效循环血量减少有关。

3. 有腹腔引流失效的可能 与引流管扭曲、受压和堵塞有关。

4. 潜在并发症 ①出血；②感染；③胆瘘。

（三）护理措施

1. 术前护理

（1）病情观察：①定时监测病人生命体征和神志：每15～30分钟监测一次。注意有无脉压缩小、脉搏减弱，呼吸运动是否受限，有无发热、寒战、四肢湿冷等。判断有无意识障碍，可从谈话以及家属对病人伤后印象来判断。②观察腹部症状和体征：有无压痛、反跳痛、肌紧张等腹膜刺激征；疼痛的性质是局限性还是弥漫性的，是持续性还是间断性的，有无缓解倾向；肝浊音界有无缩小或消失，有无移动性浊音，有无肠鸣音、排便及排气等；有无恶心、呕吐，呕吐物的性状、数量及气味。③观察尿量：每小时测定一次。

（2）补充血容量：对休克病人应及时补充足够的血容量，监测中心静脉压，必要时建立两条静脉通道输液。

（3）体位：观察期间病人应绝对卧床休息，不随意搬动病人，待病情稳定后可改为半卧位。

（4）饮食及止痛剂：①肝损伤初期应禁食，必要时给予胃肠减压，待病情好转，肠蠕动恢复后，可拔除胃管，开始流质饮食。禁食期间需及时补充液体，并注意防止水、电介质和酸碱失衡。②观察期间禁用吗啡类止痛剂，以免掩盖病情的观察，耽误疾病的治疗。

（5）心理护理：消除病人和家属的恐惧心理，解释手术的必要性，取得他们的配合，增强治疗疾病的信心。

（6）定时作实验室检查：对疑有腹内出血病人，每30～60分钟测定一次红细胞、血红蛋白计数和血细胞比容，通过动态观察判断腹腔内有无继续出血。通过白细胞计数和分类了解腹腔内感染的情况。必要时可通过腹腔穿刺或腹腔灌洗观察腹腔内渗液的性状。

（7）应用抗生素：预防和治疗腹腔内感染。

2. 术后护理

（1）病情观察：严密观察生命体征、尿量等，及时准确记录病情。如发现血压下降、高热、炎症明显，或出现少尿、无尿时应及时告知医生，共同处理。

（2）饮食：术后应禁食、输液，术后2～3天待肠功能恢复，可拔除胃管，进流质饮食，再过渡至半流质饮食；饮食宜给高热量、高蛋白和易消化的食物。

（3）活动：鼓励病人早期下床活动，防止术后肠粘连，减轻腹胀，促进肠蠕动恢复。

（4）引流管护理：保持腹腔引流管通畅，妥善固定，不受压、不扭曲，防止滑脱。密切观察引流液的色、质、量，并正确记录。保护好引流管周围皮肤，及时更换敷料，保持创面清洁。

3. 术后并发症护理

（1）常见并发症：①出血。原因：多由于肝切面组织坏死，继发感染或凝血机制紊乱等引起。临床表现：常在术后一周后发生，伤口或引流口处突然大量出血，甚至很快出现休克。治疗：常需再次手术止血。②感染。是肝损伤后最常见的并发症，包括膈下脓肿、腹膜炎等。膈下脓肿：原因：常因损伤后抵抗力下降、引流不充分而致感染；临床表现：病人持续高热，右上腹或右季肋部疼痛，同时出现消瘦、乏力、出汗、脉快、血白细胞计数增高等中毒症状；治疗：较小膈下脓肿可经非手术治疗，较大的膈下脓肿，需手术切开引流。腹膜炎：原因：往往因肝外胆道损伤、未引流充分，胆汁外溢至腹腔而引起胆汁性腹膜炎，或合并细菌感染造成化脓性腹膜炎；临床表现：病人高热、黄疸、中毒及出现腹膜刺激症状；治疗：加强抗感染治疗，必要时手术引流。③胆瘘（biliary fistula）：肝脏损伤手术后，肝内胆管破裂引起胆汁外溢。胆瘘是肝脏损伤手术后常见的并发症之一。原因：肝脏创面上遗漏较大的胆管分支未予结扎；失活的肝组织液化、感染致创面胆管分支破裂。临床表现：引流管周围胆汁外溢，病人可出现厌油、脂肪吸收不良、腹泻及全身消瘦等；个别病人有陶土色大便；胆汁刺激引流管周围皮肤，发生糜烂或湿疹。治疗：如胆汁流出量少者，可经非手术治疗愈合；流出量多者，需手术治疗。

（2）护理：①病情观察：严密观察生命体征的变化，观察伤口及皮肤的情况，观察有无腹膜刺激症状等。②引流管的护理：做好引流口周围皮肤护理，观察并记录引流液的色、质、量。③营养支持：以提高病人免疫力。④降温：高热者给予物理或药物降温，加强饮食护理。⑤做好抗生素、输血治疗的护理。⑥必要时，做好手术前的准备工作。

第三节　脾破裂病人的护理

脾脏深藏在左上腹腔，虽有胸壁及肋骨的保护，仍居腹腔脏器损伤的首位。据统计，脾破裂（splenic rupture）约占腹部闭合性损伤的20％～40％、开放性损伤的10％，尤其有慢性病理改变的脾脏更易破裂。

【病因及病理】

1. 分类　分为中央型破裂、被膜下破裂和真性破裂三种。

（1）中央型破裂：是脾脏实质内部破裂，发生局限性出血，形成血肿。

（2）被膜下破裂：是被膜下脾组织破裂出血。由于被膜完整，血液积聚于被膜下，形成张力性血肿，暂时可以没有内出血的临床表现。

(3) 真性破裂：是脾脏实质和被膜同时破裂出血，最常见，约占脾破裂的85%，轻者为线条状裂伤，重者为粉碎性破裂，出血量大，病人可迅速发生休克，甚至未及抢救已死亡。

2. 分级　我国制订的Ⅳ级法：

Ⅰ级：脾被膜下破裂或被膜及实质轻度损伤，手术所见脾裂伤长度≤5.0 cm，深度≤1.0 cm。

Ⅱ级：脾裂伤总长度>5.0 cm，深度>1.0 cm，但脾门未累及，或脾段血管受累。

Ⅲ级：脾破裂伤及脾门部或脾部分离断，或脾叶血管受损。

Ⅳ级：脾广泛破裂，或脾蒂、脾动静脉主干受损。

【临床表现】

脾破裂后主要的临床表现是左上腹部疼痛及腹腔内急性出血的症状。其程度随出血的多少、快慢、破裂的性质以及有无其他并发症而有所不同，以临床大部分脾真性破裂为例：

1. 腹痛　疼痛开始局限于左上腹，随着出血，血液逐渐扩散入整个腹腔，可引起全腹弥漫性疼痛，但仍以左上腹为甚。部分病人因血液刺激膈肌而引起左肩部牵涉性疼痛。

2. 内出血症状　短期内出现明显眩晕、心悸、口渴、面色苍白、出冷汗等，少数病人还伴有恶心、呕吐。体格检查可发现病人脉搏细弱而快，血压下降，呼吸急促。出血迅速者，短时间内血压明显下降，很快发生失血性休克，甚至死亡。

3. 全腹有明显压痛及腹肌紧张，以左上腹最明显，腹腔内出血多时可叩出移动性浊音，肠鸣音减弱或消失。

【诊断要点】

1. 腹部X线检查　脾破裂后，由于血液积聚于左上腹腔，X线透视可见左侧膈肌升高，活动受限制，左侧胸腔少量积液（反应性）和胃泡向右前推移。

2. 诊断性腹腔穿刺灌洗　疑有脾破裂时，可在左下腹作穿刺，如吸出不凝固血液，结合病史即可诊断脾破裂。

3. 超声波检查　可发现腹腔内积液，脾脏增大。尤其对被膜下脾破裂能及时作出诊断，是首选的检查方法。

4. 实验室检查　红细胞计数、血红蛋白呈进行性下降，而白细胞计数可稍升高。

5. 放射性核素显像检查　此检查系非侵袭性，具有安全、快速、放射线暴露时间短的优点。

6. 选择性腹腔动脉造影　属侵袭性检查，具有高度的特异性及准确性。对诊断脾损伤的准确率达100%。其为侵入性检查，有一定的危险性，故仅用于难以确诊的病例。造影见动脉断裂、移位，血肿区血管消失，较大的血肿可显示半月状阴影。

7. CT检查　非侵袭性检查方法，对脾脏轮廓显示优良，边界清晰，特别对脾包膜下血肿或脾实质损伤有特殊的诊断意义。

【治疗原则】

创伤性脾破裂的治疗迄今虽仍以手术为主，但近年来，随着免疫学的发展，对脾脏功能和脾切除术后引起的全身免疫功能降低有了认识，因此外科医生对全脾切除术治疗脾外伤有了新的考虑，各种保留脾组织的手术方法也应运而生。

1. 非手术治疗　对病情平稳、伤后血流动力学稳定、无腹腔内脏器合并伤的病人，可暂不手术。严密观察病情变化，持续胃肠减压，根据肝功能情况选用促凝血药物，并输血，卧床休息2～3周，重复B超、X线检查，直至病情稳定。

2. 手术治疗

（1）全脾切除术：适用于粉碎性脾破裂、脾蒂血管损伤，以及脾脏本身有病变者；野战情况下，高龄及多发伤情况严重者。

（2）保留脾手术：查明伤情后明确可能保留脾者，采用生物胶粘合止血、物理凝固止血、单纯缝合修补术、脾破裂捆扎、脾动脉结扎及脾部分切除术等。

【护理要点】

1. 病情观察　观察有无脉搏细弱、血压下降、心悸、眩晕、口渴、面色苍白等出血症状；观察有无腹部压痛、反跳痛和腹肌紧张等腹膜刺激征；腹部叩诊有无移动性浊音等；定时作实验室检查，通过动态观察判断腹腔内有无继续出血。

2. 非手术病人的护理　卧床2～3周，根据病情予以输血等治疗，做好胃肠减压护理，复查B超、CT等，直至病情稳定。

3. 手术病人的护理　①做好术前准备；②术后严密观察生命体征的变化，观察伤口渗出情况，防止术后腹腔内出血及切口出血；③胃肠道恢复蠕动后可进流质，逐渐过渡至半流质、普食；④做好腹腔引流管护理，保持通畅、妥善固定、观察引流液色、质、量，并做好记录；⑤观察脾切除病人的血小板变化，包括病人有无头痛、腹痛、肢体肿胀，防止深静脉血栓形成。

（秦　薇）

第十三章　胃十二指肠疾病病人的护理

学 习 要 点

胃十二指肠溃疡临床特点、手术适应证和手术方法；胃十二指肠溃疡常见并发症的临床特征、治疗原则；胃癌临床特征、治疗原则；胃十二指肠疾病手术病人的整体护理、并发症预防和处理。

第一节　胃十二指肠溃疡病人的护理

一、概　述

胃或十二指肠的圆形或椭圆形局限性全层黏膜缺损，称为胃十二指肠溃疡（gastroduodenal ulcer）。因溃疡的形成与胃酸-蛋白酶的消化有关，故也称为消化性溃疡（peptic ulcer）。胃十二指肠溃疡是常见病。胃溃疡好发年龄在 40～50 岁之间，十二指肠溃疡多见于 30 岁左右的男性。新型制酸剂和抗幽门螺旋杆菌（helicobacter pylori，HP）药物的应用使得溃疡病的治疗发生了根本性改变。大部分病人经内科治疗可以痊愈，外科治疗主要用于急性穿孔、出血、幽门梗阻、药物治疗无效的溃疡病人以及恶变等情况。

【病因】

胃十二指肠溃疡的病因较复杂，是多个因素综合作用的结果。其中最为重要的是胃酸分泌异常、黏膜防御机制的破坏和幽门螺旋杆菌感染。

1. 胃酸分泌过多　“无酸则无溃疡”一直被认为是胃十二指肠溃疡的病理生理基础。由于胃液中胃酸过多，激活了胃蛋白酶，使胃十二指肠黏膜发生“自家消化”。十二指肠溃疡主要是由于迷走神经高度兴奋以及壁细胞数量增加，从而引起胃酸分泌过多所致。而胃溃疡则可能与胃排空迟缓有一定关系，由于长时间胀饱导致胃泌素和胃酸分泌增加所致。

2. 黏膜防御机制破坏　非甾体类抗炎药（non-steroid anti-inflammatory drug，NSAID）、肾上腺皮质激素、胆汁酸盐、酒精等均可破坏胃黏膜屏障，造成 H^+ 逆向弥散进入黏膜上皮，引起胃黏膜水肿、出血、糜烂而导致溃疡。此外，胆汁反流、粗糙食物或检查仪器的损伤、胃壁缺血、营养不良都可削弱黏膜抵抗力。

3. 幽门螺旋杆菌　HP 与消化性溃疡密切相关。流行病学资料显示 90%以上的十二指肠溃疡、75%以上的胃溃疡病人存在 HP 感染。目前认为 HP 致病原因是胃黏膜受其感染，出现局部炎症反应及高胃泌素血症，生长抑素合成、分泌水平降低，胃蛋白酶及胃酸水平升高，造成胃、十二指肠黏膜损伤。

4. 其他因素　包括遗传、吸烟、心理压力和咖啡因等。“O”型血型的人十二指肠溃疡较其他血型者有较高的发病率；胃溃疡病人则多伴有慢性胃炎。

【病理】

本病局部表现特点是位于胃十二指肠壁的局限性圆形或椭圆形的缺损。溃疡多为单个，直径一般 2 cm，深达黏膜下层，重者可达肌层、浆膜。这种溃疡都具有不易愈合、愈合后又易于复发的倾向。若病情发展，溃疡侵及血管可引起大出血，侵蚀全层则出现急性穿孔。幽门处较大溃疡愈合后可形成瘢痕性的幽门狭窄或梗阻。

【临床表现】

1. 十二指肠溃疡　表现为餐后延迟痛（餐后 3～4 小时发作）、饥饿痛或夜间痛，服抗酸药物能止痛。胃痛在进食后能逐渐消失。疼痛多为烧灼痛或钝痛。疼痛具有周期性发作的特点，秋至早春为好发季节。腹痛持续数周后好转，间歇 1～2 个月再发。若发作期延长或缓解期腹痛程度加剧，则提示病情加重。体格检查在脐部偏右上方有压痛。

2. 胃溃疡　腹痛与进食密切相关。餐后 0.5～1 小时疼痛即开始，持续 1～2 小时，进食后疼痛不能缓解，甚至加重。应用抗酸药物疗效不明显。容易复发，也易引起大出血、急性穿孔等严重并发症，约 5%胃溃疡病人可发生恶变。压痛点位于剑突与脐间的正中线或略偏左。

【辅助检查】

1. X 线钡餐检查　胃、十二指肠壁可见边缘光滑、整齐的龛影，其周围黏膜呈放射状集中。

2. 纤维内镜检查　为诊断溃疡最可靠的方法，可直接观察到胃、十二指肠黏膜上的溃疡病变，包括部位、大小、深浅、形态及活动性等，并可作病理检查，以鉴别有无癌变。

3. 胃酸测定　正常人胃酸分泌量为 2 mmol/h，十二指肠溃疡病人平均分泌量为 4 mmol/h。溃疡病病人作迷走神经切断术前、术后测定胃酸，对评估迷走神经切断是否完整有帮助。胃酸测定前必须停服抗酸药物。

【治疗原则】

经内科治疗无效或出现并发症者，应考虑外科治疗。

1. 手术治疗适应证　①内科治疗无效的顽固性溃疡；②胃十二指肠溃疡急性穿孔；③胃十二指肠溃疡急性大出血；④胃十二指肠溃疡瘢痕狭窄性幽门梗阻；⑤胃溃疡恶变。

2. 手术原则　目的：解除溃疡症状，使溃疡愈合和防止溃疡复发。对顽固性十二指肠溃疡，目前我国普遍采用毕Ⅱ式胃大部切除术，国外近年更多地采用高选择性迷走神经切断术，二者效果均良好。对胃溃疡首选毕Ⅰ式胃大部切除术；高位胃溃疡可作旷置式胃大部切除；溃疡癌变行根治性胃切除手术（radical resection of gastric carcinoma）。

3. 手术方式

(1) 胃大部切除术（subtotal gastrectomy）：是国内最常用的方法。传统的胃大部切除术切除范围是：胃的远侧 2/3～3/4，包括胃体的大部，整个胃窦部、幽门和部分十二指肠球部。胃大部切除治愈溃疡的理论依据是：①切除了整个胃窦部黏膜，消除了由于胃泌素引起的胃酸分泌；②切除了大部胃体，使分泌胃酸和胃蛋白酶原的腺体数大为减少，使神经性胃酸分泌也有所减少；③切除了溃疡本身，解决了慢性溃疡不易愈合的问题；④切除了溃疡的好发部位，绝大多数溃疡发生在邻近幽门的十二指肠球部、胃窦部。采取的术式有：①毕（Billroth）Ⅰ式胃大部切除术：胃大部切除后，将残胃直接与十二指肠吻合，优点是手术操作较简单，重建后的胃肠道接近于原胃、十二指肠解剖生理状态，术后由胃肠道功能紊乱引起的并发症较少。②毕（Billroth）Ⅱ式胃大部切除术：胃大部切除后，将残留胃与上段空肠吻合，而将十二指肠残端自行缝合，优点是术后溃疡复发率较低，由于术后胃液和食物不再经过十二指肠，直接进入空肠，即使十二指肠溃疡不加切除也能愈合。

（2）迷走神经切断术：此手术治疗十二指肠溃疡的理论依据是：①切断了迷走神经，消除了神经性胃酸分泌，从根本上消除了导致十二指肠溃疡发生的主要因素；②消除了迷走神经引起的胃泌素分泌，减少了体液性的胃酸分泌。手术方式有： 迷走神经干切断术（truncal vagotomy）、选择性迷走神经切断术（selective vagotomy）、高选择性迷走神经切断术（highly selective vagotomy ，HSV）。

二、胃十二指肠溃疡急性穿孔

急性穿孔（acute perforation）是胃十二指肠溃疡严重并发症，为常见的外科急腹症。其发生率呈逐渐上升趋势，发病年龄渐趋老龄化。

【病因与病理】

溃疡穿孔是活动期胃十二指肠溃疡逐渐向深部侵蚀，穿透浆膜的结果。绝大多数的穿孔只有一处，多为幽门附近的胃或十二指肠前壁穿孔，穿孔直径都在 0.5 cm 左右。位于后壁的溃疡，在侵蚀到浆膜层前，多与邻近器官发生愈着，形成慢性穿透性溃疡，因而很少出现急性穿孔。

穿孔早期，胃、十二指肠分泌液流入腹腔引起化学性腹膜炎。腹膜产生稀薄的渗液稀释这些刺激物，使病人的症状有所减轻。6～12 小时以后逐渐发展为细菌性腹膜炎。腹膜炎的严重程度取决于穿孔发生的缓急、孔径的大小、穿孔发生时胃肠充盈的程度以及是否立即就医等因素。

【临床表现】

病人既往多有溃疡病史，在穿孔前数日常自觉疼痛加重，可因饮食过量、精神过度紧张或劳累等因素诱发。

1. 症状　突发上腹剧烈疼痛，如刀割样或烧灼样，为持续性，迅速蔓延全腹，但仍以上腹为重。常伴恶心、呕吐、面色苍白、出冷汗、四肢厥冷，呈一时性昏厥或休克。其后由于大量腹腔渗出液的稀释，腹痛略有减轻，继发细菌感染后，腹痛可再次加重。

2. 体征　急性病容，痛苦表情，蜷曲位、不愿更换体位。腹肌强烈收缩呈舟状，腹式呼吸减弱或消失。全腹有明显压痛、反跳痛和肌紧张，腹肌高度强直呈板样。如腹腔渗液多时可叩出移动性浊音，穿孔大、游离气体多时，叩诊示肝浊音界消失，肠鸣音减弱或消失。随着腹腔内感染的加重，病人可出现发热、脉快、白细胞计数及中性粒细胞数增高以及肠麻痹、感染性休克。

【辅助检查】

1. 实验室检查　血白细胞计数增加。

2. X 线检查　腹部透视或摄片，可见膈下游离气体，但少数病人可无此征。

3. 腹腔穿刺　抽出白色或黄色混浊液体者可确诊。

【鉴别诊断】

典型病例比较容易诊断。但有些病人可能因穿孔较小，表现不典型，需与以下疾病鉴别：①急性胰腺炎：发病多不如溃疡穿孔那样急骤，疼痛部位趋向于上腹偏左及背部，腹肌紧张程度略轻，血清淀粉酶显著增高；②急性胆囊炎伴胆囊穿孔：症状相似，但不会出现腹腔游离气体；③阑尾炎穿孔：有典型的转移性腹痛，病变主要在右下腹；④胃癌穿孔：老年人，特别是无溃疡病史而近期有胃部不适或消瘦等，应考虑胃癌穿孔的可能，内镜检查有助于鉴别。

【治疗原则】

1. 非手术治疗 适用于症状轻，一般情况好的单纯性、空腹、较小的穿孔。予以禁食，胃肠减压，维持水、电解质平衡，抗菌药治疗；严密观察病情变化，如治疗6～8小时后，症状和体征不见好转反而加重者，应立即改为手术治疗。

2. 手术治疗 包括单纯穿孔修补术或彻底的溃疡手术。

(1) 穿孔修补术：即穿孔处缝合加大网膜覆盖。适用于穿孔小，全身情况差者。其中，2/3病人因溃疡未消除而需施行第二次手术。

(2) 彻底消除溃疡的手术：手术方式包括胃大部切除术，对十二指肠溃疡穿孔行迷走神经切断加胃窦切除术，或缝合穿孔后行迷走神经切断加胃空肠吻合术，或高选择性迷走神经切断术等。此类手术优点是一次手术同时解决穿孔和溃疡两个问题，适用于一般情况较好，穿孔在8小时以内，或超过8小时但腹腔污染不严重者；有幽门梗阻或出血史等病人。

三、胃十二指肠溃疡大出血

胃十二指肠溃疡大出血是指有明显胃肠道出血症状，即大量呕血或柏油样便，红细胞、血红蛋白、血细胞比容明显下降，脉搏加快，血压下降等。其是上消化道大出血最常见的原因，约占50%以上，其中5%～10%的病人需要外科手术治疗。

【病因与病理】

胃十二指肠溃疡大出血是胃十二指肠溃疡侵蚀溃疡基底的血管所致，大多为动脉出血。胃溃疡出血一般位于胃小弯，出血源自胃右、胃左动脉分支；十二指肠溃疡一般位于球部后壁，出血源自胃十二指肠动脉或胰十二指肠上动脉及其分支。溃疡大出血所引起的病理生理变化与失血量的多少及失血的速度有密切关系。持续大量出血可导致血容量减少、组织缺氧、循环衰竭和死亡。

【临床表现】

病人多有典型溃疡病史，近期可有服用阿司匹林或NSAID药物等情况。

1. 呕血、便血 病人可仅有黑便而无呕血。迅猛的出血则为大量呕血与紫黑色便。呕血前出现心慌、恶心，便血前多突然有便意。呕血或便血后常有头晕、目眩、无力、心悸，甚至晕厥等。

2. 休克 休克程度与出血速度和量有关。一般失血量在400ml以上时，有循环系统代偿表现，如面色苍白、脉搏增速但仍强有力，血压正常或稍增高。继续失血达800ml后，即可出现明显休克的体征，如皮肤湿冷、脉搏细速、血压降低、呼吸急促等。

【辅助检查】

1. 实验室检查 血红蛋白、红细胞计数和血细胞比容均下降。但在出血早期，由于血液浓缩，这些指标下降不明显，若短期内反复测定，则可见进行性下降。

2. 纤维内镜检查 急诊胃镜检查可迅速明确出血部位和病因，出血24小时内胃镜检查阳性率可达70%～80%，超过48小时则阳性率下降。

【治疗原则】

1. 非手术治疗

(1) 一般处理：卧床休息，吸氧，适当应用镇静剂。

（2）补充血容量：输液及输血，监测生命体征、中心静脉压、尿量变化。

（3）留置鼻胃管：用生理盐水冲洗胃腔，清除血凝块，直至胃液变清，持续低负压吸引，动态观察出血情况。可每4～6小时一次经胃管注入200ml含8mg去甲肾上腺素的生理盐水溶液，去甲肾上腺素作用于胃壁小血管的α受体，使小血管收缩止血。

（4）胃镜下止血：急诊胃镜检查的同时可施行内镜下止血，包括电凝、激光灼凝、注射或喷洒药物等。检查前必须纠正病人的低血容量状态。

（5）应用止血、制酸、生长抑素等药物：经静脉或肌注立芷雪；静脉应用H_2受体拮抗剂（西咪替丁等）或质子泵抑制剂（奥美拉唑等）；静脉应用生长抑素（善宁、施他宁等）。

2. 手术治疗

（1）适应证：①经非手术治疗出血不止或暂时止血又复发者；②出血迅猛，情况危急者；③60岁以上老年病人，血管硬化，难以自行止血；④多年病史，有过出血又复发者；⑤同时存在溃疡穿孔或幽门梗阻者。

（2）目的：首先应是止血，同时兼顾溃疡病本身的治疗。

（3）方法：①胃大部切除术（包括溃疡部位）适用于大多数病人；②贯穿缝扎术，适用于病人情况差，不能耐受胃大部切除的十二指肠后壁溃疡；③贯穿缝扎术处理溃疡出血后，施行迷走神经切断术。

四、胃十二指肠溃疡瘢痕性幽门梗阻

胃幽门管、幽门溃疡或十二指肠球部溃疡反复发作形成瘢痕狭窄，合并幽门痉挛水肿可造成幽门梗阻（pyloric obstruction）。

【病因与病理】

胃十二指肠溃疡导致幽门梗阻的机制有幽门痉挛、炎症水肿和瘢痕三种。前两种是可逆的，无需外科手术。瘢痕收缩引起的器质性狭窄则是永久性的，需要手术解除。

幽门梗阻时呕吐大量酸性胃液，引起轻度脱水和低氯性碱中毒。同时因为钾从胃液中呕出和较多地从尿中排出（由于肾小管细胞内氢离子的缺乏），可出现低血钾，表现为幽门梗阻时典型的低钾低氯性碱中毒。

【临床表现】

1. 上腹部饱满膨胀感　进食后有上腹部饱满膨胀感，入晚尤甚。嗳气带有酸臭味。

2. 呕吐　为突出症状，常定时发生在晚间或下午，呕吐量大，呕吐物多为宿食，且有酸臭味，呕吐后上腹部饱满膨胀感减轻或完全消失，故病人常自行诱发呕吐，以缓解症状。一般梗阻程度愈重，呕吐次数愈多。

3. 营养障碍　病人有营养不良、消瘦、脱水。

4. 碱中毒　呕吐次数增多时，病人发生脱水及电解质紊乱，可有碱中毒症状。

5. 腹部体征　上腹膨隆，可见胃型和蠕动波，手拍上腹可闻振水声。

【辅助检查】

1. 留置鼻胃管　可抽出大量酸臭胃液和食物残渣。

2. X线钡餐检查　可见胃高度扩张，24小时后胃内仍有钡剂存留（正常4小时内排空）。已明确为幽门梗阻者避免作此检查。

3. 纤维内镜检查　胃镜检查可确定梗阻并明确梗阻原因。

【治疗原则】

瘢痕性幽门梗阻是手术治疗的绝对适应证。但在术前应作充分准备，包括胃肠减压和温盐水洗胃以减轻胃黏膜水肿，输血、肠外营养支持，纠正脱水和低氯低钾性碱中毒等代谢紊乱。

术式以胃大部切除为主，也可行迷走神经切断加胃窦切除术。对全身情况差的老年病人，可行胃空肠吻合加迷走神经切断术。

第二节　胃癌病人的护理

胃癌（carcinoma of stomach）是最常见的消化道恶性肿瘤。男性发病率明显高于女性，男女比例约为 2∶1。好发年龄在 50 岁以上。

【病因】

胃癌的确切病因不十分明确，目前认为与以下因素有关：

1. 地域环境及生活习惯因素　胃癌发生有明显的地域性差别。我国西北与东部沿海地区胃癌发生率明显比南方地区高。长期食腌制、熏烤食品者胃癌发病率高，可能与上述食品中亚硝酸盐、多环芳烃化合物等致癌物含量高有关；食物中缺乏新鲜蔬菜、水果也与发病有一定关系。吸烟、饮酒增加胃癌的发生率。

2. 幽门螺旋杆菌感染　是胃癌主要危险因素之一。HP 感染能促使硝酸盐转化成亚硝酸盐或亚硝胺而致癌；HP 感染引起胃黏膜慢性炎症加上环境致病因素加速黏膜上皮细胞过度增殖，导致畸变致癌；HP 的毒素产物也可能有致癌作用。

3. 癌前病变　癌前病变是指易发生癌变的良性胃疾病和病理改变。胃癌的癌前病变有萎缩性胃炎、胃息肉及胃部分切除后的残胃，这些病变都可能伴有不同程度的慢性炎症过程、胃黏膜肠上皮化生或非典型增生，时间长有可能转变为癌。

4. 遗传因素　研究发现胃癌病人有血缘关系的亲属发病率较对照组高 4 倍。有证据表明胃癌的发生与抑癌基因 P53、APC、DCC 杂合性丢失和突变有关。分子生物学研究显示胃癌组织中癌基因 c-met、K-ras 有明显扩增和过度表达；而胃癌的侵袭性和转移则与 CD44v 基因的异常表达密切相关。

【病理】

胃癌最多见于胃窦部，约占 50%，其次为贲门部。

1. 大体分型

（1）早期胃癌：指癌组织局限于胃壁黏膜层或黏膜下层，不论病变表面浸润范围大小，有无淋巴结转移。癌灶在 10 mm 内的称小胃癌，在 5 mm 内的称微小胃癌。

（2）进展期胃癌：癌组织超出黏膜下层侵入胃壁肌层为中期胃癌；病变达浆膜下层或超出浆膜向外浸润至邻近脏器或有转移为晚期胃癌。中、晚期胃癌统称进展期胃癌。按 Borrmann法分为四型：①Borrmann Ⅰ型（结节型）：为突入胃腔的菜花状癌灶，边界清楚；②Borrmann Ⅱ型（溃疡局限型）：为边界清楚并略隆起的溃疡状癌灶；③Borrmann Ⅲ型（浸润溃疡型）：为边缘不清楚的溃疡状癌灶，癌组织向周围浸润；④Borrmann Ⅳ型（弥漫浸润型）：癌组织沿胃壁各层向四周弥漫浸润可累及胃的一部分或全部，边界不清，使胃壁变厚、僵硬，失去弹性，胃腔缩小，呈革囊状。此型组织学检查细胞分化最差，转移较早，预后最差。

2. 组织学分型　胃癌绝大多数为腺癌，此外常见的有黏液癌和低分化癌。黏液癌的黏液有时仍留在细胞浆内，将细胞核挤在一侧，呈印戒状又称为印戒细胞癌。

3. 转移途径

（1）直接蔓延：癌细胞由黏膜向深部浸润，经黏膜下层、肌层达浆膜层；或直接向胃壁内、食管或十二指肠发展；并可穿出浆膜直接侵及周围的胰腺、肝脏、脾脏、横膈、横结肠系膜等组织。

（2）淋巴转移：最常见的转移途径，进展期胃癌的淋巴结转移率高达70%左右，早期胃癌亦可有淋巴结转移。胃黏膜下层有着丰富淋巴网，一处癌肿可累及各区域淋巴结，最后汇集到腹腔淋巴结。由于腹腔淋巴结与胸导管相通，故可转移到左锁骨上淋巴结，另外可通过肝圆韧带淋巴管转移到脐周围。

（3）血行转移：发生在晚期，癌细胞经门静脉转移至肝脏，并经肝静脉转移至肺、脑、肾脏、骨骼等。有时肝转移为胃癌首发症状。

（4）腹腔种植转移：癌肿浸润穿透浆膜层，癌细胞可脱落并种植于腹膜或其他脏器表面，广泛播散可形成血性腹水。

【临床病理分期】

国际抗癌联盟（UICC）于2002年公布的第6版胃癌TNM分期法对治疗方法的选择有重要意义。

T代表原发肿瘤：

T_X：原发肿瘤无法评估；

T_1：肿瘤侵犯固有层或黏膜下层；

T_2：肿瘤侵犯固有肌层或浆膜下组织；

T_3：肿瘤穿透浆膜但未侵犯邻近结构；

T_4：肿瘤侵犯邻近结构，当肿瘤壁内侵犯十二指肠和食管时，要依据这些部位（包括胃）的最大侵犯深度来分期。

N代表区域淋巴结：

N_X：区域淋巴结无法评估；

N_0：无区域淋巴结转移；

N_1：转移的淋巴结数目为1～6个；

N_2：转移的淋巴结数目为7～15个；

N_3：移转的淋巴结数目为16个以上。

M代表肿瘤远处转移：

M_0：无远处转移；

M_1：有远处转移。

根据TNM的不同组合可将胃癌划分为Ⅰ～Ⅳ个临床病理分期（表2-13-1）。

表 2-13-1　UICC 第 6 版胃癌 TNM 分期

分期	N_0	N_1	N_2	N_3
T_1	Ⅰa	Ⅰb	Ⅱ	
T_2	Ⅰb	Ⅱ	Ⅲa	
T_3	Ⅱ	Ⅲa	Ⅲb	
T_4	Ⅲa			
M_1				Ⅳ

【临床表现】

1. 症状

（1）上腹隐痛不适：早期无明显症状。最常见的初发症状为嗳气、反酸、食欲减退等。半数以上的病人早期就有上腹疼痛。上腹隐痛为胃癌最常见的症状，因无特异性而易被忽视。这类疼痛都无明显规律，一般服药后可暂时缓解。

（2）梗阻症状：胃窦部癌易出现幽门梗阻，可表现恶心、餐后饱胀及呕吐。贲门部胃癌表现为吞咽困难。

（3）呕血和黑便：癌肿发展到一定程度发生破溃、糜烂，可有出血，出血量较多时可有黑便，少数病人出现呕血。

（4）贫血、消瘦：由于进食减少、癌症消耗，病人出现乏力、消瘦、贫血，最后表现为恶病质。

2. 体征　胃癌早期无明显体征，仅可有上腹部深压不适或疼痛。晚期，可扪及上腹部肿块。若出现远处转移时，可有肝大、腹水、锁骨上淋巴结肿大等。

【辅助检查】

1. 纤维内镜检查　是诊断早期胃癌的有效方法。可直接观察病变部位和范围，并可直接取病变组织作病理学检查。

2. 超声内镜　超声胃镜能观察到胃黏膜以下各层次和胃周围临近脏器的超声图像，有助于术前对胃癌作出临床分期的判断。

3. X 线钡餐检查　利用硫酸钡与胃壁对比产生阴影进行诊断，方法简便。浸润型胃癌可见胃壁僵硬、蠕动波消失，呈狭窄的“革袋状胃”；结节型胃癌表现为突向腔内的充盈缺损；溃疡型胃癌主要显示胃壁范围内的龛影，黏膜集中、中断、紊乱，以及局部蠕动波不通过。

4. 螺旋 CT 扫描　有助于胃癌诊断和术前临床分期。

【治疗原则】

外科手术是治疗胃癌的主要手段，也是目前能治愈胃癌的唯一方法。对中晚期胃癌必须积极辅以化疗、放疗及免疫治疗等综合措施，以提高疗效。

1. 手术治疗

（1）根治性手术：整块切除胃原发病灶，胃壁两端切缘应距肿瘤边缘 5 cm 以上，食管或十二指肠侧切缘应距离肿瘤边缘 3～4 cm。按临床分期标准清除胃周淋巴结，切除全部大、小网膜，胰腺部分被膜和横结肠系膜的前叶，重建消化道。

早期胃癌由于病变局限，较少淋巴结转移，可行内镜下胃黏膜切除术、腹腔镜或开腹胃部分切除术。

扩大胃癌根治术（extended radical resection of gastric carcinoma）适用于胃癌侵及邻近组织或脏器，是指包括胰体、尾及脾的根治性胃大部切除或全胃切除（total gastrectomy）；有肝、结肠等邻近脏器浸润可行联合脏器切除术。

（2）姑息性切除术：用于肿瘤广泛浸润并转移、不能完全切除者。目的是通过切除肿瘤以减轻或解除由于梗阻、穿孔、出血等并发症引起的症状，延长生存期。手术方法包括姑息性胃切除术、胃肠吻合术、空肠造口术等。

2. 化学治疗　除早期胃癌多不作化疗外，进展期胃癌病人均应给予适当的化疗。可在根治性手术的术前、术中和术后进行。给药途径可采用全身化疗（口服或静脉用药）、腹腔灌注化疗、动脉介入治疗等。

3. 其他治疗　包括放射治疗、生物免疫治疗、中医中药治疗等。

第三节　胃十二指肠疾病围手术期护理

【护理评估】

1. 病人及其家属对疾病的心理反应、认识和期望。

2. 病人过去疾病史，家族史。饮食、生活习惯、性格特征、药物使用情况，特别是非甾体类抗炎药和皮质类固醇等的使用情况。

3. 病人与溃疡病相关的症状与体征，有无并发症；胃癌病人的临床病理分期、辅助检查结果。

4. 病人对手术的耐受力，如营养状态、重要脏器功能。

5. 病人经历的麻醉方式、手术名称、术中情况。

6. 病人术后生命体征的变化，胃肠减压引流液色、质、量，伤口愈合情况及肠蠕动恢复情况。

7. 胃大部切除病人术后有无并发症。

8. 胃癌病人术后综合治疗情况及有关康复知识掌握程度等。

【护理诊断/护理问题】

1. 焦虑　与角色改变、对疾病缺乏了解有关。

2. 疼痛　与胃十二指肠黏膜受侵蚀、穿孔后胃肠内容物对腹膜刺激及手术切口有关。

3. 营养失调（低于机体需要量）　与摄入不足及消耗增加有关。

4. 有体液不足的危险　与急性穿孔后禁食、腹膜大量渗出，大出血，幽门梗阻病人呕吐导致水和电解质丢失有关。

5. 潜在并发症　①术后出血；②吻合口瘘；③伤口裂开；④消化道梗阻；⑤倾倒综合征等。

6. 知识缺乏　与缺乏综合治疗知识及康复知识有关。

【护理措施】

1. 术前护理

（1）心理护理：了解病人认知水平与心理状态，告知有关疾病和手术的知识，耐心解答病人的疑问。急性穿孔或大出血时，病人紧张、恐惧，应及时安慰病人，并说明手术的必要性。胃癌病人对癌症及预后有很大顾虑，常有消极悲观情绪，应根据病人个体情况提供信息，帮助病人消除不良心理，增强对治疗的信心。

（2）择期手术病人护理：给予高蛋白、高热量、丰富维生素易消化的饮食，术前1天进流质饮食，术前12小时禁食、禁饮。病人营养状况较差者，如贫血，低蛋白血症，术前应予以纠正，以提高病人手术耐受力。

（3）急性穿孔病人护理：①严密观察病人生命体征、腹痛、腹膜刺激征、肠鸣音变化等；②伴有休克者应平卧，生命体征平稳后改为半卧位；③禁食、禁饮、胃肠减压，以减少胃肠内容物继续流入腹腔；④输液，维持水、电解质和酸碱平衡；⑤应用抗菌药抗感染；⑥预防及治疗休克；⑦作好急诊手术准备。

（4）出血病人护理：①判断、观察和记录呕血、便血情况；②定时测量血压、脉搏，观察有无口渴、肢冷、尿少等循环血量不足的表现；③取平卧位，暂时禁食；情绪紧张者，可给予镇静剂；④输液、输血，按时应用止血药物，治疗休克，纠正贫血，若经止血、输血而出血仍在继续着，应急诊手术；⑤出血停止后，可进流质或无渣半流质饮食。

（5）幽门梗阻病人护理：①完全梗阻者手术前禁食，部分梗阻者可予无渣半流质饮食，以减少胃内容物潴留；②注意纠正水、电解质及酸碱失衡；③术前3天，每晚用300～500ml温生理盐水洗胃，以减轻胃黏膜水肿，有利于吻合口愈合。

（6）其他：手术日清晨放置胃管，以防止麻醉及手术过程中呕吐、误吸，便于术中操作，减少手术时腹腔污染。

2. 术后护理

（1）病情观察：测血压、脉搏、呼吸，术后最初应每30分钟测量一次直至血压平稳，如病情较重或有休克者，仍需每1～2小时测量1次，病情平稳后可延长测量时间。同时观察病人神志、体温、尿量，切口渗血、渗液和引流液情况等。

（2）体位：一般取平卧位。待病人血压平稳后给予低半卧位，以保持腹肌松弛，减轻疼痛，也有利于呼吸和循环。

（3）禁食、胃肠减压：可减轻胃肠道张力，促进吻合口愈合。应注意妥善固定，保持胃管通畅，观察并记录引流液色、质、量。注意口腔护理。给予超声雾化每日2次，减轻病人咽喉疼痛并使痰液易于咳出。若腹胀持续存在，可用芒硝敷腹部，也可采用针灸治疗。

（4）输液：禁食期间应静脉补充液体，每日输液量应在24小时内比较均匀输入，以免短时间大量输入，影响病人心肺功能。记录24小时出、入水量，及时了解病人各项化验指标，为合理输液提供依据，避免水与电解质失衡；必要时给予血浆、全血或营养支持，以改善病人营养状况，有利于吻合口及切口愈合。

（5）止痛：术后病人多有不同程度的疼痛，可适量使用镇静止痛药物。应用病人自控镇痛（PCA）者，注意观察有无尿潴留、恶心、呕吐等并发症。

（6）活动：除年老体弱或病情较重者，术后第1天坐起作轻微活动，第2天协助病人下地、床边活动，第3天可在病室内活动。病人活动量应根据个体差异而定，早期活动可促进肠蠕动，预防术后肠粘连和下肢静脉血栓等并发症。

（7）饮食：术后胃肠减压量减少，肠蠕动恢复，肛门排气后，可拔除胃管。拔管后当日可少量饮水或服米汤，如无不适，第2天进半量流质饮食，每次50～80ml，第3天进全量流质，每次100～150ml。进食后无不适，第4天可进半流质饮食。食物宜温、软、易消化，少量多餐。开始时每日5～6餐，逐渐减少进餐次数并增加每次进餐量，逐步恢复正常饮食。

3. 术后并发症观察和护理

（1）早期并发症：

1）术后胃出血：手术后 24 小时内因术中残留或缝合创面少量渗血可从胃管内抽出少许暗红或咖啡色胃液，一般 24 小时以内不超出 300ml，以后胃液颜色逐渐变浅、变清，出血自行停止。若术后不断吸出新鲜血液，24 小时后仍未停止，则为术后出血。①术后胃出血主要原因：术中止血不彻底或结扎线脱落。②处理：绝大多数可经非手术治疗（包括禁食、止血药物、输鲜血）而停止，当非手术治疗不能止血或出血量大时，应手术止血。

2）十二指肠残端破裂：是毕Ⅱ式胃大部切除术后近期严重并发症。①原因：多为十二指肠残端处理不当；或者因输入段肠梗阻致十二指肠内张力过高所致。②临床表现：一般多发生在术后 3～6 天，出现右上腹突发剧痛和局部明显压痛、腹肌紧张等急性弥漫性腹膜炎症状。③处理：需立刻进行手术治疗；术后持续负压吸引，积极纠正水、电解质失衡，经静脉或空肠造瘘管提供营养支持，给予抗菌药抗感染，用氧化锌软膏保护引流管周围皮肤。

3）胃肠吻合口破裂或瘘：少见。①原因：组织愈合不良，缝合不够紧密，吻合处张力过大或低蛋白血症、组织水肿等均可引起。②临床表现：多发生在术后 1 周左右，吻合口破裂可引起高热、脉速、腹痛以及弥漫性腹膜炎的表现，如发生较晚，多产生局部脓肿或形成外瘘。③处理：严重腹膜炎病人需立即手术。局部脓肿或外瘘病人，除局部引流外，应行胃肠减压和给予积极的支持治疗，促使吻合口瘘自愈；若经久不愈，需再次手术。

4）胃排空障碍：胃切除术后排空障碍的发病机制尚不完全清楚。①临床表现：术后拔除胃管后，病人出现上腹持续性饱胀、钝痛，并呕吐带有食物和胆汁的胃内容物；X 线造影示残胃扩张、无张力，蠕动波少而弱，胃肠吻合口通过欠佳。②处理：包括禁食、胃肠减压，肠外营养支持，纠正低蛋白，维持水、电解质和酸碱平衡，应用促胃动力药物，一般均能经非手术治疗治愈。

5）术后梗阻：分为输入袢梗阻、吻合口梗阻和输出袢梗阻三类。①输入袢梗阻多见于毕Ⅱ式胃大部切除术后，可分为急性完全性和慢性不完全性输入袢梗阻两类。急性完全性输入袢梗阻（图 2－13－1）：临床表现为上腹部突发性剧烈疼痛，频繁呕吐，不含胆汁，呕吐后症状不缓解，上腹偏右有压痛，甚至扪及包块，血清淀粉酶升高，有时出现黄疸，可有休克症状，可误诊为重症胰腺炎，应紧急手术治疗；慢性不完全性输入袢梗阻：多由于输入袢太长造成扭曲，或输入袢太短在吻合口处形成锐角，使胆汁、胰液和十二指肠液排空不畅滞留在空肠输入袢内，进食后消化液分泌明显增加，使肠腔压力突然增高而刺激肠管强力收缩，一时性克服梗阻，临床表现为进食后 15～30 分钟左右，上腹突感胀痛或绞痛，一阵恶心后，大量喷射状呕出含胆汁液体，几乎不含食物，呕吐后症状消失，如症状在数周或数月内不能缓解，亦需手术治疗。②吻合口梗阻的原因：吻合口太小、吻合时胃肠壁组织内翻过多或术后吻合口炎症水肿均可引起吻合口梗阻；临床表现：食后上腹饱胀，呕吐，呕吐物为食物，不含胆汁，X 线造影检查可见造影剂完全停留在胃内；处理：吻合口梗阻若经非手术治疗仍无改善，可手术解除梗阻。③输出袢梗阻的原因：毕Ⅱ式胃大部切除术后，吻合口下方输出段肠管因术后组织粘连、大网膜水肿、炎性肿块压迫形成梗阻；临床表现：上腹饱胀，呕吐食物和胆汁，X 线检查可明确梗阻部位；处理：若非手术治疗无效，应手术解除梗阻。

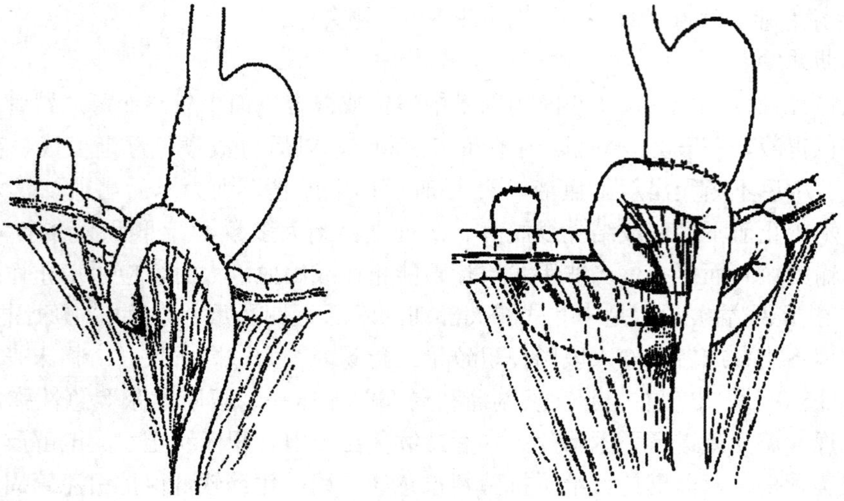

输出袢空肠系膜压迫空肠输入袢　　　　　　　　　空肠输入袢内疝

图 2-13-1　急性完全性输入袢梗阻

（2）远期并发症：

1）倾倒综合征与低血糖综合征。①倾倒综合征（dumping syndrome）的原因：胃大部切除术后丧失了幽门括约肌，大量高渗性食物过快进入肠道，一方面通过渗透作用将大量细胞外液吸入肠腔，以致循环血容量骤然减低，同时引起肠道内分泌细胞大量分泌肠源性血管活性物质，从而引起一系列循环系统和胃肠道症状；临床表现：进甜流质饮食后 10～20 分钟，出现剑突下不适、心悸、乏力、出汗、头晕甚至虚脱，并有恶心、呕吐、腹部绞痛、腹泻等症状；处理：主要采用饮食调整的方法，告知病人少量多餐，避免过甜、过咸、过浓流质，宜进低碳水化合物、高蛋白饮食，餐时限制饮水，进餐后平卧 10～20 分钟，多数病人在半年到 1 年内能逐渐自愈，极少数症状严重而持久的病人，应考虑手术治疗。②低血糖综合征（hypoglycemic syndrome）。原因：高渗性食物过快进入小肠，葡萄糖过快地吸收，引起高血糖，刺激胰腺分泌过多的胰岛素而发生反应性低血糖；临床表现：多发生在进食后 2～4 小时，出现心慌、无力、眩晕、出汗、手颤、嗜睡，也可导致虚脱，故又称晚期倾倒综合征；处理：出现症状时稍进饮食，尤其是糖类即可缓解，饮食中减少碳水化合物含量，增加蛋白质比例，少食多餐可防止其发生。

2）碱性反流性胃炎（alkaline reflux gastritis）：常见于胃大部切除术后数月至数年。①原因：毕Ⅱ式胃大部切除术后碱性十二指肠液、胆汁反流入胃，破坏了胃黏膜屏障作用。②临床表现：有典型的三联征，包括剑突下持续烧灼痛，进食后加重，抗酸剂无效；胆汁性呕吐，呕吐后疼痛依旧；体重减轻。③处理：严重者应行 Roux-en-Y 胃肠吻合术。

3）溃疡复发。①原因：胃切除量不够致胃窦部黏膜残留、迷走神经切断不完全等因素引起。胃切除术后可形成吻合口溃疡。②临床表现：主要为溃疡症状重现，可有消化道出血，纤维胃镜检查可明确诊断。③处理：可采用非手术治疗，无效者可再次手术治疗。

4）营养性并发症。①原因：胃肠道吸收功能紊乱或障碍所致。②临床表现：常见有营养不良、体重下降和贫血。③处理：应注意调节饮食，补充缺乏的营养素，必要时，可用药物预防和治疗。

5）迷走神经切断术后腹泻：常见并发症，以迷走神经干切断术后最常见，高选择性迷走神经切断术后较少发生。①原因：与肠运转时间缩短、肠吸收减少、胆汁酸分泌增加以及刺激肠蠕动的体液因子释放有关。②处理：多数病人口服洛哌丁胺（易蒙停）、考来烯胺能有效控制腹泻。

6）残胃癌（gastric stump cancer，GSC）：指胃十二指肠溃疡病人行胃大部切除术后5年以上，残余胃发生的原发癌。①原因：可能与残胃常有萎缩性胃炎有关。②临床表现：病人有上腹部疼痛不适、进食后饱胀、消瘦、贫血等症状，胃镜检查可以确诊。③处理：确诊后手术治疗。

4. 出院健康教育　胃癌病人出院时确定化疗方案，随访观察用药后反应。胃癌术后1年内，每隔3个月来门诊复查，第2年每隔半年1次，以后每年1次。复诊及随访内容：术后生活质量评价（食量、餐次、有无倾倒综合征或胆汁反流现象，体重恢复，体力及工作情况）；了解肿瘤治疗效果，每半年拍胸片及作腹部B超1次，必要时作CT、胃镜检查。

（卢惠娟）

第十四章 肠梗阻病人的护理

学 习 要 点

肠梗阻病因与分类、病理生理、临床表现、诊断要点、治疗原则和病人的整体护理。

任何原因引起的肠内容物正常运行或顺利通过发生障碍统称肠梗阻（intestinal obstruction）。肠梗阻是常见的外科急腹症之一。肠梗阻不但可引起肠管本身解剖和功能的改变，还可导致全身性生理紊乱，临床表现复杂多变。临床上，以小肠梗阻占多数。

【病因与分类】

（一）按肠梗阻发生的基本原因可分为三类

1. 机械性肠梗阻（mechanical intestinal obstruction） 最为常见。因各种原因引起肠腔变狭小，使肠内容物通过发生障碍。

（1）肠腔阻塞：如寄生虫、粪块、胆石、异物等。

（2）肠壁病变：如先天性肠道闭锁、狭窄、炎症、肿瘤等。

（3）肠管受压：如粘连带压迫、肠管扭转、嵌顿疝或受肿瘤压迫等。

2. 动力性肠梗阻（dynamic intestinal obstruction） 由于肠壁运动功能紊乱，使肠蠕动丧失或肠管痉挛，以致肠内容物不能正常运行，但无器质性肠腔狭窄。可分为麻痹性和痉挛性两种。麻痹性肠梗阻（paralytic intestinal obstruction）可发生于腹腔手术后、腹部创伤或急性弥漫性腹膜炎的病人，由于严重的神经、体液与代谢（低钾血症）紊乱所致。痉挛性肠梗阻少见，可发生在急性肠炎、肠道功能紊乱或慢性铅中毒的病人。

3. 血运性肠梗阻（vascular intestinal obstruction） 由于肠系膜血管栓塞或血栓形成，使肠管血运障碍，继而发生肠麻痹而使肠内容物不能运行。随着人口老龄化，动脉硬化等疾病增多，现已不属少见。

（二）按肠壁有无血运障碍可分单纯性和绞窄性两类

1. 单纯性肠梗阻（simple intestinal obstruction） 只是肠内容物通过受阻，而肠管本身无血运障碍。

2. 绞窄性肠梗阻（strangulated intestinal obstruction） 在肠内容物通过受阻的同时肠壁血运发生障碍，甚至肠管缺血坏死。

（三）其他分类

1. 按发病缓急分 可分为急性肠梗阻和慢性肠梗阻。

2. 按梗阻部位分 分为高位（如空肠上段）和低位（回肠末段和结肠）梗阻两种。

3. 按梗阻程度分 分为完全性和不完全性肠梗阻。闭袢性肠梗阻（closed loop intestinal obstruction）属于完全性肠梗阻，指一段肠袢两端均受压堵塞，如肠扭转、结肠肿瘤等，此型最易发生肠壁坏死和穿孔。

肠梗阻在不断变化的病理过程中，上述类型在一定条件下可以互相转化。

【病理生理】

肠梗阻可引起局部和全身性病理生理变化。

1. 局部病理生理变化　单纯性肠梗阻早期，梗阻以上肠管肠蠕动增加，以克服肠内容物通过障碍。但如梗阻长时间不解除，肠蠕动又可逐渐变弱或消失，出现肠麻痹。另一方面，肠腔内因液体和气体的积贮而膨胀。积液主要来自胃肠道分泌液。气体来自：①咽下的空气；②由血液弥散至肠腔内的气体；③细菌发酵后产生的气体。肠梗阻部位愈低，时间愈长，肠腔积气、积液引起肠膨胀愈明显。

急性完全性梗阻时，肠腔内压力迅速增加，肠壁静脉回流受阻，毛细血管及小静脉瘀血，肠壁充血、水肿、增厚，呈暗红色。由于组织缺氧，毛细血管通透性增加，肠壁上有出血点，并有血性渗出液渗入肠腔和腹腔。随着血运障碍的发展，继而出现动脉血运受阻，血栓形成，肠壁失去活力，肠管变成紫黑色。由于肠壁变薄、缺血和通透性增加，腹腔内出现带有粪臭的渗出液。最后，肠管可缺血坏死而溃破穿孔。

慢性不完全性肠梗阻局部改变主要是由于长期肠蠕动增强，梗阻近端肠壁代偿性肥厚和肠腔膨胀，远端肠管则变细、肠壁变薄。痉挛性肠梗阻多为暂时性，肠管多无明显病理改变。

2. 全身性病理生理变化

(1) 体液丧失：体液丧失及由此引起的水、电解质和酸碱失衡是肠梗阻重要的病理生理改变。胃肠道的分泌液每日约 8 000ml，在正常情况下绝大部分被再吸收。急性肠梗阻病人，由于不能进食及频繁呕吐，大量损失胃肠液，使水分和电解质大量丢失。另外，肠管过度膨胀，影响肠壁静脉回流，使肠壁水肿，血浆向肠腔和腹腔渗出。如有肠绞窄存在，更丢失大量血液。这些变化可造成严重缺水，并导致血容量减少和血液浓缩，以及酸碱失衡。

(2) 感染和中毒：在梗阻以上的肠腔内细菌数量显著增加，细菌大量繁殖，产生多种强烈毒素。由于肠壁血运障碍或失去活力，肠黏膜屏障严重破坏，肠道内细菌移位；细菌和坏死组织分解产生的多种毒素，渗透至腹腔或被吸收，从而引起严重的腹膜炎和感染中毒症状。

(3) 休克及多器官功能障碍：严重的缺水、血液浓缩、血容量减少、电解质和酸碱失衡、细菌感染、中毒等，均可引起休克。当肠坏死、穿孔，发生腹膜炎时，全身中毒尤为严重，并加重休克。腹胀使腹压上升，膈肌升高，腹式呼吸减弱，影响肺内气体交换；同时血容量不足、下腔静脉受压使下腔静脉血液回流减少，导致心输出量减少。病人可因急性肾功能衰竭及循环、呼吸功能衰竭而死亡。

总之，高位小肠梗阻易引起水和电解质失衡，低位肠梗阻容易出现肠腔膨胀、感染和中毒，绞窄性肠梗阻易引起休克，闭袢性肠梗阻则易出现肠穿孔和腹膜炎。但到晚期，各种病理生理变化在不同类型的肠梗阻中都可出现。

【临床表现】

1. 症状　尽管由于肠梗阻的原因、部位、病变程度、发病急缓不同而有不同的临床特点，但肠内容物不能顺利通过肠腔是这些病人的共同特征，因此都有以下共同症状。

(1) 腹痛：机械性肠梗阻发生时，由于梗阻部位以上的肠管强烈蠕动，表现为阵发性绞痛，病人常自感腹内有气体窜行，并受阻于某一部位。如腹痛间隙期不断缩短，发展为剧烈的持续性腹痛，则应考虑绞窄性肠梗阻的可能。

（2）呕吐：早期呕吐常为反射性，吐出物为胃内容物。高位小肠梗阻呕吐频繁，出现较早，主要为胃内容物、十二指肠液、胆汁；低位肠梗阻呕吐出现较晚，呕吐物可呈粪样；绞窄性肠梗阻呕吐物呈棕褐色或血性；麻痹性肠梗阻时，呕吐多为溢出性。

（3）腹胀：一般出现较晚，其程度与梗阻部位有关。高位梗阻由于呕吐频繁，腹胀较轻；低位梗阻时腹胀较严重；肠麻痹时全腹膨胀；腹部隆起不对称，是肠扭转等闭袢性肠梗阻的特点。

（4）停止自肛门排便、排气：完全性肠梗阻发生后，病人多不再排气、排便。但梗阻早期，尤其是高位肠梗阻，可因梗阻以下肠内残存的粪便和气体，仍可有多次少量排气、排便。某些绞窄性肠梗阻，如肠套叠、肠系膜血管栓塞或血栓形成，则可排出血性黏液样粪便。

2. 体征

（1）全身：肠梗阻初期，病人全身情况可无明显变化。梗阻晚期或绞窄性肠梗阻病人可出现唇干舌燥、眼窝凹陷、皮肤弹性消失、尿少或无尿等明显缺水征，还可出现脉搏细速、血压下降、面色苍白、四肢发冷等中毒和休克征象。

（2）局部：①视诊：机械性肠梗阻可见肠型和蠕动波。肠扭转时腹胀多不对称；麻痹性肠梗阻时，腹胀均匀。②触诊：单纯性肠梗阻因肠管膨胀，可有轻度压痛，但无腹膜刺激征；绞窄性肠梗阻时，可有固定压痛和腹膜刺激征；蛔虫性肠梗阻，常在腹中部触及条索状团块；肠套叠时可扪及腊肠样肿块。③叩诊：绞窄性肠梗阻时，腹腔有渗液，移动性浊音可呈阳性。④听诊：机械性肠梗阻时有肠鸣音亢进和气过水音；麻痹性肠梗阻时，则肠鸣音减弱或消失。

【诊断要点】

1. 症状和体征　根据腹痛，呕吐，腹胀，停止自肛门排便、排气四大症状，以及腹部可见肠型或蠕动波，肠鸣音亢进等表现，一般可作出诊断。

2. 辅助检查

（1）实验室检查：早期变化不明显。随着病情发展，血红蛋白及血细胞比容可因缺水、血液浓缩而升高。尿比重也增高。绞窄性肠梗阻病人白细胞计数和中性粒细胞明显增加。检查血气分析和血清 Na^+、K^+、Cl^-、尿素氮、肌酐，可了解电解质、酸碱失衡和肾功能情况。绞窄性肠梗阻病人呕吐物和粪便有大量红细胞或隐血阳性。

（2）X 线检查：对诊断肠梗阻有很大价值。在正常情况下，小肠内容物运行很快，气体和液体充分混合，故在腹部 X 线片上只显示胃和结肠内气体，小肠内气体不显示。肠梗阻时，小肠内容物停滞，气、液体分离，一般在梗阻 4～6 小时后，X 线即可显示梗阻以上肠管充气扩张，立位有气液平面，呈阶梯状排列。由于梗阻部位不同，X 线表现也各有特点：空肠段可显示“鱼肋骨刺”状黏膜皱襞；回肠的环状皱襞稀疏，越接近盲肠越不明显；结肠扩张积气的肠曲影位于腹部外周，梗阻以上部位出现结肠袋形；麻痹性肠梗阻时，胃泡影增大，小肠、结肠全部胀气。当怀疑肠套叠、乙状结肠扭转或结肠肿瘤时，可行钡剂灌肠或 CT 检查，以明确梗阻的部位和性质。

3. 肠梗阻类型的诊断

（1）机械性或动力性肠梗阻：机械性肠梗阻具有上述典型表现，早期腹胀不明显；而麻痹性肠梗阻则持续腹胀，但无腹痛，肠蠕动减弱或消失，且多与腹腔感染、外伤、手术等有关，X 线可显示大、小肠全部充气扩张；痉挛性肠梗阻是由神经反射所致的暂时性肠痉挛，应用解痉剂多可缓解。

（2）单纯性或绞窄性肠梗阻：绞窄性肠梗阻可发生肠坏死、穿孔与腹膜炎，应及早确诊并进行手术治疗。绞窄性肠梗阻有以下特点：①腹痛发作急骤且迅速加重，腹痛持续、剧烈，呕吐出现早、剧烈而频繁；②病情发展迅速，早期出现休克，抗休克治疗后改善不显著；③有明显腹膜刺激征，体温上升，脉率增快，白细胞计数增高；④腹胀不对称，腹部有局部隆起或触及有压痛的肿块（胀大的肠袢）；⑤呕吐物、胃肠减压抽出液、肛门排出物为血性；⑥短期出现多量腹腔积液或血性腹水；⑦经积极非手术治疗而症状、体征无明显改善；⑧腹部 X 线检查见孤立、突出胀大的肠袢，不因时间而改变位置。

（3）高位梗阻或低位肠梗阻：高位小肠梗阻特点是呕吐发生早而频繁，腹胀不明显。低位小肠梗阻特点是腹胀明显，呕吐出现晚而次数少，呕吐物呈粪样。结肠梗阻与低位小肠梗阻的临床表现很相似，但结肠梗阻时因回盲瓣的单向阀门作用而易形成闭袢性肠梗阻，必须及早明确并制定治疗计划。X 线检查可帮助鉴别，钡灌肠检查及结肠镜检查可进一步明确诊断。

（4）完全性或不完全性肠梗阻：不完全性梗阻者呕吐与腹胀都较轻，X 线所见肠袢充气扩张都不明显，结肠内仍有气体存在。完全性梗阻者呕吐频繁，如为低位肠梗阻则腹胀明显，X 线检查见梗阻以上肠袢明显充气扩张，梗阻以下结肠内无气体。

4. 肠梗阻病因诊断　①临床上最常见的是粘连性肠梗阻（adhesive intestinal obstruction），凡有腹部手术史、腹部外伤史、腹腔和盆腔炎症史以及腹部放疗史者，均有患粘连性肠梗阻的可能。结核病病人可因肠结核及结核性腹膜炎导致粘连梗阻。②克罗恩病（Crohn's disease，CD）又称肉芽肿性肠炎（granulomatous enteritis），经常低热、腹痛、大便不规则的病人发生肠梗阻应考虑 CD 可能。③腹外疝是常见原因，对机械性肠梗阻的病人应仔细检查可能发生外疝的各部位，尤其注意肥胖女性病人有无股疝。④心血管疾病如心房纤颤、瓣膜置换后应考虑肠系膜血管栓塞。⑤新生儿肠梗阻多为肠道先天性狭窄或闭锁。2 岁以下幼儿以肠套叠多见。儿童则以蛔虫性肠梗阻多见。⑥青壮年饱餐后作剧烈活动以肠扭转常见。⑦老年人以肿瘤或粪块堵塞多见。

【治疗原则】

矫正因肠梗阻所引起的全身生理紊乱和解除梗阻。具体治疗方法应根据肠梗阻的病因、性质、类型、部位、程度、有无并发症以及病人的全身情况而决定。

1. 基础治疗

（1）胃肠减压：是治疗肠梗阻的重要措施之一。通过胃肠减压，吸出胃肠道内的气体和液体，可减轻腹胀，降低肠腔内的压力，改善肠壁血液循环，减少肠腔内的细菌和毒素。胃肠减压还可减轻腹内压，改善因膈肌抬高而导致的呼吸与循环障碍。

（2）纠正水、电解质和酸碱失衡：液体补充的量与种类取决于病情，包括呕吐情况、缺水体征、血液浓缩程度、尿排出量和比重、血清电解质及血气分析结果等。存在代谢性酸中毒时应给予碳酸氢钠纠正，注意钾的补充。对单纯性肠梗阻晚期和绞窄性肠梗阻病人，还需输注血浆、全血或血浆代用品，以补偿丧失至肠腔或腹腔内的血浆和血液。

（3）防治感染和中毒：对单纯性肠梗阻晚期，特别是绞窄性肠梗阻进行手术治疗的病人，应及时应用抗肠道细菌，包括抗厌氧菌的抗生素。

2. 解除梗阻

(1) 非手术治疗：适用于单纯性粘连性肠梗阻、麻痹性或痉挛性肠梗阻、蛔虫或粪块堵塞引起的肠梗阻、肠结核等炎症引起的不完全性肠梗阻、肠套叠早期等。具体措施包括中医中药治疗（如大承气汤）、口服或胃肠道灌注生植物油、针刺疗法、腹部按摩等。小儿肠套叠可用钡剂灌肠或充气灌肠复位。

(2) 手术治疗：适用于各种类型的绞窄性肠梗阻、肿瘤、先天性肠道畸形引起的肠梗阻，以及非手术治疗无效的病人。①解除病因：对单纯性小肠梗阻，一般应争取直接解除引起梗阻的原因，如松解粘连、小肠折叠排列、肠切开取异物、肠套叠复位、肠扭转复位等。②肠切除肠吻合术：如肠肿瘤、炎症性狭窄或局部肠袢已坏死，则应做肠切除肠吻合术。对绞窄性肠梗阻，应争取在肠坏死前解除梗阻，恢复肠管血液循环。③短路手术：当肠梗阻原因既不能简单解除，又不能切除时，则可将梗阻近端与远端肠袢行短路吻合术。其适用于晚期肿瘤已浸润固定，或肠粘连成团与周围组织愈着者。④肠造口或肠外置术：如病人一般情况极差或局部病变不能切除的低位梗阻，如急性结肠梗阻，可行肠造口术，暂时解除梗阻。对单纯性结肠梗阻，一般采用梗阻近侧（横结肠）造口，以解除梗阻。如已有肠坏死，则宜切除坏死肠段并将断端外置作造口术，待以后二期手术再解决结肠病变。

【护理】

（一）护理评估

1. 详细询问病史，了解病人的症状和体征及其动态变化，发病原因和诱发因素，特别是腹部手术史、外伤史、各种急、慢性肠道疾病史。

2. 病人各种辅助检查结果。

3. 病人及其家属对疾病的反应和认识。

4. 病人非手术治疗期间病情变化，为进一步的治疗提供依据。

5. 病人麻醉方式、术中发现和手术名称。

6. 病人术后恢复情况，术后引流管的放置及治疗效果。

7. 病人有无术后肠梗阻、腹腔内感染及肠瘘等并发症。

8. 病人及其家属对康复知识掌握的程度。

（二）护理诊断/护理问题

1. 疼痛　与肠蠕动增强或肠壁缺血有关。

2. 低效型呼吸型态　与腹胀使膈肌上升及腹痛等有关。

3. 体液不足　与呕吐、腹腔及肠腔积液、胃肠减压等有关。

4. 营养失调（低于机体需要量）　与禁食、高代谢有关。

5. 潜在并发症　①肠梗阻；②腹腔感染；③肠瘘。

6. 知识缺乏　与缺乏术后康复知识有关。

（三）护理措施

1. 术前和非手术治疗护理

(1) 腹痛和腹胀护理：①禁食、胃肠减压：及时放置胃肠减压有利于改善局部病变和全身情况。有效的胃肠减压对单纯性肠梗阻和麻痹性肠梗阻可达到解除梗阻的目的，对需手术者也是必要的术前准备。减压管有二种。较短的 Levin 管可放置在胃或十二指肠内对高位小肠梗阻减压有效；较长的双腔米-阿氏管（Miller-Abbott tube，M-A 管）对低位肠梗阻减压有效，该管长达 3.5m，前端带有铜头及可注气的薄膜囊，一腔通气囊，一腔作吸引用。待管前端通过幽门后，可借肠蠕动及铜头的重量推动气囊将导管带到梗阻部位，减压效果较肯定。置胃肠减压期间护理措施：保持减压管通畅和减压装置有效的负压。如有堵塞可用少量生理盐水低压冲洗；妥善固定减压管，留有一定长度，以免翻身或活动时减压管脱出；注意引流液的色、质、量，并正确记录，密切观察病人腹胀有无好转，如发现血性液体，应考虑肠绞窄的可能；每日给予雾化吸入和插管鼻腔滴石蜡油，以帮助痰液咳出和减少减压管对鼻黏膜的刺激；做好口腔护理，防止口腔炎、腮腺炎；减压管内注入药物后，需夹管 1～2 小时，中药应浓煎，每次 100ml 左右，防止量过多引起病人呕吐、误吸。②应用解痉剂：在确定无肠绞窄后，可应用阿托品、654－2 等抗胆碱类药物，以解除胃肠道平滑肌的痉挛，抑制胃肠道腺体的分泌，使病人腹痛得以缓解；对已明确诊断，腹痛剧烈、影响休息者可适当给予止痛剂。③减轻腹胀：病人应取低半卧位，减轻腹胀，同时予低流量吸氧，改善肺功能。腹部热敷或按摩，电针双侧足三里穴，每次 30 分钟。如无绞窄性肠梗阻，亦可从胃管注入石蜡油，每次 20～30ml，促进肠蠕动。

（2）补液：纠正水、电解质和酸碱失衡是一项极为重要的措施。肠梗阻一般为等渗或低渗性脱水，因此首先应输注葡萄糖、等渗盐水，加上适量的电解质。在无心、肺、肾功能障碍的情况下，最初输入液体的速度可快一些。在输液过程中应严密观察和准确记录出、入水量，必要时保留导尿，监测每小时尿量。

（3）营养支持：肠梗阻时无论是手术或非手术治疗都需要相当一段时间禁食，因此营养支持很重要。术前需要补充蛋白，提高胶体渗透压。可采用完全胃肠外营养（TPN）作为术前准备和术后支持治疗。非手术病人若梗阻缓解，病人开始排气、排便，腹痛、腹胀消失 12 时后，可进流质饮食，忌服易产气的甜食和牛奶等；如无不适，24 小时后进半流质饮食；3 日后进软食。

（4）应用抗菌药：根据医嘱正确、按时给予抗菌药物，以防治感染，减少毒素的产生。应注意药物副作用及疗效观察。

（5）严密观察病情变化：定时测量体温、脉搏、呼吸和血压，以及腹痛、腹胀和呕吐等变化，及时了解病人各项实验室指标。若病人症状与体征不见好转或反有加重，应考虑有肠绞窄的可能。此类病人病情危重，应在抗休克、抗感染的同时，积极做好术前准备。

（6）其他：①呕吐处理：呕吐时应坐起或头侧向一边，及时清除口腔内呕吐物，以免误吸引起吸入性肺炎或窒息。呕吐后给予漱口，保持口腔清洁。观察和记录呕吐物颜色、性状和量。②肠道准备：慢性不完全性肠梗阻，需作肠切除手术者，除一般术前准备外，应按要求作肠道准备。

2. 术后护理

（1）病情观察：了解病人的麻醉方式和术中情况，采取适当体位，定时测定病人神志、体温、脉搏、呼吸和血压，观察伤口渗血情况。

（2）输液：保持静脉输液的通畅，准确记录出、入水量，以保持水、电解质、酸碱平衡。合理使用抗菌药，使药物在血液中保持一定的浓度。

（3）引流管护理：术后仍予胃肠减压，并做好胃肠减压护理。观察肠蠕动恢复情况。如伤口有引流管应妥善固定并保持通畅，观察记录引流液色、质、量。更换引流管时注意无菌操作。小肠折叠排列行插管内固定术者，术后 2 周左右拔管。拔管以前，先口服石蜡油 20～30ml，以润滑管壁。管子可以一次拔除，也可每天拔一段，2～3 天拔完。拔管后留下的瘘孔用凡士林纱布覆盖，不久瘘孔可自行关闭。

(4) 体位与活动：血压平稳后给予半卧位，使腹肌放松，改善呼吸，减轻腹胀。同时使腹腔内炎性渗出物积聚在盆腔，便于局限和引流。鼓励病人术后早期活动，以促进机体和胃肠道功能的恢复，防止肠粘连。

(5) 饮食：肠功能恢复后，停止胃肠减压，进流质，进食后无不适，3 天后改半流质，10 天后进软食。

(6) 术后并发症观察和护理：①肠梗阻：可由于广泛性肠粘连未能分离完全，或手术后胃肠道处于暂时麻痹状态，加上腹腔炎症，重新引起粘连而导致。应注意预防，并注意观察病情变化，一旦出现腹部阵发性腹痛、腹胀、呕吐等，应积极采取非手术治疗措施，一般多可缓解。②腹腔内感染及肠瘘：密切观察病人体温变化和腹部体征。肠瘘常发生在术后 1 周，病人感腹部胀痛、持续发热，白细胞计数增高，腹壁切口处出现红肿，以后流出较多液体有粪臭味。应给予积极的全身营养支持和抗感染治疗，局部放置双套管负压引流。引流不畅或感染不能局限者需再次手术处理。

3. 出院健康教育 老年人应注意纠正便秘，保持大便通畅，早期治疗各种腹外疝。年轻人应避免饭后剧烈运动。肿瘤切除术后应进一步进行化疗，并加强随访。造口术后加强造口管理，预防并发症。

（卢惠娟）

第十五章 急腹症病人的护理

学 习 要 点

急腹症定义、分类、腹痛机制、临床表现、诊断与鉴别诊断、病情观察和病人的整体护理。

凡是能够引起急性腹痛的腹腔内急性病变，需要立即作出判断者，统称为急腹症（acute abdomen）。主要依靠外科手段处理的急腹症为外科急腹症。外科急腹症分为感染和炎症、腹腔内出血、空腔脏器梗阻、脏器缺血四大类。其特点为发病急，病情重，进展快，有一定的死亡率，因此，对外科急腹症应予以足够的重视。

【病因和病理】

急腹症的突出表现是急性腹痛。腹痛的表现多种多样且多变，同一疾病可以表现不同的腹痛，不同的疾病也可以表现相似的腹痛。

来自腹部的生理性和病理性刺激，经过三条途径传入中枢神经系统，即交感神经、副交感（迷走）神经和腹膜壁层的躯体神经。内脏张力的冲动和内脏反射由副交感神经参与，而疼痛等感觉主要靠交感神经。腹膜和内脏的疼痛感觉有三种。

1. 内脏痛（visceral pain） 即真性内脏痛，是指病理性刺激完全由内脏传入纤维（自主神经）传至中枢神经系统并产生内脏疼痛感觉。特点是：

（1）疼痛定位不明：有以下几个原因：①内脏痛不可借助视觉来定位；②交感神经纤维进入脊髓前先汇入交感神经椎前节，如腹腔神经节和肠系膜上、下神经节等，不同部位的传入冲动常发生联系和重叠；③从胚胎学上看，内脏虽充满整个腹腔，但均来自胚胎时期中线上的原肠。故各器官的内脏痛虽有上、下部位的区分，但多表现在腹部中线。

（2）内脏疼痛感觉的特殊性：交感神经为细小的无髓神经纤维，较躯体神经的有髓神经纤维传导速度慢，其神经末梢分布亦较稀少，对外界的强烈刺激，如刀割、针刺、烧灼等感觉很迟钝，但对机械性牵拉、缺血、痉挛和炎症等刺激敏感。

（3）常伴有消化道症状：如恶心、呕吐等。呕吐中枢位于延脑的网状结构，靠近迷走神经背核。空腔脏器的张力冲动经迷走神经的传入纤维传导至背核后，兴奋邻近的呕吐中枢，出现反射性呕吐。

2. 牵涉痛（referred pain） 临床上称放射痛（radiating pain）或感应痛，是因有关痛觉的内脏传入神经纤维与相应浅表部位的传入神经纤维进入了脊髓的同一或相邻节段，使两个似乎毫不相干的部位发生疼痛关联，既在内脏痛发生的同时，体表的某一部位也出现疼痛的感觉。根据病变内脏和浅表部位相隔的距离可分为：

（1）近位牵涉痛：例如胃十二指肠急性病变与 $C_{7\sim9}$ 的脊神经支配区相关联，牵涉痛表现在上腹中部；阑尾急性病变与 $C_{11\sim12}$ 的脊神经支配区相关联，牵涉痛表现在右下腹。深、浅部位疼痛相距较近或基本重叠。

（2）远位牵涉痛：例如胸腔内病变刺激横膈边缘，牵涉到 $T_{6\sim12}$ 肋间神经支配区，表现为上腹部牵涉痛；病变刺激横膈中央部分可牵涉到 $C_{3\sim5}$ 脊神经支配区，即同侧肩胛部位疼痛；胆囊急性病变也可经该通路引起右肩部牵涉痛。病变部位与牵涉区相距较远，从表面看二者并无关连。

3. 躯体痛（somatic pain） 即壁层腹膜痛，临床上又称体表痛（surface pain），为腹膜壁层受腹腔内炎性或化学性渗出物刺激后产生的痛觉。由于壁层腹膜由躯体神经控制，所以它的痛觉与体表感觉完全相同，感觉敏锐，定位准确。

【临床表现】

腹痛是急腹症最主要的临床症状，同时常伴有恶心、呕吐、腹胀等消化系统症状和发热。临床上根据腹痛的诱因、发生时间、始发部位、腹痛性质、转归及伴发症状将急腹症分为外科急腹症、妇产科急腹症和内科急腹症。

1. 外科急腹症 特点为先有腹痛后有发热。

（1）胃、十二指肠穿孔：突发性上腹部刀割样疼痛，呈舟状腹。

（2）胆囊结石、急性胆囊炎：持续性右上腹痛，伴右侧肩背部牵涉痛等。

（3）胆管结石、急性胆管炎：病人有典型的 Charcot 三联征（腹痛、寒战高热、黄疸）；当胆管完全梗阻和化脓性炎症时病人有 Reynolds 五联征（腹痛、寒战高热、黄疸、精神神经症状和休克）。

（4）急性胰腺炎：持续性上腹部疼痛伴左侧腰背部或左肩束带状疼痛；发病早期病人伴发消化系统症状，急性重症胰腺炎病人可伴有休克征象。

（5）肠梗阻、肠扭转和肠系膜血管栓塞：肠梗阻、肠扭转时多为中上腹阵发性绞痛，随病情进展可表现为持续性疼痛、阵发性加重，伴呕吐、腹胀，以及肛门排气、排便停止；肠系膜血管栓塞或绞窄性肠梗阻时，病人持续性胀痛，呕吐物、肛门排出物和腹腔穿刺液呈血性。

（6）急性阑尾炎：在急性阑尾炎发病的早期，阑尾炎症和水肿较轻，或因粪石梗阻，阑尾腔扩张，冲动沿内脏神经传入，产生真性内脏痛，腹痛表现在腹中线，通常在脐周，定位不明确，疼痛性质为隐痛。随着炎症发展，阑尾肿胀加重，痛阈降低，传入的冲动转为强烈，兴奋脊髓后角的共同神经元，出现牵涉痛，病人常感到疼痛转移到右下腹部。其后阑尾浆膜出现渗出，刺激系膜及邻近的腹膜，因有躯体神经参与，疼痛定位明确，右下腹痛局限且剧烈，并有局部肌紧张。最终，阑尾可穿孔，形成弥漫性腹痛和全腹肌紧张。

（7）内脏破裂出血：突发性上腹部绞痛，腹腔穿刺可见不凝固的血液。

（8）肾、输尿管结石：上腹部和腰部钝痛或绞痛，沿输尿管向下腹部、腹股沟或会阴部放射，可伴血尿和呕吐。

2. 妇产科急腹症

（1）异位妊娠：有停经史、尿妊娠试验（HCG）阳性、阴道后穹隆穿刺出不凝固的血液。

（2）急性盆腔炎：伴发热、下腹部压痛、反跳痛，后穹隆穿刺液为脓性。

（3）卵巢肿瘤扭转：突然发生的下腹部剧痛。

3. 内科急腹症 特点为先有发热后有腹痛，腹痛多无固定部位，且无肌紧张和反跳痛。

（1）急性肠胃炎：上腹部或脐周隐痛、胀痛或绞痛，伴恶心、呕吐、腹泻。

（2）心肌梗死：部分病人表现为上腹部胀痛，伴恶心、呕吐；严重者出现心力衰竭、心律失常和休克。

（3）大叶性肺炎：少数病人出现上腹部疼痛。

【辅助检查】

1. 实验室检查　①腹腔脏器出血者，血红蛋白和红细胞计数可降低。②白细胞计数及中性粒细胞分类可帮助判断腹腔内有无感染及感染的严重程度，但老年人及危重病人因机体反应性差，白细胞计数及中性粒细胞分类可以不升高。③血、尿淀粉酶对诊断急性胰腺炎是较可靠的指标。④尿胆红素阳性提示胆道有梗阻。⑤尿中有红细胞提示泌尿系结石可能。⑥粪便镜检可确定有无肠炎。⑦消化道出血病人粪便隐血试验呈阳性。⑧在血容量减少时（如休克、大量呕吐或腹泻）应查血清电解质等。

2. 腹腔穿刺　对诊断困难的病人，如腹部叩诊有移动性浊音存在，作腹腔穿刺常可获得非常有价值的诊断资料。穿刺点应选择在左侧或右侧下腹部叩诊浊音处。穿刺液如为不凝血液，说明腹腔内有实质脏器破裂出血；穿刺液如为混浊液体或脓液，说明有化脓性腹膜炎，多为消化道穿孔引起；如为胆汁性液体，可能是上消化道穿孔或胆囊穿孔。怀疑急性胰腺炎时可作穿刺液的淀粉酶测定。

3. 影像学检查

（1）X线透视或腹部平片：简单易行，对急腹症诊断有重要帮助。①上消化道穿孔时X线透视往往可见膈下游离气体。②肠梗阻时腹部立位片可看到积气的肠管和液平面。③腹部平片可除外多数泌尿系结石。

（2）胃肠道造影：①钡餐检查：某些肠梗阻病人诊断不十分明确时，可口服稀钡或碘油，以显示有无肠梗阻，梗阻的部位、程度和性质。②钡灌肠或充气造影：肠扭转和肠套叠时有典型的鸟嘴征和杯口征表现，肠套叠病人可随适当加压而复位。

（3）B超：属无损伤性检查方法，安全、经济、简便，对肝、胆、胰、肾等实质性脏器有重要的诊断价值。对脓肿、积液等病变的诊断、定位和指引穿刺具有重要意义。B超还有助于鉴别妇科急腹症，如卵巢囊肿扭转、宫外孕等。

（4）CT或MRI：提示高清晰度的图像，对实质性脏器的急性病变、腹腔内占位性病变、主动脉夹层动脉瘤等的诊断帮助很大。对急性重症胰腺炎的诊断，了解其坏死范围及胰腺周围组织和器官的侵犯都很有意义。

（5）血管造影术：对缺血性肠炎、肠系膜血管栓塞和怀疑活动性肠出血病人可行血管造影检查，明确病变的部位，提供诊断依据。对已确认腹腔内有大出血，情况危重的病人，不宜作此检查，应直接剖腹探查。

（6）内镜检查：胃十二指肠镜和内镜逆行胰胆管造影（ERCP）可选择性地用于诊断无严重急腹症症状的、较缓和的炎性疾病。结肠镜检查对怀疑结肠梗阻、便血、结肠肿瘤的病人很有必要。

（7）腹腔镜（laparoscopy）检查：用于疑难的急腹症，特别是不能排除妇科疾病的病人。腹腔镜检查不但可发现病变，还可除外某些可疑的病变，实际上等于小型的剖腹探查，对有适应证的疾病，如急性胆囊炎、肝囊肿破裂、宫外孕等可在检查的同时进行手术治疗。

【鉴别诊断】

在进行鉴别诊断时必须对一些常见病的特点有基本了解，并按一定的步骤和程序全面考虑，不要遗漏重要的病史、体征以及有意义的线索。

1. 有无急腹症　根据病人就诊时提供的病史和症状及初步的体格检查，一般不难作出判断。

2. 是否外科急腹症

(1) 外科急腹症的特点：先有腹痛，而后出现其他症状。腹痛作为主要症状，持续于病程的始终，腹痛伴有恶心、呕吐，停止排气、排便或伴有黄疸；腹部有固定压痛或有包块；出现腹膜刺激征；腹痛伴休克或进行性贫血；腹腔穿刺有阳性发现；X线、B超等检查能协助诊断。

(2) 内科急腹症的特点：一般先有发热或腹泻，而后出现腹痛。腹痛部位不明确，无腹肌紧张；通过对症治疗，腹痛多能缓解。常见伴有腹痛的内科疾病有大叶性肺炎、胸膜炎、肋间神经痛、急性胃肠炎、原发性腹膜炎等。

(3) 妇科急腹症的特点：腹痛多在中下腹、盆腔，疼痛常向会阴、骶尾部放射；腹痛多与月经紊乱或生产史有关；可伴有腹腔内出血或阴道出血；妇科检查常有阳性发现。常见于卵巢滤泡破裂和黄体破裂、异位妊娠破裂、急性盆腔炎、卵巢囊肿扭转等。

(4) 其他：有些较罕见的急腹症如腹主动脉夹层动脉瘤产生的剧烈腹痛是由于大动脉壁剥离，很难归于哪一类。需指出的是，约有1/3的急腹症病人最终不能找到原因，世界胃肠学会称之为"非特异性急性腹痛"(non-specific acute abdominal pain，NSAP)。这些病人症状轻微、短暂且很少有体征，不需特殊治疗而自行好转。可能为病毒及细菌感染性疾病、寄生虫病、腹壁疼痛、肠激惹综合征、妇科疾病或精神性疼痛等。

3. 是哪一类型的外科急腹症　经过以上的鉴别程序，除外其他原因，才能对外科急腹症作出确认。据文献记载，外科急腹症包括50种以上的不同疾病。通常遇到的约30种，其中最常见的按顺序为急性阑尾炎，急性肠梗阻，急性胆囊炎和胆管炎，溃疡病急性穿孔，这几种病几乎占外科急腹症的80%以上。虽然外科急腹症病种繁多，但大致可分为以下四大类：

(1) 感染或炎症：腹腔空腔脏器和实质脏器的急性感染是最常见的一类，感染绝大多数由细菌引起。腹腔的炎症也可以是胃肠道穿孔内容物强烈刺激腹膜产生的化学性炎症。疼痛多为持续性，由轻到重逐步加重。当炎症波及壁层腹膜时，即出现腹膜刺激征(peritoneal irritation sign)，有明显的腹部压痛(tenderness)、腹肌紧张(rigidity)和反跳痛(rebound tenderness)；炎症毒素被吸收，则可发生体温升高、脉快及白细胞增高等反应。急性阑尾炎最常见，其次为急性胆囊炎和胆管炎、溃疡病急性穿孔、急性胰腺炎。

(2) 腹腔内出血：大量积血刺激可有急性腹膜炎表现，在继发细菌感染以前，腹痛及腹部体征较轻，但全身有失血表现，可出现头晕、烦躁、面色苍白、脉搏快、血压下降等症状。其中肝癌破裂出血较常见，其他有肝血管瘤破裂、自发性脾破裂、脾动脉瘤破裂等。

(3) 空腔脏器梗阻：空腔脏器或有平滑肌的器官如肠管、胆道、输尿管等，由于梗阻，腔内压力增加，刺激管壁神经末梢而致管壁平滑肌强烈收缩以排除梗阻障碍，这种有节律性的强烈收缩可产生阵发性绞痛。最常见的是各种原因引起的肠梗阻。胆囊颈部结石嵌顿、胆总管下端结石梗阻引起的胆绞痛也较常见。此外，胆囊扭转、胆道蛔虫症等也并不少见。

(4) 缺血：内脏急性缺血可产生剧烈腹痛，为持续性绞痛，阵发性加剧，一般有明显的腹膜刺激征和全身中毒症状，有时可扪及压痛性肿块，并有血性腹水、便血、呕血等征象。缺血原因有两类，一类是血管栓塞，如栓子脱落造成的肠系膜动脉急性栓塞或门脉系统栓塞继发的肠系膜静脉血栓形成；肝、脾等实质脏器的血管瘤急性血栓形成及梗死，脾动脉瘤、肠系膜动脉瘤、主动脉瘤急性血栓形成也属于此类。另一类是内脏急性扭转造成缺血。小肠或乙状结肠扭转较常见，但一般先有梗阻。卵巢囊肿扭转也较常见。

4. 是何脏器病变引起的急腹症　外科急腹症的鉴别诊断最好能确定具体疾病，比如肠梗阻要求能作出某一种疾病的诊断，如肠扭转、肠套叠等。根据病人的主要症状、体征和辅助检查，通过综合分析和归纳，大多数外科急腹症能明确原发病变脏器。但有时表现不典型，给诊断带来一定的困难，需要剖腹探查才能明确。

【治疗原则】

外科急腹症发病急，进展快，病情危重。应及时，准确，有效处理。

1. 非手术治疗适应证　诊断明确，一般情况尚稳定，无明显腹膜炎体征。诊断明确如单纯性胆囊炎、空腹时溃疡病急性穿孔且腹膜炎较局限、单纯性肠梗阻等可暂时不进行手术。对于此类病人应给予禁食、胃肠减压、输液和使用抗生素。在积极治疗的同时，密切观察病人的生命体征和腹部体征的变化。如病人有休克表现，应尽快抗休克治疗，有时病因不去除，休克不能好转，需要同时作好手术准备。

2. 手术治疗适应证　诊断明确、需立即处理的病人，如急性阑尾炎、化脓性梗阻性胆管炎、化脓性或坏疽性胆囊炎、急性重症胰腺炎、溃疡病急性穿孔伴有弥漫性腹膜炎、结肠梗阻等。诊断不明而病情严重，全身情况恶化，中毒现象明显，腹痛加重，腹膜炎发展，在妥善准备、病人条件允许的情况下，进行剖腹探查。

（1）手术切口：在诊断明确时用常规切口。诊断不明的探查手术，除非肯定病变在左侧，一般采用右侧腹直肌切口，因右侧腹部内脏发病的机会较多，便于探查。诊断急性阑尾炎而又无把握时，最好不要用常规的麦氏切口，因暴露范围极有限、探查阑尾以外的病变十分困难。

（2）手术方式：①争取做较为彻底的手术，一次为病人解决问题。如溃疡病急性穿孔做胃大部切除术，急性胆囊炎做胆囊切除术，肠坏死做肠切除术等。结肠梗阻若病人全身情况较好，在比较彻底地清理结肠内容物、切除病变部位后，可以考虑一期吻合。②如腹腔内感染严重，则不宜做比较复杂的手术，如溃疡病急性穿孔只做单纯穿孔缝合，肠穿孔做肠外置等。③局部感染严重，解剖不清，或恶性肿瘤切除困难时，只能进行姑息手术或分期手术，如胆囊造瘘、结肠造瘘、阑尾脓肿引流等。病情好转后再根据情况择期作二次手术。

（3）预防并发症：急诊手术关闭腹腔前，应注意预防一些手术并发症，如腹腔内残余感染、伤口裂开、切口感染、吻合口瘘等。如腹腔有脓液或渗出液，一定要尽量吸净；如已弥散到全腹腔，可用温盐水反复冲洗后再吸净；如为局限性腹膜炎，则不宜冲洗以免感染扩散。一般无需引流，但术后手术区有渗出或渗血，或胃肠道及胆道切开或吻合处有发生瘘的可能时，应放置双套管引流。目前腹腔内不常规使用抗生素。年老体弱、营养不良、高度肥胖的病人应采用减张缝合加固切口。

【护理】

（一）护理评估

1. 病人年龄、性别、职业，腹痛发生的时间、持续时间以及与饮食的关系，加重和缓解腹痛的因素。病人既往病史，家族史及目前的治疗情况。

2. 重点评估病人腹痛的部位、程度、性质、伴随症状，腹部压痛、反跳痛、肌紧张的范围、程度及其动态变化。

3. 病人及家属对疾病的反应和期望。

4. 病人体温、脉搏、呼吸、血压，并结合病人神志、面色、末梢循环、皮肤弹性和尿量等变化，判断有无休克及脱水征象。

5. 病人各项实验室检查和其他辅助检查的结果。

6. 病人手术名称、麻醉方式、手术情况、引流管放置情况。

7. 病人有无术后并发症：腹腔内感染、伤口裂开、感染及吻合口瘘等。

（二）护理诊断/护理问题

1. 焦虑　与病人角色转变及疾病引起疼痛有关。

2. 疼痛　与疾病有关。

3. 知识缺乏　与缺乏疾病的相关知识有关。

4. 有引流失效的可能　与胃肠减压、伤口引流管扭曲、受压、堵塞等有关。

5. 潜在并发症　①腹腔内感染；②伤口裂开；③肺部感染；④吻合口瘘。

（三）护理措施

1. 术前护理

（1）心理护理：急腹症由于发病急骤，病情危重、多变，病人往往很痛苦，有焦虑心理和急躁情绪，因此要耐心做好心理护理，主动给病人以关切、同情，稳定病人的情绪。在进行各种检查和治疗前，给予必要的解释，取得病人的配合，使病人增强信心。

（2）病情观察：急腹症病人面临手术和非手术的选择，在治疗过程中面临好转和恶化的可能，因此应密切观察病情变化，随时做好记录。必须注意以下几种情况：①年龄。婴幼儿因不能主诉和及时发现病情，常就诊过晚，且抵抗力差又不能耐受脱水，所以病情多较严重。60岁以上的老年人对急剧的病理生理变化常不能耐受，又多伴有心、肺等疾患，死亡率较年轻人高。②实验室指标。病人出现休克征象，有明显电解质和酸碱失衡；血氧分压$<$60 mmHg（7.89kPa），呼吸急促，提示病人有发生ARDS的倾向。③营养状况。长期慢性消耗性疾病以及严重衰弱的病人伴有营养不良、低蛋白血症。④腹部手术史。腹部手术后近期出现急腹症，绝大多数与手术有关，如出血、吻合口瘘、肠梗阻等。特别是腹部大手术后，一般情况比较衰弱，病人有关腹部症状的叙述或体征常不明确，使病情判断十分困难。

（3）体位：取低半卧位，使腹腔内炎性渗出物或漏出物积聚在盆腔，盆腔腹膜吸收毒素能力较弱，可减轻全身中毒反应；同时利于局限和引流。半卧位可使腹肌放松，膈肌免受压迫，改善呼吸、循环，减轻腹胀。取半卧位者应经常活动双下肢和改变受压部位，以免发生静脉血栓或压疮。如病人有休克，应取头低足高位。

（4）禁食、胃肠减压：急腹症病人应禁食、禁水、禁灌肠，禁用泻药和止痛药。胃肠减压是治疗急腹症的重要措施，它可减轻腹胀，改善胃肠血运，减少胃肠道内容物的漏出，有利于炎症局限。并能促进肠蠕动的恢复，有利于麻醉和手术的安全，减少手术后并发症，减轻病人痛苦，促进疾病恢复。

（5）维持水、电解质、酸碱平衡：无论选择何种治疗方案，输液均是最重要的治疗措施之一，应果断迅速地建立静脉通路。年龄较大或体质虚弱的病人易发生休克，应置入中心静脉导管，并留置导尿管，快速静脉输液，使血压恢复正常，尿量达到满意的水平。尿量必须正常时（$>$30ml/h）才可开始补钾。对贫血或合并出血者，给予输血治疗。

（6）腹腔穿刺液培养：疑有腹腔感染者，抽得的腹腔液应作细菌培养加药敏试验，以选择有效的抗生素。

（7）吸氧、镇静、止痛：对诊断已明确的病人，用止痛剂缓解剧痛是必要的，可帮助病人安定情绪、充分休息、适当恢复体力。

（8）加强营养：急腹症合并腹膜炎时，机体处于高代谢状态，其代谢率为正常的140%。若不及时补充营养，体内大量蛋白质即被消耗，使病人承受更大损害。对于病情严重，预测长期不能进食者，应行TPN治疗。

2. 术后护理　急腹症病人手术后应继续严密观察，以减少术后并发症、促进病人康复。

（1）生命体征观察：对血压、脉搏、呼吸、体温、尿量等需连续监测，直至平稳。体温是反映术后有无感染的一个较敏感的指标。若术后体温持续升高或下降数日后又出现反跳，则说明感染未得到有效控制或术后有继发感染。

（2）预防肺部感染：急腹症病人术前因腹腔大量积气积液，致使膈肌抬高，肺容量变小，抗感染能力低下，又因术后切口疼痛、留置胃管，病人不敢咳嗽、咳痰，极易并发肺部感染。术后常规雾化吸入，一天2次，病情稳定后可取半卧位，协助病人翻身拍背，鼓励和帮助病人做有效深呼吸，咳嗽、咳痰。加强口腔护理，合理应用抗生素。

（3）引流管护理：妥善连接和固定各引流管，对不合作者需约束其肢体，防止因燥动而误拔引流管。固定引流管时，既要防止过度牵拉而滑脱，又要防止引流管过长致迂曲、折叠不通畅。观察记录引流液色、量和性状，加强巡视，保持引流管的通畅。保持引流管周围皮肤清洁，注意无菌操作。

（4）了解肠蠕动恢复情况：受致病因素的刺激及手术和麻醉的影响，急腹症病人都有不同程度的腹胀，肠蠕动恢复较慢。应鼓励病人早期下床活动。倾听病人主诉，亦可采用听肠鸣音等方法来观察病人肠蠕动恢复情况。肛门排气后可给少量流质，并密切注意病人进食后情况，根据病情逐渐增加饮食量及调整饮食的性质。

（5）预防并发症：腹腔内感染、伤口裂开、肺部感染和吻合口瘘是较常见的并发症。应加强对病人体温及引流液的观察，合理使用抗生素。老年人咳嗽、咳痰时要注意保护腹部伤口，加强营养支持。除病情观察和临床各项常规检查外，必要时可作X线平片、B超以及CT检查，以助了解病情，及时给予相应的处理。

【健康教育】

1. 对手术治疗的病人，术后应鼓励早期活动，防止粘连性肠梗阻。

2. 进食高热量、高蛋白、丰富维生素饮食，促进伤口愈合。

3. 积极控制各类诱发急腹症的诱因，如有溃疡者，应按时服药；胆道疾病和慢性胰腺炎病人需控制油腻饮食；避免暴饮暴食及饱餐后剧烈运动。

4. 指导病人保持良好的心理状态，养成良好的饮食和卫生习惯。

（曹艳佩）

第十六章　结直肠癌病人的护理

学　习　要　点

结直肠癌的病因与预防、转移途径、临床表现、辅助检查方法及其临床意义、手术治疗方法及其选择的依据、病人整体护理。

结肠癌和直肠癌简称为结直肠癌（colorectal carcinoma，CRC），或大肠癌（large bowel carcinoma），是常见的消化道恶性肿瘤之一。

在我国，结直肠癌有以下流行病学特点：①直肠癌（carcinoma of rectum）比结肠癌（carcinoma of colon）发生率高，约1.5∶1，资料显示结肠癌与直肠癌发生率逐渐靠近，有些地区已接近1∶1，主要是结肠癌发生率增高所致；②低位直肠癌所占的比例高，约占直肠癌的60%～75%，大多数直肠癌可在直肠指诊时触及；③发病率随年龄增长而逐步上升，但我国青年人患大肠癌的比例较高，约占15%。

【病因】

结直肠癌的确切病因尚不清楚，据流行病学调查和临床现象观察，发现其与下述因素有关。

1. 饮食与致癌物质　统计资料表明，结直肠癌发病率高的国家，其人均动物蛋白、动物脂肪的消费量大，使粪便中甲基胆蒽增加，后者有致癌作用。低纤维素饮食使粪便通过肠道速度减慢，致癌物质与肠黏膜接触时间延长，从而增加致癌作用。

2. 结直肠腺瘤　半数以上的结直肠癌来自腺瘤的癌变。从形态学上可见到增生、腺瘤及癌变各阶段以及相应的染色体改变。随着分子生物学技术的发展，同时存在的分子事件所提供的基因表达亦渐被认识，从中明确癌的发生发展是一个多步骤、多阶段及多基因参与的累积过程。

3. 结直肠息肉病　家族性肠息肉病（familial intestinal polyposis）已被公认为癌前期疾病。肠息肉发生癌变的机会是正常人的5倍，多发性肠息肉发生癌变的机会为单个息肉的2倍，先天性息肉最终往往癌变。

4. 结直肠慢性炎性疾病　如溃疡性结肠炎（ulcerative colitis，UC）、克罗恩病和血吸虫病使肠黏膜反复破坏和修复而发生癌变。

【病理】

1. 大体分型

（1）肿块型：又称菜花型，好发于右侧结肠，特别是盲肠。肿瘤向肠腔内生长，呈菜花状，表面易溃烂，伴出血、感染和坏死。生长较慢、转移较迟、恶性程度较低。

（2）溃疡型：最多见。肿瘤向肠壁深层生长，并向四周浸润，早期可有溃疡，表面糜烂、易出血、感染或穿透肠壁，转移较早，预后较差。

（3）浸润型：又称狭窄型，好发于左侧结肠。肿瘤沿肠壁环状浸润，易致肠腔狭窄、引起肠梗阻，转移早，预后差。

2. 组织学分类

（1）腺癌：约占结直肠癌的 80%，包括：①管状腺癌：癌细胞呈腺管或腺泡状排列；②乳头状腺癌：癌细胞排列组成粗细不等的乳头状结构，乳头中心索为少量血管间质；③黏液腺癌：由分泌黏液的癌细胞构成，癌组织内有大量黏液为其特征，恶性程度较高；④印戒细胞癌：肿瘤由弥漫成片的印戒细胞构成，胞核深染，偏于胞浆一侧，似戒指样，恶性程度高，预后差。以上腺癌分类中管状腺癌和乳头状腺癌占 75%～85%。

（2）腺鳞癌：亦称腺棘细胞癌，肿瘤由腺癌细胞和鳞癌细胞构成。其分化多为中度至低度。腺鳞癌和鳞癌主要见于直肠下段和肛管，较少见。

（3）未分化癌：癌细胞弥漫成片或呈团状，细胞排列无规律，癌细胞较小，形态较一致，易侵入小血管和淋巴管，预后最差。

3. 扩散与转移

（1）直接浸润：结直肠癌首先直接向肠管周围及向肠壁深层浸润性生长，沿纵轴扩散较晚。估计肿瘤浸润肠壁一周，约需 1.5～2 年。当结直肠癌穿透肠壁后可浸润邻近器官，如乙状结肠癌肿常侵犯膀胱、子宫、输尿管，横结肠癌肿可侵犯胃壁，甚至形成内瘘。

（2）淋巴转移：是结直肠癌最常见的播散方式。①结肠癌的淋巴转移。先累及病变部位的邻近淋巴结，再至所属的动脉旁淋巴结，以后可经肠系膜上、下动脉根部淋巴结，沿腹主动脉旁的淋巴结向上转移，晚期病人可出现左锁骨上淋巴结转移。②直肠癌的淋巴转移。分三个方向：向上沿直肠上动脉、腹主动脉周围的淋巴结转移；向侧方经直肠下动脉旁淋巴结引流到盆腔侧壁的髂内淋巴结；向下沿肛管动脉、阴部内动脉旁淋巴结到达髂内淋巴结。

（3）血行转移：晚期结直肠癌病人，其癌细胞可经门静脉系统或由髂静脉进入体循环向远处转移，常见为肝和肺，少数可有脑或骨骼转移。

（4）种植转移：当结肠癌穿透肠壁后，癌细胞可脱落种植于腹膜或其他器官表面。当发生广泛种植转移时，可出现血性腹水，并可在腹水中找到癌细胞。直肠癌病人发生种植转移的机会较少。

4. 临床分期　目前常用的是国际抗癌联盟（UICC）提出的 TNM 分期法及我国 1984 年提出的 Dukes' 改良分期，后者更为简化，应用方便。

Dukes' 改良分期：

A 期：癌肿仅限于肠壁内。其中，癌肿局限于黏膜内者为 A_0 期或原位癌；癌肿侵犯黏膜下层为 A_1 期；累及肠壁肌层但未穿透浆膜为 A_2 期。

B 期：癌肿穿透肠壁侵入浆膜或浆膜外组织、器官，尚能整块切除，但无淋巴结转移。

C 期：癌肿侵及肠壁任何一层，但有淋巴结转移。其中淋巴结转移仅限于肠壁及结肠旁淋巴结者为 C_1 期；转移至系膜根部淋巴结者为 C_2 期。

D 期：癌肿已有远处转移或腹腔转移，或广泛侵及邻近脏器无法切除。

【临床表现】

（一）结肠癌

早期结肠癌多无症状或症状轻微，随着病程发展，可出现下列症状。

1. 排便习惯和粪便性质的改变　是最早出现的症状，多表现为大便次数增多、腹泻、便秘，粪便带血、脓或黏液。

2. 腹痛　常为定位不确切的持续隐痛，或仅为腹部不适、腹胀感。

3. 腹部肿块　随着癌肿的增大，大部分病人可触及质硬、结节状肿块，早期有一定的活动度，晚期则活动受限。若癌肿穿透肠壁并发感染，可表现为固定压痛的肿块。

4. 肠梗阻症状　一般属结直肠癌晚期症状，多为慢性低位不完全性梗阻，主要表现是腹胀、便秘、腹部胀痛或阵发性绞痛。当发生完全性梗阻时，症状加剧。由于右半结肠肠腔较大，肿瘤多突出于肠腔内，呈菜花状，粪便稀薄，故少有肠梗阻表现；而左半结肠肠腔较细，肿瘤多呈浸润生长引起环状狭窄，肠内粪便多干硬成形，因而肠梗阻发生率高。

5. 全身症状　由于癌肿坏死、出血、感染、毒素吸收等，病人可出现贫血、消瘦、乏力、低热等。晚期可出现肝肿大、黄疸、水肿、腹水、直肠前凹肿块、锁骨上淋巴结肿大及恶病质等。

由于癌肿病理类型和部位的不同，临床表现也有区别。一般右半结肠癌以全身症状、贫血、腹部肿块为主要表现，左半结肠癌则以肠梗阻、便秘、腹泻、便血为显著。

（二）直肠癌

1. 直肠刺激症状　癌肿刺激直肠产生频繁便意，引起排便习惯改变，便前感肛门下坠，有里急后重、排便不尽感，晚期可出现下腹痛。

2. 癌肿破溃感染症状　癌肿破溃可发生血便。血便是直肠癌病人最常见的症状，80%～90%病人出现便血，出血量由少到多。感染时可出现脓血便及黏液便。

3. 肠腔狭窄症状　随着肿瘤的增大，肠腔变窄，粪便逐渐变细或有压迹。癌肿造成肠管部分梗阻后，有腹痛、腹胀、肠鸣音亢进等不完全性肠梗阻表现。

4. 晚期症状　直肠癌晚期，癌肿侵犯前列腺、膀胱，可发生尿频、尿痛，侵犯骶前神经则发生持续性剧烈疼痛。晚期可出现肝肿大、黄疸、水肿、腹水、贫血及恶病质等。

【诊断要点】

1. 症状和体征　结直肠癌的早期症状容易被忽视，因而延误诊断，失去早期治疗的机会。凡 40 岁以上有以下任一表现者应列为高危人群：①一级亲属有结直肠癌史；②有癌症史或肠道腺瘤或息肉史；③大便隐血试验阳性；④以下五种表现具二项以上者：黏液血便、慢性腹泻、慢性便秘、慢性阑尾炎史及精神创伤史。对此组高危人群，应进一步行辅助检查以明确诊断。

2. 辅助检查

（1）大便潜血试验（fecal occult blood test，FOBT）：结直肠癌早期可能有少量出血，故大便潜血检查有利于早期诊断。可作为大规模普查或结直肠癌高危人群的初筛手段，阳性者应作进一步检查。

（2）直肠指诊：是诊断直肠癌简便而又最重要的方法，可查出癌肿的部位、大小、范围及与周围组织的关系。直肠癌病人可触及质地坚硬、表面不平的肿块、溃疡或肠壁增厚狭窄，指套可血染。由于国人直肠癌近 75%以上为低位直肠癌，能在直肠指诊时触及，因此凡遇病人有便血、大便习惯改变、大便变细等症状，均应行直肠指诊。

（3）内镜检查：包括直肠镜、乙状结肠镜或纤维结肠镜（fibercoloscope）检查，可在直视下取组织作病理检查。内镜检查是诊断结直肠癌最有效、可靠的方法。

（4）影像学检查：①X 线钡剂灌肠造影（barium enema examination）或气钡双重对比

造影（double-contrast barium enema examination，DCBE）检查：是结肠癌的重要检查方法，对直肠癌的诊断意义不大。可观察结肠运动和显示结肠内的异常形态。②B超检查：可了解腹部肿块和肿大淋巴结情况，肝内有无转移等。直肠腔内超声检查，能了解直肠癌的浸润深度及局部淋巴转移情况。③CT检查：可以了解结直肠癌在体内扩散及淋巴结转移情况。④MRI检查：可显示肿瘤在肠壁内的浸润深度，对直肠癌的诊断及术前分期有重要价值。

（5）肿瘤标记物：目前公认的在大肠癌诊断和术后监测有意义的肿瘤标记物是血清癌胚抗原（carcino-embryonic antigen，CEA）。但CEA对早期结直肠癌的诊断尚缺乏价值。大量统计资料表明，大肠癌病人血清CEA水平与Dukes'分期呈正相关，与大肠癌预后有一定关系，对判断病人预后、疗效和复发有一定作用。

（6）其他检查：癌肿位于直肠前壁的女性病人应作阴道检查及双合诊检查。男性病人有泌尿系统症状时，可作膀胱镜检查，以了解癌肿范围。

【治疗原则】

以手术为主的综合治疗。

（一）根治性手术

手术切除范围包括癌肿所在的肠袢及其系膜和区域淋巴结。

1. 结肠癌根治术　包括以下几种术式：

（1）右半结肠切除术：适用于盲肠、升结肠、结肠肝曲的癌肿。切除盲肠、升结肠、右半横结肠，包括末端回肠15～20 cm，以及相关的肠系膜淋巴结（图2-16-1），作回肠与横结肠端端或端侧吻合。

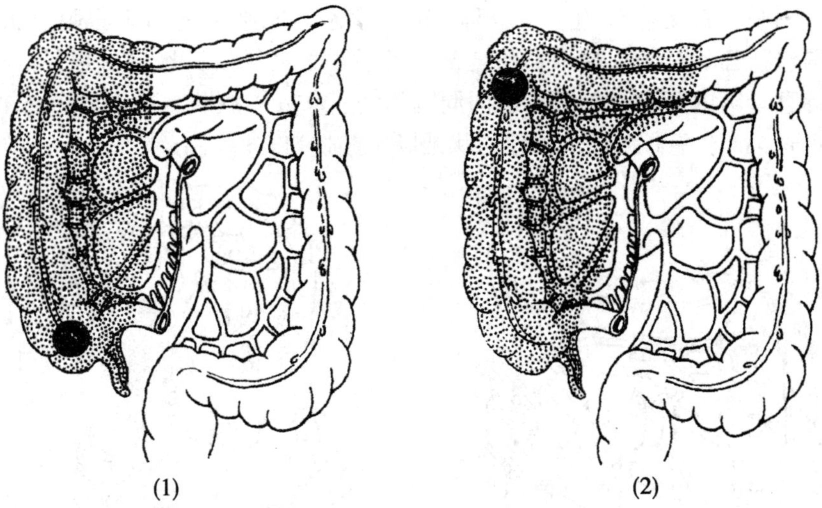

(1)　　(2)

图2-16-1　右半结肠切除范围

（2）横结肠切除术：适用于横结肠癌。切除范围包括肝曲和脾曲的整个横结肠及其系膜、血管和淋巴结（图2-16-2），作升结肠和降结肠的端端吻合。

（3）左半结肠切除术：适用于横结肠脾曲和降结肠癌肿。切除范围包括左半横结肠、降结肠，并根据降结肠癌位置的高低切除部分或全部乙状结肠及其所属系膜血管和淋巴结（图 2－16－3），作横结肠与乙状结肠或直肠端端吻合。

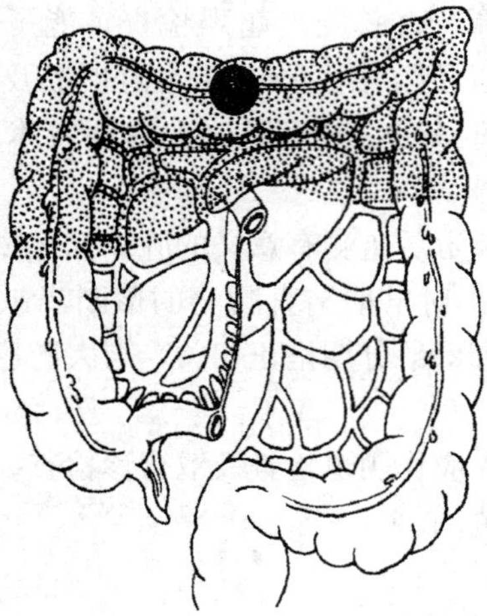

图 2－16－2　横结肠切除范围

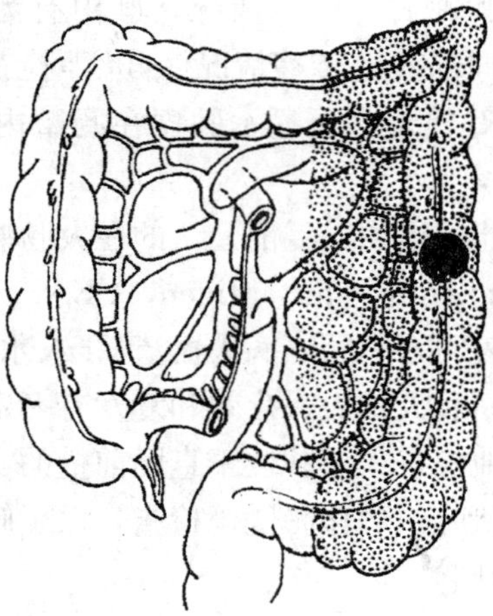

图 2－16－3　左半结肠切除范围

（4）乙状结肠切除术：根治性切除应根据肿瘤的位置，调整其切除范围，如癌肿位于上段，应切除部分降结肠，如位于下段，应切除直肠上段，包括所属的系膜及淋巴结（图 2－16－4），重建肠道。

2. 直肠癌根治术有以下术式：

（1）局部切除术：适用于早期瘤体小、局限于黏膜或黏膜下层、分化程度高的直肠癌。手术方式主要有经肛局部切除术和骶后径路局部切除术。

（2）腹会阴联合直肠癌根治术：或称 Miles 手术，原则上适用于腹膜反折以下的直肠癌。切除范围包括乙状结肠远端、直肠全部、肠系膜下动脉及其区域淋巴结、全直肠系膜、肛提肌、坐骨直肠窝内脂肪、肛管及肛门周围约 3～5 cm 的皮肤、皮下组织及全部肛门括约肌（图 2－16－5），于左下腹行永久性乙状结肠单腔造口。

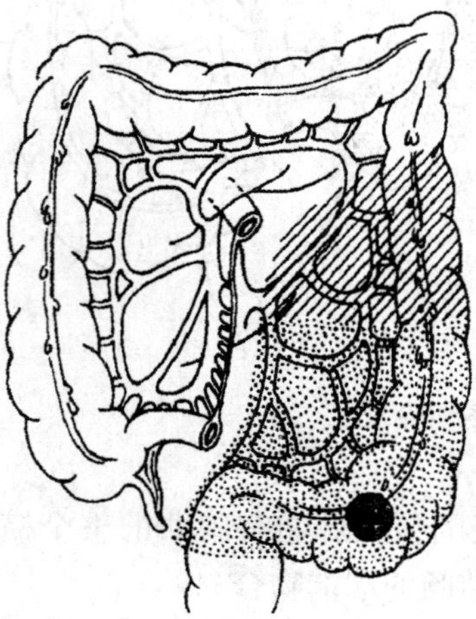

图 2－16－4　乙状结肠切除范围

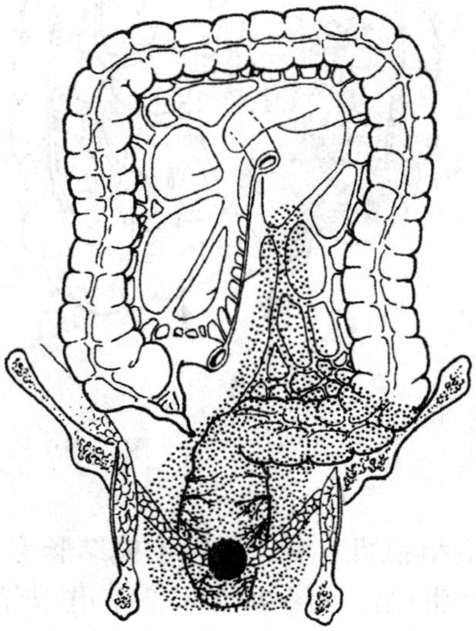

图 2－16－5　Miles 手术切除范围

（3）经腹直肠癌切除术：或称直肠低位前切除术、Dixon手术，是目前应用最多的直肠癌根治术。手术方法为经腹切除乙状结肠和直肠大部、系膜及周围组织，作直肠和乙状结肠端端吻合。其优点是保留正常肛门及肛门括约肌，与Miles手术相比，术后病人生活质量有极大提高。大样本的病理学研究提示，直肠癌向远端肠壁浸润的范围较结肠癌小，只有不到3%的直肠癌向远端浸润超过2 cm。一般要求肿瘤距齿状线5 cm以上，远端切缘距肿瘤下缘2 cm以上，以能根治切除肿瘤为原则（图2-16-6）。由于吻合口位置位于齿状线附近，在术后的一段时期内病人出现排便次数增多，排便控制功能较差。可通过J形结肠贮袋成形术改善排便控制功能。

（4）经腹直肠癌切除术、近端造口、远端封闭手术：或称Hartmann手术，适用于一般情况很差，不能耐受Miles手术或急性梗阻下不宜行Dixon手术的直肠癌病人（图2-16-7）。

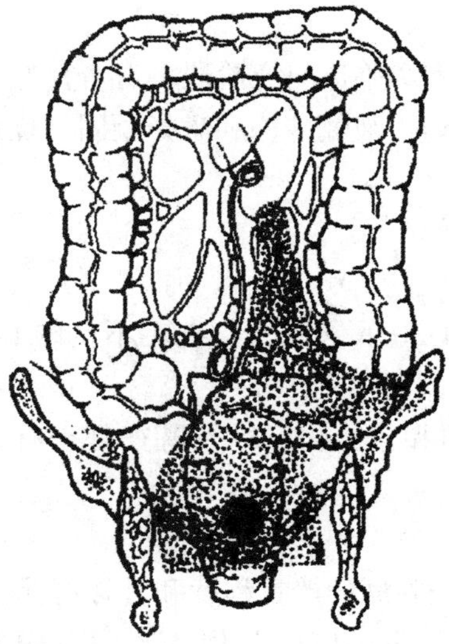

图2-16-6　Dixon手术切除范围

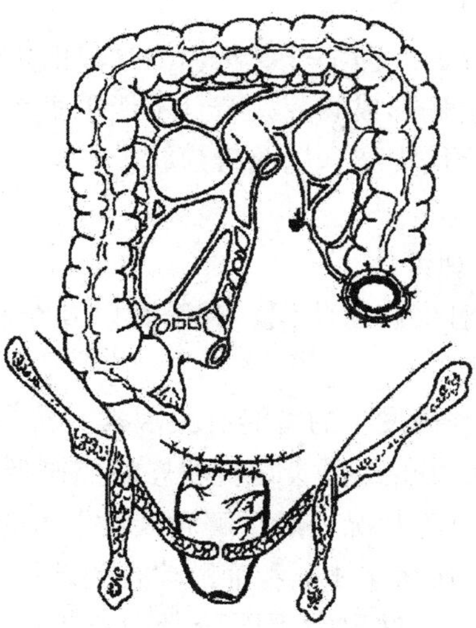

图2-16-7　Hartmann手术切除范围

（5）其他手术：直肠癌侵犯子宫时，一并切除受侵犯的子宫，称为后盆腔脏器清扫；若直肠癌浸润膀胱，可行直肠和膀胱（男性）或直肠、子宫和膀胱切除，称为全盆腔清扫。

近年来，腹腔镜下行结肠癌根治术、直肠癌Miles术与Dixon手术已得到深入研究和开展。腹腔镜手术具有创伤小和恢复快的优点，能够达到与开腹手术同样的肿瘤根治效果。但腹腔镜直肠癌手术由于存在新辅助治疗和侧方淋巴结清扫等问题，临床上尚存争议。

（二）姑息性手术

对有远处转移，但局部癌肿尚能切除者，可作癌肿所在肠段局部切除与肠吻合术。癌肿晚期，局部癌肿已不能切除时，为解除梗阻，可作梗阻近端肠管与远端肠管短路手术，或梗阻近端作结肠造口术。晚期直肠癌病人若并发肠梗阻，则行乙状结肠双腔造口。

（三）大肠癌并发急性肠梗阻的手术

需在积极术前准备后行紧急手术。

1. 右半结肠癌并发完全性肠梗阻　只要病人全身情况允许可行一期切除术。如病人全身情况差，可先行肿瘤切除、盲肠造瘘或短路手术，待病情稳定后，再行二期根治手术。

2. 左半结肠癌并发完全性肠梗阻　则不论病人全身情况如何，均只作梗阻近侧横结肠造口，需在肠道充分准备后再行二期根治手术。

3. 直肠癌并发完全性肠梗阻　目前使用的非手术疗法有两项新技术：自扩张支架放置和经肛型肠梗阻导管减压。从而将病人从急诊转变为非急诊状态，急诊手术转变为限期性手术，待进行充分的肠道准备后再行二期根治手术。

（四）化疗和放疗

化疗配合根治性切除手术，可提高5年生存率。目前对大肠癌化疗多采用以5-氟尿嘧啶为基础的联合化疗方案。给药途径有动脉灌注、门静脉给药、静脉给药、术后腹腔置管灌注给药及温热灌注化疗等，以静脉化疗为主。最近几年，大量文献报道术前化疗，即新辅助化疗（NAC）可使肿瘤降期，提高手术切除率。放射治疗作为手术切除的辅助疗法有提高疗效的作用。术前放疗可提高手术切除率，降低术后局部复发率。术后放疗仅用于晚期病人或手术未达到根治或术后局部复发的病人。

（五）其他治疗

免疫治疗、导向治疗、基因治疗目前仍处于实验室和临床研究阶段，有着良好的应用前景。低位直肠癌形成肠腔狭窄且不能手术者，可用电灼，液氮冷冻和激光凝固、烧灼等局部治疗或放置金属支架，以改善症状。

【护理】

（一）护理评估

1. 病人对疾病的认识，对癌肿以及结肠造口的心理承受能力，有无不良的心理反应，社会支持情况。

2. 病人肿瘤发生的可能有关因素。包括饮食习惯和家族史，以及既往是否有结直肠息肉、腺瘤、溃疡性结肠炎、克罗恩病或血吸虫病史。

3. 病人营养状况，以了解病人对手术的耐受力。

4. 根据症状、体征和辅助检查的结果，评估病人肿瘤的严重程度和转移情况。

5. 病人治疗过程中不同阶段的自理能力，以便采用相应的护理系统满足病人的自理需要。

6. 病人有无术后并发症，包括有无出血、感染、吻合口瘘，以及造口缺血坏死、狭窄、造口周围皮炎等。

7. 出院前病人及家属对疾病相关知识和康复期保健知识的掌握程度。

（二）护理诊断/护理问题

1. 恐惧/焦虑　与癌症诊断及手术有关。

2. 营养失调（低于机体需要量）　与癌肿消耗、不能正常摄取饮食及手术应激有关。

3. 知识缺乏　与缺乏手术和术后造口护理知识有关。

4. 自理缺陷　与手术创伤，术后引流，腹部造口有关。

5. 自我形象紊乱　与腹部造口的建立、排便方式改变有关。

6. 潜在并发症　①尿路感染；②切口感染；③吻合口瘘。

（三）护理措施

1. 术前护理

（1）心理护理：术前应评估病人的恐惧、焦虑程度，分析病人所受的各种刺激。癌肿的诊断、检查时的难堪、手术和诊治费用的负担都可能令病人产生较严重的不良心理反应。若病情需要作结肠造口时，病人承受的打击会更大，病人会感到自我形象受损及对生活、工作失去信心，有的病人甚至拒绝手术。护士应关心病人，根据病人情况做好安慰解释工作，及时解答病人提出的各种问题。介绍疾病的发生、发展和治疗护理新进展。对需作结肠造口的病人，可通过图片、模型、实物向病人解释造口的部位、功能以及护理知识，说明结肠造口虽然会给病人生活带来不便，但如果处理得当，仍能适应正常生活。必要时，可安排手术成功的病人与其交谈。寻求可能的社会支持以帮助病人增强治疗疾病的信心，提高病人的适应能力。

（2）加强营养：术前应给予高蛋白、高热量、高维生素、少渣饮食。必要时，少量多次输血，以纠正贫血和低蛋白血症。如病人出现明显脱水，应注意纠正水、电解质紊乱及酸碱失衡，以提高其对手术的耐受性。

（3）肠道准备：目的是清洁肠道，减少术中污染，防止术后腹胀和切口感染，有利吻合口愈合。①饮食控制：术前 3 天进少渣半流质饮食，术前 1 天起进流质饮食或禁食、补液。有肠道梗阻症状者，应禁食、补液。②应用肠道抑菌药：口服肠道不吸收抗菌药，如新霉素、甲硝唑。因肠道菌群被抑制，使维生素 K 合成减少，因此可给予肌内注射维生素 K。③清洁肠道。传统肠道清洁法：术前 3 天，每晚用 1%～2%肥皂水灌肠 1 次，每天用泻药如番泻叶开水冲泡饮用、口服液状石蜡或 50%硫酸镁等，手术前晚及术日晨清洁灌肠；全肠道灌洗法：于术前 12～14 小时开始口服 37℃左右等渗平衡电解质液（用氯化钠、碳酸氢钠、氯化钾配制），引起容量性腹泻，以达到清洁肠道的目的，一般灌洗过程约需 3～4 小时，灌洗液量不少于 6000ml，年老体弱及心、肾等脏器功能不全和肠梗阻者，不宜选用；口服甘露醇法：术前 1 天午餐后 0.5～2 小时内口服 5%～10%的甘露醇 1500ml 左右。因甘露醇为高渗性药物，口服后可吸收肠壁水分，促进肠道蠕动，起到清洁肠道的效果，对年老体弱、心、肾功能不全者禁用。

（4）选择合适的造口位置：造口位置应符合以下特点：①病人在不同体位均可看清造口，便于自己护理；②造口位于腹直肌处，以减少造口旁疝并发症的发生；③造口周围皮肤平整、健康，有足够的位置粘贴造口袋；④造口位置不影响穿衣。

（5）术日晨放置胃管和导尿管：有梗阻症状的病人应及早放置胃管，减轻腹胀。留置导尿管可维持膀胱排空，预防手术时损伤，并且预防因直肠切除后膀胱后倾或骶前神经损伤所致的尿潴留。

（6）其他：女病人若肿瘤已侵犯阴道后壁，术前 3 天起进行阴道冲洗。教会病人深呼吸、有效咳嗽、翻身和肢体运动方法。做好术前备皮、备血等常规准备工作。

2. 术后护理

（1）严密观察生命体征变化：术后应每半小时测量血压、脉搏、呼吸，4～6 次以后改为每小时一次，病情平稳后延长间隔时间。

（2）饮食：术后早期禁食，禁食期间由静脉补充营养，准确记录 24 小时出、入水量，防止水、电解质紊乱。2～3 天肛门排气或结肠造口开放后可进流质饮食，如无不良反应，改为半流质饮食，术后 1 周可进少渣饮食，2 周左右可进普食，应给予高热量、高蛋白、丰富维生素、低渣的食物。

（3）体位与活动：术后若病情平稳，可改半卧位，以利腹腔引流。鼓励病人深呼吸、咳嗽、翻身和下床活动，离床活动要根据病人的耐受力，逐渐增加活动范围和活动量。最初离床时，应由护士协助，避免摔倒。

（4）结肠造口护理：①观察造口肠管血供：正常情况下，肠造口的黏膜色泽红润、有光泽并且温暖。术后早期造口会有水肿现象，黏膜色泽较红，造口直径也显得较大，但随着时间的推移，造口将会逐渐缩小，色泽变淡。若肠管黏膜颜色灰白、青紫或黑色并且带有恶臭分泌物，则提示局部血供障碍，需及时处理。②保护造口：结肠造口开放前，用凡士林或生理盐水纱条外敷结肠造口，外层敷料渗湿后应及时更换，防止感染。③造口袋的选择与安放：结肠造口一般于术后2～3天开放，开始有粪便流出。指导病人选择合适造口袋。常用的造口袋有一件式以及两件式之分。一件式造口袋的底盘与便袋合一，使用时只需要将底盘上的胶质贴面直接贴于皮肤上即可。它的用法比较简单，但是容易刺激皮肤。两件式造口袋的底盘与便袋分离，使用时先将底盘粘贴、固定于造口周围皮肤，再套上便袋，使便袋上的凹面小胶环与底盘上的凸面小胶环相互吻合并扣牢。它的优点是不易漏气或漏液，并且容易更换。使用造口袋前先正确测量造口大小，再将造口袋开口剪至合适大小。除去造口袋底盘外的粘纸，袋口对准造口贴紧周围皮肤，袋囊朝下。④保持造口周围皮肤清洁和干燥：每次更换造口袋时，需用中性皂液或直接用温水清洁造口周围皮肤，涂上氧化锌软膏保护造口周围皮肤，防止皮炎、皮肤糜烂的发生，观察造口周围皮肤有无红、肿、破溃、疼痛等现象。⑤更换造口袋：当造口袋内充满1/3排泄物时，需及时更换。除一次性造口袋外，使用过的袋子可用中性洗涤剂和清水洗净，或用1∶1000氯己定（洗必泰）溶液浸泡30分钟，擦干、晾干备用。⑥饮食指导：注意饮食卫生，避免饮食不当等原因引起腹泻；避免进食刺激性气味或胀气性食物，如豆类、大蒜、洋葱、山芋等；避免服用引起便秘的食物，如坚果、玉米、巧克力、油炸食物等。⑦心理护理：鼓励病人及家属说出对造口的感觉和接受程度，观察病人是否出现否认、哀伤等情绪反应。护理过程中注意病人的隐私。向病人及家属解释造口护理注意事项，指导病人造口护理的步骤，鼓励家属参与病人造口的护理，并逐步培养病人独立完成造口护理的能力。⑧防治造口狭窄：术后1周开始扩张造口，使造口内径保持2.5 cm为宜。扩张造口的方法是将手指沿肠管走向慢慢伸入造口内4 cm左右，插入手指时勿粗暴或过深，否则可致肠穿孔。已发生狭窄者，每天扩张造口先从小指开始，可持续到术后半年。⑨训练肠道定时排便：告诉病人注意训练肠道，养成造口定时排便习惯。在术后10～21天可以开始进行结肠造口灌洗。每日或隔日定时结肠灌洗可以训练有规律的肠道蠕动，使两次灌洗之间无粪便排出，养成与正常人相似的习惯性排便行为。具体方法是在集水袋内装入适量温水（500～1000ml，水温37～40℃），连接灌洗装置，经灌洗管道缓慢灌入造口内，灌洗时间约10分钟。灌洗液完全注入后，应在体内尽可能保留10～20分钟，然后开放灌洗袋，排空肠内容物。灌洗期间应注意观察，若病人感腹部膨胀或腹痛，应放慢灌洗速度或暂停灌洗。

（5）预防术后并发症：①尿路感染：术后导尿管一般放置2周左右，应保持引流管通畅，避免扭曲、受压，每日2次作尿道口护理，防止尿路感染。观察尿液的颜色、性状和量，详细记录。拔管前先要夹管，可每4～6小时或病人有尿意时开放，以训练膀胱收缩功能，促进自动排尿功能的恢复。②切口感染：观察体温变化及局部切口有无红、肿、热和疼痛；遵医嘱应用抗菌药；保持切口周围清洁、干燥，及时换药；结肠造口开放初期，粪便稀薄，次数较多，应取左侧卧位，用塑料薄膜或其他物品将腹壁切口与造口隔开，防止污染切口；会阴部切口术后4～7天用1∶5000高锰酸钾温水坐浴。③吻合口瘘：多见于直肠低位前切除术后。手术造成局部血供差、肠道准备不充分、低蛋白血症等都可导致吻合口瘘。应注意观察术后有无吻合口瘘的表现。术后7～10天不可灌肠，以免影响吻合口的愈合。

【健康教育】

1. 结直肠癌的预防在于积极治疗结直肠癌前期病变，如息肉、腺瘤、溃疡性结肠炎、克罗恩病等，避免高脂肪、低纤维饮食，积极预防和治疗血吸虫病。故对高危人群，应行筛选性及诊断性检查。可采用大便潜血检查、钡剂灌肠造影、肿瘤标记物测定、内镜检查等。

2. 指导病人作好出院后结肠造口的护理，可每1～2周扩张造口一次，持续2～3个月。如发现造口狭窄、排便困难，应及时去医院检查、处理。

3. 合理安排饮食，注意饮食卫生，宜进易消化的饮食，促使粪便成形。避免进食产气或刺激性食物，以免腹胀。

4. 适量活动，劳逸结合，避免腹内压增高引起造口的结肠黏膜脱出。

5. 保持心情舒畅，平时可融入正常人的生活和社交。建议病人出院后加入造口病人协会，学习交流彼此的经验和体会，学习新的控制排便方式，获得自信。

6. 出院后应定期随访。化疗的病人，应定期检查白细胞和血小板。

（卢惠娟）

第十七章　原发性肝癌病人的护理

学　习　要　点

原发性肝癌发病特点、病理、临床表现、辅助检查、治疗原则和病人整体护理。

原发性肝癌（primary liver cancer）简称肝癌，是指原发于肝细胞和肝内胆管细胞的癌肿，在我国和一些亚非地区常见。肝癌高发于我国东南沿海地区，好发于40～50岁年龄组，男性多见。近年来肝癌发病率有增高趋势，年死亡率位居我国恶性肿瘤的第二位。

【病因】

原发性肝癌的病因尚未确定。目前认为与肝硬化、病毒性肝炎、化学致癌物质（黄曲霉毒素及亚硝胺等）和水土因素有关。

1. 病毒性肝炎　临床注意到肝癌病人常有急性肝炎→慢性肝炎→肝硬化→肝癌的病史。肝癌病人中乙型肝炎表面抗原（HBsAg）阳性率明显高于健康人群，肝癌病人合并肝硬化者可达86.7%。

2. 化学致癌物质

（1）黄曲霉毒素（aflatoxin，AFT）：流行病学的证据表明，肝癌相对高发区的粮食被黄曲霉毒素污染的程度高于其他地区。AFT存在于当地作为主要食物的玉米、花生和大米中。我国肝癌高发于温湿地带，而温湿气候是食物易于霉变的重要因素。

（2）亚硝胺（nitrosamine）：硝酸盐是重要的食品添加剂，经还原菌作用可还原成亚硝酸盐，现已证明亚硝酸盐与胺类物质各单独存在时并不会有致癌性，但是当亚硝酸盐和存在于鱼、肉、蛋及贝壳类中的胺类物质接触后便生成亚硝胺，成为致癌物质。亚硝胺类化合物中有不少种类能导致肝癌。

3. 饮水污染　在我国肝癌高发的江苏启东、上海南汇、广西扶绥地区均发现肝癌与不洁饮水有关。这些地区饮用沟塘水人群的肝癌发病率高，饮用深井水、河水人群的肝癌发病率低。污水中已发现有数百种致癌或促癌物质，如六氯苯、氯仿、氯乙烯、苯并芘等。

【病理】

1. 组织学分型　原发性肝癌分为肝细胞型、胆管细胞型、肝细胞与胆管细胞混合型肝癌三型。其中我国以肝细胞型肝癌最为多见，占91.5%。

2. 大体类型

（1）按大体病理形态：可分三型：①块状型：常为单发。此型常有假包膜形成，其中心易发生坏死、出血，但肝硬化程度较轻或不伴有肝硬化，手术切除率高。②结节型：最多见。常为单个或多个大小不等的结节，散布于肝内，肿瘤最大直径<5 cm，此型多伴有肝硬化。③弥漫型：较少见。小癌灶呈弥漫性散布于全肝，常与周围肝硬化结节难以区别，无法手术切除，预后极差。

（2）按肿瘤大小：分为微小肝癌（直径≤2 cm），小肝癌（直径>2 cm，≤5 cm），大肝癌（直径>5 cm，≤10 cm）和巨大肝癌（直径>10 cm）。

其中，小肝癌（small hepatocellular carcinoma，SHCC）也有指多个癌结节数目≤2个，其最大直径总和应≤3 cm。小肝癌合并肝硬化程度较轻，癌细胞分化较好，手术切除率高，预后较好。

3. 转移途径　血行转移出现最早，通常先有肝内播散，然后再出现肝外转移。原发性肝癌极易侵犯门静脉分支，癌栓经门静脉系统形成肝内播散，甚至阻塞门静脉主干引起门静脉高压。肝外血行转移部位最多见于肺，其次为骨、脑等。淋巴转移主要累及肝门淋巴结，其次为胰周、腹膜后、主动脉旁和锁骨上淋巴结。此外，向横膈及附近脏器直接蔓延和腹腔种植性转移也不少见。

【临床表现】

原发性肝癌早期缺乏特征性的症状和体征，病人可无任何不适，部分病人表现为肝区不适、乏力、食欲减退和消瘦，当病人出现明显临床表现时，往往已属中、晚期。

1. 肝区疼痛　为最常见和最主要症状，多数病人以此为首发症状，多呈持续性钝痛、刺痛或胀痛。主要因肿瘤迅速生长，使肝包膜张力增加所致。左侧卧位明显，夜间或劳累时加重。位于肝右叶顶部的癌肿侵犯横膈时，疼痛可牵涉至右肩背部。当肝癌结节发生坏死、破裂出血时，则可表现为突发性右上腹剧痛和压痛等腹膜刺激征。

2. 全身和消化道症状　早期主要表现为乏力、消瘦、食欲减退、腹胀等。部分病人可伴有恶心、呕吐、发热、腹泻等症状。晚期则出现贫血、黄疸、腹水、下肢浮肿、皮下出血及恶病质等。

3. 肝肿大和肝区肿块　为中、晚期肝癌最常见的主要体征。肝呈进行性肿大，在右肋缘下或剑突下可触及质地坚硬，边缘不规则，表面凹凸不平的局限性肿块。位于肝右叶顶部的癌肿可使膈肌抬高，肝浊音界上升。晚期病人右季肋部明显隆起。

4. 其他　①少数病人可有癌旁综合征（paraneoplastic syndrome）的表现，如低血糖、红细胞增多症、高血钙和高胆固醇血症；②如肝外转移至肺、骨、脑时可出现相应部位的临床症状；③病程中并发症主要有肝性脑病、上消化道出血、癌肿破裂出血及继发感染等。

【诊断要点】

肝癌出现典型症状时诊断并不困难，但病人就诊时往往已非早期。因此，凡是中年以上，特别是有肝病史的病人，如有原因不明的肝区疼痛、消瘦、进行性肝肿大者，应及时作详细检查。原发性肝癌早期诊断主要依靠实验室和影像学检查。利用血清甲胎蛋白（alpha-fetoprotein，AFP）和B超检查，可早期发现，甚至可检出无症状和体征的极早期肝癌病人。

1. 肝癌血清标志物检测

（1）血清AFP测定：对诊断肝细胞癌有相对专一性，阳性率约为70%。用放射免疫法测定，如血清AFP持续阳性，并≥400 μg/L，同时能排除妊娠、活动性肝病及生殖腺胚胎源性肿瘤等，应考虑为肝细胞癌。血清AFP是目前公认的最常用且确诊率高的原发性肝癌定性诊断方法。

（2）血液酶学及其他肿瘤标记物检查：肝癌病人血清中γ-谷氨酰转肽酶及其同工酶（GGT-Ⅱ）、异常凝血酶原（DCP）、碱性磷酸酶（AKP）、乳酸脱氢酶同工酶（LDH-4、LDH-5）等均可增高，但各种酶学检查对肝癌均无特异性，仅作为原发性肝癌的一种辅助诊断检查。

（3）肝功能及乙肝抗体系统检查：肝功能异常及乙肝标志阳性常提示有原发性肝癌的肝病基础，结合其他参数，有助于肝癌的定性诊断。

2. 影像学检查

（1）B超检查：能发现直径为2～3 cm或更小的病变，可显示肿瘤大小、形态、部位以及肝静脉或门静脉内有无癌栓等，其诊断符合率达90%左右。B超检查是目前肝癌定位检查中首选的方法，也可用于高发人群的普查。

（2）CT检查：分辨率高，可检出直径1.0 cm左右的微小肝癌。对肝癌的诊断符合率>90%。应用CT动态扫描与动脉造影相结合的CT血管造影（CTA），可提高小肝癌的检出率。

（3）放射性核素扫描：应用^{198}金、^{99m}锝、^{131}碘玫瑰红等进行肝扫描，肝癌诊断的阳性率为85%～90%。但直径<3 cm的肿瘤不易在扫描图上表现出来。采用放射性核素发射计算机体层扫描（ECT）则可提高诊断符合率，其能分辨1～2 cm病变。

（4）选择性腹腔动脉或肝动脉造影检查：属创伤性检查方法。适用于定性诊断疑为肝癌而其他非侵入性定位诊断方法未能明确定位者，肝内占位病变使用非侵入性定位诊断方法未能鉴别诊断者。肝动脉造影阳性率可>90%，小肝癌的阳性率也可达80%左右。对腹腔动脉或肝动脉进行超选择性血管造影（superselective angiography）或数字减影造影（DSA），可以提高小肝癌的诊断率。

3. 细针穿刺抽吸细胞学检查（fine needle aspiration cytology，FNAC） 多采用在B超引导下行细针肝穿刺活检，有确定诊断意义。适用于经各种检查仍不能确诊但高度怀疑者，或已不适应手术但需定性诊断以指导下一步治疗者。但有并发出血、肿瘤破裂和针道转移等危险。

4. 腹腔镜检查 经上述各种检查未能确诊而临床又高度怀疑肝癌者，必要时可行腹腔镜检查以明确诊断。

肝癌诊断三要素：肝炎病史、甲胎蛋白阳性、肝占位性病变，是诊断原发性肝癌的主要依据，但常需综合各种检查结果，才有临床意义。

【治疗原则】

早期诊断和早期治疗是原发性肝癌治疗的关键。应采用以手术为主的综合治疗，而早期手术切除仍是目前治疗肝癌的首选方法和最有效的措施。小肝癌的手术切除率>80%，术后5年生存率可达75%左右；大肝癌目前主张先行综合治疗，争取二期手术。

（一）手术治疗

1. 部分肝切除术（partial hepatectomy，PH） 是治疗肝癌首选和最有效的方法，尤其是对无症状和体征的小肝癌。

（1）手术适应证（中华医学会肝外科学组，2004）：①病人一般情况较好，无明显心、肺、肾等重要脏器器质性病变；②肝功能正常，或仅有轻度损害，按肝功能分级属A级，或属B级，但经短期护肝治疗后，肝功能恢复到A级（肝功能分级详见第十八章表2-18-1）；③肝外无广泛转移性肿瘤。

（2）手术方式：可根据肿瘤的大小、位置，选择不同范围的部分肝切除。①癌肿局限于一肝叶内，可作肝叶切除；②已累及一叶或刚及邻近肝叶者，可作半肝切除；③如已累及半肝，但无肝硬变者，可考虑作三叶切除；④位于肝边缘的肿瘤，亦可作肝段或次肝段切除或局部切除；⑤对伴有肝硬变的小肝癌，可采用距肿瘤 2 cm 以外切肝的根治性局部肝切除术。

肝切除手术一般至少要保留 30％的正常肝组织，对有肝硬变者，肝切除量不应超过 50％。

2. 手术探查不能切除肝癌的外科治疗　较大肝肿瘤或散在分布或靠近大血管区，或合并肝硬化限制而无法切除者，术中可根据具体情况，采用肝动脉结扎（hepatic artery ligation，HAL）、肝动脉栓塞（transcatheter arterial embolization，TAE）、射频、冷冻、激光、微波等治疗。

3. 根治性切除术后复发肝癌的手术　肝癌根治性切除术后 5 年复发率＞50％，复发性肝癌再切除是提高病人 5 年生存率的重要措施。肝癌根治性切除术后病人应坚持定期随访，以早期发现复发病灶；若复发病灶局限，病人一般情况尚可，肝功能正常，可再次手术切除。

4. 肝癌破裂出血病人的治疗　可行肝动脉结扎或肝动脉栓塞术，也可考虑射频或冷冻治疗，全身情况差者仅作填塞止血。全身情况较好且病变局限者，可急诊行肝叶切除术。

5. 肝移植　原发性肝癌是肝移植的指征之一，但多数病人仍死于肝癌复发，预后差。

（二）非手术治疗

1. 局部治疗　B 超引导下经皮穿刺肝肿瘤行射频、微波或注射无水酒精治疗，以及体外高能超声聚焦治疗等。这些方法具有安全、简便、创伤小的特点，适用于瘤体较小而又不能或不宜手术切除者，尤其是肝切除术后复发的早期肿瘤，有些病人有较好的疗效。

2. 化学药物治疗　肝癌因对小剂量化疗不甚敏感，原则上不作全身化疗。经导管动脉栓塞化疗（transcatheter arterial chemoembolization，TACE）（图 2－17－1）是不能手术切除肝癌病人的首选治疗方法，也可作为肿瘤姑息切除的后续治疗。术中可直接插管至肝动脉和/或门静脉，并可将导管输入端连于皮下埋藏式灌注装置（植入式输液泵）作术中及日后区域化疗栓塞。对未经手术而估计不能切除者，可在 X 线电视透视下行介入治疗（interventional treatment），即经股动脉作超选择性插管至肝动脉，注入栓塞剂和抗癌药行化疗栓塞。介入治疗同样也可连接植入式输液泵以备长期使用。常用栓塞剂为碘化油，常用化疗药物为氟尿嘧啶、丝裂霉素、顺铂、卡铂、阿霉素等。经栓塞化疗后，肿瘤常缩小，为部分肝癌病人手术治疗创造了条件。

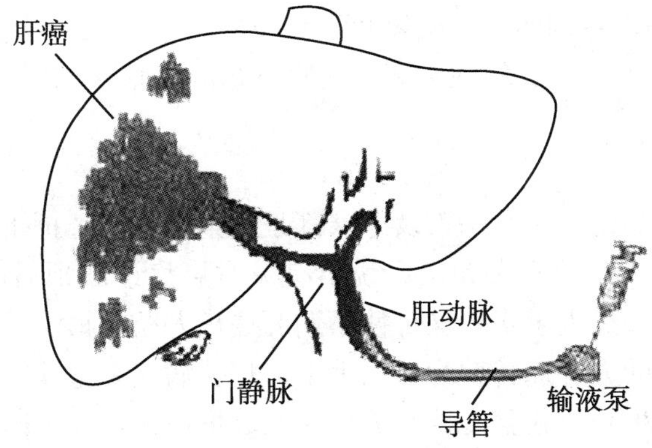

图 2－17－1　肝动脉栓塞化疗模拟图

3. 放射治疗　适用于一般情况较好，肝功能尚好，无严重肝硬化、黄疸、腹水、脾功能亢进和食管静脉曲张，癌肿较局限，无远处转移但不能手术切除者，或手术后断面仍有残癌或手术切除后复发者，采用以放射治疗为主的综合治疗。常用方法包括深部 X 射线或^{60}钴照射、直线加速器等。

4. 免疫治疗　常用的有卡介苗、干扰素、自体或异体瘤苗、胸腺肽、转移因子、免疫核糖核酸和白细胞介素-2（IL-2）等，可与化疗等方法联合应用。此外，以单克隆抗体（monclone antibody）为载体的目标导向治疗（goal-directed therapy，GDT）、LAK 和 CIK 细胞免疫治疗均已开展，但疗效尚不肯定，只能作为综合治疗的一种辅助治疗措施。

5. 中医中药治疗　多根据肝癌病人病情采取辨证施治、攻补兼施的方法，常与其他治疗配合应用，以改善病人全身情况，提高机体抗病能力。

【护理】

（一）护理评估

1. 病人及家属对疾病及其治疗方法、预后的认知程度、心理承受能力、经济及社会支持状况。

2. 病人是否有肝炎、肝硬化病史，是否经常进食黄曲霉毒素污染及含硝酸盐食物，是否居住在肝癌高发地区，有无肿瘤家族史。

3. 病人右上腹疼痛的性质、程度，有否伴食欲减退、腹胀、乏力、消瘦、贫血等症状。病人肝脏肿大情况，是否有黄疸、腹水等体征。

4. 病人年龄、营养状况、肝功能损害程度，其他重要脏器心、肺、肾功能状态，有无严重伴发病，对评估病人手术耐受性及其他综合治疗的承受能力有重要价值。

5. 病人术后生命体征的变化及疼痛情况，有无其他不适。

6. 病人术后腹腔引流管是否通畅，引流液色、质、量，伤口愈合状况。

7. 病人术后自理能力，以选择恰当的护理系统予以帮助，并及时评价效果。

8. 病人术后有无出血、肝性脑病、膈下积液或脓肿等并发症发生。

9. 肝动脉栓塞化疗病人有无栓塞后综合征或并发症发生。

（二）护理诊断/护理问题

1. 预感性悲哀　与担忧疾病预后有关。

2. 疼痛　与疾病、手术、放化疗引起的不适有关。

3. 营养失调（低于机体需要量）　与食欲减退、肿瘤消耗、化疗后胃肠道反应有关。

4. 知识缺乏　与缺乏疾病治疗、康复知识有关。

5. 潜在并发症　①出血；②肝性脑病；③膈下积液或脓肿。

（三）护理措施

1. 术前护理

（1）心理护理：疾病的诊断对病人及家属都是沉重的打击。护士应：①提供一种无威胁性、不仓促的谈话气氛，鼓励病人和家属说出有关对癌症诊断预后的感受。②解释各种治疗、护理的知识。③告知病人手术切除可使早期肝癌病人获得根治的机会；肝癌的综合治疗有可能使以前不能切除的大肝癌转变为可以手术治疗，病人有望获得较长的生存时间。④在病人悲痛时，应提供一种开放式且支持性的环境，尊重病人，表示同情和理解，并让家属了解发泄的重要性。⑤与家属共同讨论并计划照顾病人的措施，允许家属参与病人的照顾工作，鼓励家属与病人多作沟通交流。通过各种心理护理措施，促进病人的适应性反应。

（2）预防术后并发症：①改善营养状况：肝癌病人均有不同程度的营养不良，术前宜采用高蛋白、高热量、高维生素饮食。选择病人喜爱的食物种类，安排舒适的环境，少量多餐。此外，还应视病人情况给予营养支持，包括输血等，以纠正低蛋白血症，提高手术耐受力。②改善凝血功能：肝硬化病人肝合成的凝血因子减少，且因脾功能亢进而致血小板减少，因此术前需测定出凝血时间、凝血酶原时间和血小板计数等，术前 3 天给维生素 K_1 肌内注射，以改善凝血功能，预防术中、术后出血。③肠道准备：术前 3 天进行肠道准备，链霉素 1g，一天 2 次，或卡那霉素 1g，一天 2 次，口服，以抑制肠道细菌。手术前晚再作清洁灌肠，以减少血氨的来源和消除术后可能发生肝性脑病的部分因素。

2. 术后护理

（1）严密观察病情变化：肝脏血供丰富，组织较脆弱，易致术后出血。此外，病人可因凝血因子等降低，一旦出血难以自凝，所以加强对出血的观察极为重要。术后 48 小时内应有专人护理，动态观察病人生命体征的变化，尤其是脉搏和血压的变化，以早期发现有无腹腔内出血征象。此外，肝癌病人常伴有腹水和水肿，术后还应监测水和电解质、血白蛋白水平，观察并纪录体重、出入水量、腹围及水肿程度等情况。

（2）体位与活动：为防止术后肝断面出血，病人不宜早期活动。术后 24 小时内病人平卧，避免剧烈咳嗽；术后第 2 天可给予病人半卧位，鼓励病人缓慢移动和变换体位，以防术后并发症的发生，同时促进机体恢复。应向病人提供生活护理，满足病人的需求，并根据病情指导和协助病人逐步恢复自理能力。

（3）引流管护理：肝叶和肝局部切除术后，肝断面和手术创面有少量渗出，肝旁常放置双腔引流管，胸腹联合切口者还同时放置胸腔引流管。各引流管应妥善固定，避免受压、扭曲和折叠，保持引流通畅，严密观察引流液色、质、量。一般情况下，手术日可从肝旁引流出血性液体 100～300ml，以后逐日减少，术后 3～5 天可拔除引流管。若血性液体增多，结合血压、脉搏的变化，应警惕腹腔内出血。若短期内或持续引流出较多量的血性液体，经输血、输液等非手术处理，病人血压、脉搏仍不能稳定者，应做好再次手术止血的准备。

（4）吸氧：作半肝以上切除的病人，需间歇吸氧 3～4 天，以提高氧的供给，保护肝功能。

（5）饮食与营养：术后病人禁食、胃肠减压，待肠蠕动恢复后逐步给予流质、半流质，直至正常饮食。病人术后肝功能受影响，糖原储备减少，易发生低血糖，禁食期间应从静脉输入葡萄糖液或营养支持。术后 2 周内适量补充血白蛋白和血浆，以改善机体营养状况，促进机体的康复。

（6）肝性脑病（hepatic encephalopathy，HE）的预防和护理：病人肝脏解毒功能降低及手术创伤等，术后易诱发肝性脑病，尤其是肝功能失代偿或濒临失代偿的原发性肝癌病人更易发生。预防上除术前进行肠道准备、术后间歇给氧保护肝功能外，还应：①避免肝性脑病的诱因，如高蛋白饮食、感染、便秘、上消化道出血、应用镇静催眠药等；②给予富含支链氨基酸的制剂或溶液，以纠正支链/芳香族氨基酸的比例失调；③便秘者可口服乳果糖，以促使肠道内氨的排出；④禁用肥皂水灌肠，可用生理盐水或弱酸性溶液（如食醋 1～2ml 加入生理盐水 100ml）灌肠，以保持肠道 pH 为酸性；⑤口服新霉素或卡那霉素，以抑制肠道细菌繁殖，减少氨的产生；⑥使用降血氨药物等。此外，还应注意病人有无肝性脑病的前驱症状，病人若出现性格行为变化，如欣快感、表情淡漠或扑翼样震颤等应协助医生共同处理。

（7）膈下积液及脓肿的预防和护理：膈下积液及脓肿是肝切除术后严重的并发症。①产生原因：术后引流不畅或引流管拔除过早，残肝旁有积液、积血，以及肝断面坏死组织等。②临床表现：多发生在术后1周左右，病人术后体温正常后再度升高或术后体温持续不降，同时伴有上腹部或右季肋部胀痛、呃逆等，血白细胞、中性粒细胞均升高应考虑膈下积液及脓肿。③处理：膈下脓肿者应在B超引导下穿刺抽脓、置管冲洗引流，同时加强支持治疗，抗生素应用，做好引流等相关护理。

（8）肝动脉插管栓塞化疗的护理：①插管前准备与护理：向病人解释肝动脉插管栓塞化疗的目的、方法、注意事项，以取得病人的配合。根据血常规、出凝血时间、肝肾功能等检查结果，判断病人对治疗的耐受力。介入治疗病人做好穿刺处皮肤准备，备齐相关物品和药物，插管前禁食4小时。②插管后护理：介入治疗后病人平卧位，穿刺处局部沙袋压迫1小时，穿刺侧肢体制动6小时。注意穿刺点有无出血，穿刺侧肢体皮肤颜色、温度和足背动脉搏动。③导管护理：对留置导管病人需妥善固定和维护导管，严格无菌操作，每次注药前消毒导管，注药后用无菌纱布包裹，防止细菌沿导管发生逆行性感染。为防止导管堵塞，注药后用肝素稀释液2～3ml（25U/ml）冲洗导管。④栓塞后综合征（post-embolization syndrome）的护理：肝动脉栓塞化疗后多数病人可出现发热、肝区疼痛、恶心、呕吐、心悸、白细胞下降等，称为栓塞后综合征。发热是由于被栓塞的肿瘤细胞坏死吸收引起，一般为低热，如体温高于38.5℃，可予物理、药物降温。肝区疼痛多因栓塞部位缺血坏死，肝脏体积增大、肝包膜紧张引起，必要时可适当给予止痛剂。恶心、呕吐为化疗药物反应，可给予甲氧氯普胺、氯丙嗪等。当白细胞计数$<4\times10^9/L$时，应暂停化疗，并应用升白细胞药物。此外，栓塞化疗期间应嘱病人多饮水，以减轻化疗药物对肾脏的毒副作用，并注意病人尿量的观察。⑤并发症防治：注意观察病人生命体征和腹部体征，观察病人是否有胃、胆、胰、脾动脉栓塞而并发上消化道出血及胆囊坏死等并发症。肝动脉栓塞化疗可造成肝细胞坏死，加重肝功能损害，应注意观察病人的意识状态、黄疸程度，注意补充高糖、高能量营养素，积极给予保肝治疗，防止肝功能衰竭。⑥拔管护理：拔管后局部加压15分钟，病人卧床24小时，以防局部出血。

【健康教育】

1. 注意营养与卫生　注意防治肝炎，不吃霉变食物。多吃含蛋白质和维生素丰富的食物、新鲜蔬菜和水果。食物以清淡、易消化为宜。如有腹水、水肿，应控制食盐的摄入量。

2. 定期检查、随访　有肝炎、肝硬化病史者和肝癌高发区人群应定期体格检查，做AFP测定、B超检查，以早期诊断、及时治疗。术后病人应每2～3个月复查AFP、胸片和B超检查，如发现复发或转移灶，病人情况良好，可再次予以手术切除。嘱病人和家属注意有无水肿、体重减轻、出血倾向、黄疸和疲倦等症状，必要时及时就诊。

3. 坚持综合治疗　病人和家属应了解肝癌虽然是严重疾病，但仍有部分病人通过治疗恢复健康。应树立战胜疾病的信心，根据医嘱坚持化疗和其他治疗。

4. 休息与活动　术后病人应注意休息，如体力许可，可作适当活动或参加部分工作。

5. 保持大便通畅　为防止便秘，可适当应用缓泻剂，以预防血氨升高。

（顾　沛）

第十八章　门静脉高压症病人的护理

学　习　要　点

门静脉高压症定义、病因、病理、临床特征性表现、辅助检查方法；外科治疗门静脉高压症目的和方法；门静脉高压症病人的整体护理。布-加综合征定义、临床特点及治疗原则。

门静脉血流受阻淤滞时，引起门静脉系统压力增高，导致脾肿大和脾功能亢进，食管胃底静脉曲张，以及呕血、腹水等一系列症状，称为门静脉高压症（portal hypertension）。

正常门静脉压力为 13～24 cmH_2O（1.27～2.35kPa），平均值为 18 cmH_2O（1.76 kPa）。门静脉高压症时，压力可增至 30～50 cmH_2O（2.9～4.9kPa）。

【病因】

根据门静脉血流受阻因素所在的部位，门静脉高压症可以分为肝内、外两大类型：

（一）肝外型门静脉高压症

1. 肝前型门静脉高压症　指发生于门静脉主干及其主要属支的血栓形成或其他原因所致的血流受阻。感染、创伤可引起门静脉主干内血栓形成。在小儿，多见门静脉主干的先天性畸形。此外，上腹部肿瘤对门静脉或脾静脉的浸润、压迫也可引起门静脉高压症。

2. 肝后型门静脉高压症　发生于主要肝静脉流出道的阻塞，包括肝静脉、下腔静脉甚至右心阻塞，其中肝静脉或肝段下腔静脉阻塞引起的临床征候群称布-加综合征，是一种独特的类型，本章将作介绍。

（二）肝内型门静脉高压症

约占所有门静脉高压症的 80%～90%。根据肝内门静脉血流受阻的部位可分为窦前型及窦后型。

1. 窦前型门静脉高压症　在我国以血吸虫病导致的肝硬变为代表。阻塞发生在门静脉肝内小支。血吸虫病性肝硬变在南方地区较常见。

2. 窦后型门静脉高压症

（1）主要是肝炎后肝硬变和酒精性肝硬变。是门静脉高压症的最常见因素，在我国常为肝炎后肝硬变所引起。慢性酒精中毒所致的门脉性肝硬变在西方国家常见，在我国则较少。

（2）某些非肝硬变性肝病也能引起门静脉高压症，如儿童先天性肝纤维化，各种肝病如脂肪肝，急、慢性肝炎，暴发性肝炎及重症肝炎等，均可引起肝细胞坏死、肿胀、脂肪变性等并压迫肝窦，致门静脉压力增高。

【病理】

肝炎后肝硬变引起的门静脉高压症，有两方面的原因：①肝小叶内发生纤维组织增生和肝细胞再生，继而挤压肝小叶内的肝窦，使其变窄或闭塞。这种肝窦和窦后阻塞使门静脉的血流受阻，门静脉压力增高。②位于肝小叶间汇管区的肝动脉小分支和门静脉小分支之间有许多动静脉交通支，平时不开放，而在肝窦受压和阻塞时大量开放，以致压力高 8～10 倍的动脉血直接反注入门静脉小分支，使门静脉压力更趋增加（图 2－18－1）。

血吸虫病性肝硬变导致门静脉高压症是由于血吸虫卵直接沉积在汇管区门静脉小分支内，使其管腔变窄，周围发生肉芽肿性反应，致血流受阻，门静脉压力随之增加。

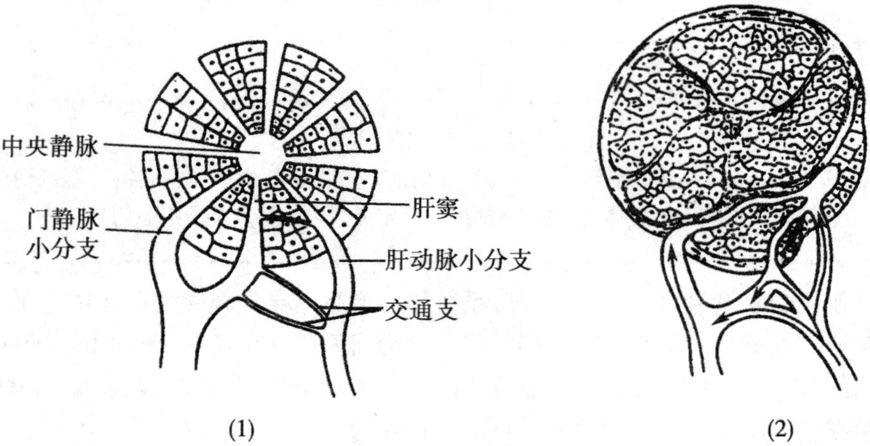

图 2－18－1　门静脉、肝动脉小分支之间的交通支在门静脉高压症发病中的作用
（1）正常时，门静脉、肝动脉小分支分别流入肝窦，它们之间的交通支细而不开放；
（2）肝硬变时，交通支开放，压力高的肝动脉血流注入压力低的门静脉，从而使门静脉高压更增高。

门静脉高压症形成之后，可发生以下病理变化：

1. 脾肿大（splenomegaly）、脾功能亢进（hypersplenism）　是首先出现的一种病理变化。门静脉主干是由肠系膜上静脉和脾静脉汇合而成，后者又收集肠系膜下静脉的血液。门静脉约 20％的血流来自脾脏。门静脉长期高压使脾脏充血肿大、纤维组织增生。大量的血细胞和血小板因不能穿越脾索-血窦间增生变小的基膜小孔而被巨噬细胞所吞噬，造成血细胞和血小板减少，其中以血小板减少更常见，称为脾功能亢进。

2. 静脉交通支的扩张　门静脉和腔静脉之间有四组交通支存在：①食管下段、胃底交通支；②直肠下端、肛管交通支；③前腹壁交通支；④腹膜后交通支（图 2－18－2）。这些交通支在正常情况下很细小，血流量很少。门静脉高压时，门静脉系和腔静脉系间的交通支逐渐扩张，形成静脉曲张（varicose veins）。其中，食管-胃底静脉离门静脉主干最近，离腔静脉亦近，故压力差最大。食管-胃底静脉丛曲张后，静脉表面覆盖的黏膜变薄，易受反流的酸性胃液的腐蚀和粗糙食物的损伤，在腹腔内压力骤增时，可致食管-胃底曲张静脉破裂，发生上消化道急性大出血。直肠下端和肛管处的静脉丛曲张，则可形成痔。

3. 腹水　腹水的形成与下列因素有关：①血管滤过压增加：门静脉压力升高使门静脉系毛细血管床的滤过压增加，以致大量淋巴液自肝表面漏入腹腔，组织液回吸收减少而引起腹水；②血浆胶体渗透压降低：肝硬变后肝功能减退，使血浆白蛋白的合成受到障碍，血浆白蛋白水平降低，引起血浆胶体渗透压降低，是形成腹水的主要原因；③水钠潴留：肝功能不全时，肾上腺皮质分泌醛固酮和垂体后叶分泌抗利尿激素继发性增多，促进肾小管对钠和水的再吸收，引起钠和水的潴留；④肾小球滤过率下降：肝功能损害发展到一定程度，有效循环血容量与肾血流量降低，使肾小球滤过率下降。

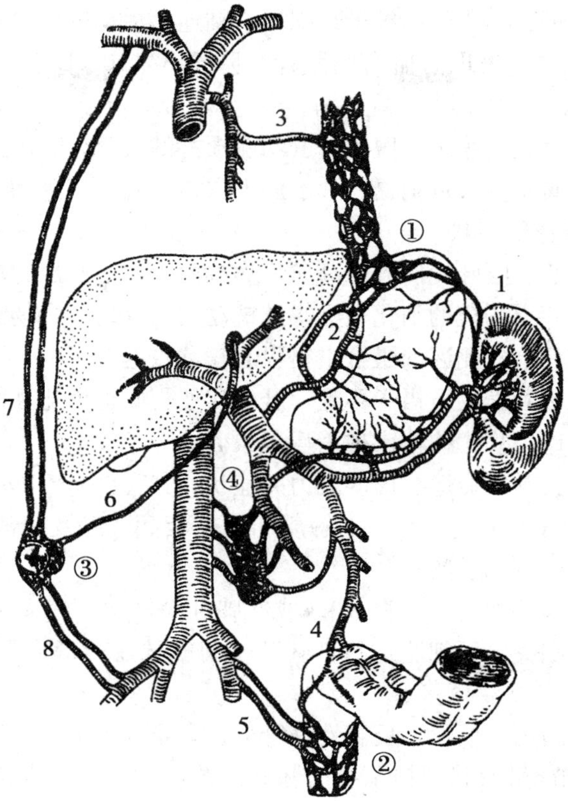

图 2-18-2　门静脉与腔静脉之间的交通支

1. 胃短静脉　2. 胃冠状静脉　3. 奇静脉　4. 直肠上静脉　5. 直肠下静脉、肛管静脉

6. 脐旁静脉　7. 腹上深静脉　8. 腹下深静脉

①胃底、食管下段交通支；②直肠下端、肛管交通支；③前腹壁交通支；④腹膜后交通支。

【临床表现】

门静脉高压症多见于中年男性，病情发展缓慢。临床表现主要有两方面：一为由于长期门静脉压力增高而出现的特征性表现；另为门静脉高压症的伴随症状。

1. 门静脉高压症的特征性表现

(1) 食管-胃底静脉曲张及曲张静脉破裂出血：食管-胃底曲张静脉破裂出血是门静脉高压症病人常见的危及生命的临床表现。常见诱因为：①酸性胃液反流入食管，腐蚀食管黏膜形成溃疡；②进食质地较硬的粗糙食物，划破食管曲张静脉；③在剧烈咳嗽、呕吐、打喷嚏或用力排便时，由于腹腔内压力骤然升高，致使门静脉压力突然大幅度上升而致曲张静脉破裂；④进食刺激性较强的食物或饮料使食管黏膜充血而易于破裂。

出血部位多在食管下 1/3 和胃底。由于肝功能损害导致凝血酶原合成障碍和脾功能亢进使血小板减少，一旦发生出血，难以自止。约 50%病人在第一次大出血时可因失血直接引起严重休克或因肝组织严重缺氧引起肝衰竭死亡。而在第一次出血后 1～2 年内，又有相当一部分病人再次出血。

(2) 脾肿大及脾功能亢进：正常情况下触摸不到脾。脾肿大后，则在左肋缘下触及；程度不一，大者可达脐下。巨型脾肿大在血吸虫病性肝硬变病人中尤为多见。在早期，肿大的脾质软、活动；进入晚期，由于脾内纤维组织增生粘连而活动度减少，脾较硬。脾肿大均伴有程度不同的脾功能亢进，表现为血白细胞计数降至 $3\times10^9/L$ 以下，血小板计数减少至 $70\times10^9\sim80\times10^9/L$ 以下，并逐渐出现贫血。

(3) 腹水：约 1/3 病人有腹水。腹水是肝功能损害的表现。大出血后常引起或加剧腹水的形成。有些“顽固性腹水”甚难消退。腹水病人常伴腹胀、气急和食欲减退。

2. 门静脉高压症的伴随症状

(1) 食欲减退、恶心、呕吐：门静脉高压症病人由于门静脉压力增高使消化道处于充血状态，又由于营养不良使胃肠道的消化、吸收及蠕动发生障碍。食物滞留饱胀引起恶心、呕吐，又因反馈性抑制下丘脑外侧区的摄食中枢引起食欲减退。

(2) 体重减轻：由于营养物质摄入不足，肝硬变使胃肠道消化和吸收功能紊乱，机体对营养物质的代谢发生障碍，病人往往出现消瘦现象。

(3) 虚弱无力：病人常有疲倦、虚弱无力的症状，其程度与门静脉高压症的严重程度相一致，原因可能是因为营养不良，水、电解质和酸碱紊乱，以及胆盐蓄积抑制胆碱酯酶活性，影响神经-肌肉的生理功能等。

(4) 腹胀、腹痛：因肠内胀气、腹水和/或肝脾肿大，常使病人感到腹胀；又由于肝周围炎、脾脏肿大及脾周围炎、肝细胞进行性坏死、门静脉血栓形成等，约 50%～60%的病人可有腹痛。

此外，病人还可有腹泻、便秘、反流性食管炎、黏膜及皮下出血等。

3. 体征　体检时如能触及脾即提示有门脉高压的可能。如出现黄疸、腹水和前壁静脉曲张等，则提示严重的门脉高压。伴有慢性肝病的其他征象如面色灰暗、颈胸部皮肤有蜘蛛痣、肝掌、男性乳房发育、睾丸萎缩等。

【诊断要点】

1. 症状和体征　结合病史，根据病人具有脾肿大和脾功能亢进、呕血或黑便、腹水等症状基本可确诊，辅助检查可进一步明确诊断。

2. 辅助检查

(1) 实验室检查：①血常规：血白细胞、血小板减少，以此作为判断脾功能亢进及程度的依据。②肝功能检查：能评价肝硬化程度和肝储备功能，如血清胆红素增高，低蛋白血症，白/球蛋白比率倒置，凝血酶原时间延长。

(2) X线检查：①钡餐检查：可了解有无食管静脉曲张，曲张的范围和程度，70%～80%的病人可显示明显的静脉曲张。表现为食管钡剂充盈时，曲张的静脉使食管的轮廓呈虫蚀状改变；排空时，曲张的静脉表现为蚯蚓样或串珠状负影。②静脉肾盂造影：可了解双肾情况，为脾肾分流术作准备。

(3) 纤维内窥镜检查：可以直接观察食管、胃底部有无静脉曲张，阳性率高于上消化道钡餐检查。急诊内镜检查对呕血者的出血部位定位及鉴别出血原因有帮助，同时可行内镜下止血。

(4) B超检查：检查肝硬化腹水、脾脏大小；测定门静脉的血流方向和流量；了解门静脉、肝静脉、下腔静脉阻塞情况，如门静脉直径≥1.3 cm 可明确诊断。

3. 肝功能分级（表 2-18-1）

表 2-18-1 **Child-Pugh 肝功能分级**

项目	异常程度得分		
	1	2	3
血清胆红素（mmol/L）	＜34.2	34.2～51.3	＞51.3
血浆清蛋白（g/L）	＞35	28～35	＜28
凝血酶原延长时间（s）	1～3	4～6	＞6
（凝血酶原比率%）	（30）	（30～50）	（＜30）
腹水	无	少量，易控制	中等量，难控制
肝性脑病	无	轻度	中度以上

注释：总分 5～6 分者肝功能良好（A 级），手术危险度小；7～9 分者中等（B 级），手术危险度中等；10 分以上肝功能差（C 级），手术危险度大。

【治疗原则】

门静脉高压症的病因如肝硬变通常由内科进行治疗。外科治疗的目的是：①制止急性食管-胃底曲张静脉破裂引起的上消化道出血，此为治疗的重点；②解除或改善脾肿大、脾功能亢进；③治疗顽固性腹水。

（一）食管-胃底曲张静脉破裂致上消化道大出血的治疗

1. 非手术治疗　对于并发急性上消化道出血的病人，原则上首先采取非手术治疗制止出血，主要包括补充血容量、药物止血、内镜下局部硬化剂注射、三腔双囊管压迫止血等。

（1）补充血容量：尽快恢复有效循环血量，立即输血、输液，最好用新鲜血，若估计失血量已达 800ml 以上，即应进行快速输血。输液应先输电解质溶液，以平衡盐溶液为佳。

（2）药物止血：①缩血管药物：垂体加压素能使内脏小动脉收缩，减少门静脉的回血量，短暂降低门静脉压力而间接产生止血作用。一般剂量为 20U，加入 5%葡萄糖溶液 200ml 中静脉滴入，20～30 分钟滴完。必要时 4 小时后重复应用。该药可减少门静脉对肝的灌注量而加重肝脏损害，故不宜多用。对高血压和冠心病病人禁用。②凝血药：维生素 K_1 可促进肝合成凝血因子Ⅱ、Ⅶ、Ⅸ、Ⅹ；6-氨基已酸和对羧基苄胺可防止纤维蛋白溶解；止血敏能促使血小板数量增加和凝集。③保肝药：目前尚无特效药，大多数保肝药物经肝内生物转化而排出体外，应用过多反而会增加肝脏的负担。因此保肝药一般以维生素类药物为主，病情重者可用白蛋白。

（3）内镜治疗：①经内镜注射硬化剂疗法：将硬化剂注入曲张静脉内引起血管壁凝固坏死和静脉血栓形成，有即刻止血的效果。近期疗效虽较好，但再出血率高。②内镜下食管静脉曲张套扎术：常用有单环皮圈套扎和多环皮圈套扎及尼龙绳套扎法。套扎后曲张静脉局部缺血坏死，形成浅表溃疡。但由于胃底血管多，内镜套扎时极易出血。现主张硬化剂与套扎联合应用。③组织黏合剂注射治疗：组织黏合剂是一种快速凝固化的水样物质，与血液接触后即时发生聚合反应、硬化，能有效地闭塞血管控制出血。

（4）三腔双囊管（Sengstaken-Blakemore Tube）压迫止血：该管简称三腔管，是治疗门静脉高压所致上消化道出血简单有效的方法。内有三腔，一腔通圆形气囊，充水 150～200ml 后可压迫胃底；一腔通椭圆形气囊，注水 100～150ml 后可压迫食管下段；一腔通胃腔，经此腔可行吸引、冲洗和注入药物。牵引重量约为 0.5kg（图 2-18-3）。

（5）介入治疗：①经皮经肝食管-胃底曲张静脉栓塞术（percutaneous transhepatic varices embolization，PTVE)：注入的栓塞剂有明胶海绵、不锈钢弹簧圈、组织黏合剂或无水乙醇等，能够同时栓塞食管和胃底的曲张静脉，可使曲张静脉近端及整个血管床完全、永久闭塞。具有创伤小、止血效果肯定的优点，同时为肝硬化门静脉高压症病人提供了新的治疗方法。②经颈内静脉肝内门体分流术（transjugular intrahepatic portosystemic shunt，TIPS)：是一项治疗门静脉高压症的新技术。是通过介入放射学的方法，在肝内建立一条连接门静脉与肝静脉的限制性分流通道，从而达到有效降低门静脉压力的目的。此方法对控制出血，特别对腹水的消失有较好的效果，适用于肝功能及一般情况较差的病人。

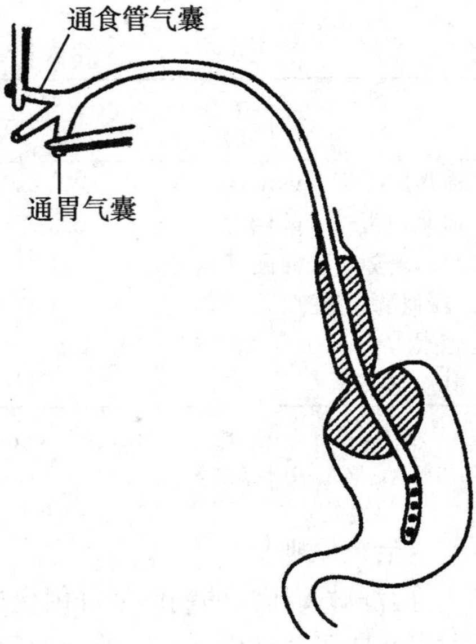

图 2-18-3　三腔管压迫止血法

2. 手术治疗　可急症或择期手术，常用手术方式有减压分流术、断流术、脾切除术及腹水转流术。

（1）分流术（shunt)：即用手术吻合血管的方法，将门静脉和腔静脉系连接起来，使压力较高的门静脉系血液直接分流到腔静脉中去。常用手术方式有：①脾肾静脉分流术：脾切除后，将脾静脉断端与左肾静脉吻合。②门腔静脉分流术：将门静脉直接与下腔静脉进行吻合。③脾腔静脉分流术：脾切除后，将脾静脉断端与下腔静脉作吻合。④肠腔静脉分流术：将下腔静脉与肠系膜上静脉作侧侧吻合；也可将肠系膜上静脉断端与下腔静脉作端侧吻合；还可用自体或人造血管移植，在下腔静脉和肠系膜上静脉之间作“桥式”或“H”形吻合术。

门腔分流术控制出血的近期及远期效果满意，控制出血率可达 85%～100%，且可缓解胃黏膜病变。门腔分流术存在的主要问题是门静脉向肝血流减少，甚至形成离肝血流。术后病人肝功能受不同程度的影响，肠道内产生的氨被吸收后不再经肝解毒而直接进入腔静脉和体循环，肝性脑病的发生率较高。该分流术仅适用于无活动性肝病变及肝功能代偿良好者。

远端脾-肾静脉分流或称为选择性分流，是选择性地引流脾胃区及食管下段血流而保留向肝血流的手术。选择性分流术后早期的肝性脑病的发生率较经典的门腔静脉分流者低。

限制性门腔侧侧分流术用限制分流口径的方法，以维持门静脉系统内的轻度高压和门脉血液的向肝灌流，手术后肝性脑病的发生率低于经典的门腔侧侧分流术。

（2）断流术（devascularization)：通过阻断门奇静脉间反常血流达到止血目的。最有效的手术方式是贲门周围血管离断术（pericardial devascularization，PCDV)，贲门周围血管包括冠状、胃短、胃后和左膈下四组静脉，彻底切断上述静脉，同时结扎切断伴行的同名动脉，从而彻底阻断门奇静脉间的反常血流。

断流术阻断了门奇静脉间的反常血流，从而防止曲张静脉破裂出血，又能保持门静脉的向肝血流，有利于术后肝功能的保护。断流术的不足之处在于食管、胃底的静脉易再次曲张，术后再出血率明显高于分流手术；对于伴有腹水的病人，术后腹水往往加重且难以控制。

（3）分流加断流的联合术式：常见的术式有：门腔静脉侧侧分流加肝动脉强化灌注术，贲门周围血管离断加肠腔静脉侧侧分流术，脾次全切除腹膜后移位加断流术等。初步实验研究和临床观察显示，联合术式既能保持一定的门静脉压力及门静脉向肝供血，又能疏通门静脉系统的高血流状态，是一种较理想的治疗门静脉高压症的手术方法。

（二）脾肿大合并脾功能亢进的治疗

对严重脾肿大合并脾功能亢进者可行脾切除（splenectomy），脾切除尤其适合晚期血吸虫病性肝硬化病人，因其肝功能较好，疗效亦较好。

（三）顽固性腹水的治疗

可采用腹腔-颈静脉转流术（peritoneovenous shunt，PVS），即将具有活瓣作用的微型转流装置置于腹膜外肌层下，一端接多孔硅胶管通腹腔，另一端接硅胶导水管经胸壁皮下隧道插入右颈内静脉而达上腔静脉。由于吸气时横膈下降，腹腔压力增高的同时胸腔压力降低，胸腔和腹腔出现$-5\ cmH_2O$（$-0.49kPa$）的压力差，腹水便可在硅胶管内被抽吸推开单向阀门，从腹腔流入颈静脉内。转流术后病人尿量剧增，腹水大多于10天内消退，临床疗效满意。

附：布-加综合征

布-加综合征（Budd-Chiari syndrome，BCS）是由于肝静脉或肝段下腔静脉阻塞导致肝静脉流出道受阻而引起的临床征候群。其所引起的门静脉高压症属肝后性的。

病因：①下腔静脉先天性发育异常（隔膜形成、狭窄、闭锁）；②肝静脉血栓性病变（血液高凝状态）；③肿瘤压迫或癌肿侵犯肝静脉或下腔静脉。在我国以先天性发育异常为主。

临床表现：肝、脾肿大，顽固性腹水，双下肢水肿，食管-胃底静脉曲张破裂出血。伴有下腔静脉高压时，则出现胸腹壁及背部浅表静脉曲张和下肢静脉曲张。

诊断方法：下腔或肝静脉造影可明确诊断。

治疗方法：以介入放射方法为最好，即采用经皮血管球囊导管扩张配以内支架成形术。如不成功则可行下腔静脉-右心房搭桥术或肠系膜上静脉-右心房搭桥术。急性血栓梗阻者，亦可在造影时试用插入的导管注入药物溶栓。

【护理】

（一）护理评估

1. 病人健康史，包括有无慢性肝炎、血吸虫病、肝肿大、黄疸史；有无腹水、肝昏迷史；有无大量饮酒史；有无呕血、黑便史。

2. 病人病情变化，包括生命体征，意识，面色，皮肤温度、弹性及色泽，尿量变化，有无出血性休克表现；呕吐物及排泄物性状、量及次数；血红蛋白、电解质和血氨值动态变化，观察有无肝性脑病先兆症状。

3. 病人术后生命体征、伤口渗出物及引流物性状和量；观察病人有无性格异常、意识变化等肝性脑病表现。

4. 病人舒适程度，有无疼痛、腹胀、乏力等不适。

5. 病人生活自理程度，以便采取不同的护理系统满足其治疗性护理的需要。

6. 病人对长期疾病状态的适应程度，对门静脉高压症的相关疾病、治疗、再出血的预防等知识的掌握程度。

（二）护理诊断/护理问题

1. 恐惧　与突然大量呕血、便血有关。

2. 组织灌注量改变　与食管-胃底曲张静脉破裂出血有关。

3. 潜在的危险性伤害　与留置三腔管有关。

4. 潜在并发症　肝性脑病。

5. 知识缺乏　与缺乏疾病、康复、预防再出血方面的知识有关。

（三）护理措施

1. 术前护理

（1）心理护理：病人长期患有肝病，合并上消化道出血时，来势凶猛，出血量大，病人紧张、恐惧，对治疗悲观失望，甚至丧失信心。护士应沉着冷静地对待病人，在配合抢救的同时，帮助病人树立战胜疾病的信心，及时清理血迹和倾倒呕吐物，避免在床边讨论病情，保持病人安静。

（2）病室安排：将病人安置在重症监护室或抢救室。

（3）补充血容量和纠正电解质紊乱：迅速建立静脉通路，按出血量补充液体，及时备血、输血。在出血开始的机体代偿期，及时恢复血容量，保证对心、脑、肾等重要脏器的血液灌注，避免产生不可逆性休克而危及病人生命。肝硬化者宜输新鲜血，因鲜血含氨量低，保存凝血因子，有利于止血和预防肝性脑病。及时补钾，控制钠的摄入量。

（4）止血：①冰盐水胃内灌洗或冰盐水加血管收缩剂，灌洗至回抽液清澈。低温可使胃黏膜血管收缩，减少血流，降低胃酸分泌及运动；②按时应用止血药，注意药物不良反应。

（5）病情观察：定时测量血压、脉搏、呼吸，监测中心静脉压、尿量，观察有无再次出血的可能。准确观察和记录出血的特点，如出血前上腹部不适及恶心感，随后呕吐血性胃内容物。注意呕血和黑便的先后及色、质、量。

（6）保护肝功能：疾病的预后在很大程度上取决于肝功能状况，大出血时肝脏供血供氧减少，肝功能受损严重，可使黄疸、腹水加重，出现肝性脑病甚至肝功能衰竭。必须在早期及时纠正休克，给予氧气吸入和保肝药物。

（7）预防肝性脑病：防止肠道内血液在细菌作用下分解产氨，经肠道吸收而导致肝性脑病，可口服硫酸镁溶液导泻或酸性溶液灌肠，禁忌碱性溶液灌肠，以减少氨的吸收，也可用肠道杀菌剂，减少肠道细菌数。

（8）三腔管护理：①置管前检查：三腔管是否老化、有无漏气，三管分别做好标记。解释插管目的，说明配合方法，争取病人的配合。②置管方法：充分润滑三腔管，轻柔插入50～60 cm，以抽出胃内容物为准；胃囊先注水钳夹并稍向外拉，然后自管端以0.5kg重量通过滑车装置作牵拉，利用反牵引力压迫胃底；若仍持续出血不止，再自食管囊注水钳夹；胃管接胃肠减压，观察止血效果，也可自此注入止血药或进行冲洗。③置管后护理。保持有效牵拉压迫：三腔管在鼻孔处做好记号，注意导管是否外滑，严防气囊外滑堵塞咽喉，造成窒息，也应注意气囊破裂失去压迫作用；牵拉用绳保持直线，重量应悬空；病人侧卧或仰卧，头转向一侧。观察止血效果：保持胃肠减压管通畅，密切观察及详细记录吸出液色及性状，并注意了解治疗效果。防止呼吸道阻塞：床旁备剪刀一把，若发现气囊滑出阻塞呼吸道引起严重呼吸困难时，立即剪断三腔管并将之拉出，以恢复呼吸道通畅。预防肺部并发症：三腔管压迫期间严格禁食、禁水；及时清除口腔分泌物、痰液；每日蒸气吸入2次，可减少导管对鼻腔、咽喉的刺激，并可预防肺部并发症。防止鼻黏膜损伤：润滑鼻腔，调整牵引绳方向，防止鼻黏膜长期、过度受压，造成糜烂、出血。防止食管与胃黏膜损伤：每12小时将食管气囊放水20～30分钟，防止黏膜长期受压发生糜烂、坏死。防止肝性脑病：胃管内灌入硫酸镁或液状石蜡50ml，促使胃肠内积血排出，再灌入肠道杀菌剂，防止肠道内产生过多的氨。④拔管方法：压迫止血在完全止血48～72小时后可放松气囊，先抽去食管气囊的水，然后抽去胃气囊的水，暂不拔出，观察24小时，无出血征象，给病人口服液状石蜡50ml，将三腔管缓慢拔出。

（9）做好急症手术前准备：以便病情变化可行急症手术。

（10）做好择期手术病人的护理：①重视营养和休息：做到合理的休息与适当的运动相结合，肝功能异常者以卧床休息为主，安排少量活动。饮食方面应给予高能量、适量蛋白、丰富维生素饮食，如有腹水应给予低盐饮食。②提高手术耐受力：可输全血及白蛋白纠正贫血和低蛋白血症，并注意纠正水、电解质紊乱，补充维生素B、维生素C、维生素K及凝血因子，应用保肝药。③放置胃管：术前一般不放置胃管，断流术病人必须放置时应选择细、软胃管，插入时涂以润滑油，动作轻巧。④防止术后肝性脑病：分流手术病人术前2日口服肠道杀菌剂，术前晚灌肠。

2. 手术后护理

（1）病情观察：定时观察血压、脉搏、呼吸及有无伤口、引流管和消化道出血情况。分流术后病人需定时测定肝功能并监测血氨浓度，观察病人有无轻微的性格异常、定向力减退、嗜睡与躁动交替等肝性脑病表现，有无黄疸、发热、厌食、肝臭、腹水等肝功能衰竭表现。有腹水者定期测量和记录腹围，记24小时出、入水量。

（2）体位：脾切除术病人血压平稳后取半卧位，对预防膈下感染有重要意义；同时半卧位有利于呼吸、血液循环，并减轻腹壁切口张力。分流术者为使血管吻合口保持通畅，1周内不下床，取平卧位或低坡半卧位（$<15^\circ$），1周后可逐步下床活动。

（3）饮食：术后24～48小时肠蠕动恢复后可进流质饮食，以后逐步改为半流质及软食，门腔分流术后病人应限制蛋白质摄取量，每日不能大于30g，避免诱发或加重肝性脑病。

（4）引流管护理：膈下置引流管者应保持负压引流系统的无菌，防止感染。妥善固定，防止脱落、扭曲，保持引流管通畅，经常挤压引流管，防止凝血块等阻塞引流管。术后早期（特别24小时内）密切观察并记录引流液的性状和量，若在1～2小时内吸出200ml以上血性液体，提示有活动性出血，应及时给予止血措施。引流量逐日减少，色变淡，每日少于10ml时可拔管。

（5）供血管肢体静脉回流障碍处理：分流术取自体静脉移植者，多取自大隐静脉。应观察供肢有无静脉回流障碍，若术后供肢出现明显肿胀，可抬高肢体或使用弹力绷带。

（6）预防并发症：①预防肠系膜栓塞：脾切除术后2周内隔天检查血小板，术后血小板常迅速上升，甚至达$1000\times10^9/L$，应观察有无肠系膜血栓形成征象如腹痛、腹胀、便血等。必要时应用抗凝治疗，需注意用药前、后凝血时间的变化。②预防肝性脑病：分流术后为减少肠道细菌量，口服乳果糖和非肠道吸收的抗生素，用缓泻剂刺激排泄，或生理盐水灌肠。保持大便通畅，促进氨自肠内排出。③预防其他并发症：有黄疸者应加强皮肤护理；卧床期间防止压疮发生；禁食期间注意口腔护理，鼓励深呼吸、咳嗽、咳痰，给予超声雾化吸入，防止肺部并发症。

（7）出院健康指导：①合理饮食：进食高热量、含丰富维生素饮食，维持每日摄入8360kJ（2000kcal）能量；肝功能损害较轻者，可酌情摄取优质高蛋白饮食（50～70g/d）；肝功能严重受损及分流术后病人，限制蛋白质的摄入；有腹水病人限制水和钠的摄入。少量多餐，养成规律进食习惯。进食无渣软食，避免粗糙、干硬及刺激性食物，以免诱发大出血。②适度活动：避免劳累和过度活动，保证充分休息。一旦出现头晕、心慌、出汗等症状，应卧床休息，逐步增加活动量。③避免腹内压增高：如咳嗽、打喷嚏、用力大便、提举重物等，以免诱发曲张静脉破裂出血。④调整心态：保持乐观、稳定的心理状态，避免不良情绪。⑤戒除烟酒：指导病人制定戒烟、酒计划，认识必要性。⑥注意自身防护：用软牙刷刷牙，避免牙龈出血，防止外伤。⑦定期随访：告诉病人（家属）定时复诊的重要性，指导病人（家属）掌握出血先兆、基本观察方法和主要急救措施，列举出急救电话号码，紧急就诊的途径和方法。

（陈宏星）

第十九章　胆石症、胆道感染病人的护理

学　习　要　点

胆道结石种类、成因、发生部位；胆石症和胆道感染病因、病理、临床特征、治疗原则和病人整体护理。

第一节　概　述

一、胆石症

胆石症（cholelithiasis）为常见病，我国通过B超诊断对自然人群的调研显示，其总患病率呈上升趋势，达0.9%～10.1%。胆囊结石发病率较前上升，胆石类型现以胆固醇结石为主。胆石症发病随年龄增长渐增多，饮食是影响胆石形成的首要环境因素，胆固醇结石多见于女性，且肥胖是另一重要危险因素。

胆石症与胆道感染常互为因果。结石可引起胆道梗阻和感染，而感染又是形成胆色素结石和混合性结石的病因。

【胆石种类】

结合成分、大体形态及剖面结构分为：

1. 胆固醇结石（cholesterol stone）　以胆固醇成分为主，80%位于胆囊内。椭圆或多面体、质硬、色灰黄、表面光滑、剖面呈放射状条纹，可单发或多发。

2. 胆色素结石（bilirubin stone）　以胆红素成分为主，有棕色和黑色两种。

（1）棕色胆色素结石：主要发生于胆管。形状大小不一、质松软、易碎、剖面呈层状，一般多发。泥沙样结石为松软不成形的胆色素结石。

（2）黑色胆色素结石：多发生于胆囊内。外形不规则，如珊瑚煤渣状，质坚硬、黑色有光泽、剖面呈柏油状，常为多发。

3. 混合性结石　由胆色素、胆固醇、胆盐等成分组成。性状、色泽、剖面结构与所含各成分的多少有关。

胆石可发生于胆道系统的任何部位，包括胆囊结石（cholecystolithiasis）和胆管结石（cholangiolithiasis）。其中，位于左、右肝管汇合部以下的为肝外胆管结石；汇合部以上的为肝内胆管结石。

【胆石成因】

1. 胆固醇结石　胆固醇、胆盐、卵磷脂是肝细胞生成胆汁的三种主要成分。由于胆固醇含量超过了另二者对其的溶解能力而处于过饱和状态，胆汁中的促成核物质（如黏多糖）促使胆固醇晶体成核，加上胆囊功能异常的共同作用，促发结石形成。

2. 胆色素结石　黑色胆色素结石可在胆红素代谢失衡的情况下形成，不伴有胆道感染。棕色胆色素结石的形成与胆道反复感染有关，胆道感染时，大肠杆菌产生的β-葡萄糖醛酸酶使胆汁中可溶的结合性胆红素（葡萄糖醛酸胆红素）水解成非结合性胆红素，后者与钙离子结合，导致胆红素钙过饱和而沉淀。细菌、寄生虫卵、脱落的上皮细胞均可成为核心形成结石。胆管狭窄后胆汁淤积，局部产生涡流为其形成提供了可能。

二、胆囊结石、胆囊炎

急性胆囊炎（acute cholecystitis）是胆囊发生的急性化学性和/或细菌性炎症。约有95%的病人合并胆囊结石，称结石性胆囊炎（calculous cholecystitis）；5%的病人未合并胆囊结石，称非结石性胆囊炎。慢性胆囊炎（chronic cholecystitis）是急性胆囊炎反复发作的结果，70%～95%的病人合并胆囊结石。

【临床表现】

结石本身除有时引起较轻的消化道症状外，常无明显表现，当发生梗阻、感染时出现急性胆囊炎的临床表现。一般较大而单发的结石不易引起梗阻，有时终身无症状，称无症状性胆囊结石（asymptomatic gallstone）。较小的结石易嵌顿于胆囊颈部导致梗阻，从而引发严重的症状。常因饱餐、进油腻食物及睡眠中体位改变而诱发。

1. 急性胆囊炎

（1）胆绞痛（biliary colic）：是急性胆囊炎典型的症状。因结石梗阻引起胆道内压力升高，胆囊强烈收缩而发生剧烈绞痛，位于右上腹或上腹，呈阵发性或持续疼痛阵发性加重。可向同侧肩背部放射（牵涉痛）。牵涉痛是因有关痛觉的内脏传入神经纤维与相应浅表部位的牵涉痛区传入神经纤维进入了脊髓的同一或相邻节段，并发生突触联系，当右上腹病变引起疼痛时，大脑判断错误，感觉右侧肩背部疼痛。

（2）恶心、呕吐：由于支配胃和胆道的神经相同，当胆道受炎症等不良刺激时，“误导”胃作出反射性收缩，从而引起恶心、呕吐。

（3）发热：炎症严重时可引起寒战、高热。

（4）黄疸：部分病人出现，其可能原因为：①胆囊结石排入胆管造成胆管梗阻；②结石压迫临近的胆管，如Mirizzi综合征（Mirizzi's syndrome，MS），后者是指胆囊颈或胆囊管结石嵌顿和炎症，压迫或波及肝总管，从而引起以反复发作的胆管炎和肝功能损害为特征的临床症候群；③炎症波及胆管造成水肿、阻塞。

（5）体征：右上腹压痛，甚至局部有腹膜刺激征，随病变发展、范围扩大而程度加重。检查者以左手掌平放于病人右肋下部，以拇指指腹置于右肋下胆囊点，嘱病人缓慢深吸气，肝及其下组织下移，胆囊区触及检查者拇指，病人因触痛突然屏住呼吸，为墨菲氏征（Murphy's sign）阳性，有时尚可触及肿大而有触痛的胆囊。

2. 慢性胆囊炎　有急性胆囊炎反复发作病史，临床表现常不典型，多有消化不良、厌油腻食物、上腹胀、嗳气等消化道症状，有时会有右上腹和同侧肩背部隐痛。腹部检查时右上腹不适或轻压痛。

【诊断要点】

1. 症状与体征　急性胆囊炎在一定诱因下发生，且有典型的胆绞痛，伴有发热、恶心、呕吐等症状，右上腹的压痛和肌紧张、墨菲氏征阳性和触及肿大有触痛的胆囊对诊断有重要意义；慢性胆囊炎有急性发作史，平时有类似胃病的消化道症状。

2. 辅助检查

(1) B超检查：为首选检查方法，诊断胆囊结石的准确率接近100%。急性胆囊炎时可见胆囊增大，囊壁水肿呈双边影，结石表现为强回声光团并伴声影。慢性胆囊炎可见胆囊缩小、囊壁增厚、排空机能障碍。

(2) 口服胆囊造影：可显示胆囊形态、大小、收缩和浓缩功能以及结石情况，近年来逐渐被B超检查所替代。

【治疗原则】

手术治疗仍是当今治疗胆囊结石的首选方法，非手术治疗疗效不肯定。

1. 手术治疗

(1) 胆囊切除术：手术不仅去除结石还去除了病变的胆囊，对防止结石复发和胆囊癌的发生有积极意义。首选为腹腔镜胆囊切除术（laparoscopic cholecystectomy，LC)，详见本章第五节。另有传统开腹胆囊切除术（open cholecystectomy，OC)。

(2) 胆囊造口术：病情危重不能耐受复杂手术者；胆囊炎症严重、渗出多、局部解剖不清、粘连严重者；手术条件不允许做胆囊切除术者，可行胆囊造口术减压，以防穿孔等严重后果。3个月后病情稳定时，再行胆囊切除术。

2. 非手术治疗

(1) 解痉、镇痛、抗感染：适用于急性炎症期。

(2) 体外震波碎石（extracorporeal shock wave lithotripsy，ESWL)：在胆囊收缩功能良好的情况下，对直径小于3 cm的胆固醇结石适用。但因自然排石率<1%，可结合排石疗法。

(3) 溶石疗法：口服鹅脱氧胆酸或熊脱氧胆酸，可扩大体内的胆汁酸池，使胆固醇不致过饱和，对直径小于1 cm的胆固醇结石有一定溶解效果。可在震波碎石疗法后使用。缺点是副作用大，停药后易复发。

(4) 排石疗法：以中药为主，中西医结合，常用药物有金钱草、茵陈、硫酸镁。目的是清热利湿、疏肝利胆。

三、胆管结石、胆管炎

急性胆管炎（acute cholangitis）是细菌感染引起的胆道系统急性炎症，大多在胆道梗阻的基础上发生。结石为梗阻的主要原因。急性胆管炎如胆道梗阻未能解除，感染未被控制，病情进一步发展，则可导致急性梗阻性化脓性胆管炎（acute obstructive suppurative cholangitis，AOSC)，又称急性重症胆管炎（acute cholangitis of severe type，ACST)，常引起感染性休克，危及生命；或因梗阻引起胰管感染诱发胆源性胰腺炎。急性胆管炎和急性梗阻性化脓性胆管炎是同一疾病的不同发展阶段。

【胆管结石分类】

1. 按结石来源

(1) 原发性胆管结石：在我国常见，指原发于胆管系统内的结石，肝内、外胆管常同时存在，为棕色易碎结石，胆囊内可有或无结石。

(2) 继发性胆管结石：指胆管结石来源于胆囊结石，多数为胆固醇结石。

2. 按结石部位

（1）肝外胆管结石（extrahepatic bile duct stone）：大多位于胆总管下端，若在壶腹部梗阻并发感染，可引起胆管炎，严重者导致急性梗阻性化脓性胆管炎。

（2）肝内胆管结石（intrahepatic bile duct stone）：多为胆色素结石，可广泛分布于肝内胆管系统，但以左肝外叶和右肝后叶为多见。

【病因】

胆管炎在胆管梗阻和细菌感染的基础上发生。结石是最常见的梗阻因素，此外还有蛔虫、炎性狭窄、肿瘤等。胆管系统内有异物或损伤时胆汁内常有细菌繁殖，常见致病菌为肠源性的大肠杆菌、厌氧菌等。梗阻可使胆道内压增高，含细菌的胆汁经过胆管系统进入血循环还可引起全身性感染。

【病理】

胆管结石除引起胆管急、慢性炎症，狭窄与扩张等病变外，还可导致肝脏严重并发症，如肝脓肿、肝硬化等。另外，胆管癌的发生亦与胆管结石有关。

胆管结石的病理改变取决于结石的部位、范围、梗阻程度、病程长短和感染情况。梗阻后近侧胆管有不同程度的扩张，胆流不畅使滞留在胆管内的致病菌大量繁殖引发胆管炎，若胆管完全梗阻，胆管黏膜上皮糜烂、坏死脱落、管周组织急性化脓性炎症则为急性化脓性胆管炎。肝内胆道高压及感染可继发肝细胞坏死及胆源性肝脓肿。大量含有脓液的高压胆汁致使细菌、毒素逆行入肝窦，再进入血循环，引起脓毒症、感染性休克、MODS 等一系列严重并发症。

【临床表现】

结石阻塞胆管引起胆管炎时，出现典型的临床表现。

1. 肝外胆管结石

（1）夏柯氏三联症（Charcot’s triad）：为肝外胆管结石合并胆管炎的典型表现。①腹痛：突发剑突下或右上腹部阵发性刀割样绞痛，常向右肩背部放射，可伴恶心、呕吐。胆绞痛往往由于体位改变、进油腻食物等引起，结石下移嵌顿于胆总管下端壶腹部引起阻塞，刺激胆管平滑肌和括约肌痉挛所致。②寒战和高热：胆道梗阻后内压增高、感染逆行扩散入血、引起全身症状，在胆绞痛发生后出现。③黄疸：在胆绞痛和高热 1～2 天后可出现中度波动性黄疸，由胆道梗阻引起。当梗阻近端胆管代偿性扩张时，嵌顿的结石松动、漂浮或结石经过松弛的 Oddi 括约肌排入十二指肠，则黄疸可以缓解；反之，梗阻长期不能解除，将造成肝功能损害，发展成胆汁性淤积性肝硬变。梗阻性黄疸尚伴有皮肤瘙痒、茶色尿、陶土色粪便。

（2）雷诺五联症（Reynold’s pentad）：为急性梗阻性化脓性胆管炎的典型表现。在胆道感染反复发作的基础上，突发剑突下或右上腹剧痛、寒战、高热可达 40℃以上、黄疸并有休克和神志改变。由于胆管内压急剧升高，可发生感染性休克、MODS 等严重并发症，病人甚至可在短期内死亡。

2. 肝内胆管结石　临床表现不典型，急性发作期可有右上腹或肝区胀痛、畏寒、发热，肝管被结石堵塞时可出现黄疸，严重时可发生急性梗阻性化脓性胆管炎，有时还并发胆源性肝脓肿，晚期病人可因胆汁淤积性肝硬化致门静脉高压症。

【诊断要点】

1. 症状与体征　肝外胆管结石合并急性胆管炎常有夏柯氏三联症；急性梗阻性化脓性胆管炎常有雷诺五联症，但有时病人病情发展迅速，可能不完全具备典型症状，此时需严密观察、综合分析后作出诊断。肝内型胆管炎局部症状常不典型，而全身感染表现明显；腹部检查时剑突下和右上腹有深压痛，如感染较重，局部出现腹膜刺激征。肝内胆管结石和严重的肝外胆管结石者肝区常有叩击痛，肝内胆管结石时肝可呈不对称性肿大；若胆管下段梗阻而胆囊管通畅时，可扪及肿大的胆囊。

2. 辅助检查

（1）实验室检查：血白细胞和中性粒细胞均升高，急性重症胆管炎时血白细胞可高达 $20\times10^9/L$ 以上；血清胆红素升高，尿胆红素升高，尿胆原降低或消失，粪胆原降低；血清丙氨酸转氨酶在发作时可升高。

（2）B超检查：为首选。肝外胆管结石可见胆管扩张，胆管内有结石影像。胆总管远端结石可应用内镜超声（EUS）检查，避免因肥胖或肠道气体干扰而影响观察；肝内胆管结石可见沿门静脉旁胆管分支内有结石强光团伴声影，结石远处的胆小管可扩张成囊状或树枝状。

（3）经皮肝穿刺胆管造影（percutaneous transhepatic cholangiography，PTC）：可显示肝内胆管扩张及结石分布情况。

（4）内镜逆行胰胆管造影（encoscopic retrograde cholangiopancreatography，ERCP）：可显示胆胰管系统，了解肝内、外胆管梗阻的部位和病变范围。

（5）CT：可显示胆管扩张、胆囊病变，胆道梗阻的部位和病因。

（6）MRI 和磁共振胰胆管造影（magnetic resonance cholangiopancreatography，MRCP）：成像清晰，特别是 MRCP 能更好显示肝内、外胆管扩张及梗阻情况。近年来在 MRCP 基础上的磁共振仿真内镜（MRVC）三维重建技术，较好地显示了胆囊、胆管、胰管，尤其是扩张胰胆管腔内的三维解剖及病理改变。

【治疗原则】

1. 手术治疗　为主要治疗手段。一般情况下尽量在发作间歇期行择期手术，若结石导致完全梗阻、感染严重，非手术治疗无效时应考虑急症手术。如急性重症胆管炎，需在积极抗休克治疗的同时，紧急手术切开胆管减压引流，或行经皮经肝穿刺置管引流减压（percutaneous transhepatic cholangial drainage，PTCD）或内镜下鼻胆管引流术（endoscopic nasobiliary drainage，ENBD）。

根据病情和术中探查情况常采用下列手术方式：

（1）胆总管切开取石 T 管引流术（remove of common bile duct stone and T-tube drainage）：胆总管探查指征：①术前有梗阻性黄疸史；②胆囊多发结石；③胆总管扩张、狭窄或有炎症表现；④术中扪及胆总管内有结石或经胆囊管术中造影证实有结石；⑤有胰腺炎病史或术中发现胰腺有急性或慢性炎症病变。

（2）胆肠吻合术（cholangiojejunostomy）：又称内引流术（internal drainage），适用于胆总管上端通畅、下端有炎症狭窄等梗阻病变以及多发性肝内胆管结石的病人，可将胆道内残留或复发结石排入肠道。常用手术方式有胆管空肠 Roux-en-Y 吻合术和肝管空肠 Roux-en-Y 吻合术等。因近年来认识到内引流术放弃了 Oddi 括约肌功能，逐渐减少了该术式的应用。

（3）肝叶切除术：肝内胆管结石病变范围局限，同时有肝叶萎缩、纤维化和功能丧失者可选用。

2. 其他治疗

（1）术前：纠正体液失衡，控制感染，应用维生素 K 纠正梗阻性黄疸或肝功能损害病人的凝血功能障碍，保护肝功能。

（2）术后：胆管结石手术后结石的残留率较高，因此，后续处理同样重要，对未取尽的残余结石或复发结石可采用下列治疗方法：①机械取石治疗：通过 T 管窦道置入纤维胆道镜，用取石钳等直视下取石。②碎石治疗：可选用体外震波碎石、激光碎石、微爆破碎石等方法。③药物溶石治疗：用各种溶石药物自 T 管灌入溶石，常用乙二胺四乙酸、甲基叔丁醚、辛酸甘油单酯等药物，使用时需注意不良反应。④中西医结合治疗：口服中药和针刺疗法可作为配合手术及其他治疗的手段，中药以清热利湿法治疗效果最好，针刺可选用右侧日月穴、期门穴等。

第二节　胆道疾病病人的护理

【护理评估】

1. 病人本次发病诱因，如进油腻饮食、过度劳累等，以往是否有类似反复发作史。

2. 病人腹痛部位、性质、程度、持续时间，有无发热、黄疸、神志及生命体征改变等。

3. 病人腹部压痛的程度、范围、有无反跳痛和腹肌紧张，胆囊是否肿大，是否出现墨菲氏征，肝区有无叩击痛。

4. 病人手术耐受力、手术方式、术后有无并发症及自理能力。

5. 病人及家属疾病相关知识需求，以及是否得到满足。

【护理诊断/护理问题】

1. 疼痛　与胆道炎症、手术切口有关。

2. 体温升高　与感染有关。

3. 体液不足　与禁食、呕吐、发热、引流等有关。

4. 有引流无效的可能　与引流不畅、引流管脱出等有关。

5. 知识缺乏　与不具备疾病康复知识有关。

6. 潜在并发症　①感染性休克；②肝功能障碍；③胆道出血；④膈下感染；⑤胆瘘。

【护理措施】

（一）术前护理

1. 缓解疼痛和控制感染

（1）关注病人疼痛主诉，加强心理支持。

（2）定时监测体温，必要时给予物理降温。

（3）合理应用药物，并做好疗效和副作用观察。①解痉镇痛剂：胆道疾病主要通过解痉达到止痛目的，必要时可用镇痛剂，但禁用吗啡，吗啡可使 Oddi 括约肌痉挛，加重病情。②抗生素：宜选用对肝脏毒性较小的抗生素。③中医中药：采用疏肝利胆、清热利湿、解毒攻下、开窍及回阳救逆等方法，有一定疗效。

2. 密切观察病情变化　警惕感染性休克、MODS 等并发症的出现。

（1）重视生命体征变化：注意体温波动，感染转归，定时监测血压、脉搏，及时发现并处理休克。

(2) 动态观察腹部症状和体征改变：观察腹痛、腹部压痛、反跳痛、肌紧张的程度、范围，黄疸变化，食欲情况，大、小便色泽，病人有无呕血、黑便等。

(3) 注意识别脱水、电解质及酸碱失衡征象。

(4) 及时了解实验室和其他辅助检查结果。

3. 建立静脉通路，恢复体液平衡　输液兼顾治疗、纠正体液失衡、补充营养的作用。输液时需正确计算补液量，合理安排补液顺序，做好疗效及输液反应的观察，保证输液通畅。

4. 营养支持护理　急性发作期需禁食，通过静脉途径补充所需营养物质。因脂肪含量高的食物可诱发胆绞痛，且胆道疾病病人一般对脂肪消化吸收能力降低，胆道疾病病人被要求低脂肪、高蛋白、高碳水化合物、丰富维生素饮食。

5. 维持正常凝血功能　梗阻性黄疸病人，因胆汁不能顺利排入肠道影响了脂溶性维生素 K 的吸收，凝血酶原合成减少，从而影响病人的凝血功能，术前必须通过肌内或静脉注射补充维生素 K_1。

6. 特殊检查护理

(1) B 超检查：首选检查方法，其简便、无创、对胆道结石诊断正确率高达 90%以上。检查前 1 天晚餐进清淡饮食，保证胆囊胆汁充盈。术前晚口服缓泻剂，检查前需禁食 8 小时以上，以减少胃肠内容物和气体对检查结果的影响。

(2) X 线检查：为常用检查方法。①PTC 和 PTCD：为有创检查，有可能发生胆道出血、胆管炎、脓毒症、胆汁性腹膜炎等并发症，应做好造影后即刻手术的准备；对严重梗阻性黄疸病人，造影后可置管于肝胆管内引流减压，既缓解梗阻又改善肝功能，并防止穿刺处胆汁渗漏引起胆汁性腹膜炎。检查前准备：测凝血酶原时间、血小板计数；做碘过敏试验，必要时作普鲁卡因过敏试验；预防性使用抗生素 2～3 天，按需肌内注射 $VitK_1$；术前晚口服缓泻剂或灌肠，术日晨禁食。检查后护理：术后平卧 4～6 小时，每小时测血压、脉搏、呼吸直至平稳；密切观察有无出血、感染等征象；合理使用抗生素和止血药物；置管引流者需保证引流管的无菌、密闭、通畅、妥善固定，观察、记录胆汁的色、质、量，并注意引流管周围皮肤的保护。②ERCP：应用纤维十二指肠镜，通过十二指肠乳头处插管至胆总管或主胰管内，注入造影剂逆行造影，可能诱发急性胰腺炎、胆管炎，并发消化道穿孔等。检查前准备：查血淀粉酶和 HBsAg；禁食 6 小时；造影前 15 分钟肌内注射东莨菪碱 20mg、地西泮 5～10mg。检查后护理：禁食 2 小时；常规应用抗生素；复查血淀粉酶；密切观察有无感染等并发症表现。③CT：检查前 2 天进少渣和产气少的食物；检查前 1 天需做碘过敏试验；禁食 4 小时。④MRI 和 MRCP：检查前嘱病人取下身上的金属品或带磁性的物品；告知病人检查中有较大的噪音，必要时使用镇静剂。⑤术中造影及术后 T 管造影：术中可经胆囊管注入造影剂，了解肝内、外胆管的病变情况，帮助确定是否需探查胆总管。造影前做碘过敏试验。术后 T 管拔管前，常规经 T 管注入造影剂以了解胆道有无残余结石或狭窄等病变，造影后开放 T 管引流 1～2 天，注意观察造影后不适，如有发热、畏寒、皮疹等，给予对症处理，必要时使用抗生素。

(3) 核素显像扫描：静脉注射 ^{99m}Tc-EHIDA，动态观察肝脏功能和胆道引流情况，确定胆管梗阻的部位、程度，有助于黄疸的鉴别诊断。检查前 2 小时禁食。

（4）术中、术后纤维胆道镜检查：直接观察到胆道病变，必要时活检；还可取出胆道残余结石、蛔虫等；进行胆道冲洗或灌注药物。检查前准备：做碘过敏试验，因胆道镜检查前需做胆道造影以明确病变部位；了解凝血酶原时间、血压、心电图情况，明确有无检查禁忌；检查前一餐禁食；必要时检查前半小时肌内注射阿托品 0.5mg、盐酸哌替啶 50mg。检查后护理：观察有无窦道穿孔、胆道出血；局部腹壁可加压包扎；应用抗生素预防胆道感染。

7. 皮肤护理　梗阻性黄疸时，由于胆盐沉积皮肤刺激神经末梢，可引起全身皮肤瘙痒。应劝阻病人不要搔抓皮肤，以免破损后继发感染，同时给予止痒外用药如炉甘石洗剂涂擦，保持皮肤清洁。

8. 做好术前常规准备工作　备皮；药物过敏试验；备血；禁食、禁水；按医嘱使用麻醉前用药。

（二）术后护理

1. 术后常规护理　麻醉反应过后安置病人于半卧位；定时巡视，了解病人生命体征、切口及引流情况，警惕胆道出血、胆瘘、肝功能障碍、膈下感染等并发症的发生；术后禁食期间 PN 支持，2～3 天肠功能恢复、肛门排气后可进半流质饮食，以后逐步向低脂普食过渡；合理使用抗生素等药物。

2. 手术区域引流的护理　胆囊切除后，在胆囊床处置引流物引流渗血、渗液。引流期间注意无菌操作；观察、记录引流液色、质、量，有无胆汁渗漏和出血情况；引流物一般在术后 2～3 天内拔除，以防逆行感染。

3. T 管引流护理　胆总管切开术后常规置 T 管引流。

（1）置管目的：①引流胆汁，降低胆道内压力，防止胆汁渗漏、感染；②有利炎症、水肿消退，防止发生胆道狭窄；③了解胆道感染及出血等情况；④经 T 管行胆道造影或拔管后经窦道行胆道镜检查、处理残余结石等。

（2）置管期间护理：①无菌：定时按无菌操作原则更换引流袋，定时做胆汁常规和细菌培养，平时注意引流袋的位置勿高于引流口，以防胆汁倒流增加感染机会，保证无菌是 T 管引流护理中的重要内容。②密闭和妥善固定：整个引流装置需衔接紧密，避免渗漏，T 管出腹壁处用缝线固定在皮肤上，另外，在腹带和床单上再加固定，对病人进行各项操作时勿拉紧引流管，固定管道时为病人活动、翻身留有余地，以免将引流管拉脱。若术后早期引流管不慎滑出，会导致胆汁性腹膜炎，后果严重。③通畅：是有效引流的前提。应随时调整引流管道的位置，避免折叠、扭曲等，若管道内部堵塞，应及时与医生联系，进行相应处理。④观察、记录胆汁的色、质、量：正常胆汁色泽为深绿色或棕色、稠厚、色清且无渣。术后胆汁引流的量一般由多到少，这与胆总管下端炎性水肿消退，胆汁能排入十二指肠有关；若胆汁突然减少，应寻找原因，是否为管道扭曲、受压或管腔堵塞，并作相应的处理；胆汁色淡、稀薄应考虑肝功能不全；胆汁混浊提示感染可能；另外，需注意胆汁中的泥沙样结石和胆道出血问题。⑤保护引流管周围的皮肤：腹壁引流管出口处每日用 70%乙醇消毒、擦净分泌物，以剪开一缺口的纱布围绕引流管，若有胆汁渗漏应及时更换敷料，局部涂氧化锌软膏，减少胆盐对皮肤的刺激。

（3）拔管后护理：①拔管指征：T 管留置达 2 周左右，T 管周围逐渐形成一坚实的纤维窦道，拔除 T 管后胆汁不会渗入腹腔引起胆汁性腹膜炎；引流量逐渐减少、色清、体温下降、黄疸消退、全身情况改善、食欲增进、大便色泽加深；胆汁培养阴性；夹管1～2天病人无腹痛、发热、黄疸；T管造影显示：肝管、胆总管、十二指肠通畅，无残余结石。②拔管后观察：了解病人食欲、大便色泽，有无腹痛、发热、黄疸等情况。

（三）健康教育

1. 合理饮食　减少热量和脂肪的摄入，增加钙和膳食纤维的摄入，以减少致石性胆汁酸，并提高胆固醇饱和度，可避免胆固醇结石的发生；定时进餐可减少胆汁在胆囊中的停留时间，并促进胆汁酸的肝肠循环；胆囊切除后，因胆汁排泄功能紊乱，会造成脂肪性腹泻，病人在术后的一段时间内也被要求低脂饮食，以后可按自身情况适当增加脂肪摄入量。

2. 重视劳逸结合，适当运动，肥胖者注意控制体重。

3. 带T管出院病人的指导　教会病人和家属如何在家中做好引流管护理，特别强调无菌和妥善固定预防引流管脱出的重要性，调整日常生活习惯逐步适应留置引流管带来的不便，避免盆浴，淋浴时注意置管处的保护。

4. 出院后治疗　按时服药，早期定期门诊随访。一旦出现腹痛、发热、黄疸等情况需及时就医。

第三节　腹腔镜胆囊切除术病人的护理

【腹腔镜胆囊切除术概况】

腹腔镜胆囊切除术（LC）是近年来胆道外科最重要的进展之一，LC的成功开展开创了微创外科的新纪元。较之传统开腹胆囊切除术（OC），LC具备损伤轻、痛苦少、瘢痕小、恢复快、住院时间短等优点，并取得与OC同样的治疗效果。至今，LC已成为治疗胆囊良性疾患的首选术式，大约90％以上的胆囊切除可用LC完成。伴随设备、器械的日臻完善以及手术经验的逐渐丰富，LC手术的适应证不断扩大，与此同时，禁忌证范围渐渐缩小，安全性逐步提高，以此为代表的微创手术代表了当前外科学发展的总趋势。

【腹腔镜胆囊切除术简介】

1. 适应证　同传统开腹胆囊切除术，包括各种类型有症状的胆囊结石；非结石性胆囊炎有严重临床症状者；胆囊良性隆起样病变。

2. 禁忌证　急性重症胆管炎；腹腔内严重感染；重度出血倾向；重度肝硬化、门静脉高压；严重的心、肺、肝、肾疾病，不能耐受全身麻醉；胆囊恶性病变等。

3. 手术过程简介　平卧（头高足低、略向左倾斜），全麻，在脐部刺入气腹针并注入CO_2气体建立气腹，产生观察和操作空间后，拔出气腹针。在脐窝下缘戳创留置鞘管，经此处插入腹腔镜，于肋缘下右腋前线、左锁骨中线、剑突下穿刺，插入各种腹腔镜手术器械，经腹腔镜直视作腹腔探查和胆囊切除术。

4. 常见并发症　肝外胆管损伤、胆瘘、出血、内脏损伤等。

【护理要点】

1. 术前护理

（1）简单介绍腹腔镜胆囊切除术，解除病人的顾虑，并针对不同个体的心理反应，做好安抚、稳定病人情绪的工作。

（2）检查重要脏器功能，以排除严重心肺功能不全。

（3）准备好手术区域的皮肤，因脐部要作穿刺孔，故需特别注意局部的清洁工作，并防止破损。

（4）术前常规放置胃管，因全麻时咽下的气体会使胃膨胀，影响手术视野，给操作带来困难并增加并发症发生的机会。

2. 术后护理

（1）全麻术后护理常规：病人清醒前给予去枕平卧、头偏向一侧，防止呕吐物或分泌物吸入气道；保护病人以免意外伤的发生；观察与全麻有关的并发症；全麻清醒后拔除胃管。

（2）病情观察：定时观察生命体征，注意腹部症状、体征的变化，警惕损伤、出血、感染等并发症的发生并及时处理，若腹部放置引流管，应做好观察和护理。术后病人常出现恶心、呕吐，若因麻醉和手术创伤引起，常在术后1～2天内消失，无需特殊处理。反之，应作对应处理。术后病人若出现肩部酸痛为腹腔残存CO_2气体刺激膈神经所致，无需特殊处理，可自愈。

（3）饮食：术后当天禁食，次日可进半流质，如无不适可逐步向普食过渡。低脂、高蛋白、高热量、丰富维生素的均衡饮食可促进机体的全面恢复。

（4）早期活动：若条件许可，术后第1天即可下床活动，术后3天可出院。

（5）出院健康教育：①术后1～2周可恢复工作；②术后3周内勿提重物；③低脂饮食，劳逸结合；④必要时门诊随访。

（李　铮）

第二十章 胰腺疾病病人的护理

学 习 要 点

重症急性胰腺炎的病因、发病机制与病理生理、临床表现、辅助检查、治疗原则，急性重症胰腺炎病程中和手术后常见并发症的预防、观察、处理；胰腺癌的病因、临床特征、治疗原则；胰腺疾病病人的整体护理。

第一节 重症急性胰腺炎

急性胰腺炎（acute pancreatitis，AP）是一种临床常见的急腹症。急性胰腺炎是胰腺分泌的胰酶被激活后对胰腺组织自身消化所引起的急性炎症过程。按病情轻重分为轻症急性胰腺炎（mild acute pancreatitis，MAP）多为急性水肿性胰腺炎（acute edematous pancreatitis，AEP）和重症急性胰腺炎（severe acute pancreatitis，SAP）也称急性出血坏死性胰腺炎（acute hemorrhagic necrotizing pancreatitis，AHNP）。急性水肿性胰腺炎病情轻，治疗后胰腺的形态和功能均能恢复正常；而急性出血坏死性胰腺炎多由急性水肿性胰腺炎发展所致，表现为胰腺广泛出血、坏死，病情发展快，伴有严重的急性腹膜炎，还常并发休克、多器官功能障碍综合征（MODS），死亡率高。

【病因】

病因多种，国内主要与胆道疾病有关，占50%以上，称胆源性胰腺炎（biliary pancreatitis）；西方以过量饮酒为主，约占60%。

1. 胆道疾病 为国人最常见的病因。在解剖上，约85%的个体主胰管末端与胆总管汇合形成“共同通道”，下端膨大部分称Vater壶腹，开口于十二指肠乳头，其内有围绕胆胰管末端的Oddi括约肌，以调节和控制胆汁和胰液的排出，防止十二指肠液的反流；一部分个体胆胰管虽有共同开口，但两者之间有分隔；少数人两者分别开口于十二指肠（图2-20-1）。这种共同通道和共同开口是胰腺疾病与胆道疾病相互关联的解剖学基础。胆总管下端因结石嵌顿、胆道蛔虫症、十二指肠乳头水肿或狭窄、Oddi括约肌痉挛可引起梗阻。梗阻后胆汁逆流入胰管，使胰酶活化，从而引起胰腺组织坏死，产生急性胰腺炎。

2. 过量饮酒和暴饮暴食 酒精能直接损伤胰腺，又能间接刺激胰液分泌，还可引起十二指肠乳头水肿和Oddi括约肌痉挛，这些均能造成胰液和胆汁引流受阻，从而激活胰酶引起胰腺“自我消化”（autodigestion）。暴饮暴食往往促使胰液过度分泌，若同时伴有胰管部分梗阻，则更易导致急性胰腺炎发生。

3. 十二指肠液反流 十二指肠憩室、环状胰腺、十二指肠炎性狭窄、胰腺钩突部肿瘤等因素均能引起十二指肠压力增高，可造成十二指肠液向胰管内反流，其中的肠激酶又可激活胰液中各种酶，从而导致急性胰腺炎的发生。

4. 创伤　上腹部手术或损伤，特别是经 Vater 壶腹的操作，如 ERCP 和内镜经 Vater 壶腹胆管取石术等，均可能直接或间接损伤胰腺组织而并发胰腺炎。

5. 其他因素　低血压、心肺旁路、动脉栓塞等因素均可造成胰腺血循环障碍而发生急性胰腺炎；其他还有感染因素、药物因素，以及与高脂血症、高钙血症、妊娠有关的代谢、内分泌和遗传因素等。此外，少数胰腺炎病人找不出明确的发病原因，被称为特发性急性胰腺炎（idiopathic acute pancreatitis，IAP）。

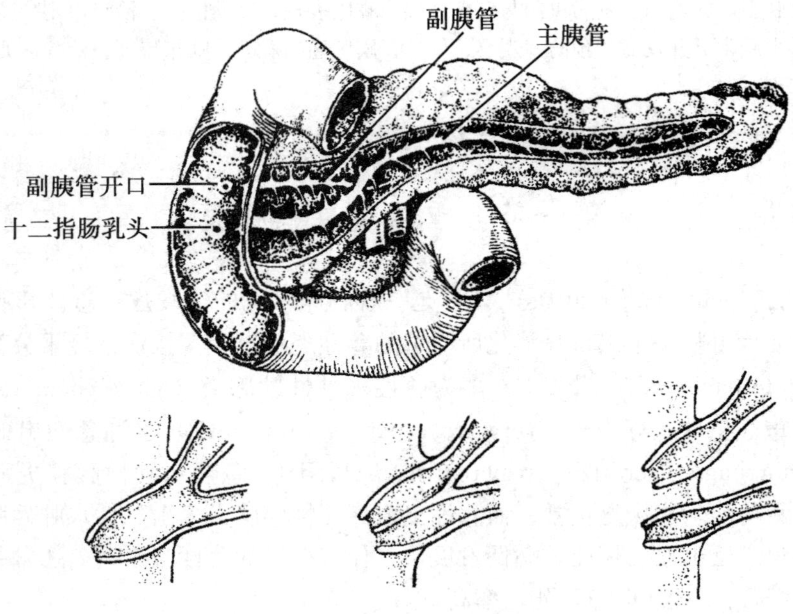

图 2-20-1　胰管的解剖关系

【发病机制与病理生理】

急性胰腺炎的发病机制有很多因素参与，如胰酶引起胰腺组织的自身消化、胰腺血循环障碍及毛细血管壁通透性变化、氧自由基的作用、内毒素等。

正常时胰腺腺泡细胞分泌的消化酶并不能引起自身消化，这是由于：①胰管上皮外有黏多糖保护；②大部分胰酶以不激活的胰酶原存在；③血液和胰液中含有少量胰酶抑制物可抑制少量已被激活的胰酶；④胰腺腺泡细胞具有阻止胰酶进入细胞的作用。

当上述防御机制被破坏，如胆汁和十二指肠液逆流入胰管，胰管内压升高，使腺泡破裂，胰液外溢，胰酶被激活消化胰腺组织，胰腺发生充血、水肿及急性炎症反应，为轻症急性胰腺炎。

若胰腺局部梗阻因素未及时解除，病变进一步发展，或发病初期即有胰腺细胞的大量破坏，胰腺可发生广泛的自身消化。最先被激活的是胰蛋白酶（trypsin），其本身不仅具有消化蛋白质的作用，而且还成为始动因素激活以下多种胰酶：①糜蛋白酶（chymotrypsin）：是一种强有力的蛋白水解酶，消化蛋白组织；②磷脂酶 A（phospholipase A）：可使逆流胆汁中的卵磷脂转变为具有细胞毒性的溶血卵磷脂，导致胰腺组织细胞死亡；③弹力纤维酶

(elastase)：分解血管壁弹力纤维可造成血管严重损伤，使胰腺出血和坏死；④脂肪酶（lipase)：将脂肪分解成脂肪酸后，与钙离子结合形成脂肪酸钙，即皂化斑，可使血钙降低等。上述病理生理改变导致胰腺和胰周组织广泛出血和坏死，包括被膜下有出血斑甚或血肿。腹腔和腹膜后形成血性腹水，大小网膜、肠系膜、腹膜后脂肪组织发生溶解形成皂化斑，浆膜下多处出血或血肿形成，甚至胃肠道出现水肿、出血等改变。此时则为重症急性胰腺炎。

重症急性胰腺炎可继发多种并发症。最常见的并发症是休克，这是由于胰酶、组织坏死、感染中毒等促使大量血管活性物质释放，加上腹腔和腹膜后渗出大量液体，以及麻痹的肠腔内液体积聚、大量呕吐等均可使血容量锐减；其次是继发化脓性感染，感染可以是胆源性和/或肠源性，肠道革兰氏阴性杆菌或厌氧菌等可引起化脓性腹膜炎、胰周组织脓肿和脓毒症等；在休克和感染的情况下，可继发急性呼吸窘迫综合征（ARDS)、急性肾衰竭（ARF)、胰性脑病等多器官功能障碍。若急性炎症被控制后，部分病人尚可形成胰腺假性囊肿（pancreatic pseudocyst，PPC)，也可转变为慢性胰腺炎（chronic pancreatitis，CP）等。

【病理】

程度不同的水肿、充血、出血和坏死是急性胰腺炎的基本病理改变。

1. 水肿性胰腺炎　多局限在体尾部。胰腺肿胀变硬，充血，被膜紧张，其下可有积液。显微镜下可见腺泡和间质水肿，炎性细胞浸润，伴有轻度出血及局灶性坏死。及时解除病因，则炎症较易消退。

2. 出血坏死性胰腺炎　胰腺发生严重的自身消化，导致胰腺实质广泛出血和坏死。胰腺除有水肿外，被膜下有出血斑甚或血肿，腺体可见大片出血、坏死灶，呈暗紫色、灰黑色，严重者整个胰腺变黑，失去腺体轮廓，分叶结构模糊。腹腔内有血性腹水或血性混浊渗液；大小网膜、肠系膜、腹膜后的脂肪组织发生溶解坏死，形成皂化斑；浆膜下多处出血斑或血肿。显微镜下可见胰腺内脂肪坏死和腺泡破坏，腺泡小叶结构模糊不清。间质小血管壁也有坏死，呈片状出血，炎性细胞浸润。其病理演变极为凶险。

【临床表现】

1. 腹痛　突发上腹剧痛是本病最主要的症状。常在饱餐和饮酒后突然发作，腹痛呈持续性、刀割样剧痛，多位于左上腹，并向左肩和左腰背部放射；胆源性胰腺炎腹痛通常由右上腹逐渐向左侧转移；病变累及全胰时，疼痛范围较宽并呈束带状向腰背部放射，一般镇痛剂不能使疼痛缓解。腹痛系胰腺包膜肿胀、胰胆管梗阻和痉挛、腹腔内化学性物质刺激所致。

2. 腹胀　与腹痛同时存在。由腹腔神经丛受刺激产生肠麻痹引起。早期为反射性，继发感染后为腹膜后炎症刺激产生的麻痹性肠麻痹，腹膜后炎症越严重，腹胀越明显。病人可停止自肛门排便、排气。

3. 恶心、呕吐　常与腹痛伴发。早期呕吐剧烈而频繁，呕吐物为胃十二指肠内容物，呕吐后腹痛并不减轻。随病情发展，麻痹性肠梗阻发生后病人除明显的腹胀外，可出现持续性呕吐。

4. 腹膜炎体征　急性水肿性胰腺炎压痛多只局限于上腹部，常无明显肌紧张。急性出血坏死性胰腺炎压痛明显，并有肌紧张和反跳痛，范围较广。移动性浊音多为阳性。肠鸣音减弱或消失。

5. 发热和黄疸　胰腺出血坏死伴感染时，出现持续性高热；合并胆道感染常伴有寒战和高热；胆石嵌顿或胰头肿大压迫胆总管可伴有黄疸。

6. 休克　早期主要由低血容量引起，后期继发感染使休克难以纠正。病人表现为神志淡漠、面色苍白、脉搏细速、血压下降、呼吸加快、四肢湿冷和尿少等。

7. 其他　①皮下出血：少数严重病人在起病后数天内出现。其发生机制为：外溢的胰液经腹膜后途径渗入皮下，溶解皮下脂肪，使毛细血管破裂出血所致。表现为腰部、季肋部和下腹部皮肤出现大片青紫色瘀斑，称 Grey-Turner 征；若出现在脐周，称 Cullen 征。②呕血和便血：在消化道出血时出现。③手足抽搐：由血钙降低引起。④呼吸困难和发绀：伴有急性呼吸窘迫综合征时出现。⑤感觉迟钝、意识模糊、昏迷：为胰性脑病（pancreatic encephalopathy，PE）所引起的中枢神经系统症状。⑥血糖升高：早期为应激反应；后期可因胰岛细胞破坏，胰岛素分泌不足所致。

重症急性胰腺炎的病程归纳为三个阶段：①急性反应期：自发病至 2 周左右，此期常出现休克、ARDS、ARF 及胰性脑病等并发症；②全身感染期：2 周～2 个月左右，以全身细菌感染、深部真菌感染或双重感染为主要临床表现；③残余感染期：时间为 2～3 个月或更长，主要临床表现为全身营养不良，可有腹膜后感染，伴有胰瘘或肠瘘。

【诊断要点】

1. 症状和体征　进高脂肪餐或暴食史后，突发左上腹剧烈疼痛，伴有呕吐。若出现休克并有明显腹膜刺激征，或有多器官功能障碍的临床表现，应考虑为重症急性胰腺炎，但明确诊断需进行如下检查。

2. 实验室检查

（1）胰酶测定：胰腺发生病变时各种胰酶可释放进入血循环，而血清、尿淀粉酶检查具有较高的灵敏度，是临床最常用的诊断方法。①淀粉酶（amylase）。血清淀粉酶：在发病 2 小时后开始升高，24 小时达高峰，4～5 天后逐渐降至正常，正常值为 40～180U/dl（Somogyi 法），＞500U/dl 有诊断价值。尿淀粉酶：在发病 24 小时后开始升高，48 小时达高峰，下降缓慢，1～2 周后恢复正常，正常值为 80～300U/dl（Somogyi 法），若尿淀粉酶值超过正常值 2 倍以上有诊断价值。腹腔液淀粉酶：诊断性腹腔穿刺（diagnostic abdominal paracentesis）适用于有腹膜炎体征而诊断有困难者，穿刺抽出血性渗出液，所含淀粉酶值高对诊断很有帮助，若穿刺液的淀粉酶值明显高于血清淀粉酶水平，表示胰腺炎严重。淀粉酶值愈高诊断正确率越高，但升高的幅度和病变严重程度不成正相关。严重的重症急性胰腺炎病人，由于胰腺腺泡广泛破坏，淀粉酶生成减少，其值反而不升高。②血清脂肪酶：正常值 23～300U/L，明显升高也是较客观的诊断指标。

（2）血清钙测定：能反映病情的严重性和预后。低血钙出现于起病后 2～5 天。当血清钙降低至 1.75 mmol/L（7mg/dl）以下时，病人的死亡率很高。

（3）其他检查项目：白细胞升高，高血糖，肝功能异常，血气分析及 DIC 指标异常均有助于诊断。

3. 影像学检查

（1）腹部 B 超：首选的影像学检查方法。可见胰腺肿大和胰周液体积聚。胰腺出现粗大的强回声提示有出血、坏死的可能。此外，腹部 B 超还有助于了解胆道有无结石、扩张等病变。

（2）胸、腹部 X 线平片：常规检查方法。胸片可见左肺下叶不张，左侧膈肌抬高，左侧胸腔积液等。腹部平片可见十二指肠、横结肠充气扩张。

（3）腹部增强 CT：对诊断重症急性胰腺炎很有价值。胰腺在弥漫性肿大的基础上出现质地不均、液化和蜂窝状低密度区，可判断为胰腺坏死。同时腹部增强 CT 还可显示胰周组织的病变。对胰腺脓肿和假性囊肿等并发症同样有诊断价值。

4. 严重度分级　急性胰腺炎的严重程度可根据危重病评分系统（APACHE-Ⅱ）（详见第六章框 1－6－2）和 CT 严重程度指数（CT severity index，CTSI）（框 2－20－1）进行评估。

（1）危重病评分系统（APACHE-Ⅱ）：重症急性胰腺炎的 APACHE-Ⅱ评分≥8 分。该系统可及时发现其他脏器功能变化，有助于及时治疗和判断预后。

（2）CT 严重程度指数（CTSI）：是 Balthazar 分级（Balthazar grade）的 CT 等级分和胰腺的坏死分数（necrosis score）二部分之和。重症急性胰腺炎的 CTSI ≥Ⅱ级。其中 72 小时内经充分体液复苏，仍出现脏器功能障碍的Ⅱ级重症急性胰腺炎属于暴发性急性胰腺炎（fulminant acute pancreatitis，FAP）。

框 2－20－1　CT 严重程度指数

1. Balthazar 分级

等级	CT 表现	CT 等级分
A	正常的 CT	0
B	胰腺局灶性或弥漫性肿大	1
C	胰腺异常伴胰周炎症	2
D	胰周有单发性积液区	3
E	胰周有 2 个或多个积液、积气区	4

2. 坏死分数

坏死百分比	分数
无坏死	0
0～30％坏死	2
30％～50％坏死	4
＞50％ 坏死	6

3. CT 严重程度指数（CTSI）

CTSI＝Balthazar 分级＋胰腺坏死程度

严重度分三级：Ⅰ级为 0～3 分；Ⅱ级为 4～6 分；Ⅲ级为 7～10 分；Ⅱ级以上为重症。

后果	Ⅰ级	Ⅱ级	Ⅲ级
并发症	8％	35％	92％
死　亡	3％	6％	17％

【治疗原则】

对重症急性胰腺炎的治疗方法，一直存有争议。目前对急性胰腺炎均强调采取“个体化”的综合治疗。非手术治疗是急性胰腺炎的治疗基础。非胆源性胰腺炎，当坏死未继发感染时应非手术治疗。对暴发性急性胰腺炎、继发性胰腺感染、合并胆道疾病及诊断不明又不能除外其他急腹症的病人应适时手术治疗。对胆源性胰腺炎有胆道梗阻者，应急诊解除梗阻；无梗阻者则先非手术治疗，待胰腺炎症控制后手术或内镜去除病灶。

在病程中，①急性反应期：重点纠正血流动力学改变，营养支持，预防休克、ARDS、ARF 等严重并发症；②全身感染期：除加强抗感染和全身支持外，积极引流腹腔内感染灶；③残余感染期：继续强化全身支持，有残腔者尽早扩创引流。

（一）非手术治疗

1. 禁食、胃肠减压　持续胃肠减压可防止呕吐、减轻腹胀，减少胰酶和胰液分泌，使胰腺得到休息。

2. 补液、防治休克　静脉输入晶体液、血浆等，适当补充低分子右旋糖酐，预防和纠正血容量不足及水、电解质和酸碱失衡，以维持循环稳定，改善微循环。

3. 镇痛和解痉　给予镇痛药，如哌替啶等，禁用吗啡，以免引起 Oddi 括约肌痉挛；同时给予解痉药，如阿托品等。

4. 抑制胰腺分泌和抑制胰酶作用　H_2 受体阻滞剂（如西咪替丁）可间接抑制胰腺分泌；生长抑素如善宁，抑制胰腺的内分泌和外分泌；抑肽酶、加贝脂等有一定的抑制胰蛋白酶的作用。

5. 营养支持　重症急性胰腺炎病人一般较长时间不能进食，且机体处于高分解代谢状态，其能量消耗比基础值增高约 50%，再加上大量体液渗出，病人处于负氮平衡状态，应加强营养支持。早期禁食，完全胃肠外营养（TPN），病情稳定后可给予肠内营养（EN）。有报道提出，重症急性胰腺炎可实施早期肠内营养，以维持和改善肠道黏膜细胞结构和功能的完整性，防止肠道细菌移位和肠源性感染（gut-derived infection）。

6. 抗生素的应用　尽早应用。重症急性胰腺炎病人常存在胰腺坏死组织继发感染或并发胰周组织脓肿，应给予足量抗生素。选择对致病菌敏感且能透过血胰屏障的广谱抗生素，如喹诺酮类、亚胺培南等；厌氧菌感染选用甲硝唑；深部真菌感染可选用氟康唑或两性霉素 B。

7. 腹腔灌洗（peritoneal lavage，PL）　腹胀严重、腹腔大量积液病人用平衡液或生理盐水进行腹腔灌洗，目的是减轻腹胀，将富含胰酶和各种有害物质的腹腔渗出液清除出体内，以减少这些渗出液对机体组织的损害。

8. 防治多器官功能障碍

（1）休克和心力衰竭：若病人出现低血压，周围循环不良，平均动脉压＜70 mmHg (9.33kPa)，心率增快等循环衰竭症状，应在补充血容量的基础上，正确使用血管活性药物；同时放置 CVP 或 Swan-Ganz 漂浮导管进行血流动力学指标的监测，以保证血流动力学的平稳。并留置导尿，观察每小时尿量。

（2）急性呼吸窘迫综合征（ARDS）：临床表现以进行性呼吸困难和顽固性低氧血症为特征。应特别重视早期 ARDS 的诊治，给予吸氧，必要时使用呼吸机辅助呼吸等。

（3）急性肾衰竭（ARF）：若病人出现少尿甚至无尿，血中尿素氮、肌酐呈进行性升高，应按急性肾衰竭抢救，必要时作血液透析治疗。

（二）手术治疗

1. 目的　在综合性非手术治疗的基础上，手术清除坏死组织及含有胰酶和毒素的渗液，以阻断炎症和坏死的过程；处理胆道病变，去除原发病灶；防治脓毒症。

2. 手术方法

(1) 清除坏死组织：是针对胰腺实质坏死的一种手术方法。彻底清除胰腺和胰周坏死组织，但需保留仍然存活的胰腺组织。

(2) 灌洗引流：由于术后胰腺组织可继续坏死，因此，术中清除坏死组织后，必须在胰床、胰周、腹腔和盆腔深部放置附有滴水管的双套管负压吸引，进行有效的灌洗与引流。术后每日用 4 000～20 000ml 液体灌洗，继续冲洗并吸出渗液和坏死组织；还可在开放伤口内置多根引流管，或盐水纱条引流。必要时可再次手术清除坏死组织。

(3) 术中造瘘：系指胃造瘘、空肠造瘘，以及必要时胆道引流。由于重症急性胰腺炎病人一般都有较长期的胃潴留和局限或广泛的肠麻痹，在术中应常规放置胃造瘘管，避免长期经鼻胃管作胃肠减压。并在术中放置空肠造瘘管，留待肠道功能恢复时提供肠内营养，这样不但可以避免与 PN 相关的并发症，更有利于维护肠道功能。对伴有胆道疾病病人应作胆总管探查，并常规放置 T 管引流。

3. 并发症的处理

(1) 出血：是术后较常见的并发症。①重症急性胰腺炎可使胃肠道黏膜防御能力减弱，易引起应激性溃疡出血。一般无需手术治疗，主要用 H_2 受体拮抗剂和抗酸药物预防和治疗，同时可应用冰盐水加血管收缩剂配制的溶液作胃内降温灌注治疗，以达到止血目的。②手术后残留的坏死组织感染可侵蚀邻近脏器组织（胃、十二指肠、结肠等）和胰腺本身，造成局部糜烂、溃疡引起出血，严重时可并发脏器穿孔。需手术止血，将周围感染的坏死组织彻底清除，并放置附有滴水管的双套管负压吸引，进行有效的灌洗与引流。

(2) 胰瘘（pancreatic fistula，PF）：大部分重症急性胰腺炎病人经引流或切除手术后，遗留有胰瘘，多数病人可在 3～6 个月内自行愈合。少数不能自行愈合者，需作窦道造影，以显示窦道的行径及有无残腔的存在，同时了解窦道是否与脏器相通，6～8 个月以后仍不愈合者，需手术治疗。

(3) 肠瘘（intestinal fistula，IF）：肠瘘是重症急性胰腺炎术后常见的并发症。其原因：①胰腺和胰外坏死组织感染侵犯肠管，如胰头部组织坏死常引起十二指肠瘘，胰体、胰尾部坏死易引起空肠第一段和结肠脾曲瘘。②腹腔灌洗引流管机械性压迫可产生医源性肠瘘。治疗上一般先非手术治疗，将瘘口与敞开的创口隔开，局部可用 0.3%乳酸溶液持续灌洗，瘘口可愈合。对经久不愈的肠瘘，在病人病情较稳定后再进行手术。

第二节　胰腺癌和壶腹周围癌

一、胰腺癌

胰腺癌（pancreatic cancer）通常指胰外分泌腺癌（exocrine pancreatic cancer），是一种较常见的恶性肿瘤，其发病率有明显增高的趋势。好发年龄为 40～70 岁，男女之比为 1.3∶1。多数病人发现时已属晚期，手术切除率较低，预后差。本节重点介绍胰头癌。

【病因】

病因尚未完全明了，一般认为主要与下列因素有关：

1. 吸烟　是唯一肯定的易患因素。机制可能为：烟草中特异性致癌物质N-亚硝酸盐随肝脏分泌的胆汁进入胆道，再反流入胰管，或随血流入胰腺。

2. 饮食不合理　研究表明，血液中胆固醇和游离脂肪酸增高，可抑制免疫而削弱机体的防御功能。另外，高脂肪、高蛋白饮食可使胆汁分泌增多，胆汁中的胆盐和脂肪酸在肠道厌氧菌的作用下可形成致癌物质，易导致胰腺癌的发生。

3. 饮酒　酒精对胰腺细胞有毒性作用，易使细胞恶变；同时，酗酒影响肝脏的排毒功能，在一定程度上也增加胰腺癌发生的危险。

4. 咖啡　咖啡可抑制DNA修复并在DNA复制完成前诱导有丝分裂过程，是其致癌的主要原因。

5. 遗传因素　有胰腺癌家族史的病人，17%存在BRCA2突变，这可能是胰腺癌最重要的基因突变。

【病理】

好发于胰头部，占胰腺癌的70%～80%，胰体次之，胰尾部更少；有的胰腺癌头、体、尾部均有，属弥漫性病变或多中心性病变。肿瘤呈灰白色，多向胰腺表面隆起，形成结节，界限不清。90%的胰腺癌为导管细胞腺癌，少见黏液性囊腺癌和腺泡细胞癌。

【临床表现】

1. 上腹疼痛、不适　常为首发症状。胰头癌多偏于右上腹。病人早期因胰液和（或）胆汁排空不畅，可出现短时上腹不适或隐痛、钝痛、胀痛；晚期胰管和（或）胆管完全梗阻后，腹痛昼夜不息，餐后加重；出现顽固性腰背部疼痛提示癌肿已侵犯腹腔神经丛。

2. 黄疸　是胰头癌最突出的临床表现。黄疸呈持续性且进行性加深，伴皮肤瘙痒，完全梗阻时大便色淡呈陶土色。

3. 消化道症状　不具有特异性，包括食欲减退、腹胀、消化不良、腹泻或便秘；部分病人可出现恶心、呕吐；晚期癌肿侵及十二指肠可有消化道出血等。

4. 消瘦、乏力　病人因食欲不佳、消化不良、睡眠不足和癌肿消耗等，短时期内体重明显减轻、消瘦、乏力，晚期呈恶病质。

5. 其他　晚期可扪及上腹部肿块，质硬而固定。部分病人出现腹水、发热等症状。

【辅助检查】

1. 实验室检查

（1）血清生化学检查：可有血、尿淀粉酶一过性升高，空腹或餐后血糖升高，糖耐量试验有异常曲线。胆道梗阻时，血清胆红素升高等。

（2）免疫学检查：目前应用最为广泛的是CA19-9和CEA，尤其CA19-9是诊断胰腺癌迄今报道敏感性最高的标记物。①糖类抗原19-9（carbohydrate antigen 19-9，CA19-9）：大部分胰腺癌病人血清CA19-9明显升高，其敏感性和特异性均可达90%以上。故CA19-9最常用于胰腺癌的辅助诊断和术后随访。②癌胚抗原（carcinoembryonic antigen，CEA）：血清CEA升高见于包括胰腺癌在内的多种脏器肿瘤和非肿瘤疾病，因缺少特异性不能单独作为肿瘤的筛选指标。③其他抗原：胰胚抗原（POA）、胰腺癌特异抗原（PaA）及胰腺癌相关抗原（PCAA）可不同程度增高，但不及CA19-9敏感。

2. 影像学检查　胰头癌重要的检查方法。

（1）B超：首选检查方法。对大于2 cm的胰腺癌有较高的检出率。具有无创、简便等优点。

(2) 内镜超声 (EUS)：可显示胰腺癌的浸润深度、范围及有无淋巴结转移。因探头距胰腺较近，可探测到 1 cm 的小胰腺癌。目前认为 EUS 是诊断小胰腺癌极为重要的方法。有学者曾比较几种影像诊断方法对胰腺癌的显示能力：其中病变小于 2 cm 的小胰腺癌的发现率：EUS 100%，B 超 29%，ERCP 57%，CT 29%。

(3) CT：胰腺区动态薄层增强扫描的诊断准确性高于 B 超，同时对判定肿瘤可切除性具有重要意义。

(4) 磁共振胆胰管造影 (MRCP)：通过 MR 水成像技术显示胆管和胰管。具有无创性、不插管、不用造影剂、定位准确、无并发症等优点。胰头癌多表现为胰胆管截断征 (truncated form) 或胆总管鼠尾状狭窄 ("rat-tail" form)，病变以远胰胆管不同程度扩张。国内外有学者提出"四管征" (four-duct-sign) 可作为胰头癌的特异征象，"四管征"是指胰腺癌时近端扩张的胰胆管和梗阻端以远管径扩张程度稍小的末端胰胆管同时显影而出现四个各自独立的高信号管状影。

(5) 经内镜逆行胰胆管造影 (ERCP)：可显示胆管和胰管近壶腹侧影像或肿瘤以远的胆、胰管扩张的影像。但 ERCP 有引发急性胰腺炎、胆道感染的危险。

(6) 正电子放射断层扫描 (positive emission tomography，PET)：用^{18}氟标记的荧光脱氧葡萄糖 (^{18}F－FDG) 注入体内，由于恶性肿瘤细胞消耗葡萄糖大于正常组织，故肿瘤细胞内有高于正常组织的^{18}F－FDG 聚集，^{18}F－FDG 发射出正电子，在其湮没过程中产生的光子可被 X 线断层摄影记录。采用定量或半定量方法计算胰腺癌组织中的^{18}F－FDG 含量，有助于胰腺癌与慢性胰腺炎的鉴别诊断。

【治疗原则】

1. 手术治疗　手术切除是治疗胰头癌的有效方法。未发生远处转移的胰头癌，均应争取手术切除，并辅以化疗等综合治疗。

(1) 胰头十二指肠切除术 (pancreatoduodenectomy)：由美国著名外科学家 Whipple A. O. 在 1935 年首创，故又称 Whipple 手术 (whipple procedure)。为胰头癌、胆总管下段癌、十二指肠乳头癌的标准术式。手术包括整块切除胰头、远端胃、十二指肠、胆囊、远端胆总管、近端空肠和局灶淋巴结，之后进行胰腺空肠吻合、空肠胆总管吻合和胃空肠吻合。适用于胰头癌无远处转移者 (图 2－20－2)。

(2) 保留幽门的胰头十二指肠切除术 (pylorus-preserving pancreatoduodenectomy，PPPD)：该术式近年来在国外较多采用。与 Whipple 手术相比，对术后生存率并无影响。该术式优点在于简化了手术操作，缩短了手术时间，保留了胃的消化贮存功能，避免了行胃大部切除相关的并发症。适用于幽门上、下淋巴结无转移，十二指肠切缘无癌细胞残留者。

(3) 姑息性手术：胆肠吻合术解除胆道梗阻，胃空肠吻合术解除或预防十二指肠梗阻。

2. 化学药物治疗　常作为胰腺癌的辅助和姑息性治疗。传统常用 5－氟尿嘧啶 (5－FU)、丝裂霉素 (MMC) 单药或二者＋顺铂 (ADM) 联合用药 (MFA 方案)，效果均不理想。最新研究表明，应用健择 (吉西他滨，gemcitabine) 单药化疗的疗效明显优于传统化疗，联合用药较单药更具有优势，吉西他滨已成为晚期胰腺癌一线化疗的首选药物。数据显示由吉西他滨、多西紫杉醇 (taxotere) 和卡培他滨 (capecitabine，xeloda) 联合的 GTX 方案对已发生转移的进展期胰腺癌有较好疗效，给晚期胰腺癌病人带来了新的希望。

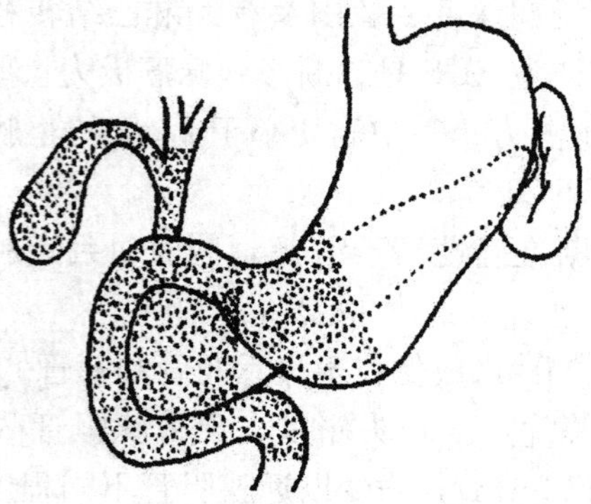
(1) 带点区示意整块切除范围

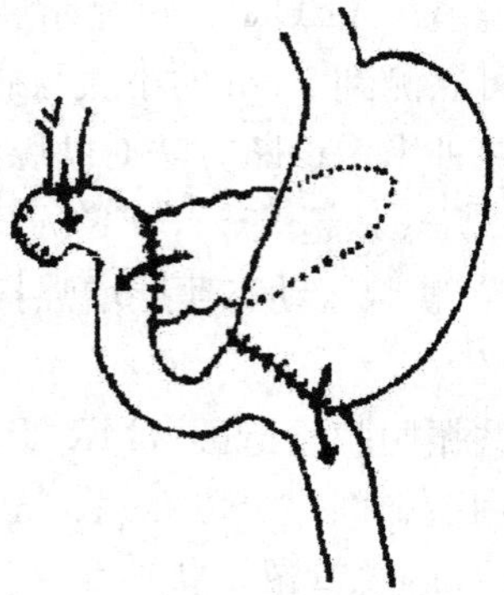
(2) 胆胰胃肠重建的术式

图 2-20-2 Whipple 胰头十二指肠切除术

3. 放射治疗 近年来，随着术中放射治疗及在 CT 精确定位下作治疗计划的多野体外放疗的开展，放射治疗已成为胰腺癌治疗的主要手段之一。

二、壶腹周围癌

壶腹周围癌（periampullary cancer）是指壶腹癌、胆总管下端癌和十二指肠腺癌。这些来源不同的肿瘤，由于所在位置靠近，有着类似的临床表现，手术时也常一并切除，故作为一个类型，统称为壶腹周围癌。

【诊断要点】

常见临床症状为黄疸、消瘦和腹痛，此外尚有因胆汁淤滞引起的肝及胆囊肿大等症状。由于肿瘤易阻塞胆管和/或胰管开口，较胰头癌更早引起黄疸和消化不良。此外，腹痛通常不重，故凡出现进行性且近乎无痛性黄疸、肝及胆囊肿大等应疑为本病，并通过与胰头癌相似的实验室和影像学检查，作出本病的诊断和与胰头癌的鉴别。

【治疗原则】

早期行 Whipple 手术或 PPPD，其手术切除率及生存率明显高于胰头癌。5 年生存率可达 40％～60％。

第三节 胰腺疾病围手术期护理

【护理评估】

1. 病人有无焦虑、恐惧等情绪表现，对疾病的认知程度、心理反应、有何要求，对各种治疗、护理的配合程度，病人社会支持情况。

2. 胰腺炎病人有无胆道疾病、酗酒、饮食不当、腹部手术、胰腺外伤、感染和用药等诱发因素；胰腺癌病人有无吸烟、饮食不合理、饮酒、饮用咖啡和遗传等诱发因素。

3. 病人的生命体征、意识、皮肤黏膜色泽、肢体温度、尿量，有无休克及其程度，有无心、肺、肝、肾等器官功能障碍发生。

4. 病人腹痛性质、程度、时间及部位；有无黄疸、消瘦；有无消化道症状如呕吐、食欲减退、腹胀、消化不良、腹泻或便秘等。

5. 病人的腹部体征，尤其胰腺炎病人有无腹膜刺激征及肠鸣音变化；胰腺癌病人有无肿块和腹水。

6. 病人营养状况、食欲、体重减轻情况，饮食与消化吸收程度，大便次数、性状有无改变。

7. 病人实验室和特殊检查的结果。

8. 病人经历的手术名称、术中情况。

9. 病人术后生命体征等病情观察的结果，术后恢复情况，有何不适。

10. 病人术后自理能力，据此选择恰当的护理系统予以帮助，并及时评价效果。

11. 病人有无并发症，如有无继发感染（胰腺炎所致化脓性腹膜炎、胰周组织脓肿和脓毒症等）、出血、胰瘘、肠瘘等，并及时评价处理效果。

12. 出院前病人的心理反应。病人及家属对疾病相关知识和康复期保健知识的掌握程度。

【护理诊断/护理问题】

1. 焦虑、恐惧　与重症胰腺炎症、惧怕癌症、病人担忧预后有关。

2. 舒适改变（疼痛）　与胰腺及周围组织炎症，手术创伤，癌症有关。

3. 有体液不足的危险　与胰腺炎性渗出、出血、呕吐、禁食等有关。

4. 营养失调（低于机体需要量）　与胰腺炎引起恶心、呕吐、禁食、应激等，癌症引起食欲减退、消化不良、肿瘤消耗等有关。

5. 潜在的危险性伤害　与放置多种引流管相关的并发症有关。

6. 潜在并发症　①休克；②多器官功能障碍综合征；③感染；④出血；⑤胰瘘；⑥肠瘘。

【护理措施】

1. 心理护理

（1）重症急性胰腺炎病人由于发病突然，病情危重，疼痛剧烈，又多在重症监护病房治疗，常会产生恐惧和焦虑情绪。应为病人提供一个较安静舒适的环境，护士应与病人多进行语言和非语言的交流，耐心解答病人的问题，鼓励病人诉说，讲解有关疾病知识和治疗护理措施；动员其社会支持力量，使病人获得更多的关心和帮助，以消除不良情绪，提高病人的适应性水平，从而更好地配合治疗和护理。

（2）胰腺癌好发于40～60岁，大多数病人已事业有成或正待安享天伦之乐之时，很难接受癌症诊断，常会出现否认、悲哀、畏惧和愤怒情绪（如为什么偏偏是我?），甚至拒绝接受治疗，家属也会出现焦虑、绝望情绪，并感束手无策。护士应始终持同情、理解的态度，每次检查及护理前给予解释，尊重病人心理调适的过程，创造舒适的休息环境，减轻和控制症状，增加病人的生活乐趣，尽量维持病人对治疗和生活的希望，共同渡过该特殊阶段。

2. 疼痛护理

（1）重症急性胰腺炎病人应：①保持环境安静，卧床休息。②禁食、胃肠减压，以减少胰腺的分泌。③遵医嘱给予阿托品及盐酸哌替啶镇痛，必要时可在4～8小时后重复使用。解痉药可解除胆管和胰管的痉挛，抑制胃及胰腺分泌。④了解病人腹痛是否减轻。协助病人变换体位，将膝盖弯曲以靠近胸部使腹壁放松缓解疼痛。

（2）疼痛给癌症病人带来极大的痛苦，故应在病人疼痛加剧前应用镇痛剂，并注意防止意外事件的发生。

3. 维持水、电解质平衡和血流动力学稳定　重症急性胰腺炎病人在胰床周围、腹腔和胃肠道内丢失大量体液，加上频繁呕吐、禁食和胃肠减压等，可致水、电解质失衡和低血容量性休克。早期应及时补充液体和电解质，必要时可输入血浆或全血，根据病人脱水程度、年龄和心功能，调节输液速度。

应密切观察病人生命体征、神志、皮肤黏膜状况，必要时留置导尿并观察每小时尿量，准确记录 24 小时出、入水量。观察中若发现病人出现烦躁不安、面色苍白、四肢湿冷、脉搏细弱、血压下降、少尿或无尿时，常提示已发生休克，应及时通知医生，并协助共同处理。

4. 维持足够营养需要量

(1) 重症急性胰腺炎病人发病早期应予禁食和胃肠减压，避免因进食而促使胰液分泌，加重病情；应向病人解释禁食的重要性，以取得病人的配合。此时需给予 TPN 支持，每 4～6 小时测尿糖 1 次，为调整外源性胰岛素用量提供依据，一般维持尿糖（±）～（+）；作好 TPN 护理，严防导管性脓毒症、高渗性非酮性昏迷等并发症的发生。

术后 2～3 周左右，如病人病情稳定，血、尿淀粉酶恢复正常，肠麻痹消除，可在 PN 的同时，通过空肠造瘘管给予肠内营养（EN），如要素饮食。护理上应注意：①营养液现配现用；②避免营养液被污染；③营养液温度要适宜，一般为 37℃左右；④营养液浓度由低到高，容量由少到多；⑤观察病人有无腹胀、腹痛、腹泻等反应；⑥每次灌注完毕用温开水冲滴管道，以保持清洁和防止堵塞。

在肠外与肠内联合营养支持 1～2 周后，病人无不良反应，可以逐步过渡到全肠内营养，再逐步恢复经口进食。开始进食少量米汤或藕粉，病情稳定后逐渐增加营养，但应限制脂肪食物，因脂肪食物可促使胆汁分泌，胆汁又可促使胰腺分泌各种消化酶，加重病情。

(2) 胰腺癌病人术前应对病人营养状况进行评估，经口给予高蛋白、高热量、低脂和丰富维生素的饮食，必要时肠内、外营养支持或输注白蛋白、血浆等。术后禁食、胃肠减压期间静脉补充营养，肠功能恢复后逐步恢复饮食。胰腺手术后，胰腺外分泌功能严重减退，应根据病人胰腺功能每天给予消化酶制剂和使用止泻剂。另外，动态监测血糖水平，并应用胰岛素控制血糖在适当水平。

5. 各种引流管护理　重症急性胰腺炎病人术后留置多种引流管，包括胃管、导尿管、腹腔双套管、T 管、空肠造瘘管、胰引流管等。护理上应：①分清每根引流管名称、放置部位及其作用；②将引流管贴上标签后与引流装置正确连接固定，防止滑脱；③保持引流管通畅；④对狂躁或昏迷病人尤应注意不让其拉扯、拽拔导管；⑤防止引流管扭曲、堵塞和受压；⑥定时更换引流瓶、袋；⑦注意无菌操作，防止逆行感染；⑧分别观察记录各引流液的色、质、量。

(1) 双套管护理：①经滴水管（进水管）注入生理盐水稀释腹腔内渗液，用双套管（出水管）及时排除炎性渗出液和其他毒性物质。其中内套管接负压吸引，多孔的外套管可增加引流面积，防止内套管吸引时被周围的组织堵塞，保持吸引通畅。外套管露出皮肤的部分需用纱布覆盖。②保持引流通畅：根据病情调节负压，负压吸引力不宜过大，以免损伤内脏组织和血管。重症急性胰腺炎常有坏死组织脱落，稠厚脓液或血块堵塞管腔，可用 20ml 无菌生理盐水缓慢冲洗，无法疏通时应在无菌操作下更换内套管。③观察并记录 24 小时引流液色、质、量：如引流液呈血性，并有脉搏增快和血压下降，应考虑大血管受腐蚀继发出血可能，须立即通知医生处理，并积极作好紧急手术的准备；如引流液含有胰液或肠液，应考虑胰瘘或肠瘘的可能。④严格无菌操作，每日更换引流瓶，冲洗液现配现用。⑤动态监测引流液的胰淀粉酶值和作细菌培养。⑥加强引流管周围皮肤的保护：局部涂氧化锌软膏，防止胰液腐蚀。

（2）胃、肠造瘘管、胰床引流管护理：除上述引流管一般护理外，①肠蠕动恢复后可经肠造瘘管给予要素饮食，恢复饮食后可拔除胃、肠造瘘管；②胰床引流管待引流液转为无色透明、量逐日减少、胰液培养无细菌生长、腹部无阳性体征时，可予以拔除。

6. 防治继发感染　①监测体温和血白细胞变化，根据医嘱给予抗生素，并评估使用后效果。②预防口腔、肺部和尿路感染。③大量抗生素应用易并发真菌感染，可作血、尿、引流液等的真菌培养，有助于诊断。④如病人体温大于 38.5℃，应补充适量液体，调节室温，物理降温，必要时可予药物降温；出汗多时及时擦干汗液，更衣保暖。

7. 维持有效呼吸型态　①观察病人呼吸型态，根据病情监测血气分析；②如无休克，协助病人取半卧位，以利于呼吸；③保持呼吸道通畅，协助病人翻身、拍背，鼓励病人深呼吸、有效咳嗽、咳痰；④给予雾化吸入，每日 2 次，每次 20 分钟；⑤鼻导管吸氧 3L/min；⑥如发现病人出现严重呼吸困难及缺氧症状，应气管插管或气管切开，应用呼吸机辅助呼吸。

8. 急性肾衰竭病人的护理　详细记录每小时尿量、尿比重，24 小时出、入水量。如尿量＜30ml/h、血清肌酐＞120μmol/L，遵医嘱静脉滴注碳酸氢钠，应用利尿剂，以减轻酸中毒和改善肾功能。必要时血液透析等，防治肾衰竭。

9. 术后出血的预防和护理　按医嘱给予止血药物，定时监测血压、脉搏，观察病人的排泄物、呕吐物色泽，病人有无出血倾向。如胃肠道出血，应积极处理。

10. 肠瘘、胰瘘的护理　肠瘘和胰瘘是严重并发症，死亡率高。除加强全身营养支持和抗感染外，应加强局部灌洗引流，还应保护好瘘口周围皮肤，如保持瘘口周围皮肤干燥，或涂以氧化锌软膏，防止消化液对皮肤腐蚀等。

11. 生活支持　①术后早期提供全部补偿系统，做好皮肤护理、头发护理、口腔护理及各种引流管的护理；②定时协助病人翻身，做床上被动锻炼，教会病人四肢肌肉收缩等主动锻炼；③在病情稳定，病人活动耐受力增加的情况下，给予部分补偿系统。鼓励病人在固定好引流管后下床活动，说明其意义。

12. 出院健康教育　避免情绪激动，保持良好精神状态。

（1）重症急性胰腺炎：①帮助病人及家属正确认识胰腺炎易复发的特性，强调预防复发的重要性。②积极治疗胆道结石，防止再次诱发胰腺炎。③告知病人饮酒与胰腺炎的关系，并强调戒酒的重要性。④告诉病人维持低脂肪饮食和少量多餐进食方式的重要性。⑤告知病人及家属易引发胰腺炎的药物，指导病人遵医嘱服药，告诉病人服药须知，如药名、作用、剂量、途径、副作用及注意事项。⑥胰腺炎病人在疾病恢复期，应注意腹部体征，如出现左上腹剧烈疼痛应及时就诊。⑦出院后 4～6 周，需避免举重物和过度疲劳。

（2）胰腺癌病人：①术后应均衡饮食，少量多餐，每日宜进餐 5～6 次。②放、化疗期间应定期复查血象、肝功能等，并定期门诊随访。

（顾　沛）

第三篇　外科专科

第二十一章　颅内压增高和脑疝病人的护理

学　习　要　点

颅内压增高病因、类型、临床表现、诊断要点、治疗原则；脑疝临床表现及紧急处理；颅内压增高病人的整体护理。

第一节　颅内压增高病人的护理

成人颅腔是由颅骨构成的半密闭体腔，各人的颅腔容积固定不变。颅腔内容物包括：脑组织、脑脊液（cerebrospinal fluid，CSF）、血液。三者的体积与颅腔容积相适应，使颅内保持着一定的压力，称为颅内压（intracranial pressure，ICP），通常用侧卧位腰椎穿刺时脑脊液的压力来代表，正常颅内压为 70～180 mmH_2O（0.7～1.8kPa），儿童颅内压为 40～100 mmH_2O（0.4～1.0kPa）；当成人颅内压持续高于 200 mmH_2O（2.0kPa）时，即为颅内压增高（increased intracranial pressure）；颅内压增高是神经外科常见临床病理综合征。

【病因】

1. 颅内占位性病变　如各种颅内血肿、肿瘤、脓肿和寄生虫性肉芽肿及其他慢性肉芽肿等病变。

2. 脑体积增加　见于各种原因引起的脑水肿，如颅脑损伤、脑缺血缺氧、中毒等。

3. 脑脊液分泌和吸收失调　如交通性与非交通性脑积水。

4. 颅腔狭小　如狭颅症，由于颅缝早闭、颅腔狭小，限制了脑的正常发育。

5. 脑血流量或静脉压持续增加　如颅内动静脉畸形、恶性高血压等。

【类型】

1. 按不同病因

（1）弥漫性颅内压增高：多由于颅腔狭小或全面性脑实质的体积增加所引起，颅腔内各分腔之间压力均匀地升高，不存在明显的压力差，因此脑组织没有明显的移位。临床所见的弥漫性脑膜炎、弥漫性脑水肿、交通性脑积水等所引起的颅内压增高都属这一类型。这类病人对颅内压增高的耐受力较大，很少引起脑疝，压力解除后，神经功能的恢复也较快。

（2）局灶性颅内压增高：多因颅内有局限的扩张性病变引起。压力先在病灶附近增高后传递到颅内各处，在颅内各分腔之间存在着压力差，引起脑组织移位，如各种颅内占位性病变（血肿、肿瘤、脓肿、肉芽肿等）。病人对这种颅内压增高的耐受力较低，压力解除后，神经功能的恢复较慢且常不完全。

2. 按病变发展的快慢

（1）急性颅内压增高：病情发展很快，见于急性颅脑损伤引起的颅内出血、高血压脑内出血等。

（2）亚急性颅内压增高：病情发展较快，但不如急性颅内压增高那么紧急。颅内压增高的反应较轻或不明显，见于发展较快的颅内病变，如颅内恶性肿瘤、转移性脑瘤、颅内炎症等。

（3）慢性颅内压增高：病情发展慢，可以长期没有颅内压增高的各种反应，见于生长缓慢的良性肿瘤。此外，有一些破坏性或浸润性病变，病变范围虽有增大，但由于它破坏了周围脑组织，使颅腔内容物体积的净增量不显著，因此尽管临床上局灶性症状发展迅速，却不出现或较迟出现颅内压增高的症状。

【临床表现】

1. 头痛　是颅内压增高最常见的症状，以早晨及晚间出现较多，多数位于前额及两颞，向耳后及颈后部扩展。头痛程度随颅内压的增高呈进行性加重，用力、咳嗽、弯腰或低头活动时，常使头痛加重。儿童和老年人的头痛比成年人相对要轻。

2. 恶心、呕吐　常出现于头痛剧烈时，呕吐常呈喷射状，但非喷射性呕吐亦很常见。呕吐虽与进食无关，但较易发生于食后，因此病人常拒食，可导致失水和体重锐减。

3. 视神经乳头水肿（papilledema）　是颅内压增高的特征性体征，但并不是所有的颅内压增高病人都有。早期常不影响视力，表现为视神经乳头充血，边缘模糊不清，中央凹陷消失等，晚期可导致视神经继发性萎缩而出现视力明显减退，甚至失明。

4. 展神经症状　颅内压增高还可压迫一侧或双侧展神经而出现不全麻痹、复视等。持续颅内压增高的病人，可有明显的眼球外展障碍。

5. 意识改变　病人可出现谵妄、呆板、昏睡、昏迷。

6. 生命体征的变化　1900 年，Cushing 通过狗的实验发现增加颅内压可引起血压升高、心动过缓、呼吸抑制等生命体征变化，后被认为是颅内高压的典型表现，称此现象为库欣反应（Cushing's reaction）。

头痛、呕吐、视乳头水肿是颅内压增高的“三主征”，其中视乳头水肿是诊断颅内压增高的重要客观体征。

【诊断要点】

1. 症状和体征　一般在颅内病变尚未引起颅内压增高之前，已有一些症状和体征，通常病人的自觉症状比视神经乳头水肿及头颅 X 线改变出现要早，可出现进行性加剧的头痛、癫痫发作、进行性瘫痪和视力不断减退等。如出现双侧视神经乳头水肿则对诊断有决定性价值。

2. 辅助检查　可确定颅内压是否增高及其增高程度和明确病因。

（1）CT 和 MRI 检查：二种检查方法均无创伤性，病人易于接受。尤其 CT 是诊断颅内占位性病变的首选检查。它能对绝大多数颅内占位性病变作出定位诊断，还有助于定性诊断。

（2）头颅X线摄片：有助于提供颅内压增高的证据，如有颅缝裂开、脑回压迹加深、蛛网膜颗粒压迹增大加深、蝶鞍扩大等征象，但这常在病程已达1个月以上者才可见到。

（3）腰椎穿刺：在取脑脊液作实验室检查的同时测量压力。但对颅内压增高客观体征已很明显的病人进行腰椎穿刺，有促使脑疝形成的危险，应避免进行；脑脊液混浊、白细胞增多者，表示有颅内感染，应作脑脊液细菌培养及霉菌检查；脑脊液黄染或带血应考虑有出血性或外伤性病变。

【治疗原则】

1. 病因治疗　对颅内占位性病变，首先应考虑作病变部位切除术。①良性病变应争取作根治性切除；②不能根治的病变可作大部切除术、部分切除术或减压术；③有脑积水者可行脑脊液分流术，当颅内压增高已引起急性脑疝时，应作紧急手术；④如属炎症，用抗生素治疗；⑤如系缺血缺氧，应予以纠正。

2. 对症处理　由于颅内压增高病人在病因未确定前往往已处于紧急状态，故可先作暂时的症状处理，以争取时间全面检查确定病因。①病人卧床休息、保持安静；②清理呼吸道，予吸氧；③有频繁呕吐者应暂禁食，改静脉滴注高渗葡萄糖以维持能量和水分需求，但输液速度不可过快；④保持大便通畅，可用开塞露或轻泻剂，禁忌作高位灌肠；⑤昏迷病人应注意呼吸道通畅，痰多不能咳出者应作气管切开；⑥有癫痫发作的病人应给予抗癫痫药物治疗；⑦重症病人可作颅内压监护，密切注意病人意识、瞳孔、血压、呼吸、脉搏及体温的变化。

3. 降颅内压治疗　适用于颅内压增高尚未查明原因，或虽已查明原因但一时无法解决的病人。

（1）降颅内压药物：①渗透性脱水药物：20%甘露醇1.5～2.0g/kg快速静脉滴注。②利尿性脱水药物：常与渗透性脱水药物联合使用，如氢氯噻嗪、呋塞米等。③血浆100～200ml静脉滴注；20%人体白蛋白20～40ml静脉滴注。

（2）激素应用：地塞米松、氢化可的松、泼尼松等。

（3）冬眠低温疗法（hibernation therapy）：可使脑血流量下降、脑体积缩小、降低颅内压，同时还有利于降低脑的新陈代谢率、减少脑组织的氧耗量，防止脑水肿的发生与发展，使颅内压降低。

（4）脑脊液外引流（cerebrospinal fluid drainage）：腰椎穿刺或脑室穿刺放液，可以缓解颅内压增高，适用于弥漫性颅内压增高的病人。放液速度要慢，每次放液量以颅内压下降100 mmH_2O（0.98kPa）为限，有颅内压监护则更安全。

（5）巴比妥治疗：大剂量戊巴比妥或硫喷妥钠可降低脑的代谢、减少氧耗及增加脑对缺氧的耐受力，使颅内压得以降低。

（6）人工辅助过度换气：促进体内CO_2排出，降低脑血流量，从而使颅内压相应下降。

4. 抗生素治疗　用于控制颅内感染及预防继发性感染和神经系统并发症。

【护理】

（一）护理评估

1. 病人颅内压增高的发生、发展经过，临床症状和体征，有无头痛及其部位、持续时间与严重程度，有无诱因或加重因素，夜间、清晨头痛加重是否影响病人睡眠，呕吐的时间和性质。病人有无意识障碍、行为改变、癫痫发作、反应迟钝、视力障碍、视力减退、复视等情况。

2. 对病人辅助检查结果进行对比性评估，包括血电解质、肾功能、血气分析、脑脊液检查，头颅 X 线、CT 和 MRI 等。

3. 病人有无诱发脑疝的因素存在，如呼吸道梗阻、剧烈咳嗽、便秘、癫痫等，对可能出现的症状和体征需严密观察。

4. 病人颅内压动态监测的结果，以早期发现脑疝征兆和及时评价治疗后的效果。

5. 病人在疾病各个阶段的生理需要和自理能力，以便采取不同的连续护理满足其需要。

（二）护理诊断/护理问题

1. 脑组织灌注异常　与颅内压增高有关。

2. 有发生脑疝的危险　与局灶性颅内压骤然增高有关。

3. 有发生中枢性高热的可能　与体温调节中枢功能紊乱有关。

4. 清理呼吸道无效　与病人咳痰能力下降有关。

（三）护理措施

1. 维持脑组织灌注　①体位：将病人床头抬高 15°～30°，以利于颅内静脉回流和减轻脑水肿，多取仰卧位；②给氧：持续或间断吸氧，改善脑缺血，降低脑血流量，减轻脑水肿；③控制液体入量：在使用脱水药物治疗的同时必须限制液体摄入量，补液量应以能维持出、入液量的平衡为度，注意补充电解质并调整酸碱平衡，保持每日尿量大于 600ml。

2. 避免颅内压骤然增高

（1）保持呼吸道通畅：颅内压增高伴意识障碍的病人，可因呼吸道分泌物黏稠不易咳出或积聚、呕吐物误吸、舌根后坠或卧姿不正确，引起气道受压，造成胸腔内压增高。应：①及时清理呼吸道分泌物及呕吐物，勤吸痰，每次吸痰前充分给氧；②平卧位或侧卧位，不使病人颈部屈曲或胸部受压，舌根后坠者可托起下颌或放置口咽通气道；③意识不清或咳痰困难者应尽早作气管切开术；④痰液黏稠者应作超声雾化吸入；⑤重视基础护理，定时为病人翻身拍背。

（2）避免胸、腹腔增压：避免用力排便或剧烈咳嗽等，嘱病人多吃蔬菜和水果，并给予轻泻剂以防便秘，禁止高压灌肠。

（3）避免癫痫发作：按时按量给病人服用抗癫痫药物，癫痫发作后要进行降颅压处理。

3. 维持病人颅内压稳定

（1）加强对颅内压增高症状的观察：如有无剧烈头痛、喷射状呕吐、烦躁不安和意识状态的改变等。

（2）生命体征的动态观察：如出现血压升高、心动过缓、呼吸抑制等，常是颅内压增高和即将发生脑疝的先兆征象，应予重视。

（3）加强对瞳孔的观察：当发生小脑幕切迹疝时，疝入的脑组织压迫脑干及动眼神经，病人出现同侧瞳孔暂时缩小、对光反应迟钝，继而动眼神经麻痹引起病变侧瞳孔散大，对光反应消失。

（4）观察面部和肢体运动功能。

（5）癫痫大发作预兆的观察：一过性意识不清或局部肢体抽搐，是癫痫大发作的先兆。

4. 降低体温　凡体温高于 39℃以上者，应给予物理降温或药物降温，以降低脑的耗氧量、缓解脑缺氧、减轻脑水肿。若物理降温无效可采用冬眠低温疗法。对中枢性高热、原发性脑干损伤或严重脑挫裂伤的病人应早期使用冬眠低温疗法。但全身衰竭、休克、年老、幼儿，以及严重的脑血管疾病病人禁用。具体措施有：

（1）环境准备：单人房间（光线宜暗，室温 18～20℃）、备氧气吸引器、急救药物与器材、冬眠药物、冰袋、温度计，由专人护理。

（2）冬眠准备期护理：应用冬眠药物半小时后，机体御寒反应消失，病人进入深睡状态，即可采用综合性物理降温措施。但在半小时内不宜翻身及搬动病人，以免血压波动，同时酌情使用苯巴比妥或水合氯醛，以加强冬眠效果，减轻寒战反应。

（3）综合性物理降温护理：戴冰帽，在体表大血管处放冰袋。降温速度以每小时下降1℃为宜，一般肛温降到 34～36℃，过低易引起心律紊乱、低血压、凝血障碍等并发症。

（4）冬眠低温期护理：冬眠低温疗程一般为 3 ～5 天，低温期应严密观察生命体征并记录，若收缩压低于 100 mmHg（13.3kPa）应停止冬眠低温疗法。冬眠低温期应注意：①每日入液量保持在 1500ml 左右，3 天内静脉输液，胃肠功能恢复后可鼻饲流质；②观察病人有无胃潴留、腹胀、便秘、胃黏膜出血；③冬眠药物可使咳嗽反射减弱，故应保持呼吸道通畅，必要时行气管切开；④物理降温时，应观察局部皮肤、肢体末端和耳廓处血液循环情况，以免冻伤。定期为病人翻身、拍背、防止肺炎、压疮的发生。

（5）冬眠恢复期护理：复温应缓慢，先停用物理降温，再逐渐减冬眠药物用量至停用，注意保暖，让病人体温自行上升。

5. 加强生活支持　①做好昏迷病人口腔和全身皮肤清洁，保持呼吸道通畅，头侧向一边；②尿潴留或尿失禁病人应保留导尿管，并正确记录尿量；③注意预防各种并发症，如肺部、口腔、尿路感染等；④注意饮食及营养卫生，能进食者给予高热量、低钠、易消化食物；⑤有精神症状的病人要作保护性约束，以防坠床、自伤或伤及他人。护理中通过应用全部补偿或部分补偿护理系统，帮助病人达到自理要求。

6. 心理护理　向病人讲解有关颅内压增高治疗方面的知识，在进行任何一项检查和护理措施前，应向病人做好解释工作，使病人有足够的心理准备，对疾病的康复充满信心，保持乐观态度，以配合治疗。及时将病人的病情反馈给病人家属，以取得理解和配合。

7. 出院健康指导

（1）饮食应清淡，不宜过多摄入钠盐。注意营养、保证热量，戒烟、酒，减少刺激。

（2）保持乐观情绪，维持稳定的血压。

（3）保持大便通畅，防止便秘及用力解便。

（4）预防上呼吸道的感染，季节转换时应注意加减衣服，减少到公共场所去的机会。

（5）有功能障碍者应继续进行康复训练，防止废用综合征。

（6）对病人和家属均应进行预防并发症的知识教育。

第二节　脑疝病人的护理

颅内压持续增高超过了脑部的自身代偿能力，部分脑组织因受挤压而发生移位，嵌入颅腔裂隙或孔道，造成该处脑组织、脑神经、血管受压引起脑干损害及脑脊液循环障碍而产生意识障碍、生命体征改变、瞳孔不对称、肢体运动及感觉障碍等一系列的临床表现称脑疝（cerebral hernia）（图 3－21－1）。如发现不及时或救治不力，往往导致严重后果，必须予以足够的重视。

【病因】

颅内任何体积较大的占位性病变引起颅腔内压力分布不均匀时都可引起脑疝，如颅内血肿、肿瘤、脓肿、囊肿、寄生虫病及其他各种慢性肉芽肿等；另外，凡能引起脑水肿的各种疾病，如脑损伤、脑缺氧、脑炎、各种中毒性脑病等也可引起脑疝。

在上述病变的基础上如再附加一些诱发因素，包括作腰穿释放过多的脑脊液，使颅腔与椎管之间、幕上与幕下分腔之间的压力差增大，从而促使脑疝的形成。

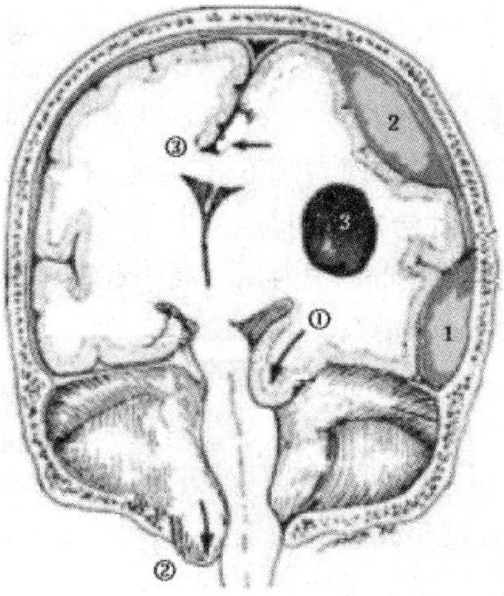

图 3-21-1　脑疝

1. 硬膜外血肿；2. 硬膜下血肿；
3. 脑内血肿；
①小脑幕切迹疝（颞叶沟回疝）；
②枕骨大孔疝（小脑扁桃体疝）；
③大脑镰下疝（扣带回疝）。

【分型及临床表现】

脑疝有三种，以小脑幕切迹疝和枕骨大孔疝最常见。

1. 小脑幕切迹疝（transtentorial hernia）　幕上占位病变不断增长时，脑干和患侧大脑半球向对侧移位，由于半球上部有大脑镰的限制移位较小，而半球底部近中线结构如钩回、海马回等则移位较明显，通过小脑幕切迹脑组织被挤向幕下，称为小脑幕切迹疝或颞叶疝（temporal lobe hernia）。表现为：

（1）颅内压增高症状：剧烈头痛和频繁呕吐，其程度较脑疝前更加剧烈，并有烦躁不安。

（2）意识改变：表现为嗜睡、浅昏迷以至昏迷，对外界的反应迟钝或消失。

（3）瞳孔改变：双侧瞳孔不等大，初起时患侧瞳孔略缩小、对光反应稍迟钝，以后患侧瞳孔逐渐散大、略不规则、直接及间接对光反应消失，但对侧瞳孔可正常，这是由于患侧动眼神经受到压迫牵拉之故。如脑疝继续发展，则可出现双侧瞳孔散大、对光反应消失。

（4）运动障碍：病变对侧肢体轻瘫，表现为肢体的自主活动减少或消失，肌力减退，腱反射亢进；如脑疝继续发展，症状波及双侧，引起去大脑强直，这是脑干严重受损的特征性表现。

（5）生命体征的紊乱：表现为血压、脉搏、呼吸、体温的改变。可出现血压升高、心动过缓、呼吸抑制等库欣反应；亦可出现面色潮红，大汗淋漓等自主神经系统紊乱的表现，体温可高达41℃以上，也可低至35℃以下而不升。最后呼吸停止、血压下降、心脏停搏而死亡。

2. 枕骨大孔疝（transforamen magna hernia）　又称小脑扁桃体疝（cerebellar tonsillar hernia），幕下的小脑扁桃体及部分延髓经枕骨大孔被挤入椎管，多发生于颅后窝病变，也见于小脑幕切迹疝晚期，可分为急性和慢性两种。长期颅内压增高病人可产生慢性枕骨大孔疝，除有枕下疼痛、颈项强直、后组颅神经功能轻度障碍（如轻度吞咽困难、饮食呛咳及听力减退）外，病人意识清楚，一般情况尚好；急性枕骨大孔疝多为突然发生，或在慢性枕骨大孔疝的基础上，在某些诱因下（如腰穿、用力大便等）使疝出程度加重，常因延髓生命中枢受急性压迫，突然发生呼吸停止、昏迷而死亡，意识改变出现较晚，可不出现瞳孔的改变。

3. 大脑镰下疝（gyri callousus hernia） 又称扣带回疝（cingulate gyrus hernia），系一侧半球的扣带回经镰下孔被挤入对侧分腔。可引起病侧大脑半球内侧面受压部的脑组织软化坏死，出现对侧下肢轻瘫，排尿障碍等症状。

【治疗原则】

脑疝是颅内压增高引起的严重状况，必须作紧急处理。可选择下列姑息性手术以缓解颅内压的增高。

1. 脑室外引流术（extra ventricular drainage，EVD） 可在短期内有效地降低颅内压，暂时缓解病情，对有脑积水的病人效果特别显著。

2. 外减压术（external decompression） 小脑幕切迹疝时可作颞下减压术，枕骨大孔疝时可作枕下减压术。去骨瓣减压术常造成脑组织大量膨出，对脑功能损害较大，故非迫不得已，不宜采用。

3. 脑脊液分流术（cerebrospinal fluid shunts） 适用于有脑积水的病人，根据具体情况及条件可选用：①脑室脑池分流术；②脑室腹腔分流术；③脑室心房分流术等。

4. 内减压术（internal decompression） 在开颅术中遇到脑组织大量膨出，无法关闭颅腔时，不得不作部分脑叶切除术以达到减压目的，但这只作为一种最后的治疗方法来考虑。

【护理】

1. 快速输入甘露醇、山梨醇、呋塞米（速尿）等强力脱水剂，迅速降低颅内压。

2. 留置导尿管，了解脱水效果。

3. 保持呼吸道通畅，给氧，床旁准备好气管插管用具及呼吸机。

4. 密切观察呼吸、心跳、瞳孔的变化，对呼吸功能障碍者，尽早行气管切开术或气管内插管辅助人工呼吸。

5. 脑疝病人采用经眶穿刺或原有脑室引流基础上放脑脊液降低颅内压，改善脑疝症状，但切忌采用腰椎穿刺法。

6. 紧急做手术前特殊检查和术前准备。

（曹艳佩）

第二十二章　颅脑损伤病人的护理

学　习　要　点

颅底骨折的分类、临床表现、治疗原则；脑损伤的分类、临床表现、治疗原则；颅内血肿的分类、辅助检查、临床表现、治疗原则；颅脑损伤病人的整体护理。

颅脑损伤（craniocerebral injury）多见于交通、工矿作业等事故，自然灾害、爆炸、火器伤、坠落、跌倒以及各种锐器、钝器对头部的损伤，常与身体其他部位的损伤同时存在。颅脑损伤居全身各部位损伤中的第二位，仅次于四肢损伤，但其病死率和致残率均居首位，其中对预后起决定作用的是脑损伤的程度及其处理效果，脑损伤常与头皮损伤以及颅骨损伤合并存在。

第一节　颅骨骨折

颅骨骨折（skull fracture）指颅骨受暴力作用所致颅骨结构的连续性中断。颅骨骨折的伤员不一定都合并严重的脑损伤；没有颅骨骨折的伤员，也可能存在着严重的脑损伤。颅骨骨折的临床意义不在于骨折本身，而在于骨折可能并发脑组织或颅内血管、神经的损伤，如合并脑脊液漏、颅内血肿和颅内感染等。

【分类】

颅骨骨折按骨折部位分为颅盖骨折（fracture of skull vault）和颅底骨折（fracture of skull base），颅盖和颅底骨折相连时，称为联合骨折；按骨折形态分为线形骨折、凹陷性骨折、粉碎性骨折和洞形骨折；按骨折是否与外界相通分为开放性骨折和闭合性骨折。

【临床表现】

1. 颅盖骨折

（1）线形骨折：发生率最高，局部压痛、肿胀。病人常伴局部头皮血肿、头皮裂伤等。当骨折线横跨颞骨时，易并发硬膜外血肿。

（2）凹陷性骨折：指颅骨全层或内板向颅腔内陷入的骨折，好发于额骨及顶骨。成人凹陷性骨折多为粉碎性骨折，婴幼儿可呈“乒乓球凹陷样”骨折。骨折部位的切线位X线片可显示骨折陷入颅内的深度；CT扫描不仅可了解骨折情况，还可了解有无合并脑损伤。

2. 颅底骨折　多因强烈的间接暴力作用于颅底所致，常为线形骨折。由于颅底硬脑膜与颅骨结合紧密，骨折时常引起硬脑膜破裂，出现脑脊液漏（cerebrospinal fluid leakage，CSFL）和局部出血，属于开放性颅脑损伤。颅底骨折常因出现脑脊液漏而确诊。依骨折部位不同可分为颅前窝骨折（fracture of anterior fossa）、颅中窝骨折（fracture of middle fossa）和颅后窝骨折（fracture of posterior fossa），临床表现各异（表3-22-1）。

表 3-22-1　颅底骨折的临床表现

骨折部位	迟发黏膜、皮下瘀斑	脑神经损伤	脑脊液漏	合并脑损伤部位
颅前窝	眼睑、球结膜下	Ⅰ、Ⅱ	鼻漏	大脑额叶
颅中窝	颞肌下	Ⅱ、Ⅲ、Ⅳ、Ⅴ、Ⅵ、Ⅶ、Ⅷ	耳漏、鼻漏	大脑颞叶、下丘脑、垂体
颅后窝	耳后、乳突部、枕下、咽后壁	Ⅸ、Ⅹ、Ⅺ、Ⅻ	乳突、胸锁乳突肌皮下	小脑、脑干

【辅助检查】

1. X线检查　颅盖骨折主要靠颅骨X线摄片确诊。对于凹陷性骨折，X线摄片可显示骨折片陷入颅内的深度，但对颅底骨折诊断意义不大。

2. CT检查　有助于了解骨折情况和有无合并脑损伤。

【治疗原则】

1. 颅盖骨折

(1) 单纯线性骨折：本身无需特殊处理，关键在于处理因骨折引起的脑损伤或颅内出血，尤其是硬膜外血肿。

(2) 凹陷性骨折：多数颅骨凹陷性骨折无需采取手术治疗，但出现下述情况者需手术治疗：①合并脑损伤或大面积骨折片陷入颅腔，导致颅内压升高，CT检查示中线结构移位，有脑疝可能，应急诊行开颅去骨瓣减压术；②骨折片压迫脑重要部位引起神经功能障碍，如偏瘫等，应行骨折片复位或取出术；③非功能区部分的小面积凹陷骨折，无颅内压增高，但深度超过1 cm者可考虑择期行骨折复位手术；④开放性粉碎性凹陷性骨折，应取出全部碎骨片，修补硬脑膜。

2. 颅底骨折　骨折本身无需特殊治疗，主要对由骨折引起的伴发症和后遗症进行治疗。出现脑脊液漏即属开放性损伤，应使用TAT及抗生素预防感染，大部分脑脊液漏在伤后1～2周自愈。若4周以上仍未停止，可行手术修补硬脑膜。若骨折片压迫视神经，应尽早手术减压。

第二节　脑损伤

脑损伤是指脑膜、脑组织、脑血管及脑神经的损伤。

【分类】

1. 根据脑组织是否与外界相通

(1) 开放性脑损伤（open brain injury）：多由火器或锐器直接造成，常伴有头皮裂伤、颅骨骨折和硬脑膜破裂，有脑脊液漏。

(2) 闭合性脑损伤（closed brain injury）：多为钝器或间接暴力所致，硬脑膜完整，无脑脊液漏。

2. 根据脑损伤机制和病理改变

(1) 原发性脑损伤：是指脑组织在外界暴力作用后立即出现病理性损害，主要有脑震荡、脑挫裂伤等。

（2）继发性脑损伤：是指头部受伤后一段时间内逐渐出现的病理损害，主要有颅内血肿、脑水肿和脑疝等。

区别原发性和继发性脑损伤有重要临床意义：前者一般无需开颅手术，其预后主要取决于伤势轻重；后者，尤其是颅内血肿往往需及时开颅手术，其预后与处理是否及时、正确有密切关系，特别是原发性损伤并不严重者。

一、脑震荡

脑震荡（cerebral concussion）是指由暴力引起的一时性脑功能障碍，无器质性改变，是原发性脑损伤中最轻的一种。

【临床表现】

1. 伤后即出现短暂的意识丧失，可为神志不清或完全昏迷，常持续数秒或数分钟，一般不超过半小时，能自行恢复。

2. 逆行性遗忘或称近事遗忘，即病人对受伤当时及伤前一段时间内的情况不能回忆，有时根据遗忘时间的长短估计病情轻重，轻者多不超过 1 小时。

3. 较重者在意识障碍期间可有皮肤苍白、出汗、血压下降、心动徐缓、呼吸浅慢、肌张力降低、各种生理反射迟钝或消失等表现，但随着意识的恢复很快趋于正常。此后可出现头痛、头昏、恶心、呕吐等症状，短期内可自行好转。

【辅助检查】

CT 检查阴性，脑脊液中无红细胞。

【治疗原则】

无需特殊治疗。一般卧床休息 1～2 周，给予适当的心理护理及对症治疗，即可完全恢复。

【护理要点】

1. 心理疏导，消除陌生环境带来的不安，讲解疾病相关知识、治疗及预后。正确认识疾病，减轻焦虑情绪。

2. 遵医嘱给予适当的止痛剂，创造舒适、安静环境，卧床休息 1～2 周。

3. 加强生命体征、意识状态及神经系统病症观察。

二、脑挫裂伤

脑挫裂伤（cerebral contusion and laceration）是指脑组织有肉眼可见的器质性损伤。一般发生在着力或对冲部位，伴有不同程度的脑水肿。

【临床表现】

1. 意识障碍　伤后即出现意识障碍，意识障碍多较严重且持续时间长，甚至一直昏迷至死亡。少数范围局限的脑挫裂伤，可不出现意识障碍。

2. 头痛、呕吐　可能与颅内压增高，自主神经功能紊乱或外伤性蛛网膜下腔出血等有关。后者表现为剧烈头痛、频繁呕吐、颈项强直和克氏征阳性等脑膜刺激征，脑脊液检查有红细胞。

3. 颅内压增高与脑疝　为继发性脑水肿或颅内血肿所致。

4. 瞳孔改变。

5. 局部症状与体征　损伤在重要功能区者，可出现单瘫、偏瘫、失语、局限性癫痫等。

6. 生命体征的改变。

【辅助检查】

CT 检查是首选项目，可显示脑挫裂伤的部位、范围、脑水肿的程度，及有无脑室受压、中线结构移位，有无原发或继发颅内血肿等，对诊断具有重要价值。MRI 对脑挫裂伤的敏感性要明显优于 CT。

【治疗原则】

轻度脑挫裂伤的治疗与脑震荡基本相同，只是休养期需相对延长。较重的脑挫裂伤需密切观察病情的发展，防治颅内血肿及各种并发症的发生。

1. 非手术治疗

(1) 卧床休息，床头抬高 15°～30°，宜取健侧卧位。

(2) 监测血压和颅内压的变化，维持脑灌注压在 70 mmHg (9.3kPa) 左右。

(3) 营养支持，维持水、电解质、酸碱平衡。

(4) 保持呼吸道通畅，必要时放通气导管，深昏迷者及早行气管切开。

(5) 控制高热，可用物理降温、冬眠疗法。

(6) 对症处理：癫痫发作者，给予抗癫痫治疗；烦躁者使用镇静药物、止痛等对症处理。

(7) 防治并发症：如肺部感染、泌尿道感染、压疮、应激性溃疡。

(8) 防治脑水肿，是治疗的重要环节。

(9) 促进脑功能恢复。

2. 手术治疗　主要是解决颅内压顽固性增高，可行手术清除挫伤脑组织并行去骨瓣减压术，但应尽可能保护功能区脑组织。

第三节　颅内血肿

颅内血肿 (intracranial hematoma) 形成后，其严重性在于可引起颅内压增高和脑疝，早期及时处理可在很大程度上改善预后。

【分类】

1. 根据血肿的来源和部位 (参见图 3-21-1)

(1) 硬膜外血肿：出血积聚于颅骨与硬脑膜之间。

(2) 硬膜下血肿：出血积聚在硬脑膜下腔，是常见的颅内血肿。

(3) 脑内血肿：出血积聚在脑实质内，有浅部和深部血肿两种类型。

2. 根据血肿引起颅内压增高及早期脑疝症状所需时间

(1) 急性颅内血肿：3 天内出现症状。

(2) 亚急性颅内血肿：3 天～3 周出现症状。

(3) 慢性颅内血肿：3 周以上才出现症状。

一、硬膜外血肿

硬膜外血肿 (epidural hematoma，EDH) 指位于颅骨和硬膜之间的血肿，多见于颞部，常位于着力点及其邻近部位 (图 3-22-1)，占颅内血肿的 37%，仅次于硬膜下血肿。出血多来自脑膜中动脉，出血急剧，80%为急性表现，易出现颅内压增高和脑疝症状。颅内压增高和脑疝的出现取决于出血速度和出血量，一般成人幕上血肿达20ml以上，幕下血肿达10ml时，即有可能引起脑受压的症状。

【病因】

与颅骨损伤有密切关系，由于颅盖部的硬膜与颅骨附着较松，易于分离，骨折出血易积于被分离的腔隙中形成血肿；而颅底部硬膜附着紧密不易分离。故硬膜外血肿多见于颞部，多由颞区骨折致脑膜中动脉破裂出血引起，常导致颅内高压和脑疝的形成。少数由静脉窦和板障出血形成血肿引起，所出现症状和体征较晚。

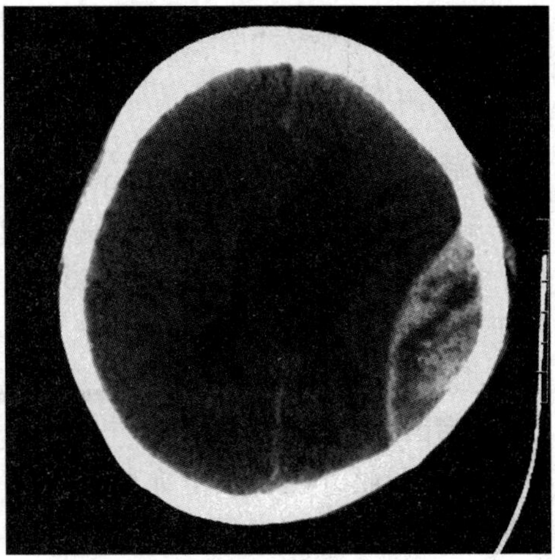

图3-22-1 硬膜外血肿

【临床表现】

1. 意识障碍 由于原发性脑损伤的程度不一，伤后出现的意识障碍变化也各不相同。若原发性脑损伤的程度较轻，则伤后无原发昏迷，至颅内血肿形成后才出现进行性颅内压增高和意识障碍；若原发性脑损伤相对较重，则伤后出现一定程度的意识障碍，随后完全清醒或意识障碍好转，但不久又再次出现昏迷，即出现典型的昏迷一清醒一再昏迷的中间清醒期；若原发性脑损伤严重，则伤后出现持续昏迷，且有进行性加重表现。

2. 颅内压增高及脑疝表现 颅内压增高的程度和速度取决于血肿大小和出血的快慢。随着颅内压的增高，病人可出现头痛、呕吐加剧、躁动不安，并出现血压升高、脉搏减慢、脉压增大、潮式呼吸等代偿性反应，即库欣反应，若病情进一步恶化，则病人逐渐衰竭，出现血压下降、脉搏细弱和呼吸抑制。

3. 局灶症状和体征 可出现病变对侧肢体瘫痪、肌力减退、同侧瞳孔散大、对光反射减弱或消失、失语、局灶性癫痫等。

4. 生命体征变化 常为进行性血压升高、心率减慢和体温升高。

【诊断要点】

具有上述典型症状的病人较易诊断，而不典型的病人可根据脑挫裂伤的严重程度、颅骨骨折的部位、外伤时的着力点、中间清醒期和局灶症状等作出诊断。CT检查可明确定位，计算出血量，了解脑室受压、中线结构移位、脑挫裂伤、脑水肿、颅内血肿并存等情况。

【治疗原则】

1. 非手术治疗 适用于意识无进行性恶化、无新的神经系统阳性体征出现或原有神经系统阳性体征无进行性加重、无进行性颅内压增高、CT检查示幕上血肿<20ml、幕下血肿<10ml、中线结构移位<5 mm者。非手术治疗方法基本同脑挫裂伤，但应特别注意观察病人意识、瞳孔、生命体征变化。根据临床表现随时作CT检查，观察中如发现病情变化或原有血肿增大，需立即手术清除血肿。

2. 手术治疗 适用于有明显临床症状和体征，CT检查提示明显脑受压、幕上血肿>30ml、颞部>20ml、幕下血肿>10ml、意识障碍进行性加重或出现再昏迷的病人。开颅行血肿清除术并彻底止血。血肿清除后如颅内压仍很高，应切开硬脑膜探查硬脑膜下，如仍未见血肿、脑部组织向外膨出，应在对冲位作钻孔探查，以免遗漏多发的血肿。

二、硬膜下血肿

硬膜下血肿（subdural hematoma，SDH）指位于硬膜与蛛网膜之间的血肿，多见于额颞部（图 3－22－2），占颅内血肿的 50%～60%。常继发于对冲性脑挫裂伤，出血多来自挫裂的脑实质血管损伤。

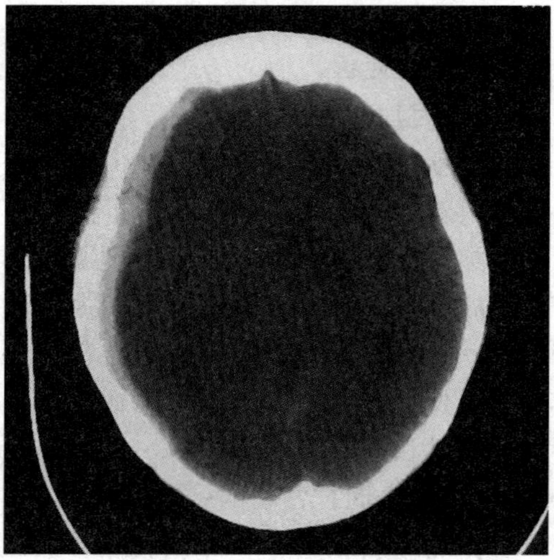

图 3－22－2　硬膜下血肿

【病因】

急性和亚急性硬膜下血肿一般都因加速性暴力使脑组织与固定的硬膜形成移位，将皮质与静脉窦之间的桥静脉撕断，引起出血；也可由于脑组织挫伤后的皮质血管出血流入硬膜下腔所致。慢性硬膜下血肿的发生原因为硬膜下腔的少量、持续性出血积聚而成，出血主要来源于皮质小血管或桥静脉的损伤，好发于 50 岁以上的人。

【临床表现】

硬膜下血肿按症状出现的时间分为急性、亚急性、慢性三种。

1. 急性硬膜下血肿　伤后 3 天内出现症状者，是硬膜下血肿最多见的一类。其中于伤后 3 小时内出现症状者为特急性血肿。急性硬膜下血肿的特点：①症状较严重并迅速恶化；②多数为持续性昏迷，程度逐渐加重，很少有中间清醒期；③颅内压增高症状比较明显，脑疝症状出现较快，尤其是特急性血肿，一侧瞳孔散大不久即很快出现对侧瞳孔散大、去大脑强直等危重状态；④局灶症状可出现轻偏瘫、失语和局限性癫痫。

2. 亚急性硬膜下血肿　伤后 3 天～3 周内出现症状者，较少见。由于损伤的血管较小、脑损伤较轻，故临床表现较急性者缓和。常有中间清醒期，生命体征变化不明显，可有视神经乳头水肿，亦可有精神症状。行血肿清除术后一般预后良好。

3. 慢性硬膜下血肿　为伤后 3 周以上出现症状者，临床并不少见。多数病人有轻微的头部损伤史，但有的并没有损伤史，与出血性疾病或因某种原因长期应用抗凝药物有关。其特点：①多数病人在伤后较长时间内有轻微头痛、头昏等一般症状；②逐渐出现恶心、呕吐、复视、视物模糊、视神经乳头水肿等颅内压增高症状；③精神症状，如记忆力和理解力减退、智力迟钝、精神失常；④局灶性症状，如偏瘫、失语、偏侧感觉障碍等，但均较轻。

【诊断要点】

由于在同一损伤机制下，既可出现硬膜下血肿，也可出现其他类型的颅内血肿，且症状又无明显区别，故较难诊断。CT 检查有助于诊断，表现为颅骨内板与脑表面之间出现高密度、等密度或混合密度的新月形、半月形阴影。

【治疗原则】

个别轻症病人行非手术治疗，方法同硬膜外血肿；手术治疗包括颅骨钻孔冲洗引流术、血肿清除术。

三、脑内血肿

脑内血肿（intracerebral hematoma，ICH）指血肿发生在脑实质内（图 3-22-3），仅占颅内血肿的5%，多伴有颅骨凹陷骨折或严重的脑挫裂伤。

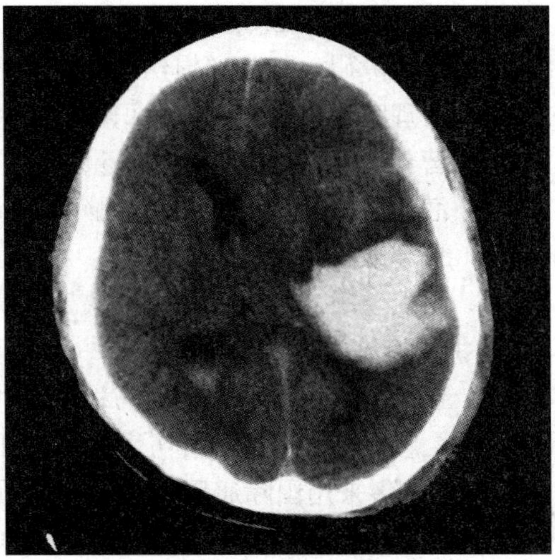
图 3-22-3　脑内血肿

【病因】

外伤性脑内血肿多由对冲性颅脑损伤所致，多见于额叶及颞叶，往往与该部位的脑挫裂伤和硬膜下血肿相伴发，临床表现危重。深部血肿多见于脑白质，多因脑受力变形或受剪应力作用使深部血管撕裂出血所致。

【临床表现】

脑内血肿常与硬膜下血肿以及硬膜外血肿同时形成复合血肿，以进行性意识障碍加重为主要表现，颅内压增高症状一般较明显；局灶性症状取决于血肿部位，额叶底部和颞叶前部的血肿常无明显局灶性症状，近运动区的脑内血肿多有偏瘫和失语。

【辅助检查】

CT 检查表现为脑内高密度区，周围常伴有点状、片状高密度出血灶及低密度水肿区。

【治疗原则】

非手术治疗同硬膜外血肿；手术治疗可行开颅血肿清除术，对凹陷的骨折片进行复位，必要时去骨瓣减压以解除脑受压。

第四节　颅脑损伤病人的观察与护理

颅脑损伤病人病情复杂多变，护理人员在病人整个疾病的护理过程中所起的作用十分重要，有时病人已经手术数日仍可出现病情突然变化。如能及时发现，综合分析判断，将获得治疗机会；同时对病人实施整体护理，预防和治疗并发症，在保全生命的基础上，争取脑功能得到最大程度的恢复。

【护理评估】

1. 病人头部受伤史，包括致伤物体的大小、形状、质量、速度，以及作用头部时的方向、角度等。

2. 向陪护人员询问受伤时病人的神志是否清醒，神志不清持续时间，有无中间清醒期，采取了哪些急救措施。

3. 病人受伤后多久出现头痛、头晕、呕吐等症状，病人有无口鼻、外耳道出血或脑脊液漏。

4. 病人神经系统功能有无障碍、障碍的程度，病人有无躁动、癫痫的发生，各种反应及深浅反射是否存在或消失。

5. 病人生命体征及其变化，是否有颅内压进一步增高症状，有无脑疝危象的可能，有无感染、再出血等并发症的发生。

【护理诊断/护理问题】

1. 意识障碍　与头部损伤、颅内压增高有关。

2. 清理呼吸道无效　与意识障碍有关。

3. 营养失调（低于机体需要量）　与创伤、术后禁食有关。

4. 潜在并发症　①感染；②脑疝；③肺炎、肺不张；④压疮。

5. 自理缺陷　与脑损伤有关。

6. 知识缺乏　与病人及家属缺乏疾病相关康复知识有关。

【护理措施】

1. 正确判断、评估颅脑损伤程度，严密观察病情变化

(1) 意识状态：是脑损伤病人最易出现的变化之一，表现为嗜睡、朦胧、浅昏迷和昏迷。近年来多采用国际通用的格拉斯哥昏迷评分（Glasgow coma scale，GCS）来评判病人的意识情况，比较客观（表 3-22-2）。GCS 最高分为 15 分，表示意识清楚；12～14 分为轻度意识障碍；9～11 分为中度意识障碍；8 分以下为昏迷；分数越低则意识障碍越重。在观察中病人如出现：①由昏迷状态转入躁动，如抓伤口、拔导尿管等动作，能遵嘱举手、睁眼、伸舌等，均系病情好转；②从躁动不安转入昏睡状态，对周围反应迟钝，强刺激可能唤醒，表示病情加重。

表 3-22-2　格拉斯哥昏迷评分（GCS）

伤者反应	评分数	
睁眼反应	正常睁眼	4
	呼唤睁眼	3
	刺痛睁眼	2
	无反应	1
语言反应	回答正确	5
	回答错误	4
	含混不清	3
	唯有声叹	2
	无反应	1
运动反应	遵命动作	6
	痛定位动作	5
	刺痛躲避	4
	肢体屈曲反应	3
	肢体过伸反应	2
	无反应	1

(2) 瞳孔：瞳孔变化提示脑损伤的情况，正常瞳孔等大、等圆，直径约 3～4 mm，对光反应灵敏。观察中如出现：①伤后一侧瞳孔扩大、对光反应消失伴有意识障碍是颅内血肿的表现；如伤后病人神志清醒、而一侧瞳孔散大，可能为动眼神经损伤；②双侧瞳孔时大时小、变化不定，对光反应差，常为脑干损伤的特征；③伤后一侧瞳孔进行性散大、对侧肢体

瘫痪、意识障碍，提示脑受压或脑疝；④双侧瞳孔散大，光反应消失、眼球固定伴深昏迷，则提示临终状态；⑤眼球若能外展、伴复视为展神经损伤；⑥眼球震颤为小脑或脑干损伤；⑦双瞳缩小、对光反应迟钝，则可能是桥脑损害或蛛网膜下腔出血损伤脑桥，也可能因使用冬眠药物、大剂量镇静剂及吗啡等所致。

(3) 生命体征：观察中如出现：①伤后血压上升、脉搏缓慢，脉压增大、呼吸轻度深快，提示颅内压增高代偿阶段，应警惕颅内血肿或脑疝早期；②当血压下降、脉搏增快、心跳减弱、呼吸减慢不规则，提示脑干功能衰竭；③枕骨骨折的病人突然发生呼吸变慢或停止，提示枕骨大孔疝的可能；④高热、深昏迷表示下丘脑受损；⑤中枢性高热或体温不升，提示有严重颅脑损伤。

(4) 肢体运动和锥体束征：①观察肢体肌力、肌张力，结合病理反射和有无感觉障碍进行综合分析；②观察症状出现的时期，如伤后即出现并保持相对较稳定的偏瘫或单瘫，多由对侧大脑半球原发性损伤所致，伤后一段时间才出现的偏瘫可能是对侧发生小脑幕切迹疝或局灶性癫痫。

(5) 颅内压增高三主征：病人出现剧烈头痛，或烦躁不安症状，可能为颅内压增高或脑疝先兆；颅内压增高的呕吐呈喷射状；视神经乳头水肿为颅内压增高的重要体征。

2. 预防脑疝危象

(1) 降颅内压治疗，静脉给予脱水剂，以暂时缓解病情。

(2) 观察病人的意识、瞳孔、生命体征的变化，掌握病情发展的动向。

(3) 抬高床头 15°～30°，以利颅内静脉回流，减轻脑水肿。

(4) 氧气吸入以改善脑缺氧，降低脑血流量。

(5) 维持出、入液量及电解质平衡。

(6) 避免一切引起颅内压增高的因素，如呼吸道梗阻、高热、便秘、癫痫发作等；躁动不安者应及时查找原因，给予处理，切忌强制约束。

(7) 动态头颅 CT 扫描，若病情恶化或血肿增大，应立即手术治疗。

3. 保持呼吸道通畅

(1) 深昏迷者必须抬起下颌或放入通气道，以免舌根后坠阻碍呼吸。

(2) 估计在短时间内不能清醒者，及早作气管切开；呼吸微弱、潮气量不足者，应及早使用呼吸机维持正常呼吸功能，并定时作血气分析。

(3) 为防止颅内压突然增高，每次吸痰时间不宜超过 15 秒。

(4) 吸入气体温度一般在 32～34℃、湿度为 45%～65%。

(5) 咳嗽无力者，应定时协助翻身、拍背后平卧。

4. 脑脊液漏的护理　鉴别血性脑脊液漏与耳鼻损伤出血：留取血性液体作脑脊液生化、常规检查，可判断是否为脑脊液漏。

(1) 取头高位，将头抬高 15°～30°，维持到脑脊液漏停止后 3～5 天。

(2) 于鼻孔后及外耳道口放置干棉球，浸透后及时更换。根据浸透棉球数估计脑脊液漏液量。

(3) 及时清除鼻前或外耳道内血迹及污垢，防止液体引流受阻而逆流。

(4) 禁忌作耳鼻道填塞、冲洗、滴药，严禁经鼻插胃管或行鼻腔气管插管。

(5) 严禁抽烟，避免打喷嚏、剧烈咳嗽或用力排便，以免脑脊液压力突然升高后又降低而使脑脊液发生逆流。

(6) 应用抗生素，密切观察有无颅内感染迹象。

5. 加强营养支持

(1) 颅脑损伤后24～48小时内，在监测胃内残留量的基础上，一般可给予早期鼻饲营养支持。

(2) 成人每日供应总热量在8400kJ（2000kcal）左右，有高热、感染、肌张力增高或癫痫发作等分解代谢增加的情况下，可酌情增加。

(3) 维持出、入液量及电解质平衡。

(4) 定时测定体重，监测氮平衡，了解血浆蛋白、血糖、电解质等生化指标，以便及时调整热量和各种营养成分。

6. 预防继发性损伤

(1) 实施保护性安全措施，对可能出现的癫痫发作应做好必要的防护。

(2) 仔细查找引起躁动的原因，如呼吸道不畅、便秘、尿潴留等，予对症处理；对于诊断明确的躁动病人可适当应用镇静剂。

(3) 癫痫病人护理：①预防癫痫发作，按时服用抗癫痫药物；②适当吸氧，及时控制癫痫发作；③癫痫持续状态，若用一般抗癫痫药物无法控制时，可静脉推注地西泮等，癫痫控制后，应继续服用抗癫痫药物1～2年，必须逐渐减量后停药，如突然中断服药，可诱发癫痫；④癫痫发作可引起颅内压增高，故发作后应及时给予降颅压处理。

7. 做好基础护理，预防并发症

(1) 加强口腔护理，预防口腔炎。

(2) 保持皮肤清洁，加强护理，防止压疮发生，保证皮肤完整性。

(3) 预防肺炎的发生，定时翻身拍背。

(4) 昏迷病人常留置导尿管，应严格执行无菌操作，做好导尿管护理。

(5) 预防关节挛缩、肌萎缩，卧床病人双下肢用软枕垫起，保持功能位，防止足下垂；无法活动的肢体每日作关节被动运动及肌肉按摩，防止肢体挛缩和畸形；在病情允许情况下，可协助病人离床活动，加强功能锻炼，以促进功能重建。

8. 帮助病人逐步恢复自理能力　重型颅脑损伤病人在意识恢复过程中，常出现遗尿、失语、肢体功能障碍等，使病人失去部分或全部独立生活或自理的能力。

(1) 根据各阶段病人自我照顾的能力，予适当协助，并安排日常生活。

(2) 提供必要的辅助工具，鼓励病人自行完成部分力所能及的活动。

(3) 在指导病人提高生活自理能力时，应给以充分的时间，适时地鼓励活动，并注意其安全。

9. 出院健康教育

(1) 饮食指导：饮食以高蛋白、高维生素、低脂肪易消化的食物（如鱼、瘦肉、鸡蛋、蔬菜）为宜，少量多餐，选择合适的饮食种类。

(2) 药物指导：保证抗癫痫药物按时、正确服用，做好家属的药物指导，以便起督促作用，不可擅自停药。

(3) 自我保护：颅骨骨瓣去除病人应做好自我保护，防止因重物或尖锐物品碰撞患处而发生意外，尽可能取健侧卧位以防止膨出的脑组织受到压迫。3～6个月后视情况可作颅骨修补术。

（4）康复指导：对于颅脑损伤后有后遗症的病人，应指导其进行适当的活动，预防废用综合征，如肌肉萎缩和挛缩、关节障碍等。功能恢复一般在病后1～7周开始。①偏瘫病人康复指导：应多取健侧卧位，患侧肢体维持功能位，两腿之间垫软枕，患侧大腿避免屈曲成锐角，以防止髋部的屈曲畸形，用足托板可预防足下垂；瘫痪手臂予60°外展，肘略向内屈，并保持肘高于肩部，手握卷轴样物品，可防止手指屈曲挛缩。病人未恢复自主运动功能之前，应指导家属进行被动运动，活动量应依据病情，由少到多，以不使病人过度疲劳为宜。②失语病人要进行语言训练，指导病人家属寻找和使用合适的沟通方式和交流技巧。

（5）指导病人进行独立的日常生活活动，如穿衣、进食等。

（6）给病人和家属提供预防并发症的相关知识。

（7）定期门诊随访，每年CT复查1次，如有剧烈头痛、频繁呕吐、视物模糊、高热应及时就诊。

（曹艳佩）

第二十三章　胸部损伤病人的护理

学　习　要　点

各类气胸的病因、病理生理、临床表现和诊断要点、治疗原则和病人护理；血胸病理生理、临床表现和诊断要点、治疗原则和护理要点。胸腔闭式引流的目的、适应证、置管种类和部位、护理。胸腔镜并发症的处理和护理要点。

胸部损伤（chest trauma）多由于暴力挤压、冲撞、跌倒、坠落、钝器打击、锐器或枪弹伤损伤胸部所致。根据损伤暴力性质不同，可分为钝性伤和穿透伤；根据是否穿破壁层胸膜造成胸膜腔与外界沟通，可分为闭合性损伤和开放性损伤。若同时伤及腹部，称为胸腹联合伤。胸部损伤轻者可仅引起胸部软组织损伤或单纯肋骨骨折；重者则损伤胸腔脏器或血管，引起气胸、血胸，导致呼吸与循环功能障碍，甚至死亡。

第一节　气胸病人的护理

胸膜腔内积气称为气胸（pneumothorax）。可以自发地发生，也可由于疾病、外伤、手术或诊断及治疗性操作不当等原因引起。气体通过胸壁、横膈、纵隔或脏层胸膜进入胸膜腔。

气胸按病因分类有人工气胸、创伤性气胸和自发性气胸。

创伤性气胸按胸膜破裂情况不同引起胸膜腔内压力变化的差异，又可分为闭合性气胸、开放性气胸和张力性气胸。其因利器或肋骨断端刺破壁层胸膜，或因肺、支气管或食管破裂后，空气由破裂的脏层胸膜进入胸膜腔所造成；目前也包括医源性因素。

游离于胸膜腔内的积气大都位于不同体位时的胸腔上部。当胸膜腔因炎症、手术等原因粘连时，胸腔积气则会局限于某些区域，出现局限性气胸。

一、闭合性气胸

【病因】

闭合性气胸（closed pneumothorax）又称单纯性气胸，多见于闭合性损伤，空气经肺的破裂口进入，也可经胸壁小伤口进入胸膜腔，随之胸腔内积气和肺萎陷，伤口迅速闭合，胸膜腔与外界大气不通，空气不再进入胸膜腔，胸膜腔内压力仍低于大气压。

【病理生理】

空气进入胸膜腔后，伤侧肺部分受压萎缩，肺的气体交换面积减少。同时胸膜腔内负压减少限制静脉血回流到心脏。除通气功能减低外，欲进入被压缩肺的肺动脉血因该侧肺内血管阻力增加，而产生功能性地向健侧肺分流。闭合性气胸虽可造成缺氧，但其程度有限，缺氧仍可代偿（图 3－23－1）。

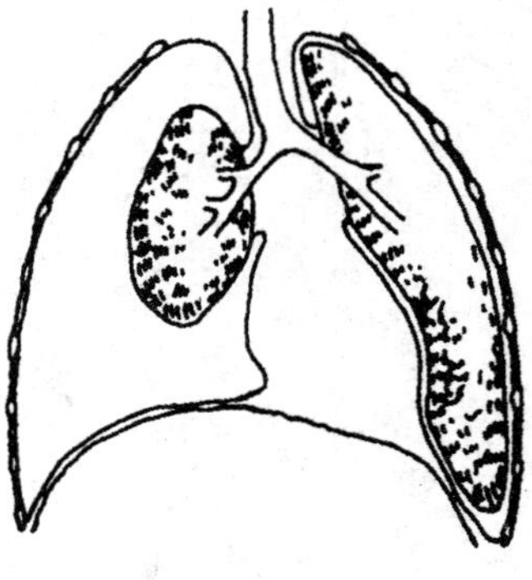

图 3－23－1　闭合性气胸

【临床表现和诊断要点】

1. 症状　根据肺萎缩程度可分为小量、中量及大量气胸。

(1) 胸痛：由于积气对壁层胸膜的直接刺激和肺萎缩，造成脏层胸膜张力的改变，可引起突发的或缓慢发生的胸痛，常常放射至同侧肩部。

(2) 胸闷和气促：小量气胸，肺萎缩在30%以下，对呼吸和循环功能影响不大，可以完全无缺氧症状。中量气胸，肺萎缩30%～50%；尤其是大量气胸，肺萎缩超过50%时，病人出现胸闷、呼吸短促等症状。一些原先有慢性肺部疾病的病人，小量气胸也会出现明显的胸闷、憋气，甚至呼吸困难和发绀。

2. 体征　气管可向健侧轻度移位，伤侧胸部叩诊呈鼓音，有的病人可出现皮下气肿(subcutaneous emphysema)。听诊呼吸音减弱或消失，且呼吸运动减退。

3. 辅助检查

(1) X线胸片检查：是诊断闭合性气胸的重要手段，可判明胸膜腔积气量和肺萎缩的程度。

(2) 胸腔穿刺：经锁骨中线第2肋间作胸腔穿刺，抽出气体可以进一步证实气胸的存在，并可测压，了解胸膜腔内积气的压力。

(3) 纤维支气管镜：适用于胸壁未损伤的气胸病人的病因检查和相应的介入治疗。

【治疗原则】

1. 小量气胸无需特殊治疗。卧床休息，定期复查胸片，一般可于数天内自行吸收，肺萎缩随之复张。

2. 肺萎缩30%以上可作胸腔穿刺术，抽出气体。近年来，更多临床医师主张早期放置胸腔闭式引流。

3. 肺萎缩超过50%，或双侧气胸，或合并血胸，或临床症状显著的小量气胸，需经第2肋间放置胸腔闭式引流装置。

4. 胸膜脏层破裂的闭合性气胸病人如需气管内插管作全身麻醉或正压辅助呼吸，之前必须常规作胸腔闭式引流，以免并发张力性气胸。

二、开放性气胸

【病因】

开放性气胸（open pneumothorax）多见于战伤，由枪弹、爆炸物等火器伤引起；平时则多由锐器刺伤所致。开放性创伤使胸膜腔与外界大气相通，以致呼吸时空气可以自由出入胸膜腔，引起伤员的呼吸与循环功能迅速发生严重紊乱。

【病理生理】

伤侧胸膜腔与外界相通，负压消失，肺受压萎缩。吸气时，空气从胸壁伤口进入胸膜腔，加重伤侧肺的受压萎缩，因两侧胸膜腔压力不等造成纵隔移向健侧，健侧肺亦受一定挤压，使通气量明显减少；呼气时，空气从伤口迅速逸出体外，两侧胸膜腔压力差减少，于是纵隔又向伤侧移位。纵隔在每次呼吸运动中的左右摆动称为纵隔摆动（pendular movement of mediastinum），纵隔摆动可影响心脏功能及静脉回流，导致循环功能紊乱（图3-23-2）。

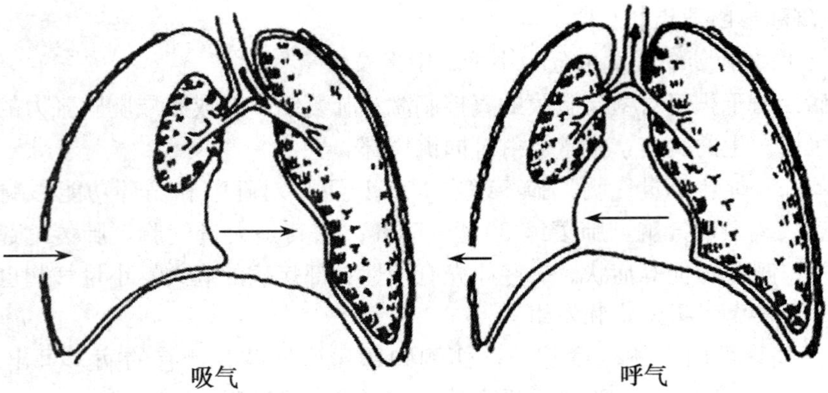

图 3-23-2　开放性气胸

【临床表现及诊断要点】

1. 症状　病人出现明显呼吸困难、鼻翼扇动、口唇发绀、颈静脉怒张、烦躁不安、脉搏细速，部分病人血压降低，甚至休克。

2. 体征　特征性的体征是胸壁上有开放性创口，呼吸时空气经创口进出胸膜腔，发出特殊的吸吮样声音，称为胸部吸吮伤（sucking chest wound）。伤侧胸部叩诊呈鼓音，听诊呼吸音减弱或消失，此外还有气管、心脏明显向健侧移位的体征。

3. X线胸片检查　伤侧肺明显萎缩，除气胸征象外，常见胸膜腔积血的液平面和气管、纵隔、心影有明显移位。

【治疗原则】

1. 急救处理　将开放性气胸转变为闭合性气胸。对于较小的开放性气胸，如创口面积小于气管口径，伤口简单地覆盖无菌敷料即可。对于大的开放性气胸，在病人用力呼气末，立即用大块凡士林纱布或无菌厚敷料严密封盖吸吮伤口，包扎固定，克服纵隔摆动。但若病人同时合并肺组织裂伤持续漏气时，在密封胸部创口后，必须立即在患侧第2肋间锁骨中线用带有有孔气囊的粗针头（图 3-23-3）穿刺排出胸膜腔内气体。

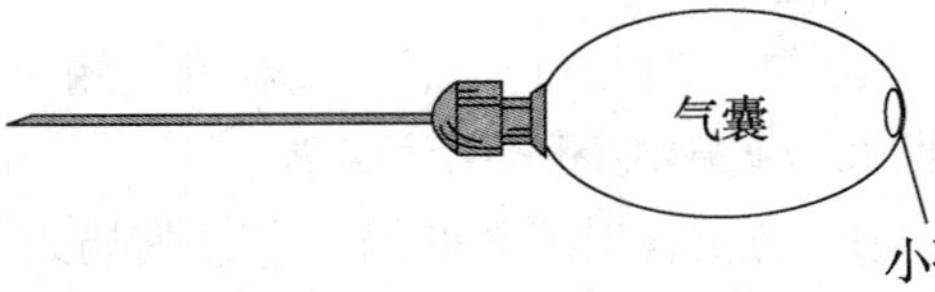

图 3-23-3　带有有孔气囊的粗针头

2. 进一步处理　给氧，解除呼吸困难，补充血容量，纠正休克；清创缝合胸壁伤口，安置胸腔闭式引流；给予抗生素，鼓励病人咳嗽排痰，预防感染；若病人有活动性出血、胸内异物存留、横膈破裂或疑有胸腹腔内脏损伤，则必须行剖胸探查术。

三、张力性气胸

【病因】

张力性气胸（tension pneumothorax）又称高压性气胸（high pressure pneumothorax），常由肺裂伤、气管、大支气管破裂所引起，其裂口与胸膜腔相通且形成活瓣。空气经肺或支气管的破口进入胸膜腔，但由于伤处的活瓣作用，气体不能排出，使胸腔压力大于大气压，便可产生张力性气胸。开放性气胸如胸壁创口封闭不严密，亦可发生。目前呼吸机应用日益普及，其造成的张力性气胸比自主呼吸产生的张力性气胸危险性更大，应加以注意。

【病理生理】

由于空气进入胸膜腔的通道形成活瓣，每次呼吸时空气易进入胸膜腔而难于排出，或进多出少，使胸腔内压力不断升高，肺被进行性压缩，纵隔推向健侧，并使健侧肺亦受压，呼吸通气面积减少，引起严重的呼吸功能不全与低氧血症。同时因纵隔移位使心脏大血管偏移，循环功能也受干扰。因此，张力性气胸最主要的变化为进行性缺氧（图 3-23-4）。

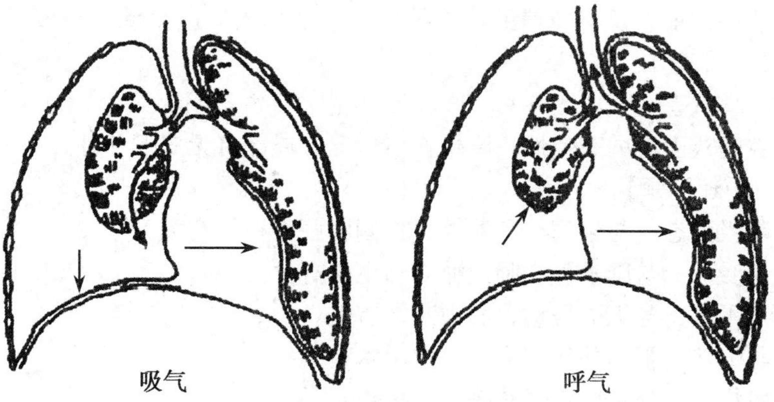

图 3-23-4　张力性气胸

【临床表现和诊断要点】

1. 症状和体征　呼吸极度困难、表情烦躁、惊恐或神志不清，严重者可昏迷。发绀明显、大汗淋漓、脉搏细弱、心率增快、血压下降、气管及心浊音界明显向健侧移位，伤侧胸廓饱满、肋间隙增宽、呼吸运动微弱、叩诊鼓音、呼吸音消失，常有纵隔及颈、胸部皮下气肿。

2. X 线胸片检查　伤侧肺高度萎缩，纵隔气肿，气管及心影向健侧明显移位。

【治疗原则】

张力性气胸是可迅速致死的危急重症，现场急救尤为重要。

1. 急救处理　立即排气，降低胸膜腔内压力。如因现场条件有限，可于患侧第 2 肋间锁骨中线附近插入粗针头，将张力性气胸转变为小面积的开放性气胸，既可解除胸膜腔内的高压，又不至于产生纵隔摆动，纠正休克，初步改善呼吸、循环功能，争取救治时间和进一步判明情况。

2. 到达医院的初步处理　立即进行诊断性胸腔穿刺和胸腔闭式引流排气。

3. 手术治疗　胸腔闭式引流后持续有大量气体排出，而肺不能复张，应疑有严重肺裂伤或支气管断裂，尽早行剖胸探查术，术后继续胸腔引流和抗生素治疗。

四、气胸护理

【护理评估】

1. 病人产生气胸的原因。

2. 病人生命体征是否平稳，有无胸闷、气促、呼吸困难、发绀及休克。

3. 病人有无胸痛，疼痛部位和性质；有无开放性伤口、气管有无偏移、有无纵隔摆动。

4. 病人胸部体征，如叩诊有无鼓音等，呼吸音是否清晰。

5. 根据症状和体征以及各项辅助检查结果，评估病人气胸来源、程度、性质，有无胸腔内器官损伤。

6. 病人的心理状态。

7. 病人胸腔闭式引流的有效性，胸壁伤口情况，局部有无皮下气肿。

【护理诊断/护理问题】

1. 低效性呼吸型态　与疼痛、肺萎缩、伤侧胸膜腔积气有关。

2. 气体交换受损　与肺水肿、肺出血、肺不张有关。

3. 循环血量不足　与纵隔摆动、心力衰竭有关。

4. 恐惧　与突然、强烈外伤打击，害怕手术有关。

5. 潜在并发症　①肺不张；②感染；③休克。

【护理措施】

1. 病情观察

（1）严密观察生命体征，注意神志、瞳孔的变化，胸部和腹部体征以及肢体活动情况等，警惕复合伤。血压平稳者取半卧位，以利于呼吸、咳嗽排痰及胸腔引流。

（2）严密观察呼吸频率、幅度及缺氧症状。若病人出现呼吸急促、呼吸困难、发绀，应予以吸氧，氧流量 2～4L/min。

2. 保持呼吸道通畅

（1）鼓励和协助病人有效咳嗽排痰，痰液黏稠不易排出时，应用祛痰药、超声雾化或氧气雾化吸入。

（2）有呼吸道分泌物潴留和有误吸或呼吸衰竭的病人，采用吸痰管深部吸痰或应用纤维支气管镜下吸痰，及时清除分泌物和吸入物，必要时行气管切开、呼吸机辅助呼吸。

3. 胸腔闭式引流护理　详见本章第三节。

4. 纠正休克　病人如出现休克症状时，应了解导致休克的原因，加强护理，及时通知医生共同处理。

5. 防治感染

（1）胸部损伤，尤其是开放性损伤的病人易导致胸腔内感染，应密切观察体温的变化，高热病人给予物理或药物降温。

（2）配合医生及时清创、缝合、包扎伤口，注意无菌操作，防止伤口感染。遵医嘱合理应用抗生素。

6. 胸腔内器官损伤的护理

（1）痰中带血，往往提示为轻度肺、支气管损伤，经安静休息，一般可自行愈合。

（2）咯血或咳大量泡沫样血性痰，呼吸困难加重，胸腔闭式引流有大量气体溢出，常提示肺、支气管严重损伤，应鼓励病人咳出支气管内积血，以免阻塞气道，发生肺不张。

7. 心理护理

（1）由于意外创伤的打击，病人对治疗效果担心和对手术恐惧而产生不良心理反应，护士应加强与病人的沟通，做好病情解释等。

（2）说明各项诊疗、护理操作及手术的安全性和必要性，帮助病人树立信心，配合治疗。

第二节 血胸病人的护理

胸膜腔积血，称为血胸（hemothorax）。

【病因】

常由利器或肋骨断端刺破胸壁血管、肺、心脏或大血管引起。医源性创伤也可致血胸，如手术后血胸，锁骨下、颈内静脉穿刺置管和肺、胸膜活检等所致血胸。出血来源有心脏或大血管出血，体循环或肺循环出血。

【病理生理】

急性血胸首先是心排血量减低，有效循环血量减少，产生休克，严重时可迅速导致病人死亡；胸腔内大量积血，压迫肺脏，推压纵隔，使肺气体交换减少；如为穿透伤时，胸腔开放，常有异物存留，如积血排除不及时，感染率甚高，易造成脓胸；出血量多的病人，心、肺和膈肌运动去纤维蛋白作用不完全，血液可凝固成为凝固性血胸；血胸不及时引流，附在胸膜上的纤维素和血凝块逐渐机化、纤维化，形成纤维板，亦称纤维胸，限制肺的呼吸运动。

【临床表现和诊断要点】

1. 临床表现　随出血速度、出血量、胸腔内器官创伤情况和伤员体质而有所差异。小量血胸（500ml 以下），伤员体质较好，出血速度不快，可无明显症状。大量血胸（1000ml 以上），且出血速度较快者，可出现面色苍白、出冷汗、脉细速且弱、呼吸急促、血压下降等内出血和心肺受压征象。体检可发现肋间隙饱满，气管向健侧移位，叩诊呈浊音，心界移向健侧，听诊呼吸音减弱或消失。血气胸伤员上胸部叩诊呈鼓音，下胸部叩诊呈浊音。由肺裂伤引起的血胸常伴有咯血。

2. 辅助检查

（1）X 线胸片检查：积血量小于 200ml 时，X 线胸片也难作出诊断。积血量小于 500ml 时，肋膈角变钝。积血量在 1000ml 时，积液阴影达到肩胛下角平面。积血量超过 1500ml，积液阴影超过肺门水平。X 线胸片除诊断血气胸及其程度外，对诊断其他内脏损伤以及有无膈疝等均有帮助。

（2）超声波检查：可看到液性暗区，对积血多少、穿刺部位的选定均很有价值。

（3）胸腔穿刺：胸腔穿刺抽出不凝固血液时即可明确诊断。

【治疗原则】

血胸的治疗主要是补充血容量，防治休克，对活动性出血进行止血，清除胸腔积血，防治感染，保护肺功能，使受压的肺组织及早复张。

1. 进行性血胸　在进行输血、输液及抗休克治疗的同时，及时行剖胸探查术。对肋间血管或胸廓内血管破裂予以缝扎止血；对肺破裂出血作缝合止血；对破裂的心脏、大血管进行修复。

2. 非进行性血胸　胸腔内积血小于200ml时，可自行吸收。积血量超过200ml时，应及早进行胸腔穿刺抽出积血。积血量500ml以上，安置胸腔闭式引流。

3. 凝固性血胸　在出血停止后数日内行剖胸术，清除血块及纤维蛋白膜。术后放置胸腔闭式引流，并作低压吸引。而小量凝固性血胸，可在数月内吸收，无需特殊处理；但也有人主张在胸膜腔内注入链激酶，24小时后经胸穿抽出溶解的积血。

4. 感染性血胸　若已继发感染应及时放置胸腔闭式引流，排除积脓，并保持引流通畅；同时全身应用大剂量抗生素，避免慢性脓胸的形成。

【护理要点】

1. 严密观察生命体征的变化，注意面色、出汗及神志等情况。

2. 补充血容量，保持输液通道的通畅，观察抗休克治疗的效果。

3. 对胸穿或胸腔闭式引流的病人做好常规护理。

4. 疑有进行性出血的病人需作剖胸探查术时，做好术前准备。

5. 鼓励和协助病人作有效的咳嗽和深呼吸，排出呼吸道分泌物。

6. 观察有无感染征象，观察抗生素的疗效。

第三节　胸腔闭式引流的护理

【目的】

胸腔闭式引流（thoracic closed drainage）的目的是排出胸膜腔内的积气、积血和积液，恢复和保持胸膜腔内负压，维持纵隔的正常位置，促使患侧肺迅速膨胀，消灭残腔，防止感染。

【适应证】

外伤性或自发性气胸、血胸、脓胸及心胸手术后均需行胸腔闭式引流。

【置管种类和部位】

1. 置管种类　胸导管均选用橡皮管，其质地较硬，不易折叠堵塞，利于通畅引流；排液胸导管管径为1.5～2 cm，排气胸导管管径为1 cm。一次性胸腔闭式引流胸导管均为硅胶管。

2. 置管部位　积液处于低位，一般选择在腋中线和腋后线之间的第6～8肋间插管引流；积气多向上聚集，以在前胸膜腔上部引流为宜，常选锁骨中线第2肋间；脓胸常选在积脓液的最低位。心胸手术的置管部位为：

（1）肺上叶、中叶、肺段切除术以及胸膜剥脱术等一般放置2根引流管，上管放置在第二肋间，用以排气称排气管；下管放置在腋后线第7或8肋间，用以排液称排液管，中间以“Y”型管连接，接无菌水封瓶。

（2）肺下叶切除术、食管癌根治术一般只置1根排液管，用以排出胸膜腔内积液。

（3）全肺切除术后胸腔内也放置1根排液管，平时呈钳闭状态，其目的是为了保证术后患侧胸腔留有一定的渗液量，以抗衡健侧推向患侧的纵隔移位；当患侧压力超过健侧时排液管可适量排液以降低压力，维持气管、纵隔于正常位置，因此全肺切除术后胸腔引流管也称调压管。

【装置】

胸腔闭式引流装置有单瓶、双瓶或三瓶3种。

1. 单瓶水封式系统　水封瓶的橡胶瓶塞上有2个孔，分别插入长、短玻璃管各1根，瓶内盛无菌盐水约500ml，为避免空气进入胸膜腔，长玻璃管的下端应插至水平面下3～4 cm，短玻璃管远离水平面，使瓶内空间与大气相通。使用时，将病人胸膜腔引流管与水封瓶的长玻璃管连接，接通后即见管内水柱随呼吸上下移动。

2. 双瓶水封式系统　加用负压吸引，在水封瓶和吸引器之间加一负压调节瓶，通气管没入水面的深度（cm）为抽吸力的值（cmH_2O）。例如，没入水面15～20 cm，就相当于对该病人施加了11～15 mmHg（1.5～2kPa）的负压抽吸力。

3. 三瓶水封式系统　此系统与双瓶式相似，只是在水封瓶和负压调节瓶之间增加一缓冲瓶（图3－23－5）。

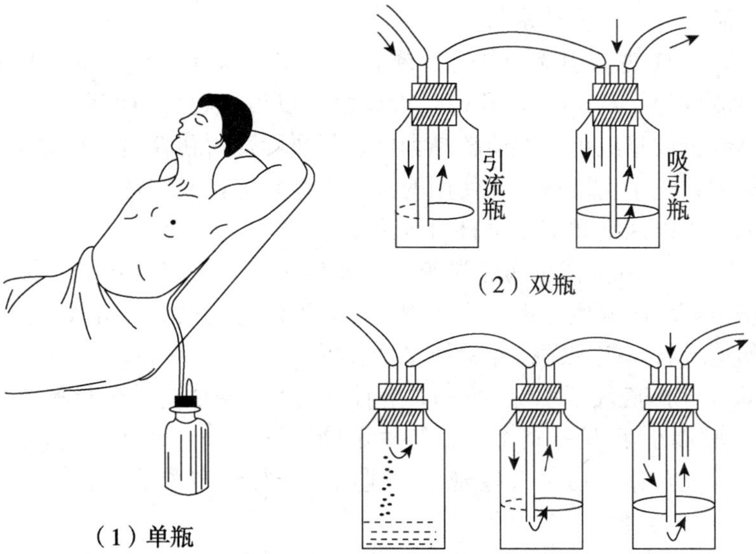

（1）单瓶　（2）双瓶　（3）三瓶

图3－23－5　胸腔闭式引流装置

4. 一次性胸腔闭式引流装置　临床多用。该装置包括积液瓶、水封瓶和负压瓶，三者成型于一体上。常用的有Ⅰ型和Ⅱ型两种。Ⅰ型称为一次性胸腔闭式负压吸引水封瓶，Ⅱ型参照Ⅰ型，但无调压装置。使用时水封瓶内加无菌盐水至8 cm处，负压吸引瓶内加无菌盐水至12 cm处，安装好防倒吸装置。

【护理】

1. 保持管道的密闭和无菌　①使用前应仔细检查引流装置的密闭性能，注意引流管有无裂缝，引流瓶有无破损，各衔接处是否密封。②一次性装置使用过程中，瓶盖不可随意松动，以免漏气。③保持管道连接处衔接牢固，防止滑脱。④水封瓶长玻璃管没入水中3～4 cm。⑤胸壁伤口引流管周围，用油纱布包盖严密。⑥更换引流瓶时，必须先双重夹闭引流管，以防空气进入胸膜腔。⑦严格执行无菌操作规程，防止感染。

2. 体位　①胸腔闭式引流后，常置病人于半卧位，以利呼吸和引流。②鼓励病人进行有效咳嗽和深呼吸运动，有利于积液排出，恢复胸膜腔负压，使肺扩张。

3. 维持引流通畅　①胸腔闭式引流主要靠重力引流，水封瓶液面应低于引流管胸腔出口平面 60 cm。②任何情况下引流瓶不应高于病人胸腔，以免引流液逆流入胸膜腔造成感染。③定时挤压引流管，以免管口被血凝块堵塞。挤压方法为：用止血钳夹住胸壁排液管下端，两手同时挤压引流管然后打开止血钳，使引流液流出。④检查引流管是否通畅，最简单的方法是观察引流管是否继续排出气体和液体，以及长玻璃管中的水柱是否随呼吸上下波动。必要时请病人深呼吸或咳嗽观察。水柱波动的幅度反映胸内残腔的大小与胸膜腔内负压的大小。正常水柱上下波动 4～6 cm。如水柱无波动，病人出现胸闷气促、气管向健侧偏移等肺受压的症状，应疑为引流管被血块堵塞，需设法挤捏或使用负压间断抽吸引流瓶短玻璃管，促使其通畅，并通知医生处理。

4. 妥善固定　①引流管应妥善固定于床旁。②运送病人时双钳夹管，下床活动时，引流瓶位置应低于膝关节，并保持密封。

5. 观察和记录　①观察引流液的量、颜色、性状、水柱波动范围，并准确记录。手术后一般情况下引流量应＜80ml/h，开始时为血性，以后颜色为浅红色，不易凝血。若引流量多，颜色为鲜红色或暗红色，性质较黏稠，易凝血则疑为胸腔内活动性出血。②每日更换水封瓶，做好标记，记录引流量。如使用的是一次性装置，无需每日更换引流瓶，每日在瓶上用胶布贴好标记，以区别和记录每日引流液量。

6. 脱管处理　①若引流管从胸腔滑脱，立即用手捏闭伤口处皮肤，消毒处理后，用凡士林纱布封闭伤口，协助医生作进一步处理。②如引流管连接处脱落或引流瓶损坏，应立即双止血钳夹闭胸壁导管，按无菌操作更换整个装置。

7. 拔管指证　①胸腔闭式引流 48～72 小时后，引流量明显减少且颜色变淡，24 小时引流液小于 50ml，脓液小于 10ml；②X 线胸片示肺膨胀良好、无漏气；③病人无呼吸困难。方法：嘱病人先深吸一口气后屏气拔管，迅速用凡士林纱布覆盖，宽胶布密封，胸带包扎 1 天。

8. 拔管后观察　病人有无胸闷、呼吸困难、切口漏气、渗液、出血或皮下气肿等症状。

第四节　胸腔镜手术病人的护理

胸腔镜（thoracoscopy）在 1910 年问世，1922 年首次被应用于临床，20 世纪 60 年代中期被广泛应用于诊断胸膜疾病，治疗恶性胸腔积液、自发性气胸，并可通过胸腔镜取出异物、为血胸病人止血和排除血块等。我国 20 世纪 50 年代中期开始应用，1992 年开始了现代电视胸腔镜手术，1993 年之后国内相继开始尝试胸腔镜肺癌切除术和食管癌切除术。

胸腔镜显著特点是创伤小、病人痛苦轻、术后恢复快、住院时间短。随着手术技术的不断提高，特别是手术设备与器械的不断发展与完善，电视胸腔镜技术发展迅速，其应用已不局限于胸内良性疾病的治疗和肿瘤的局部切除，目前已经广泛应用于胸外科的几乎所有领域。

【胸腔镜器械】

临床常用的胸腔镜有硬直式胸腔镜（简称硬式胸腔镜）和可屈管软式胸腔镜（简称软式

胸腔镜，通常用纤维光束支气管镜替代）两种。

1. 硬式胸腔镜（rigid thoracoscopy） 最先发明的一种胸腔镜，是目前最常用的胸膜腔疾病诊断和治疗的工具，操作方便，容易掌握，并有不同视角的内窥镜，可根据不同视野的需要随意更换；提供清晰的图像资料；活检的组织块较大；而且在胸膜粘连时，可先分离粘连组织，显露病灶后再活检，因此诊断的准确率高，可达84%～94%。硬式胸腔镜不但能诊断胸膜腔疾病，而且也是极好的治疗工具，并可使诊断和治疗同步进行。

2. 软式胸腔镜（flexible thoracoscopy） 出现于20世纪70年代，通常由纤维光束支气管镜来替代。软式胸腔镜的优点是，因插入部的直径小，均在6 mm以下，只需要一小切口，故损伤小，易被病人接受；视野清晰，且镜端柔软可弯曲，减少盲区；并可直接通过镜中心通道进行吸引、活检及激光治疗等。

【适应证】

1. 诊断性胸腔镜检查 ①原因不明的胸腔积液和包裹性胸腔积液的病因诊断；②胸膜肿块、纵隔肿块；③弥漫性肺病变或周围型局限性肺病变的病因诊断；④急性胸部创伤，气、血胸；⑤膈肌病变；⑥心包疾病；⑦纵隔或胸骨旁乳内淋巴结活检；⑧活体组织激素受体测定；⑨胸膜形态学和支气管胸膜瘘的检查。

2. 治疗性胸腔镜检查 ①粘连松解术；②胸膜固定术；③血胸治疗（胸内止血、清除血块和血胸的引流）；④结扎胸导管，治疗乳糜胸；⑤胸交感神经切断术治疗腋下、手心多汗症和交感神经营养障碍等；胸迷走神经切断术治疗胃大部切除术后复发性溃疡伴出血等；⑥脓胸和肺切除术后空腔的清创术；⑦支气管胸膜瘘的治疗；⑧清除胸膜腔内异物；⑨肺孤立性肿块切除术、肺大泡切除、肺楔形切除、肺叶切除术、肺囊肿切除引流术；⑩心包切开、心包开窗、心包囊肿切除。

【禁忌证】

①广泛的胸膜粘连，胸膜腔消失者；②血液凝固障碍伴血小板$<40\times10^9$/L或凝血酶原时间在16秒（40%）以下者为绝对禁忌；③严重的器质性心脏病，无法纠正的心律失常和心功能不全，6个月内的心肌梗死者；④严重的肺功能不全伴呼吸困难，不能平卧者；⑤严重的肺动脉高压>35 mmHg（4.67kPa），肺动静脉瘤或其他血管肿瘤；⑥肺包虫囊肿病；⑦剧烈咳嗽或极度衰弱不能承受手术者；⑧急性胸膜腔感染为相对禁忌证。

【并发症处理】

1. 感染 在胸膜固定术后有3～5天持续性发热，这是组织黏合剂对胸膜的刺激所引起的炎症反应。应加强支持治疗和对症处理；脓胸是严重的并发症，常发生于术后长期作肋间引流的病人，经拔管和抗生素治疗后，基本可痊愈。

2. 胸膜腔内出血 较少见，一般由分离粘连带、撕裂组织或损伤大血管所致。因此手术操作必须轻柔、仔细，避免损伤大血管，一旦发生，积极处理。

3. 气肿 皮下气肿较常见，大多呈局限性，位于切口周围，少数病人气体可达颈面部，甚至进入阴囊。极少数病人发生纵隔气肿。一般不需处理，可自行吸收。

4. 持续性气胸 见于肺组织或胸膜纤维化病人作脏层胸膜或肺活检者。术后留置导管水封瓶引流1～3天，促进肺膨胀。

5. 循环系统并发症 主要为心律失常、低血压、心肌缺血或肺水肿等。预防方法是缓慢排出胸腔积液，或排出液体后及时补充气体，可避免这些并发症。

6. 呼吸功能不全　静息时有呼吸困难者，原则上不作胸腔镜检查。如病人选择不当，会出现此类并发症。

7. 肿瘤种植　对胸内恶性肿瘤活检或切除时，偶尔可引起恶性肿瘤在胸腔内播散或肿瘤细胞沿胸壁切口蔓延。可在术后进行预防性胸壁切口局部放射治疗。

8. 气体栓塞（gas embolism）　是一种罕见又极为严重的并发症，大多发生在无胸腔积液而建立人工气胸的病人，应协助医生共同处理。

9. 支气管胸膜瘘（bronchopleural fistula，BPF）　由于插入的套管针损伤肺病灶引起，但不多见。可用纤维支气管镜进行局部治疗。

【护理要点】

1. 术前心理护理　胸腔镜检查是一种侵入性手术，病人往往害怕，甚至产生恐惧心理。应向病人说明胸腔镜手术的目的、必要性及注意事项，使病人消除顾虑，主动配合检查。

2. 术前准备　配合做好常规检查，如心、肝、肺、肾等功能；血常规、血小板、出凝血时间、凝血酶原时间等；胸部X线或CT检查等。

3. 术后严密观察生命体征的变化，观察病人神志和意识，必要时作动脉血气分析。

4. 留置胸腔引流管者，做好胸腔引流管护理，及时发现有无漏气和胸腔内出血。术后24小时和72小时进行常规胸透、摄片，了解气胸吸收和肺复张的情况，肺复张后，夹管观察24小时后，拔除引流管。

5. 观察有无皮下气肿等术后并发症。

（秦　薇）

第二十四章　肺癌病人的护理

学　习　要　点

肺癌病因、病理分型、转移途径、临床表现、诊断要点、治疗原则和病人整体护理。

肺癌（lung cancer），大多起源于支气管黏膜上皮，故亦称支气管肺癌（bronchopulmonary carcinoma）。近50年来，全世界肺癌发病率逐年上升。发病年龄大多在40岁以上，男多于女，但近年女性发病率也明显上升。

【病因】

肺癌的病因尚未完全明确，一般认为与下列因素有关：①长期大量吸烟是肺癌的一个重要致病因素，多年每日吸烟40支以上者，肺鳞癌和小细胞癌的发病率比不吸烟者高4～10倍；②长期接触石棉、铬、镍、锡、砷及放射性物质；③化学致癌物质污染环境（如废气、废水、废渣等）；④人体内在因素如免疫状态、代谢活动、遗传因素、肺部慢性感染等。

【病理】

1. 病理分型

（1）按解剖部位分：肺癌右肺多于左肺，上叶多于下叶。起源于主支气管、肺叶支气管的肺癌，因位置靠近肺门故称为中央型肺癌（central type lung cancer）；起源于肺段支气管以下的肺癌，因位置在肺的周围部分故称为周围型肺癌（peripheral type lung cancer）。

（2）按组织学分类：按国际肺癌研究学会与世界卫生组织1998年修订的肺癌病理分类共有9种，临床上以下4种最为常见。①鳞状细胞癌（鳞癌）：在肺癌中最为常见，约占50%，常为中央型肺癌，男性多见，生长速度缓慢，病程长，对放疗和化疗敏感，通常先经淋巴转移，血型转移发生较晚。②小细胞癌（未分化小细胞癌）：又称燕麦细胞癌，多为中央型肺癌，发病年龄较轻，恶性程度高，生长快，较早出现淋巴和血行广泛转移，对放射和化学治疗虽较敏感，但在各型肺癌中预后较差。③腺癌：多为周围型肺癌，发病年龄较小，女性相对多见，早期无明显症状，往往在胸部X线检查中发现。一般生长较慢，但有时早期即可发生血行转移。④大细胞癌：少见，多为中央型肺癌，细胞大，胞核形态多样，排列不规则，分化程度低，常在脑转移后才发现，预后很差。

2. 转移途径

（1）直接扩散：癌肿沿支气管壁并向支气管腔内生长，可造成支气管管腔部分或全部阻塞；癌肿也可直接向邻近肺组织浸润与生长。中央型肺癌穿透支气管壁后，蔓延扩展入肺门、纵隔后可压迫或侵犯位于纵隔的器官和组织；周围型肺癌易侵犯胸膜、胸壁、肋骨等。

（2）淋巴转移：最常见的转移方式。癌细胞经支气管和血管旁淋巴结，侵入邻近的肺段和肺叶支气管周围的淋巴结，然后到达肺门或气管隆突下淋巴结，继之侵犯纵隔和气管旁淋巴结，最后转移至锁骨上及颈部淋巴结。

（3）血行转移：肺癌的晚期表现。通常癌细胞直接侵入肺静脉，然后经左心随大循环血流转移至全身。常见转移部位是脑、骨骼、肝、肾上腺等。

不同组织学类型的肺癌，转移途径不同。鳞癌以淋巴转移为主，小细胞肺癌早期可有血行和淋巴转移，腺癌则血行转移早于淋巴转移。

【临床表现】

肺癌的临床表现与癌肿的部位、大小，是否压迫或侵犯邻近器官，以及有无转移等密切相关。

1. 早期肺癌　①早期，特别是周围型肺癌往往没有任何症状，偶在胸部X线检查时发现；②癌肿在较大的支气管内长大后，常出现刺激性咳嗽，主要由于肿瘤及其分泌物刺激支气管黏膜所引起，通常为肺癌的首发症状，易误诊为感冒，中央型肺癌更为突出，多为久治不愈的阵发性咳嗽，用药物难以控制，早期为干咳，病情发展可有咳痰；③当癌肿继续长大影响支气管引流，继发肺部感染时，可有脓性痰液，痰量较多；④血性痰是肺癌常见的症状，通常为痰中带血点、血丝或间断的少量咯血，中央型肺癌咯血常在发病早期出现，周围型肺癌在瘤体较小时咯血少见；⑤由于癌肿造成较大支气管不同程度的阻塞，可出现胸闷、哮鸣、气促、发热和胸痛等症状。

2. 晚期肺癌　①侵犯膈神经引起膈肌麻痹；②侵犯喉返神经，可出现声音嘶哑；③压迫上腔静脉引起面部、颈部、上肢和上胸部静脉怒张，皮下组织水肿，上肢静脉压升高等上腔静脉阻塞综合征；④侵犯胸膜及胸壁，可出现大量血性胸膜腔积液及持续性剧烈胸痛；⑤癌肿侵入纵隔，压迫食管，可引起吞咽困难；⑥上叶顶部肺癌（亦称Pancoast肿瘤），可因侵入和压迫第1肋骨、锁骨下动脉和静脉、臂丛神经等，产生剧烈的胸肩痛、上肢静脉怒张、水肿、臂痛和上肢运动障碍；也可压迫颈交感神经，出现同侧上眼睑下垂、瞳孔缩小、眼球内陷、面部无汗等Horner综合征（Horner's syndrome）；⑦肺癌血行转移后，根据侵入的器官而产生不同症状。

少数肺癌由于产生内分泌物质，病人出现骨关节病综合征（杵状指、骨关节痛、骨膜增生等）、重症肌无力、Cushing综合征、男性乳腺增大、多发性肌肉神经痛等症状。切除肺癌后这些症状可能消失。

【诊断要点】

1. 肺癌诊断　早期诊断，早期治疗，可获得较好的疗效。中年以上病人久咳不愈，出现血痰或X线检查发现肺部块状阴影者，应高度警惕，并作下列检查：

（1）X线和CT检查：是肺癌的主要诊断方法。大多数肺癌可经胸部X线摄片和CT检查获得临床诊断。肺癌的X线特征是在肺部出现块状阴影，边缘不清或呈分叶状，周围有毛刺。阴影接近肺门，称中央型；近边缘称周围型。如有支气管梗阻，可见肺不张；如肿瘤坏死液化，可见偏心性空洞（多为鳞癌）。CT是一般X线检查的很好补充，能更清楚地显示纵隔内淋巴结；直径1 cm左右的肺内肿物，可比常规X线显示得更清楚；可以较清楚地显示周围型肿瘤与胸壁的关系及侵犯程度。

（2）痰细胞学检查：准确率可达80%以上。对中央型肺癌，特别是伴有血性痰的病人，痰中找到癌细胞的机会更多，应连续数日重复送痰液进行细胞学的检查。

（3）正电子放射断层扫描（PET）：用于肺内结节和肿块的定性诊断，并能显示纵隔淋巴结有无转移。PET是目前肺癌定性诊断和分期的最好与最准确的无创检查。

（4）支气管镜检查：可在直视下了解肿瘤的部位、大小及其范围，并可活检作病理检查，亦可吸取支气管内分泌物进行细胞学检查，尤适用于中央型肺癌。

（5）纵隔镜检查：目前应用该项检查有增多趋势。主要为判断肺癌病人纵隔淋巴结有否转移，鉴别纵隔肿块性质，为外科治疗提供依据。

（6）经胸壁穿刺活检：检查周围型肺癌阳性率可达 80%，但可能产生气胸、出血、感染等并发症，故应严格掌握指征。

（7）其他检查：放射性核素肺扫描检查、颈淋巴结活检、转移病灶活组织或胸水癌细胞检查等，均有助于肺癌的诊断。

2. 临床分期　国际抗癌联盟（UICC）1997 年制定的 TNM 分类法，是常用的临床分期法。

原发肿瘤（T）

T_0：无原发肿瘤证据；

Tis：原位癌；

T_1：肿瘤≤3 cm；

T_2：肿瘤＞3 cm 并侵犯主支气管；

T_3：肿瘤侵犯邻近器官，隆凸（—）；

T_4：肿瘤侵犯隆凸、椎体、食管或伴胸腔积液。

淋巴结（N）

N_0：无局部淋巴结转移；

N_1：有支气管肺门淋巴结转移；

N_2：有同侧纵隔淋巴结转移；

N_3：有对侧纵隔肺门淋巴结转移。

远处转移（M）

M_0：无远处转移；

M_1：有远处转移。

肺癌 TNM 分期

0 期：$TisN_0M_0$；

Ⅰ期：$T_{1\sim2}N_0M_0$；

Ⅱ期：$T_{1\sim2}N_1M_0$，$T_3N_0M_0$；

Ⅲa 期：$T_3N_1M_0$，$T_{1\sim3}N_2M_0$；

Ⅲb 期：T_4任何 NM_0，任何 TN_3M_0；

Ⅳ期：任何 T 任何 NM_1。

【治疗原则】

肺癌治疗方法有外科手术治疗、放射治疗、化学治疗、免疫治疗或中医药物治疗。尽管 80%的肺癌病人在明确诊断时已失去手术机会，但手术治疗仍然是肺癌最重要和最有效的治疗手段。目前所有的各种治疗肺癌的方法其效果均不能令人满意，必须适当联合应用以提高治疗效果。

1. 手术治疗　为主要治疗手段，尤其是非小细胞肺癌无远处转移者应尽可能手术治疗。常用的手术方法：①肺叶切除术：为首选手术方法，适用于周围型肺癌和部分中央型肺癌；②局部切除：肺段或楔形切除，肺段以下切除，适用于早期病例；③支气管袖状肺叶切除：肺叶连同相邻一段受累的支气管切除，适用于癌肿同时侵及肺叶支气管者；④全肺切除：中央型肺癌有时需作一侧全肺切除；⑤姑息性切除：对于无法行根治性手术的病人可减轻其症状。

目前肺癌外科手术治疗有很大进展，表现在以下几个方面：①手术适应证的扩大。②缩小手术：原则是在切除病肺的基础上，最大限度地保留肺功能。③电视胸腔镜肺切除术：适用于早期周围型肺癌。此术式具有切口小，无须切除或撑开肋骨，呼吸肌不受破坏，术中出血少，术后恢复快，住院时间短等优点。其为胸部外科微创侵入型手术开辟了新的途径。

2. 放射治疗　①小细胞癌对放疗最敏感，鳞癌次之。②单独放疗效果不甚理想，临床上常采用术后放疗，通常在术中将小金属夹放于病灶区作标记，以便术后放疗时准确定位。一般在术后 1 个月左右，病人全身情况好转后开始。③晚期病人行姑息性放疗可减轻症状。

3. 化学治疗　作为综合治疗手段之一。①小细胞肺癌对化疗敏感，疗效尚可。②早期肺癌可手术切除后，再行放疗后化疗，以减少复发和转移。③有些不能手术的病人可先行诱导化疗，使肿瘤缩小，争取手术和放疗。④晚期病人以化疗为主，但药物毒性大，能否化疗应视病人耐受情况而定。

分子靶向治疗是用近年来根据肿瘤代谢及基因的某些靶点设计研制的新药来治疗恶性肿瘤的方法，用于抑制肿瘤生长。目前有多种靶向治疗剂用于肺癌的治疗，但疗效仍需观察。

4. 免疫治疗　①用卡介苗、转移因子、干扰素等非特异性免疫生物制品激发人体免疫功能；②用经过处理的自体肿瘤细胞作皮下接种，或用 LAK 细胞、白介素、肿瘤坏死因子等生物制品进行特异性免疫治疗。

【护理】

（一）护理评估

1. 病人及家属对疾病的认识程度，对手术有否顾虑及其心理和经济承受能力。

2. 病人年龄、有无吸烟史、营养状况、重要脏器功能、有无伴随疾病，以判断病人对接受手术及其他治疗的耐受能力。

3. 病人病情及主要症状、特殊检查结果，为手术前、后针对性护理和判断预后提供依据。

4. 病人术后生命体征是否平稳，气管、纵隔是否居中，有无呼吸困难，疼痛能否缓解。

5. 病人术后胸腔闭式引流的有效性，观察引流液的色、质、量；伤口有无渗血、局部有无皮下气肿。

6. 病人自理能力，以便采用不同的护理系统满足其治疗性护理的需要。

7. 出院前的心理反应，病人及家属是否获得有关疾病的健康指导。

（二）护理诊断/护理问题

1. 气体交换受损　与肺部病变有关。

2. 知识缺乏　与缺乏有关疾病知识、手术前后配合、康复知识有关。

3. 低效型呼吸形态　与肺膨胀不全、呼吸道分泌物潴留、肺换气功能降低有关。

4. 疼痛　与胸部手术有关。

5. 有引流管引流失效的可能　与胸腔闭式引流管、导尿管受压或阻塞有关。

6. 潜在并发症　①出血；②肺炎和肺不张；③肺水肿；④支气管胸膜瘘等。

（三）护理措施

1. 术前护理

（1）心理护理：肺癌病人在得知病情后，极易产生恐惧、悲观等不良心理，担心手术效果，害怕死亡；家属紧张情绪也会影响病人的心情。护士应关心、安慰和同情病人，耐心做好解释工作，讲解手术方式及各种治疗、护理的意义、方法、大致过程、配合及注意事项；讲述术后可能出现的不适、并发症及应对方法，以取得病人的理解和信任；并动员家属给予病人心理和经济上的支持。

(2) 呼吸道护理：①咳嗽、咳痰、咯血是肺癌病人常见的临床症状，应注意观察痰液的色、质、量，观察咯血的量和次数；②如病人有胸闷、气急、呼吸困难等症状，应给予持续吸氧；③指导并教会病人作有效咳嗽排痰和腹式深呼吸；④如病人吸烟，应力劝病人戒烟，以避免支气管分泌物的增多；如合并呼吸道感染，给予抗生素治疗，控制感染。

(3) 口腔卫生：细菌易通过口腔进入下呼吸道引起感染，应加强口腔护理，及时处理口腔慢性感染和溃疡。指导病人每日早晚及餐后刷牙漱口。病人咳痰、咯血后应及时进行口腔护理。

(4) 营养支持：由于感染、发热及肿瘤，机体消耗大，全身情况较差，贫血和低蛋白血症往往影响病人对手术的耐受能力、切口愈合和术后恢复。应指导病人进食高蛋白、高热量、丰富维生素、易消化的饮食，必要时静脉补充营养。贫血严重者适当予以输血，以提高机体耐缺氧能力。

(5) 做好各项特殊检查前、后的配合和护理。

2. 术后护理

(1) 持续心电监护：严密监测心电图变化及测定血氧饱和度。

(2) 体位：①病人肺切除术后麻醉未清醒前采取平卧位，头偏向一侧；②病人麻醉清醒且生命体征平稳后取半卧位，使膈肌下降，增加胸腔容量，减少肺血流量，有利于肺通气，同时便于咳嗽、咳痰，有利于胸腔引流管有效引流；③肺叶切除病人术后可取侧卧位，但病情较重、呼吸功能较差者，应避免健侧卧位，以免压迫健侧肺，限制通气；④全肺切除术病人术后取平卧或1/4侧卧位，如完全侧于患侧或搬运病人时剧烈震动，均可使纵隔过度移位、大血管扭曲引起休克；完全侧于健侧，则可压迫唯一的健肺，造成严重缺氧；⑤每1～2小时更换体位一次，加强皮肤护理，防止压疮发生。

(3) 呼吸道护理：①全麻术后病人常出现恶心、呕吐，呕吐时病人头应偏向一侧，防止误吸，及时清除呕吐物。②肺切除术后24～36小时内，由于肺通气量和弥散面积减少、麻醉剂抑制、伤口疼痛、肺膨胀不全等因素，可造成不同程度的缺氧。术后常规给予鼻导管或双侧鼻塞吸氧，流量2～4L/min，多数病人术后第2天就能适应肺切除术后所引起的气体交换面积减少，此时可改为间断吸氧或按需给氧。③鼓励并辅助病人有效咳嗽排痰。可采用指压胸骨切迹上方气管的方法，亦可站在病人健侧，叩击胸背部，双手扶夹住胸壁，轻压病人伤口，支撑肋骨，随病人咳嗽运动适度上抬胸廓，嘱病人轻咳，使痰液松动后，再深吸一口气，振动胸廓，将痰咳出，此法可减轻疼痛，提高咳痰效果；病人咳嗽、咳痰时的体位应是坐位或半卧位。④每1～2小时让病人翻身、咳嗽、作腹式深呼吸运动。⑤常规超声雾化吸入，每日2次，持续1周，并加入糜蛋白酶和抗生素。雾化的微细颗粒可达细支气管及肺泡，有消炎解痉、稀释痰液、活跃纤毛运动的作用，使痰易咳出。⑥开胸术后尤其是肺叶切除术后，鼓励病人吹气球、练深呼吸训练器，以促使更多的肺泡扩张，使肺膨胀，增加通气量。⑦病人手术后如有气管插管加呼吸机辅助呼吸或气管切开，应做好相应的护理。

(4) 疼痛护理：肺手术切口较大，切断肌肉多，引流管放置等因素均使术后切口疼痛较剧。病人因疼痛常不愿咳嗽、作深呼吸运动或翻身坐起，使分泌物潴留在气管、支气管内，导致肺不张及肺炎。应注意：①倾听病人主诉，评估疼痛程度；②协助病人采取舒适的卧位；③妥善固定胸腔引流管，保持引流通畅，避免由于引流管移动、牵拉所引起的疼痛；④在进行使疼痛加重的操作前，应遵医嘱给予镇痛剂，使病人感觉舒适并取得良好配合；⑤如使用硬膜外或静脉病人自控镇痛（PCA），应注意观察使用的效果及止痛药物的副作用，密切观察血压与呼吸的变化；吗啡有呼吸抑制的作用，老人与儿童慎用；如有尿潴留，给予保留导尿；⑥为病人创造安静、舒适的环境，采用非药物措施减轻疼痛，如听音乐、分散注意力、松弛疗法等。

（5）胸腔闭式引流护理：肺切除术后常规放置胸腔闭式引流，一般下叶肺切除在肺的下部置一粗胸腔引流管；肺上、中叶切除术在肺的上部和下部各置粗、细胸腔引流管，上（细）管以排气为主，下（粗）管以排液为主，应按胸腔闭式引流常规做好护理。

全肺切除术所置细胸腔引流管为调压管，一般呈钳闭状态，其目的是为了保证术后患侧胸腔有一定的渗液量，以减轻和纠正明显的纵隔移位；需严密观察有无皮下气肿、气管移位或心脏搏动移位，如患侧胸腔内压力增高，有大量的积液、积气，气管、纵隔向健侧移位，应开放引流管，放出适量引流液或气体，维持气管、纵隔于正常位置；每次放出量不宜超过100ml，速度宜慢，避免快速多量放液引起纵隔突然移位，导致心脏骤停。如无明显的纵隔移位、病人病情稳定，可于术后4～5天拔除引流管。

（6）输液护理：①肺切除后，肺泡毛细血管床明显减少，应严格掌握输液量和速度，防止前负荷过重，导致肺水肿。②全肺切除术病人应控制钠盐的输入，24小时补液量控制在2000ml内，速度以20～30滴/分为宜。

（7）饮食护理：术后进食从饮水开始，逐渐进食流质、半流质，直至普食。鼓励病人多饮水，进食高热量、高蛋白、丰富维生素、易消化的食物，维持水、电解质平衡，提高机体抵抗力，促进伤口愈合。

（8）活动与锻炼：①术后协助病人进行臀部、躯干和四肢的轻度活动，锻炼前可适量给予镇痛药物，减少疼痛，运动量以不引起疲倦和疼痛为度。②鼓励病人术后早期下床活动，术后1～2天，鼓励和协助病人在床旁站立或下床坐在椅子上；术后3天可扶持病人绕病床在室内行走5～10分钟，以后逐渐增加活动量，以预防肺不张，改善病人呼吸循环功能。如病人有心动过速、气急、出汗等症状，应停止活动。③术后还应指导病人进行肩关节活动锻炼，如术侧手臂上举、爬墙、肩关节向前、向后旋转活动，拉绳运动，使肩关节活动范围恢复至术前水平，以避免术侧胸壁肌肉粘连，预防肩关节强直、废用性萎缩和肩下垂。

（9）放、化疗和免疫治疗护理：向病人解释继续治疗的目的和意义，可能出现的不良反应，如恶心、呕吐、食欲不振、倦怠感及免疫疗法后可能出现的发热反应等；化疗病人白细胞计数随访、预防感染；放疗病人照射部位的皮肤保护等。

3. 术后常见并发症护理

（1）出血：①发生原因：肺手术切口创面较大、胸腔内负压等。②护理应：严密监测生命体征的变化；检查切口敷料及引流管旁有无出血或渗血；观察并记录胸腔引流液的色、质、量；术后2～3小时内如胸腔引流量＞100ml/h，呈鲜红色，有血凝块，同时有血压下降、脉搏增快、尿量减少等症状，应考虑为活动性出血，需及时通知医生并配合进行止血治疗，必要时做好剖胸探查的准备。

（2）肺炎、肺不张：①发生原因：开胸术后病人伤口疼痛剧烈，全麻使病人膈肌活动受抑制，术后软弱无力或胸部包扎过紧等限制呼吸运动，使病人咳痰无力；术中肺受到牵拉及对支气管黏膜有刺激的吸入麻醉药引起支气管分泌物增加，纤毛运动减弱，影响病人排痰；术后病人若不能有效地咳嗽、排痰，易导致分泌物潴留堵塞支气管，引起肺炎、肺不张。②临床表现：病人常出现烦躁不安、体温升高、心动过速、不能平卧、哮鸣、发绀、呼吸困难等症状，血气分析报告为缺氧。③护理：应加强呼吸道护理，促使病人排痰；协助医师行鼻导管深部吸痰或行支气管镜吸痰，解除呼吸道梗阻，促使肺膨胀，必要时可行气管切开，确保呼吸道通畅；合理使用抗生素，并观察疗效。

（3）肺水肿：①发生原因：病人原有心脏疾患或由于病肺切除后余肺膨胀不全，使肺泡毛细血管床容积明显减少，是引起术后急性肺水肿的潜在因素，尤以全肺切除病人更明显；输液量过多，速度过快，亦可引起肺水肿。②临床表现：端坐呼吸、呼吸困难、发绀、心动过速、咳大量粉红色泡沫痰、双肺湿罗音。③处理：应立即减慢输液滴速，控制总液体输入量，给予50%酒精湿化吸氧；心电监护，予强心、利尿、镇静及激素治疗，并做好心理护理。

（4）支气管胸膜瘘：支气管胸膜瘘是肺切除术后的严重并发症之一。①发生原因：支气管缝合不严密，缝合处感染、破裂；支气管残端血供不良；术前接受放射治疗后缝合口组织水肿等。②临床表现：支气管胸膜瘘多发生在术后5～14天，出现淡红色或红色泡沫样痰，并伴有呼吸短促和发热，从胸腔引流管内持续引流出大量气体。一旦出现上述症状，应疑为支气管胸膜瘘。支气管胸膜瘘发生时，空气经瘘管进入胸膜腔，可造成张力性气胸、皮下气肿；支气管分泌物流入胸腔，继发感染可引起脓胸；若胸腔内有大量积液，可经瘘孔吸入支气管内，引起窒息。③诊断：向胸膜腔内注射有色药物（如亚甲蓝）或有挥发性气味的药物，然后根据痰的颜色或病人是否嗅到挥发药的气味可确诊，必要时行患侧支气管造影。④治疗原则：控制胸腔感染，减轻全身中毒症状；修补瘘口或切除有瘘口的肺叶；消灭无效腔。⑤护理：病人患侧卧位，做好胸腔闭式引流护理，如已拔除胸管者，配合医生重新行胸腔闭式引流术；术后经鼻吸痰操作要娴熟，动作轻快且有效，以免损伤支气管残端。

【健康教育】

1. 讲解空气污染对肺部健康的危害，使人人关心环境，具有保护环境意识，督促加强工矿和城市环境的三废处理。

2. 使人们了解吸烟的危害，自觉戒烟。

3. 强调40岁以上的人群，定期进行胸部X线检查，对久咳不愈、咳血性痰者应提高警惕，及早诊治。

4. 告诉病人/家属，如出现肩背部疼痛、疲乏、体重减轻、咳嗽加重或咯血等症状，及时来医院就诊。

5. 指导病人术前加强呼吸锻炼，术后进行有效咳嗽排痰、腹式深呼吸，以预防肺炎、肺不张。

6. 加强病人营养，给予高蛋白、高热量、易消化的饮食，以增强机体抵抗力，促进康复。

7. 让病人明确术后活动及锻炼的重要性，指导病人术后尽早恢复功能锻炼，如进行腹式深呼吸运动，以减轻疼痛、增加肺通气量，有利于改善与恢复肺功能；练习吹气球或吸深呼吸训练器使肺充分膨胀；指导病人进行抬臂、抬肩、举手过头或拉床带活动，以防止术侧肩关节强直，有利于血液循环，防止血栓形成。说明早期活动的意义，鼓励和协助病人早期下床活动，活动与锻炼应避免过度疲乏，如有呼吸急促或胸痛时，应停止活动和锻炼。出院后应继续坚持活动与锻炼。

8. 尽可能远离呼吸道刺激物，如烟雾、烟尘与空气污染等，保护余肺功能。

9. 肺癌术后病人应坚持继续治疗，并定期随访。

（秦　薇）

第二十五章　食管癌病人的护理

学　习　要　点

食管癌病因、病理分型、转移途径、临床表现、诊断要点、治疗原则和病人整体护理。

食管癌（carcinoma of esophagus）是常见的消化道恶性肿瘤。我国是世界上食管癌高发地区之一，每年平均病死约 15 万人。男性多于女性，发病年龄多在 40 岁以上。食管癌的发病有明显的地理分布特点，我国河南省发病最高，此外江苏、山西、河北、福建、陕西、安徽、湖北、山东、广东省均为高发区。

【病因】

病因至今尚未明确，可能与以下因素有关：

1. 化学病因　亚硝胺类化合物已被公认为一种致癌物质。据报道食管癌高发区居民多食霉变食物，而此类食物中含较多亚硝胺及其前体物质。

2. 生物性病因　真菌。在某些高发区的粮食中、食管癌病人的上消化道或切除的食管癌标本上，均能分离出多种真菌，其中某些真菌有致癌作用。

3. 营养和微量元素因素　动物蛋白、新鲜蔬菜、水果摄入不足和维生素 A、B_2、C 缺乏；食管癌高发区水中的钼、铁、锌、氟、硒等微量元素含量偏低，均可能与食管癌的发病有关。

4. 饮食与口腔因素　食管癌与食物粗糙，饮食过热、过快，嗜好吸烟、长期饮烈性酒有一定关系。另外口腔不洁、龋齿可能与食管癌的发生有关。

5. 食管癌遗传易感因素。

【病理】

UICC 食管分段标准：食管分为颈、胸、腹三段，其中胸段食管又分为上、中、下三段。胸下段也包括食管腹段。临床上食管癌以胸中段较多见，下段次之，上段较少（图 3-25-1）。

1. 病理分型

（1）大体类型：可分为四型：①髓质型：食管管壁明显增厚并向腔内外扩展，癌肿多浸润食管壁各层和累及食管周径的全部或绝大部分，恶性程度高；②蕈伞型：瘤体呈蘑菇样向食管腔内突起，边缘明显；③溃疡型：瘤体表面有较深溃疡，深入肌层；④缩窄型：又称硬化型，瘤体呈明显的环形狭窄，累及食管全部周径，与正常组织边界不清。

（2）组织学类型：也可分为四型：①鳞状细胞癌：占全部食管癌的 90%以上，根据癌细胞的分化程度可分为Ⅰ级、Ⅱ级和Ⅲ级，恶性程度逐级加重；②腺癌：原发性腺癌较少见；③未分化癌：恶性程度很高；④癌肉瘤：较少见，常为纤维肉瘤。

2. 转移途径　①直接浸润：随病期的进展，癌细胞由黏膜向外扩散，达食管外，并侵入邻近器官；②淋巴转移：为主要转移途径，一般先转移到纵隔淋巴结，以后依次转移至腹腔淋巴结及颈部淋巴结；③血行转移：较少见，主要见于晚期病例，最常见转移至肝、肺、

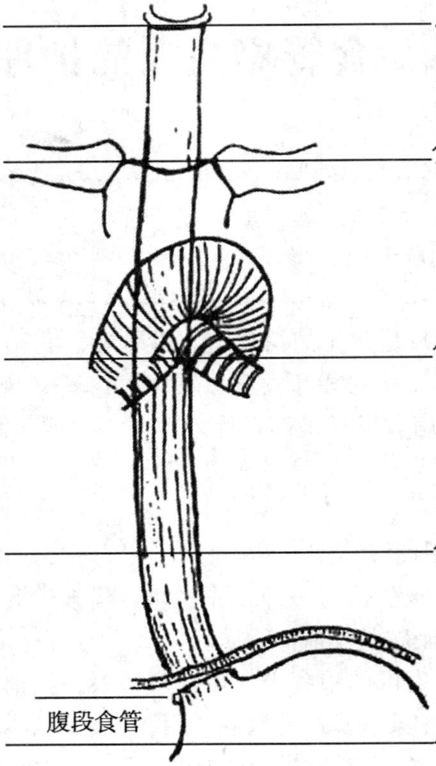

图 3－25－1　食管分段

骨骼系统，还有少数转移至肾上腺、腹膜、心和脑等。

3. 临床分期

国际抗癌联盟（UICC）1987 年制定的食管癌 TNM 分期法，对治疗方法的选择及评估预后有重要意义。

原发肿瘤（T）

Tis：原位癌；

T_1：肿瘤只侵及黏膜固有层或黏膜下层；

T_2：肿瘤侵及肌层；

T_3：肿瘤侵及食管外膜；

T_4：肿瘤侵及邻近器官。

淋巴结（N）

N_0：无区域淋巴结转移；

N_1：有区域淋巴结转移。

远处转移（M）

M_0：无远处转移；

M_1：有远处转移。

食管癌的 TNM 分期

0期：$TisN_0M_0$；

Ⅰ期：$T_1N_0M_0$；

Ⅱa期：$T_2N_0M_0$，$T_3N_0M_0$；

Ⅱb期：$T_1N_1M_0$，$T_2N_1M_0$；

Ⅲ期：$T_3N_1M_0$，T_4任何NM_0；

Ⅳ期：任何T任何NM_1。

【临床表现】

1. 早期　①食管内异物感，吞咽哽噎感，甚至疼痛等症状；②食物通过缓慢并有停滞感；③胸骨后疼痛、闷胀不适；④咽部干燥紧缩感；⑤剑突下或上腹部疼痛。一般早期食管癌症状多不明显，且多间断发生，易被忽视。

2. 中晚期　①进行性咽下困难：是食管癌最突出的症状，开始于进食干硬食物或大口进食时出现，以后进软食亦同样出现咽下困难，最后流质食物也不能进入；②呕吐：常在吞咽困难加重时出现；③声音嘶哑：当癌肿侵及或压迫喉返神经时，致声带麻痹，出现声音嘶哑、甚至失音；④刺激性咳嗽：癌细胞侵入气管、支气管形成食管-气管瘘，或食管-支气管瘘时，可出现特征性的吞咽后呛咳；⑤Horner综合征；⑥其他：晚期病人可出现恶病质和明显失水；个别病人偶有大出血或呕血，系肿瘤溃破大血管所致；若有肺、肝、脑等重要脏器远处转移，可出现呼吸困难、黄疸、腹水、昏迷等症状。

【诊断要点】

1. 症状和体征。

2. 辅助检查　对可疑病例，应作下列检查，以明确诊断。

(1) 胃肠道钡剂造影（barium meal examination of gastro-intestinal tract，GI）：也可进行气钡双重对比造影。早期食管癌表现为：①食管黏膜皱襞增粗、迂曲或中断；②小的偏侧性充盈缺损；③小的龛影；④局限性管壁僵硬，蠕动消失。中晚期可见食管腔明显的不规则狭窄和充盈缺损，狭窄上方食管有不同程度的扩张。

(2) 食管拉网脱落细胞学检查（esophageal balloon cytology）：方法简便，受检者痛苦小，阳性率高，适用于高危人群的普查，此法检查的阳性率为90%左右。但目前对此法已有争议。

(3) 内镜检查：可直接观察病变部位、范围、形态，并可取活体组织作病理学检查。早期食管癌可见病变多限于黏膜表面（原位癌），表现为充血、糜烂、斑块或乳头状，但无明显肿块。中晚期癌肿可累及食管全周，肿块突入腔内，还可穿透食管壁全层，其确诊率可达100%。

(4) 超声内镜（EUS）：可以精确测定癌肿在食管壁内的浸润深度和向外扩展深度，对原发肿瘤的分期较准确，有助于估计外科手术的可能性。

(5) B超和CT：对食管癌的诊断无帮助，但腹部B超检查能发现腹膜后淋巴结转移、肝转移等；CT能发现气管、支气管、心包及主动脉有无受侵，及纵隔、腹腔淋巴结和肝脏有无转移。

【治疗原则】

以手术治疗为主，以化学抗癌药物、放疗等为辅的综合治疗。

1. 手术治疗　为治疗食管癌的首选方法。

(1) 手术适应证：食管癌范围较局限（5～6 cm内），无远处转移，无手术禁忌证者应首先考虑手术治疗。近年对高龄、病变长度和位置高的食管癌病人手术适应证逐步放宽。对食管癌全量放疗后肿瘤缩小、食管癌术后复发者亦主张手术治疗，并可收到良好效果。对食管癌锁骨上淋巴结转移者，现也列入手术范围。

(2) 手术禁忌证：①全身情况衰竭不能经受手术者；②已发现远处转移者；③病变侵犯范围大，已有明显外侵及穿孔征象。

(3) 手术种类：①食管癌根治性切除术（radical resection of esophageal cancer）：对食管癌比较局限者，可以切除距瘤体上、下5～8 cm范围内的食管大部分及其所属引流淋巴结，以胃、结肠或空肠作食管重建术（esophageal reconstruction）。近年多数学者提倡采用大网膜包裹的围巾式食管吻合法及胃腔内食管胃吻合法，以减少吻合口瘘。用管状吻合器进行机械吻合术也日益广泛，缩短了手术时间，降低了并发症发生率。②姑息性切除术：食管癌已属晚期，与周围器官粘连明显或已有广泛淋巴结转移，虽然瘤体可以切除，但周围浸润及转移淋巴结往往不能彻底切除。③减状性手术：为了解决进食而施行的食管腔内置管术、食管胃转流吻合术、食管结肠转流吻合术或胃造瘘术等。

2. 放射治疗　适应证较手术治疗宽，除非病变已穿孔或已有广泛转移，均可进行放疗。可单行放疗，但疗效不完全肯定，故常结合内镜、化疗或手术治疗前后应用。

(1) 放疗加化疗：某些化疗药物可增加肿瘤对治疗的敏感性，并有助于控制远处转移。

(2) 体外照射加腔内放疗：采用^{60}Co体外照射加^{137}Cs腔内照射，可使局部肿瘤得到更高的杀灭剂量，以降低局部复发率，提高远期疗效。

(3) 体外照射加腔内微波热疗：加温能使癌细胞对放射线的敏感性增加，因此加温与放疗合用，可达到协同作用。

(4) 术前放疗与术后放疗：术前放疗可使癌瘤缩小，减少外侵和消灭淋巴结内小的转移灶，从而提高癌瘤的切除率。对手术切除不彻底、有淋巴结转移、手术后又出现大块肿瘤残留的病人，宜施行术后放疗。

3. 化学治疗　食管癌对化疗不甚敏感。临床单药治疗有效率为6%～37%，联合化疗有效率在10%～86%。

【护理】

(一) 护理评估

1. 病人及家属对疾病、治疗方法、预后的认识程度，以及心理反应及承受能力。

2. 病人营养状况、体重下降情况、有无贫血和脱水等。

3. 病人进食情况、吞咽困难程度、有无呕吐。

4. 病人术后生命体征的变化，伤口有无渗血，胸腔闭式引流、胃肠减压等各管道是否保持有效引流及引流液的色、质、量。

5. 病人对术后禁食和饮食要求是否理解。

6. 病人有无术后并发症。

7. 出院前病人的心理反应，对出院后的继续治疗是否了解，病人及家属是否已得到有关食管癌疾病的健康指导。

（二）护理诊断/护理问题

1. 恐惧/焦虑　与对疾病的担心、环境改变、惧怕癌症和手术有关。

2. 营养失调（低于机体需要量）　与术前长期进食困难，手术后禁食和胃肠减压有关。

3. 知识缺乏　与缺乏治疗、康复知识有关。

4. 低效型呼吸型态　与呼吸功能不全、肺膨胀不全、伤口疼痛有关。

5. 有引流管失效的可能　与胸腔闭式引流管和胃肠减压堵塞、移位等有关。

6. 潜在并发症　①肺炎、肺不张；②吻合口瘘；③乳糜胸。

（三）护理措施

1. 术前护理

（1）心理护理：食管癌病人对进行性加重的进食困难、日渐减轻的体重感到焦虑不安；对所患疾病的认识不够；对手术有恐惧心理；对手术成功与否有担忧；对术后恢复和今后生活质量顾虑多；有些病人担心治疗费用；有些病人往往掩饰自己的紧张、焦虑心理，但却表现出明显的情绪低落、失眠和食欲下降。

护士应加强与病人和家属的沟通，建立良好的护患关系，取得病人的信任，争取亲属在心理、经济上的积极支持和配合，解除病人的后顾之忧。耐心讲解手术和各种治疗护理的意义、方法、大致过程，并教会病人对可能遇到问题的应对方法。提供舒适的环境，使病人尽快适应。鼓励病人与有同样经历的病友建立关系。介绍一些能缓解焦虑的松弛方法，如听音乐、读书看报、呼吸练习等。必要时可配合应用药物治疗。

（2）营养支持：大多数食管癌病人因不同程度吞咽困难而营养不良，水、电解质失衡。术前应根据病人具体情况调整饮食，改善营养状况，以增强病人对手术的耐受力，减少术后并发症的发生。对尚能进普食者，可给予高热量、高蛋白、丰富维生素的饮食；对吞咽困难较明显者，术前应给予高蛋白流质饮食，兼以鲜果汁等；对高度梗阻，不能进食者，需从静脉补充营养，并纠正脱水和电解质紊乱；有明显贫血者，可酌情输血。并注意观察病人的进食情况。

（3）口腔卫生：口腔内的细菌可随食物或唾液进入食管，在梗阻或狭窄部位停留、繁殖，造成局部感染，影响术后吻合口愈合。术前应积极治疗口腔疾病，保持口腔清洁卫生，消除口腔异味，增进食欲。指导病人早晚及饭后刷牙，如有龋齿或牙周炎病人需先行治疗。

（4）呼吸道准备：食管癌多为老年男性病人，大多有长期吸烟史，常伴有慢性支气管炎、肺气肿，肺功能较差。所以术前应力劝病人戒烟、加强排痰、使用抗生素控制呼吸道感染；训练病人有效咳嗽、咳痰和腹式呼吸，预防术后肺炎、肺不张。

（5）胃肠道准备：①手术前3天进流质饮食，术前1天晚禁食。②对进食后滞留或进食后反流者，术前3天置胃管，并用生理盐水经鼻胃管冲洗食管及胃，可减轻局部充血水肿、减少术中污染、防止吻合口瘘。对轻度梗阻者，除嘱病人不吃不易下咽的食物以避免加重梗阻外，一般嘱多进温水，尤其是饭后进水可起到冲洗食管的作用。③结肠代食管手术病人，术前应进行肠道准备。④手术日晨常规置胃管，通过梗阻部位困难时不能强行进入，以免引起食管穿孔。可将胃管置于梗阻部位上端，待手术中直视下再置于胃中。

2. 术后护理

（1）呼吸道护理：食管癌术后病人易发生呼吸困难、缺氧，并发肺炎、肺不张，甚至呼吸衰竭。这主要是因为：①病人常有慢性支气管炎、肺气肿史，肺功能低下；②开胸手术破坏了胸廓的完整性；③术中对肺较长时间的挤压牵拉，造成对肺的挫伤；④术后迷走神经功能亢进，引起气管、支气管黏膜腺体分泌增多；⑤食管、胃吻合术后，胃拉入胸腔，使肺受压，肺扩张受限；⑥术后切口疼痛、虚弱使咳痰无力，尤其是颈、胸、腹三切口的病人更为明显。

鉴于以上原因，术后应：①密切观察病人生命体征的变化，尤其是呼吸的状态、频率和节律；②全麻未清醒前应保持病人去枕、平卧、头侧向一边的体位，以防误吸；病人清醒、血压平稳后，应协助病人取半卧位，有利于呼吸并使之感到舒适；③术后第 1 天每隔 1～2 小时协助病人翻身，鼓励病人深呼吸 5～10 次，然后浅咳将痰咳到咽部后，再用力将痰咳出；④帮助病人拍背，适度用力，避开切口，自下而上，自外而内叩击背部 3～5 次；⑤雾化吸入每日 2 次，每次 20 分钟，并加入糜蛋白酶和抗生素，稀释痰液和抗感染，同时应帮助病人按压切口排痰；⑥按需吸氧，监测血氧饱和度；⑦对于痰多、咳痰无力的病人，如发生痰液阻塞现象，应立即行鼻导管深部吸痰，必要时行气管插管或气管切开吸痰。

（2）胸腔闭式引流的护理：按胸腔闭式引流常规护理。①若术后 3 小时内胸腔闭式引流量每小时超过 100ml，呈鲜红色并有较多血凝块，病人有烦躁不安、血压下降、脉搏增快、尿少等血容量不足的表现，应考虑有活动性出血。②若引流液中有食物残渣，提示有食管吻合口瘘。③若引流量多，由清亮渐转浑浊，则提示有乳糜胸，应采取相应措施，明确诊断，及时处理。

（3）胃肠减压的护理：持续胃肠减压，可减轻胃内气、液体潴留，防止胃过度膨胀，减轻吻合口张力。应注意：①保持胃管通畅，妥善固定胃管，防止脱出。如胃管脱出，应严密观察病情，不应再盲目插入，以免穿破吻合口，造成吻合口瘘。②严密观察引流量、性状、颜色，并准确记录。术后 6～12 小时内从胃管内可吸出少量血性液或咖啡色液，以后引流液颜色将逐渐变淡。若引流出大量血性液体，病人出现烦躁、血压下降、脉搏增快、尿量减少等，应考虑有无吻合口出血，立即通知医生共同处理。③若胃管不通畅，可用少量生理盐水冲洗并及时回抽，避免胃扩张增加吻合口张力，并发吻合口瘘。

（4）饮食护理：术后 3～6 天病人吻合口处于充血水肿期，胃肠蠕动尚未恢复正常，需禁饮禁食。禁食期间持续胃肠减压并给予肠外营养支持。停止胃肠减压 24 小时后，若无呼吸困难与胸内剧痛、患侧未闻及呼吸音减弱、高热等吻合口瘘的症状，可开始进食。饮食自少量饮水起，依次为半量流质、全量流质、半流质饮食，一般至术后 3～4 周进普食。应注意：①给予高蛋白、高维生素、少渣饮食，避免进食生、冷、硬食物，以免导致晚期吻合口瘘；②观察进食后有无梗阻、疼痛、呕吐、腹泻等情况，胃肠道症状严重者应再次禁食，给予肠外营养；③食管胃吻合术后，应少量多餐，防止进食过多、速度过快，避免睡前、躺着进食，进食后务必慢走或端坐半小时，饭后 2 小时内不要平卧，睡眠时把枕头垫高，防止反流，裤带不宜系得太紧，进食后避免有低头弯腰的动作；④术后 3～4 周再次出现吞咽困难，应考虑吻合口狭窄，必要时可行食管扩张术。

（5）结肠代食管（食管重建）的护理：保持置入结肠袢内的减压管通畅。如从减压管内吸出大量血性或呕吐大量咖啡样液体，伴有全身中毒症状，应考虑吻合的结肠袢坏死，应立即通知医生并配合抢救。注意观察腹部体征，发现异常及时处理。结肠代食管的病人，因结肠液逆蠕动进入口腔，病人常嗅到粪便气味，需向病人解释其原因，并指导注意口腔卫生，一般于半年后能逐步缓解。

(6) 并发症的护理：术后常见并发症有肺炎、肺不张、吻合口瘘、乳糜胸、吻合口狭窄等。

1) 吻合口瘘 (anastomotic leak)：食管癌术后最严重的并发症，也是术后病人死亡的主要原因之一，发生率在5%～10%左右，常发生于术后5～10天。①发生原因：有多方面因素。食管有其本身的解剖特点，如无浆膜覆盖、肌纤维呈纵形走向比较脆弱，易发生撕裂；食管血液供应呈节段性，游离太长易造成吻合口缺血；手术缝合时吻合口张力过大、缝合不完全；手术后感染、营养不良、贫血或低蛋白血症等。②临床表现：呼吸困难、胸腔积液、全身中毒症状，包括高热、心悸、休克、白细胞计数升高。③处理：可根据瘘口的大小、部位及病情而定，颈部吻合口瘘可切开引流，多数可自愈；胸内吻合口瘘可采用胸腔内闭式引流、吻合口瘘修补术，有些病人则需要再次行吻合术或结肠移植术重建消化道；在吻合口瘘愈合之前，病人应禁食，保持持续有效的胃肠减压，按胸腔闭式引流护理常规护理，加强翻身，防止压疮，加强抗感染治疗及肠外营养支持，严密观察生命体征及胸痛情况，若出现休克症状，应积极抗休克治疗，如需手术，积极完善术前准备。

2) 乳糜胸 (chylothorax)：食管、贲门癌术后并发乳糜胸是比较严重的并发症，多因伤及胸导管所致。乳糜胸多发生在术后2～10天，有些在术后24小时即可出现，少数病例可在2～3周后出现。①发生原因：术后早期由于禁食，乳糜含脂肪甚少，胸腔闭式引流可为淡血性或淡黄色液，表现不明显；恢复进食后，乳糜液漏出增多，大量积聚在胸腔内，可压迫肺及纵隔并向健侧移位。②临床表现：病人表现为胸闷、气急、心悸，甚至血压下降；由于乳糜液95%以上是水，并含大量脂肪、蛋白质、胆固醇、酶、抗体和电解质，如未及时治疗，病人可在短时期内造成全身消耗、衰竭死亡。③处理：应密切观察有无上述症状，若诊断成立，应持续行胸腔闭式引流，及时排除胸腔内乳糜液，使肺膨胀，也可用负压持续吸引，并给予肠外营养支持；胸导管结扎术已成为治疗乳糜胸的重要手段，情况允许应考虑施行。

(7) 放、化疗护理：向病人解释治疗目的，放、化疗后出现的一些不良反应如食欲不振、恶心、呕吐、倦怠感等，应充分休息，避免体力消耗，注意合理调配饮食，以增进食欲。恶心、呕吐病人予对症治疗，以缓解症状。放、化疗可导致白细胞减少，病人易发生感染，应限制会客，注意口腔卫生，预防上呼吸道感染，经常随访白细胞计数。放疗病人应注意保持照射部位皮肤的清洁和保护，减少放射线对皮肤的损伤。

(8) 康复指导：指导病人保持良好的心理状态，树立战胜疾病的信心；指导病人进行适当活动，掌握活动量，避免疲劳，保证充分睡眠；指导病人合理进食，进食原则为少量多餐，由稀到干，饮食量逐渐增加，注意观察进食后的反应，避免刺激性食物，避免进食过快、过量、过热、过硬，质硬的药片可碾碎后服用，以免导致吻合口瘘；注意口腔卫生，作深呼吸、有效咳嗽和排痰，预防肺部并发症的发生；定期复查，坚持继续治疗，如放、化疗等。

（秦　薇）

第二十六章　尿石症病人的护理

学　习　要　点

尿石形成的机制、尿石症病因和病理生理改变；上尿路结石临床表现、诊断要点、治疗原则和病人整体护理。

尿石症又被称为尿路结石（urolithiasis），是常见的泌尿外科疾病。我国尿石症发病有明显的地区性，南方较北方多见。男性多于女性，约3∶1，年龄以25～40岁多见。上尿路（肾和输尿管）结石与下尿路（膀胱和尿道）结石的发生之比为5∶1（图3-26-1）。

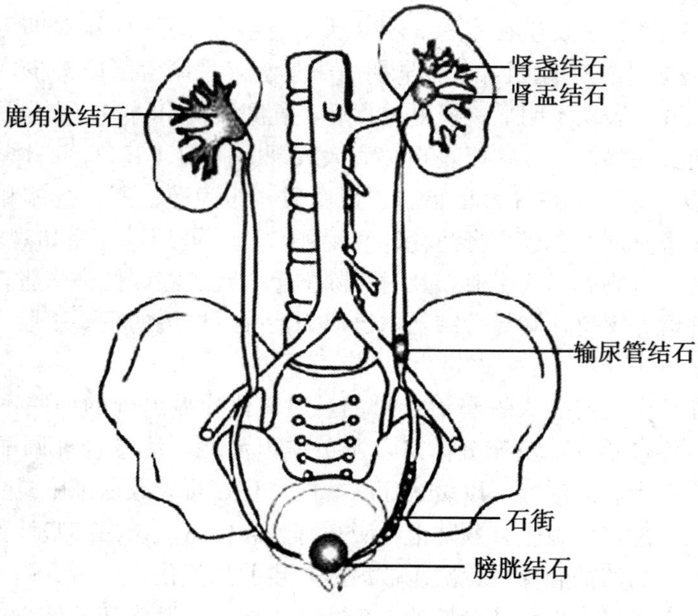

图3-26-1　尿路结石

第一节　概　述

【尿石成分】

尿石主要由尿中难溶的无机盐和有机盐及酸组成，还含有约2%～9%的蛋白基质。尿路结石多数为混合成分的结石。临床上草酸钙结石最常见，约占80%～90%。上尿路结石多为草酸钙结石，其次为磷酸盐、尿酸盐结石，胱氨酸结石只占1%左右。膀胱结石中磷酸镁胺结石较多见。而磷酸钙、磷酸镁铵结石与尿路感染和梗阻有关。

【尿石形成机制】

尿石由晶体成分和基质构成，但结石形成过程中又受尿液中抑制物（镁、枸橼酸、焦磷酸、葡胺聚糖、RNA 类物质、酸性黏多糖、肾钙素等）和促进物（细菌、尿酸、聚合 TH 蛋白、基质物质 A、磷脂等）的影响，抑制物和促进物也掺入构成部分基质。结石形成后各种成分仍可以不断发生变化。

抑制物可分为大分子和小分子。小分子镁和枸橼酸可与钙螯合而降低钙饱和度，有些则吸附于微粒表面改变其表面电荷而防止成核、生长和聚集。酸性黏多糖、肾钙素、晶体基质、TH 蛋白等都是大分子抑制物。有些大分子在晶体生长和聚集方面是抑制物，但在成核过程中却是促进物。如 TH 蛋白在一般条件下对晶体生长和聚集是一个弱抑制物；但当环境改变，如尿液浓缩或 pH 升高都可激发其聚合和变质成为很强的促进物（图 3－26－2）。

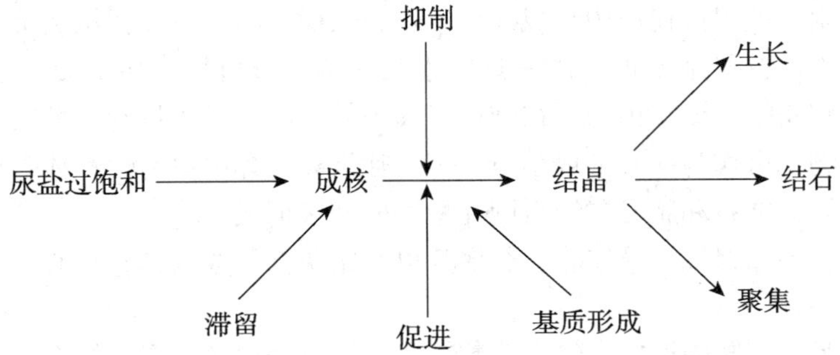

图 3－26－2　结石的形成

【病因】

尿石形成的原因比较复杂，还未完全明了。一般认为尿液中存在晶体与晶体聚合抑制物质，正常尿内这些晶体聚合抑制物质的活性与晶体饱和度之间处于平衡状态。当这种平衡被打破后即会形成结石。下列因素对尿石的形成有重要影响。

1. 流行病学因素　尿路结石发病的地区性差异，说明结石可能与当地气候、水质、水分摄入量、饮食成分和结构等有一定关系。资料证明：①饮食：大量摄入高嘌呤、高动物蛋白、高糖、高草酸、少纤维饮食等，可增加上尿路结石的形成；②水分：水分摄入减少或出汗过多，使尿液中钙和盐的饱和度增加，有利于尿路结石的形成，而大量饮水使尿液稀释能减少尿中晶体形成；③气候：相对高温环境发病率高，可能与体内水分易蒸发有关；④活动量：活动量减少可能与晶体易于沉淀有关。

2. 遗传因素　有些尿路结石的形成与遗传性疾病有关，如胱氨酸尿症、原发性高草酸尿症、痛风症等。很多临床医生都注意到，在患尿路结石的病人中，约 30%有尿石症的家族史。

3. 代谢因素　钙、磷、草酸、尿酸、枸橼酸、镁等代谢异常，其中钙代谢异常尤为重要。

4. 疾病因素

（1）甲状旁腺功能亢进：导致骨钙大量析出，并促进肠道钙吸收，引起高血钙和高尿钙。

（2）皮质醇症：引起骨骼脱钙并发尿路结石。

（3）创伤、截瘫等：长期卧床的病人因骨骼废用性脱钙和尿液滞留伴发尿路感染，易促使尿石的形成。

（4）肠道慢性疾病、肠大部切除或肠短路吻合、胆道疾病等：可影响肠内钙与草酸的结合，使更多的草酸有“机会”被吸收并进入尿中形成草酸钙结石。

（5）维生素K的缺乏：近年来发现维生素K的缺乏，可影响肾钙素的合成和其对草酸钙结石形成的抑制作用。

（6）其他：如肾缺血、高血糖、草酸和尿酸含量过多、某些毒素可能是结石形成的因素。

5. 药物因素　糖皮质激素、维生素D中毒、磺胺、乙酰唑胺等，都可诱发结石。

6. 泌尿系统本身的因素

（1）尿路梗阻：梗阻可使尿中形成晶体、颗粒或微结石，其滞留沉淀形成结石。

（2）尿路感染：有些细菌可分泌一种尿素裂解酶，分解尿素生成氨，使尿液碱化，当pH＞7.2时，磷酸镁铵、碳酸钙结石在碱性尿液中易沉淀，形成特殊类型的感染性结石。加上细菌、炎性产物都可作为核心形成结石，因炎症破坏的黏膜更易使晶体颗粒滞留，并不断增大成结石。而尿酸结石和胱氨酸结石则在酸性尿液中形成。

（3）尿路异物：如缝线、导尿管、金属片以及蜡块都可成为结石核心。

【病理生理】

尿路结石在肾和膀胱内形成。绝大多数输尿管结石和尿道结石是结石在排出过程中停留该处所致。尿路结石所致的病理生理改变，与结石部位、大小、数目，是否有继发性炎症和梗阻程度等因素有关。

1. 局部损伤　结石可引起黏膜上皮水肿、溃疡、出血，长期刺激诱发鳞状上皮细胞癌。

2. 梗阻　结石导致梗阻以上尿路扩张和积水，严重者肾实质受压、缺血、萎缩和纤维化，久之肾功能损害或完全丧失。

3. 感染　因梗阻、积水后肾内压力改变，血液供应及淋巴循环均受影响，加之尿液滞留，细菌容易生长。重者可导致肾积脓和肾周炎。

结石引起损伤、梗阻和感染，梗阻与感染又可使结石增大，三者互为因果关系，不断加重泌尿系损害。

第二节　上尿路结石病人的护理

一、肾结石

肾结石（renal calculi）多发生在青壮年，左、右侧的发病率无明显差异，双侧同时发病占10％。

【临床表现】

主要症状是疼痛和血尿。其程度与结石部位、大小、活动与否及有无损伤、感染、梗阻等有关。

1. 疼痛　一侧肾区绞痛或钝痛伴肋脊角叩击痛。较大结石磨擦、压迫肾盂或引起肾积水的表现为肾钝痛；较小易活动的结石当嵌顿在肾盂、输尿管交界部造成急性梗阻时，引起肾盂、输尿管平滑肌强烈蠕动，可发生剧烈肾绞痛。典型的肾绞痛表现为突发的阵发性剧痛，从腰部开始，沿输尿管向下放射至下腹、外阴、大腿内侧，病人表现出辗转不安、面色苍白、冷汗、恶心、呕吐等。

2. 血尿　由结石直接损伤肾或输尿管黏膜所致。多见于疼痛发作或活动后。疼痛和血尿相继出现是肾和输尿管结石的特点，多为镜下血尿，有时肉眼血尿。

3. 脓尿　因继发感染而出现脓尿。有的病人仅以脓尿为唯一症状就诊。若双侧上尿路结石引起完全性梗阻时，可出现肾功能不全和无尿。

【诊断要点】

1. 病史　与活动有关的疼痛和血尿，尤其是典型的肾绞痛。详细询问疼痛的部位、性质和放射的部位，是否伴有肉眼血尿，了解以往有无结石史或家族史，既往有关疾病及用药、饮食习惯等，均对发现肾结石的形成原因有帮助。

2. 体格检查　在绞痛发作时病侧肋脊角可有压痛和叩击痛，有时局部肌紧张。无梗阻的病人，体检可无阳性体征或病侧有轻度叩击痛。如结石合并重度肾积水，可在腰腹部触及囊性肿块，伴有感染时局部有明显压痛。

3. 实验室检查

（1）尿常规检查：镜检可见较多红细胞，当尿路感染时，尿中出现较多脓细胞。有时可见少量晶体。

（2）尿细菌培养及药物敏感试验。

（3）按需测定血钙、磷、尿酸和蛋白以及 24 小时尿钙、尿酸、草酸含量，了解有无代谢功能紊乱。

（4）肾功能测定。

4. 影像学检查

（1）B 超检查：B 超可作为肾结石的筛选检查方法。结石表现为强光团和特殊声影，能发现 X 线平片不能显示的阴性结石（如尿酸结石）和小结石，还可了解结石在肾盏、肾盂的位置及是否有积水。尤其对不适宜作排泄性尿路造影的病人，如造影剂过敏、孕妇、无尿或慢性肾衰竭病人等，可作为诊断和选择治疗方法的手段。

（2）X 线检查：泌尿系 X 线检查是诊断肾、输尿管结石的主要依据，可明确结石的具体情况及其对肾脏造成的损害。①尿路平片（plain film of kidney-ureter-bladder，KUB）：应包括肾、输尿管、膀胱。90%以上的阳性结石能在 X 线片上显示。根据结石的形状和显影程度可估计结石的成分。一般来说含钙成分越多显影也越致密。各种结石在 X 线片上显影密度由高到低依次为：草酸钙、磷酸钙、磷酸镁胺、胱氨酸和尿酸。结石过小或钙化程度不高，纯的尿酸结石及胱氨酸结石常不显影，即所谓的阴性结石。②尿路造影：可确定结石的部位、梗阻和肾功能情况。静脉尿路造影（intravenous urography，IVU）对平片不显影的阴性结石，如尿酸及胱氨酸结石，表现为充盈缺损。逆行肾盂造影（retrograde pyelography，RGP）仅适用于 IVU 显影不清楚者，经膀胱镜向病侧输尿管口插入导管，注入造影剂，使肾盂、输尿管、膀胱显示其形态和结石的位置。

【治疗原则】

应根据结石性质、形态、大小、数目、部位，有无感染、梗阻，肾功能受损程度以及全身情况来决定。因此，对尿石症的病人必须实施个体化、综合性治疗。

首先应对症治疗，如止痛、控制感染、解决梗阻、必要时输尿管插管或肾盂造瘘，保证尿液引流通畅，以利炎症控制，防止肾功能损害，同时积极寻找原因，按照结石不同成分和病因制定治疗和预防方案。

1. 非手术治疗　适用于结石直径小于 0.6 cm，光滑，无明显尿路梗阻、感染者。

(1) 自行排石：①增加液体摄入：大量饮水是防治各种成分结石最简单、最有效的方法。日饮水量在 3000ml 以上，以稀释尿液，增加尿量。保持尿量在 2000～3000ml/d，可减少尿中晶体沉积、降低成石物质的尿液饱和度、促进小结石排出、减少尿路感染，此法适用于各类结石；②跳跃运动：在不增加病人心肺负荷，体力能承受的情况下，适当作一些跳跃运动或其他体育活动，有助结石排出；对下肾盏结石，可取头低脚高位，拍击肾区，促进排石。

(2) 药物应用：①黄体酮：能扩张输尿管平滑肌以协助排石。②草酸盐结石：口服维生素 B_6，可减少尿中草酸盐的排出；口服氧化镁，可增加尿中草酸盐的溶解度。③磷酸盐结石（包括磷酸镁胺结石、磷酸钙结石）：口服氯化铵使尿酸化，有利于磷酸盐的溶解。④尿酸结石：临床首选枸橼酸钾合剂，对同时有血尿酸增高者，宜加服别嘌呤醇。⑤胱氨酸结石：口服枸掾酸钾合剂，使尿碱化，保持 pH 7.8 以上，有一定的预防意义。

(3) 控制感染：有尿路梗阻、异物、感染或长期卧床等，应及时治疗，以避免结石形成。根据尿细菌培养及药敏试验选用抗生素。

(4) 肾绞痛治疗：阿托品、哌替啶、黄体酮等均能解痉止痛。

(5) 中西医结合治疗：针灸、电针治疗、中草药等可促进肾盂、输尿管蠕动，帮助结石排出。

2. 体外冲击波碎石术（extracorporeal shock wave lithotripsy，ESWL）

通过 X 线或 B 超对结石定位，利用高能冲击波聚焦后作用于结石，使结石裂解，粉碎成细砂，随尿液排出体外。大多数上尿路结石可采用此方法治疗。

(1) 适应证：肾、输尿管上段小于 2.5 cm 结石，结石远端无尿路梗阻。

(2) 并发症：①血尿：因排石和冲击波可致肾、输尿管、消化道和肺的轻度损伤，部分病人可有暂时性肉眼血尿、咯血、大便隐血，血尿严重者需用止血药；②肾绞痛：结石碎片或颗粒排出过程中可引起，若碎石过多地积聚于输尿管内没有及时排出，可堵塞输尿管形成“石街”（图 3-26-1），病人感觉腰痛或不适，可用解痉和镇痛剂；③感染：碎石堵塞可继发感染，病人有发热。

近年来，采用电磁波源体外冲击波碎石机将对肾脏的损伤减小到最低水平，同时通过增加病人的尿量，使成石危险因素减低，亦可达到防止结石复发的目的。

3. 手术治疗　包括腔内泌尿外科手术和开放性手术。

(1) 腔内泌尿外科手术：较大结石不能自行排出，或术后残留结石均可采用经皮肾镜取石术（percutaneous nephrolithotomy，PCNL）。通过套叠式扩张器建立皮肾通道，置入肾镜，若结石直径小于 1 cm，在肾镜直视下钳取结石，过大结石则需先行碎石，碎石方法有机械碎石和动力碎石（超声、液电、激光、弹导式碎石）。

(2) 开放性手术：估计难以通过体外冲击波碎石术及腔内泌尿外科手术解决的问题，或采用以上方法易发生尿路梗阻、感染，危及病人生命。手术方法有：肾盂切开取石术、肾实质切开取石术、肾部分切除术、肾切除术。

二、输尿管结石

输尿管结石（ureteral calculi）90%以上来自肾脏。左、右侧发生率基本相同。结石易停留在输尿管的三个生理狭窄部：肾盂、输尿管连接部；输尿管跨越髂血管分叉部；输尿管与膀胱连接部。

输尿管内径特点是自上而下由粗变细，故下1/3处是最易发生结石的部位。一般直径小于4 mm的结石多能自行排出，4～5.9 mm的结石约50%排出，大于6 mm者仅有20%排出。

【临床表现】

输尿管结石的症状与肾结石相似，但绞痛和血尿较肾结石更为明显。

1. 肾绞痛　输尿管结石出现肾绞痛者占56%。

（1）原因：由于输尿管腔细小，一旦有结石停留，可造成不同程度的输尿管梗阻，使近段输尿管及肾盂压力增高，同时结石对输尿管的机械性刺激，引起管壁剧烈痉挛，使绞痛更为明显。

（2）特点：输尿管中上段结石，绞痛位于腰部和上腹部；下段结石绞痛位于下腹部，但不论何段结石引起的绞痛均可向会阴部和腹内侧放射。结石位于输尿管膀胱壁段，由于输尿管下段的平滑肌与膀胱三角区相连，并直接附着于后尿道，肾绞痛时可伴有膀胱刺激症状。

（3）表现：肾绞痛发作时病人面色苍白，全身冷汗，脉搏快速、细弱，甚至血压下降，常伴有恶心、呕吐和腹胀。

2. 血尿　多数为镜下血尿，少数出现肉眼血尿，孤立肾者发生上尿路梗阻时，可出现少尿或无尿。

3. 感染　输尿管结石可合并上尿路急、慢性感染，出现寒战、发热、腰痛等。

4. 肾功能不全　单侧输尿管梗阻伴对侧肾积水或其他病变，双侧肾、输尿管结石或孤立肾的上尿路结石引起梗阻，都可能发展成为尿毒症。

【诊断要点】

1. 病史与体检　根据典型的肾绞痛和血尿症状，可考虑输尿管结石，体格检查示患侧肾区有叩击痛，绞痛时可出现较轻的腹肌抵抗感，但无反跳痛。

2. 尿常规检查　尿中红细胞明显增多，合并感染时可见白细胞增多。

3. 影像学检查

（1）X线检查：90%以上的输尿管结石可在KUB上显示，常呈枣核状，长轴平行于输尿管。为了解结石以上的泌尿道有无积水、肾功能是否受影响，应进一步作静脉肾盂造影或逆行肾盂造影检查。

（2）同位素肾图检查：可判断尿路梗阻程度及双侧肾功能。

（3）B超检查：能发现平片不能显示的小结石和阴性结石。上段尿路结石及近膀胱段输尿管结石可显示强光团，后伴声影，患肾及结石近段输尿管扩张伴轻度积水。

（4）CT检查：对个别不易明确诊断的病例，需加作CT检查，可显示输尿管内致密影，也有助于了解泌尿系的畸形及其与周围脏器的关系。

【治疗原则】

1. 中西医结合治疗　使用解痉利尿的中、西药等，由于中西医结合治疗时需增加液体摄入量，并要求病人增加活动量，故年老体弱、有心血管疾病、青光眼及重度肾积水者不宜应用。

2. 内镜取石或碎石　输尿管肾镜适用于中下段输尿管结石。如结石较大可用超声、液电、激光或弹导式碎石后取出。结石取尽后，应置一导管引流，同时加强抗感染药物治疗。上段输尿管结石也可用经皮肾镜顺行取石或碎石。

3. 体外冲击波碎石　因结石在输尿管内被紧密包裹，碎石效果不如肾结石。但对输尿管上段或造成梗阻的结石可行急诊碎石，迅速解除绞痛和梗阻。

4. 输尿管切开取石术　结石直径大于 1.0 cm，采用其他方法无效时，需施行输尿管切开取石术。

三、尿路结石护理

【护理评估】

1. 病人及家属对本病及其治疗方法，预后的认知程度，心理反应和承受能力。
2. 病人血尿、疼痛的发生是否与活动有关，有无肾绞痛的表现，血尿的量及严重程度。
3. 病人重要脏器功能尤其是肾功能，为针对性护理、判断预后提供依据。
4. 病人输出性行为，以促进病人适应性反应。
5. 病人术后结石排出、尿液引流和切口愈合情况。
6. 病人有无出血、肾绞痛、尿路感染等并发症。
7. 病人术后自理能力，以便采用不同的护理系统满足其治疗性护理的需要。
8. 病人术后尿路梗阻解除程度，肾功能恢复情况。
9. 病人及家属对尿路结石成因及预防结石复发知识的掌握程度。

【护理诊断/护理问题】

1. 恐惧/焦虑　与疼痛、害怕手术和担心预后有关。
2. 舒适度改变　与手术所致组织创伤、排石过程有关。
3. 排尿形态异常　与尿路梗阻、尿道损伤、尿路感染有关。
4. 潜在并发症　①肾实质损伤；②出血；③碎石阻塞；④周围脏器损伤；⑤继发感染。
5. 知识缺乏　与病人缺乏疾病预防和康复知识有关。

【护理措施】

1. 非手术期护理

（1）缓解疼痛：向病人解释疼痛与活动的关系，尽可能减少大幅度的运动，了解并使用以往有效的非药物性缓解疼痛的方法，如分散注意力和放松技术，配合局部热敷、针灸等，使疼痛缓解。遵医嘱给予止痛和解痉药，观察并记录治疗效果。

（2）促进排尿：①鼓励多饮水，在病情允许的情况下，适当作一些跳跃或其他体育运动，有助于结石排出；②密切观察血压、脉搏、呼吸及神志变化；注意肾功能、尿量及水、电解质平衡，防止高血钾和水中毒；③准确记录 24 小时尿量，一侧肾功能不全者更应严密监测健侧肾功能；④应用抗生素控制急性尿路感染，观察病人有无尿频、尿急、尿痛、发热和脓尿等；⑤非手术治疗无效、有频繁肾绞痛、血尿严重导致肾积水者，应作好手术切开取石的准备。

（3）体位引流排石：结石位于中肾盏、肾盂、输尿管上段者，碎石后取头高脚低位，上半身抬高；结石位于肾下盏者碎石后取头低位。左肾结石取右侧卧位，右肾结石取左侧卧位，同时叩击肾区，利于碎石由肾盏进入输尿管。非开放性手术的病人经内镜钳夹碎石后，也应适当变换体位，促进排石。

（4）观察排石效果：了解排石过程中有无肾绞痛、发热及心肺功能损害。观察排尿情况，将每次尿液留于玻璃瓶内，注意有无碎石排出，必要时可用纱布过滤尿液；排石过程中出现的血尿、疼痛，可在1～2天后消失；鼓励多饮水，每日饮水达3000ml以上，有利于碎石的排出；适当活动，配合体位排石；定期复查尿路平片，了解碎石排出情况。

2. 手术后护理

（1）加强观察：密切注意血尿变化情况，肾实质切开术后至少卧床2周，防止肾实质出血。出血多时，留尿比色，动态观察。特别应观察血压、脉搏变化，如有明显出血，应采取相应的急救措施。

（2）保持有效引流：经皮肾镜取石后常规留置肾盂造瘘管，必要时放置输尿管引流管。开放性手术后常放置伤口引流管、尿管、肾盂造瘘管、输尿管支架管、膀胱造瘘管等，应保持通畅，经常检查引流管是否脱落、扭曲、折叠。

（3）预防并发症：开放性手术可能会发生肾实质损伤、出血等损伤性并发症。①应注意观察造瘘管的引流，病人有无腹痛、血尿、发热、尿液引流不畅等；②保持引流管通畅；③注意脉搏、血压及尿色，以了解有无肾内出血情况。

【健康教育】

1. 饮食指导　预防为主，均衡饮食，避免某种成分饮食的过多摄入。宣传饮食结构与结石的相互关系。①高钙结石：不宜食用牛奶、奶制品、豆制品、精白面粉、巧克力、坚果类食品；②草酸结石：不宜食用浓茶、番茄、菠菜、芦笋、花生等，多食用含纤维丰富的食物；③尿酸结石：不宜食用高嘌呤食物，如动物内脏，应进食碱性食品；④感染性结石：建议进食酸性食物，使尿酸化，限制食物中磷酸的摄入，应用氢氧化铝凝胶限制肠道对磷酸的吸收，有预防作用。

2. 宣传饮水、活动的意义　大量饮水，尤其是在睡前饮水，效果更好。成人每日饮水2500～3000ml，保持尿量2000ml以上，有利于尿液稀释，促进尿中晶体物质排出，同时起到冲洗尿路、减少感染发生的作用。饮水后适当活动，注意每次排尿时是否有碎石排出，为了便于观察，最好将尿液排在透明容器内。

3. 合理应用药物　指导病人合理使用药物，防止结石的复发。尿酸和胱氨酸结石的病人在服药的同时，应检查尿pH：作为预防，尿pH应保持在6.5；作为治疗，尿pH应保持在7～7.5。

4. 复诊　出院后每3个月或半年复查尿液、X线或B超，观察有无复发或残余结石的情况，若发现剧烈肾绞痛，伴有恶心、呕吐、寒战、发热、尿液性状和气味改变等情况应及时就诊。

（孙晓春）

第二十七章　良性前列腺增生症病人的护理

学　习　要　点

前列腺增生的高危因素和预防方法，前列腺增生导致尿路梗阻所引起的病理生理改变；常见前列腺增生临床特征及其鉴别要点、治疗原则和病人整体护理。

良性前列腺增生（benign prostatic hyperplasia，BPH），简称前列腺增生，亦称前列腺肥大（prostatic hypertrophy）。是由于前列腺细胞增生导致以排尿障碍为主要特征的老年男性常见病。男性在35岁以后前列腺可有不同程度的增生，一般在50岁以后出现临床症状。

【病因和发病机制】

病因尚不明了，可能与下列因素有关，但前列腺增生必须具备两个重要条件：①年龄在50岁以上；②有功能的睾丸。

1. 激素学说　①雄激素主要有睾酮（testosterone，T）和双氢睾酮（dihydrotestosterone，DHT）两种激素。前列腺增生病人前列腺组织内的DHT含量比正常前列腺组织高3～4倍。DHT是在前列腺内经5α还原酶的作用，从睾酮转变而来的，用5α还原酶抑制剂作为治疗前列腺增生的药物，在降低血中DHT浓度的同时前列腺体积也跟着缩小。因此，前列腺增生被认为与较高水平的双氢睾酮有关。②研究也证明雌激素在前列腺生长、发育过程中有协同雄激素作用。

2. 干细胞学说　前列腺增生可能由于：①干细胞数的异常增加；②增殖细胞和成熟细胞的异常增加；③成熟细胞死亡减少。

3. 生长因子学说　正常游离的前列腺上皮细胞在体外培养时，双氢睾酮对其不起作用，但生长因子，如上皮生长因子（EGF）、碱性成纤维细胞生长因子（bFGF）、胰岛素样生长因子（IGF）、角质细胞生长因子（KGF）可以促进其生长。

4. 饮食与环境　流行病学研究表明，城市居民前列腺增生的发病率明显高于乡村居民。其原因可能是长期以来城乡居民中鱼、蛋、肉类的摄入量差异很大，城市居民的这些食物摄入量为农村居民的数倍之多，说明食物和环境对前列腺增生的发病有明显的影响。

【危险因素与预防】

1. 高危因素　气候变化、劳累、便秘、糖尿病、性生活强度、泌尿系感染、尿pH≥6、体质指数（body mass index）低等都被认为是可能的危险因素。前列腺增生发病的任何阶段，以上危险因素都可以引起前列腺突然充血、水肿导致急性尿路梗阻。

2. 预防方法　前列腺增生症的病情发展缓慢。良好的生活起居方式和饮食调理对防止疾病进一步发展起着重要的作用。病人应注意：①保持心情舒畅，解除紧张、抑郁的心理，参加适度的体育锻炼，配合音乐疗法、色彩疗法以转移注意力，愉悦心情；②饮食上应注意禁饮烈酒，少饮咖啡，少食辛辣食品；③积极治疗泌尿系炎症，不要因尿频而减少饮水量，多饮水可稀释尿液，防止泌尿系感染及形成膀胱结石，饮水以白开水为佳，少饮浓茶；④避免久坐，经常改变坐姿，以免局部受压过久，影响局部血液循环；⑤性生活要节制适度，防止前列腺过度充血；⑥定期复查，每2～3个月做一次直肠指检，半年复查B超，以了解前列腺变化情况。

【病理生理】

1. 前列腺由腺体、平滑肌和纤维组织组成。分为围绕尿道的尿道周围腺体和外层腺体两部分。增生以纤维腺瘤常见，如以腺体增生为主，增生结节大而质软；以平滑肌或纤维组织增生为主，增生结节则小而质韧。

2. 前列腺增生起始于膀胱颈至围绕尿道精阜部位的腺体，这部分腺体称为移行带，正常时占前列腺组织的5%，前列腺其余95%腺体由外周带（占70%）和中央带（占25%）组成。增生的腺体将外周的腺体挤压萎缩形成前列腺假包膜，即外科包膜。其与增生的腺体有明显的界限，易于分离。中央带是射精管通过的部位。外周带组成了前列腺的背侧和外侧部分，是前列腺癌最常发生的部位（图3-27-1）。

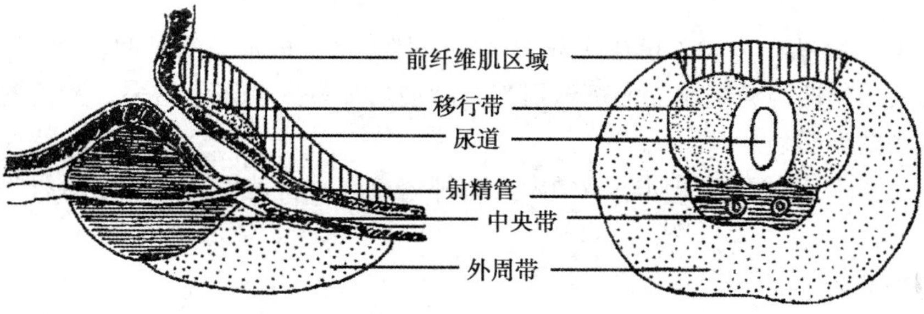

图3-27-1　前列腺正常解剖

3. 增生的腺体突向后尿道，使后尿道伸长、弯曲、受压变窄，尿道阻力增加，成为引起排尿困难的机械性因素；前列腺内尤其是围绕膀胱颈部含有丰富α肾上腺素能受体的平滑肌收缩，造成膀胱出口梗阻，成为引起排尿困难的功能性因素。

4. 为了克服排尿阻力，膀胱逼尿肌代偿性增厚，加上膀胱内长期高压，膀胱壁出现小梁、小室，严重时可形成假性憩室（图3-27-2）。如膀胱容量较小，逼尿肌退变，顺应性差，出现逼尿肌不稳定收缩，病人有明显尿频、尿急和急迫尿失禁。当膀胱逼尿肌失代偿时，收缩力减弱，导致膀胱不能排空而出现残余尿。随着残余尿量的增加，膀胱壁变薄，收缩无力，出现充盈性尿失禁或无症状慢性尿潴留。

5. 长期排尿困难又使膀胱高度膨胀或膀胱内高压，导致输尿管膀胱连接处活瓣丧失作用，发生膀胱输尿管反流。

6. 梗阻和反流最终引起肾积水和肾功能损害。

7. 梗阻引起尿液潴留，膀胱内残余尿量增多容易继发感染和形成结石。

【临床表现】

前列腺增生症状与前列腺增生大小不完全成比例，其取决于梗阻的程度、病变发展速度以及是否合并感染，基本分为两大类：储尿期膀胱刺激症状和排尿期膀胱梗阻症状。

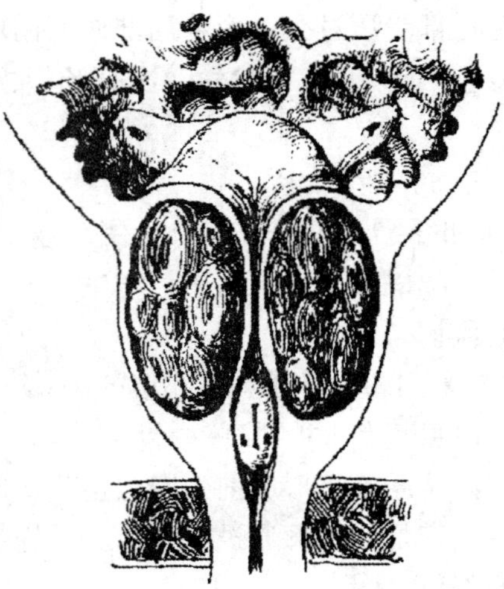

图 3-27-2　前列腺增生时，后尿道延长，精阜下移

1. 膀胱刺激症状　尿频、夜尿次数增多是前列腺增生最常见的早期症状。

（1）尿频：早期因前列腺充血刺激引起，随梗阻加重残余尿量增多，膀胱的有效容量减少，尿频症状更为明显。

（2）夜尿增多：支配逼尿肌收缩的副交感神经夜间兴奋性增高，加之逼尿肌不稳定，使夜尿次数增多。

2. 梗阻症状

（1）进行性排尿困难：是前列腺增生最重要的症状，病情发展缓慢。轻者表现为排尿迟缓，尿线变细；梗阻加重后表现为排尿费力，尿线细而无力，射程缩短，终末滴沥，排尿时间延长；梗阻严重、残余尿量较多时，常需增加腹压帮助排尿，排尿终末常有排尿不尽感。

（2）尿潴留：当梗阻加重到一定程度时，过多的残余尿可使膀胱逼尿肌功能受损，收缩力减弱，逐渐发生尿潴留并出现尿失禁。

（3）充盈性尿失禁（overflow incontinence）：由于膀胱过度充盈，膀胱内压力超过尿道阻力，迫使少量尿液从尿道口溢出。

3. 继发症状

（1）尿路感染、结石及肾功能损害：尿潴留可导致尿路感染、结石及肾功能损害，而急性尿潴留及肾功能损害是评价前列腺增生进展的主要指标。

（2）并发症：长期排尿困难可导致腹压增高，并发内痔、脱肛、疝等。

【诊断与鉴别诊断】

（一）诊断

1. 病史　凡 50 岁以上男性、出现进行性排尿困难等症状可初步诊断，但应除外神经系统疾病、前列腺癌等引起的排尿异常症状。

2. 症状评估　国际前列腺症状评分（international prostate symptom score，I-PSS）和泌尿症状困扰评分（bother score，BS）是目前对前列腺增生症状数量化评估应用较广泛的一种方法。

（1）国际前列腺症状评分（I-PSS）：病人分类：0～7 分为轻度；8～19 分为中度；20～

35 分为重度。评分值大于 7 分，需到医院确诊（表 3－27－1）。

表 3－27－1　国际前列腺症状评分（I-PSS）

过去 1 个月，您是否有以下症状	在 5 次中 无	少于一次	少于半数	大约半数	多于半数	几乎每次	症状评分
1. 是否经常有排尿不尽感	0	1	2	3	4	5	
2. 两次排尿时间是否常小于 2 小时	0	1	2	3	4	5	
3. 是否经常有间断性排尿	0	1	2	3	4	5	
4. 是否经常有憋尿困难的现象	0	1	2	3	4	5	
5. 是否经常有尿线变细的现象	0	1	2	3	4	5	
6. 是否经常需要用力才能开始排尿	0	1	2	3	4	5	
7. 从入睡到早起一般需起来排尿几次	没有 0	1 次 1	2 次 2	3 次 3	4 次 4	5 次 5	
						I－PSS 总分＝	

（2）泌尿症状困扰评分（BS）：BS 与 I－PSS 相结合，并作为独立的部分可了解病人对其目前症状的主观感受（表 3－27－2）。

表 3－27－2　泌尿症状困扰评分（BS）

	非常好	好	多数满意	满意和不满意各半	多数不满意	不愉快	很痛苦	评分
假如在你的有生之年将伴有目前的泌尿系症状，你认为如何？	0	1	2	3	4	5	6	

3. 体格检查

（1）一般检查：有无贫血、嗜睡、呼吸变深等尿毒症的症状。双肾有无积水，膀胱是否充盈。

（2）直肠指诊：为简便而重要的诊断方法。直肠指诊可对前列腺大小进行估计，指检时触到增大的前列腺，表面光滑、质韧而有弹性，中央沟变浅或消失，即可作出初步诊断。另外应了解肛门括约肌的张力是否正常，遇排尿困难同时伴有肛门松弛应想到神经性膀胱功能障碍。

4. 尿流率检查　前列腺增生早期即可有排尿功能的改变。尿流率是客观检查排尿功能的方法。检查时要求一次排尿量在 150～200ml，正常最大尿流率（maximal urinary flow rate，MFR）＞15ml/s。如果最大尿流率＜15ml/s，表示排尿不畅；如最大尿流率＜10ml/s，说明有梗阻。

5. 残余尿量（residual urine volume）测定　对治疗方法的选择和疗效的评估很重要。

（1）B 超检查：有经腹、尿道或直肠测定，以后者为最好，无创伤，对诊断前列腺大小，尤其对判断前列腺内部结构更为精确，故目前普遍应用。同时可估计残余尿量、膀胱壁改变、有无膀胱结石和憩室。

（2）导尿：测定残余尿结果最可靠，若残余尿量超过 150ml，可作为严重梗阻的指标之一。

6. 血清前列腺特异抗原（prostatic specific antigen，PSA） 是目前鉴别前列腺增生和前列腺癌的重要指标。如前列腺有结节或体积过大、质地较硬时，应测定血清 PSA。血清 PSA 正常值是 4ng/ml，若升高应考虑前列腺癌的可能。

7. 内镜检查 膀胱镜检查用于排除膀胱内有憩室、结石、肿瘤等病变。

（二）鉴别诊断

1. 神经源性膀胱功能障碍 临床症状与前列腺增生相似，有排尿困难和尿潴留，亦可继发感染、结石和积水，特别在老年人易误诊为前列腺增生。但神经性膀胱功能障碍常有明显的神经损害的病史和体征，如下肢感觉和运动障碍。有时伴有肛管括约肌松弛和反射消失。通过详细询问病史和神经系统检查，一般不难鉴别。必要时行膀胱测压试验。

2. 膀胱颈挛缩 由慢性炎症引起，发病年龄较轻，40～50 岁出现症状。临床检查前列腺不大。膀胱镜检查对鉴别诊断有帮助。

3. 前列腺癌 直肠指诊时可触及坚硬的结节，表面不平。血清酸性磷酸酶（ACP）、血清前列腺特异性抗原（PSA）水平增高。B 超可发现大小不等的低密度团块状影。前列腺活组织检查可发现癌细胞，较易鉴别。X 线检查晚期病人可发现骨转移病灶。CT、MRI 对前列腺癌诊断有价值。

4. 尿道狭窄 多有尿道炎或尿道损伤史，发病年龄较轻。

【治疗原则】

前列腺增生是老年男性常见疾病，可以影响老人的生活质量，但较少危及生命，而且有相当数量的病人症状无明显进展，在选择治疗方法时，应向病人介绍治疗方案，使之参与选择。

1. 随访观察 许多前列腺增生病人的症状在相当长的时间内很少有进展，而且个体耐受程度不同。因此，对前列腺增生症状轻和无残余尿者，应门诊随访观察。随访中每年复查一次尿流率，直肠指诊，超声波检查前列腺及残余尿，血、尿常规，肾功能检查和前列腺症状评分，必要时检查血清 PSA，以了解病情有无发展，明确是否需要手术治疗。

2. 药物治疗 适用于临床症状轻、残余尿＜50 ml 者。

（1）α 肾上腺素能受体阻滞剂：作用于前列腺平滑肌 α 受体，尤其是对平滑肌张力影响大的 α_1 受体，能有效降低膀胱颈部和前列腺平滑肌张力，降低排尿阻力，改善尿道的功能性梗阻，常同时降低血压。常用药物有：①短效：哌唑嗪。②长效：坦索罗辛、特拉唑嗪。目前常用的坦索罗辛，很少引起体位性低血压，疗效较好。

（2）5α 还原酶抑制剂：目前应用最广的是非那甾胺，在前列腺内阻止睾酮转变为双氢睾酮，使前列腺缩小，改善排尿症状。一般在服药后 3 个月见效，停药后症状易复发，需长期服药，至少需要连续服用 6 个月才有较好的效果。

3. 手术治疗 无论是开放性手术还是经尿道前列腺手术都是解决前列腺增生症状和尿路梗阻最有效的治疗方法。

（1）适应证：适用于药物治疗无效或残余尿量＞60ml，最大尿流率＜10ml/s，梗阻症状严重者。如屡发急性尿潴留或并发膀胱结石、肿瘤、肾积水、肾功能不全者，宜先留置导尿管或膀胱造瘘引流尿液，并抗感染治疗，待症状明显改善或恢复后再择期手术。

（2）手术范围：手术摘除增生的前列腺腺体，而并非整个前列腺。

(3) 手术方法：手术径路主要有：耻骨上经膀胱、经耻骨后、经会阴、经尿道前列腺切除术四种。①经尿道前列腺切除术：是近年来腔内泌尿外科技术中进展较快的一种手术方法，不需手术切口，术后恢复较快。经尿道前列腺电切术（transurethrue resection of prostate，TURP），95%以上病人可采用 TURP 治疗。经尿道插入电切镜，医生可通过电切镜的摄像系统传回信息，在显示屏上观察尿道内手术情况，通过反复切割即可将增生的腺体切除，但由于前列腺窝血管丰富，出血较多，在切割过程中为保持视路清晰需大量冲洗，当前列腺切除时间过长时，大量膀胱灌注液被吸收，可并发高血容量、低钠血症和脑水肿等，即 TURP 综合征，故要严密观察病人的神志、面色、有无手足抽搐等临床表现。经尿道前列腺汽化电切（transurethral electrovaporization of the prostate，TUVP），是 20 世纪 90 年代起在国内开展的一项新的手术方法。治疗时将高频电刀的电流加大至 285～300W，以滑轮在增生的腺体处反复滚动，使大部分增生腺体汽化，优点是手术出血及冲洗液吸收量明显减少，更加安全易掌握。②耻骨上经膀胱前列腺切除术（suprapubic transvesical prostatectomy）：此手术可同时处理膀胱结石或憩室等病变。③耻骨后前列腺切除术：也称 Millin 手术，适用于较大的前列腺增生，止血较为满意。④经会阴前列腺切除术：也称 Young 手术，因无腹部伤口疼痛，术后呼吸道并发症少。

4. 激光治疗　激光是新的侵袭性小的治疗前列腺增生的方法。20 世纪 90 年代以后激光治疗前列腺增生获得飞速发展。脉冲式固体激光、钬（Ho）激光等，利用激光加热，汽化凝固增生的前列腺组织，达到切除目的，其近期疗效佳。

5. 热疗　常用微波，也可用射频。经尿道热疗效果优于药物治疗，但不如手术，由于方法简单，避免了手术风险，仍然是一种可供选择的治疗方法。

6. 尿道内气囊扩张术　也有一定近期疗效。

7. 尿道内网状支架置入　可缓解排尿困难症状。

【护理】

(一) 护理评估

1. 病人及家属对本病及其治疗方法、预后的认知程度、心理状态和承受能力。

2. 病人年龄、营养状态、重要脏器的功能，有无严重伴发病，了解有无诱发本病的高危因素存在，对评估病人接受手术或药物的耐受力及治疗效果有重要价值。

3. 根据病人临床表现、体格检查和症状评分表，评估前列腺增生的程度，为针对性护理、判断预后提供依据。

4. 病人症状是否进行性加重，评估病人对心理和社会支持的需求。

5. 病人输出性行为，以促进病人适应性反应。

6. 病人术后自理能力，以便采用不同的护理系统满足其治疗性护理的需要。

7. 术后尿液引流管是否保持通畅，膀胱冲洗液的颜色，有无出血、尿漏等情况。

8. 经尿道前列腺电切术后有无发生稀释性低钠血症和脑水肿情况。

9. 病人出院前的心理反应。病人及家属对疾病相关知识和康复期保健知识的掌握程度。

(二) 护理诊断/护理问题

1. 恐惧/焦虑　与夜尿、排尿困难、留置尿管、手术有关。

2. 排尿障碍　与尿路梗阻有关。

3. 疼痛　与手术切口、术后膀胱痉挛有关。

4. 潜在并发症 ①出血；②术后感染；③尿漏；④TURP综合征；⑤膀胱痉挛。

5. 知识缺乏 与缺乏治疗、康复知识有关。

（三）护理措施

1. 术前护理

（1）心理护理：病人因夜尿增多影响休息和睡眠，长期排尿困难、反复尿潴留而留置导尿管，给病人生理和心理上造成了很大的痛苦和精神压力。病人迫切要求得到治疗，但因高龄或有心肺肾功能障碍，对治疗方法、手术能否进行、手术效果如何无心理准备。护士应针对老年病人的特点，反复耐心解释治疗的必要性，详细告知治疗方案，尤其是术前准备工作的重要性与手术效果的关系，使病人消除恐惧心理，保持良好状态，积极配合做好术前准备。

（2）保持尿液引流通畅：并发尿潴留、尿路感染或肾功能不良者，术前应留置导尿或行耻骨上膀胱造瘘，达到引流尿液、控制感染、改善肾功能的目的，以期提高对手术的耐受性及效果。

（3）预防术后并发症：①因长期尿潴留作膀胱造瘘或保留导尿管的病人，由于管道刺激和病程长、抵抗力下降，易发生泌尿系感染。术前应多饮水，勤排尿。每日饮水2500～3000ml，以增加尿量冲洗尿路，并应用抗生素，预防术后感染。②加强营养，适当活动，增强手术耐受性；教会病人深呼吸，有效咳嗽、咳痰方法，常规作肺功能检查并进行相应的治疗。戒烟酒，防止便秘。

2. 术后护理

（1）加强病情观察：①耻骨上经膀胱前列腺切除术：术后常规置尿道双腔气囊导管和膀胱造瘘管，用于引流尿液及冲洗膀胱。术后前列腺窝及膀胱手术野有出血可能，应定时观察血压、脉搏及尿色。气囊导尿管有压迫前列腺窝防止出血的作用，应经常检查气囊充液情况。术后根据出血情况，间断或连续冲洗膀胱，应注意冲洗液自尿道导管注入，由膀胱造瘘口排出，以免血块堵塞。②经尿道前列腺电切术：术后常规置三腔导尿管压迫止血和持续膀胱冲洗。三腔气囊导管，其中一腔充液起固定止血作用，另两腔分别作冲洗及引流尿液之用。TURP术后都有肉眼血尿，一般持续膀胱冲洗3天左右，冲洗液距膀胱的高度为40～60 cm，总量约15 000 ml。可根据冲洗液的颜色调节冲洗速度，如逐渐加深提示可能有活动性出血，应加快冲洗速度，遇血块堵塞需用消毒空针抽吸血块，同时配合医生对活动性出血作出相应处理。如冲洗液颜色变清后，可改为间断冲洗，直至拔管。

（2）疼痛评估：术后因逼尿肌不稳定、导管刺激、血块堵塞冲洗导管等原因引起膀胱痉挛，导致阵发性疼痛。应认真倾听病人对疼痛的描述，指导病人掌握减轻疼痛的方法，评估疼痛发生时间、性质和程度，疼痛与冲洗或导管护理之间的关系。应采取的护理措施：保持导管的正确引流位置，避免牵拉、扭曲、受压、脱落、堵塞；膀胱痉挛时可适当减慢冲洗液速度；尿色较深时，应加快冲洗速度；有阻力时不要加压冲洗。指导并鼓励病人咳嗽或活动时按压伤口，运用放松疗法分散病人注意力，适当给予止痛药物或解痉药物。

（3）保持排尿通畅：①观察排尿情况：注意排尿次数和特点，特别是夜尿次数。为保证病人休息和减轻焦虑的心情，可遵医嘱给予镇静安眠药物。②避免急性尿潴留的发生：积极处理可能引起急性尿潴留的各种因素，消除病人恐惧心理，鼓励病人多饮水，勤排尿。同时多摄入粗纤维食物，忌饮酒及辛辣食物，以防便秘。③及时引流尿液：残余尿量多或有尿潴留致肾功能不全者，及时留置导尿管引流尿液，改善膀胱逼尿肌和肾功能。做好留置导管或耻骨上膀胱造瘘管的护理。④避免膀胱内血块形成：术后鼓励病人多饮水，以增加尿量，有助于稀释尿液，防止血块的形成。耻骨上经膀胱前列腺切除术后病人有肉眼血尿，术后需用生理盐水持续冲洗膀胱 3～7 日，严格做到：①根据尿色来定冲洗速度，色深则快、色浅则慢。随冲洗持续时间延长，血尿颜色逐渐变浅；若尿色深红或逐渐加深，说明有活动性出血，应及时通知医生处理。②确保冲洗及引流管通畅，经常挤压引流管，以免血块堵塞导管。③准确记录尿量、冲洗量和排出量，尿量＝排出量－冲洗量。

（4）预防术后并发症：①预防出血：术后前列腺窝及膀胱手术野有出血可能，应注意观察每次尿液排出的颜色。指导病人应在术后 1 周才能离床活动；避免腹内压增高；禁止灌肠或肛管排气，以免造成前列腺窝出血。经常检查气囊充液情况，因为气囊有压迫前列腺窝防止出血的作用。同时给予止血药物。②预防感染发生：病人因手术创伤及留置导尿管易引起术后感染。因此膀胱冲洗要严格无菌操作。定时观察体温及血象的变化，观察有无睾丸、附睾肿大及疼痛；观察有无畏寒、高热等症状；注意观察伤口敷料渗出情况，腹部切口由于持续冲洗渗出较多，敷料常湿透，应及时更换，保持干燥。每日清洁尿道口 2 次，术后 3 天内每天测体温 4 次，观察有无发热。术后 2～3 天尿色转清可拔除尿管，拔管后嘱病人多饮水，2000～2500ml/d。按时应用抗生素预防感染。术后平卧 3 天后改为半卧位，有利于体位引流，减少腹胀，促进胃肠功能恢复和肺部气体交换，防止发生肺部并发症，也有利于伤口愈合。术后 3～4 天起，鼓励病人翻身和床上活动，防止压疮、下肢静脉栓塞和呼吸道感染。③改善病人尿漏症状：尿道气囊导尿管术后 5～7 日先放气囊，无出血再拔管，并开始自行排尿。耻骨上膀胱造瘘管一般在术后 10 ～14 日，尿道排尿通畅条件下拔除，拔管后造瘘口常有漏尿，经换药瘘口可在 1～2 周内自行愈合。术后漏尿为暂时现象，应注意保护造瘘口周围皮肤清洁、干燥，及时更换浸湿的敷料，减少尿液对周围组织的刺激。④预防 TURP 综合征的发生：TURP 综合征指术中常规应用尿道冲洗液 5 万～6 万毫升，大量冲洗液被吸收后，血容量急剧增加，形成稀释性低钠血症，病人可在术后几小时内出现烦躁不安、恶心、呕吐、抽搐、痉挛、昏睡等症状，严重者可出现肺水肿、脑水肿、心力衰竭等，术后应严密观察病情变化，严格控制输液速度，遵医嘱应用脱水剂、利尿剂。⑤膀胱痉挛护理：膀胱痉挛是前列腺电切术后常见症状，如果病人出现不同程度的尿液外溢、膀胱胀痛、下腹痉挛性疼痛、冲洗液流入不畅、引流液颜色鲜红，提示有膀胱痉挛。应立即加快冲洗速度，以防血凝块堵塞引流管。如有堵塞可挤压引流管或用注射器抽吸，直至导尿管通畅。并可根据医嘱予镇痛解痉剂，如哌替啶肌内注射，吲哚美辛栓直肠给药等。同时做好心理护理，减轻病人精神压力，消除恐惧。

（5）注意营养补充：术后 6 小时病人无麻醉反应，可进流质，1～2 日后无腹胀可恢复正常饮食，鼓励病人多饮水、进食富含纤维的食物，以防便秘。

【健康教育】

1. 避免各种诱发因素　注意休息，避免劳累、饮酒、受凉、久坐、便秘等引起急性尿潴留，一旦出现排尿困难、膀胱胀满、下腹疼痛难忍，应及时去医院急诊处理。

2. 预防出血　术后 1～2 个月内避免剧烈活动，如跑步、骑自行车、性生活等，以免创面继发性出血；保持大便通畅，避免用力排便引起腹内压增高，导致继发性出血，便秘时可口服缓泻剂。

3. 性生活指导　前列腺电切除术后6周内应避免性生活、持重物、长途步行，禁烟酒。前列腺切除术后约65%的病人可发生逆行射精，并不影响性生活。少数病人出现阳痿，可采取心理疗法；积极查明原因对症治疗。

4. 个人卫生　勤洗澡勤换内衣裤，保持尿道口清洁卫生；预防呼吸道感染；及时增减衣物，以免咳嗽引起腹压增高。

5. 自我监测　术后2～3周，凝固坏死组织脱落，多数病人尿液中可能有絮状物，50%的病人初始尿可有淡血尿，只要排尿通畅，多饮水，可自行消失。TURP术后病人有可能发生尿道狭窄，尿线逐渐变细，应定期行尿道扩张。附睾炎常在术后1～4周发生，当出现阴囊肿大、疼痛、发热等症状应及时就诊，指导病人按时服用抗生素。

6. 排尿功能训练　导尿管拔除后可有暂时性尿失禁现象，告知病人可能与手术或炎症有关。经常进行肛门括约肌收缩锻炼及盆底肌锻炼，以加强盆底肌及肛提肌的张力，使排尿阻力增加，促进控尿能力的恢复，同时适当参加体育锻炼，加强肌肉力量，尽快恢复排尿功能。

7. 门诊随访　定期复查尿液、尿流率及残余尿量。

（孙晓春）

第二十八章　膀胱癌病人的护理

学　习　要　点

膀胱癌诱发因素、预防、转移途径、病理分类、预后，膀胱癌临床表现、检查方法、治疗原则和病人整体护理。

膀胱癌（carcinoma of bladder）发病率居我国泌尿生殖系肿瘤的首位，好发于40～70岁，平均发病年龄为65岁，男女之比为4∶1，近年来发病率有增高的趋势，在我国城市发病率明显高于农村。

【病因】

诱发膀胱癌因素很多，已知下列致癌危险因素与本病的发生有关。

1. 长期接触某些化学物质的职业人员　如染料、纺织、皮革、橡胶、塑料、油漆、印刷等，发生膀胱癌的危险性明显增加。这些化学物质中的β-萘胺、4-氨基双联苯、联苯胺、α-萘胺等易诱发膀胱癌。

2. 人体色氨酸代谢异常　膀胱癌病人尿内色氨酸的代谢产物较正常人为高。

3. 吸烟　吸烟是最常见的致癌因素。大约1/3膀胱癌与吸烟有关，吸烟者膀胱癌发病率4倍于非吸烟者，或日吸烟2包以上并深吸者，膀胱癌的发病率7倍于非吸烟者。

4. 局部慢性刺激　尿路感染、结石、尿潴留可刺激膀胱黏膜发生增生性改变，膀胱白斑及埃及血吸虫病虫卵的刺激也是致癌因素。

5. 某些药物　长期大量使用镇痛药如非那西丁，可诱发膀胱移行上皮细胞癌。

6. 盆腔放射治疗　宫颈癌放射治疗可使膀胱癌的发病率增加2～4倍。

【病理】

细胞分化程度和浸润程度与预后关系密切。

1. 组织学类型　分上皮和非上皮细胞性肿瘤。

(1) 上皮性肿瘤：最多见，占98%。其中95%为移行上皮细胞癌，鳞癌和腺癌各占2%～3%。

(2) 非上皮性肿瘤：极少见，仅占2%，由间质组织发生，如肉瘤和横纹肌肉瘤，好发于婴幼儿。

2. 分化程度　近年来趋向采用三级法（WHO倡议），表示肿瘤的恶性程度。

Ⅰ级：细胞分化良好，属低度恶性；

Ⅱ级：细胞中度分化，属中度恶性；

Ⅲ级：细胞分化极差：属高度恶性。

3. 浸润程度　是肿瘤临床（T）和病理（P）分期的依据。根据肿瘤浸润膀胱壁深度（乳头状瘤除外），多采用国际抗癌联盟（UICC）制定的TNM分期标准：

T_{is}：原位癌；

T_a：无浸润的乳头状癌；

T_1：浸润黏膜固有层；

T_2：浸润肌层，又分为 T_{2a}浸润浅肌层（肌层内 1/2），T_{2b}浸润深肌层（肌层外 1/2）；

T_3：浸润膀胱周围脂肪组织，又分为 T_{3a}显微镜下发现肿瘤侵犯膀胱周围组织；T_{3b}肉眼可见肿瘤侵犯膀胱周围组织；

T_4：浸润前列腺、子宫、阴道及盆腔壁等邻近器官；

N_0：无区域淋巴结转移；

$N_{1\sim3}$：区域淋巴结转移；

M_0：无远处转移；

M_1：远处转移。

病理分期同临床分期。临床上一般将 T_{is}、T_a、T_1期膀胱癌统称为表浅膀胱癌。

4. 生长方式　分为原位癌、乳头状癌和浸润性癌。原位癌局限于黏膜内，易发展成浸润性癌；移行细胞癌多为乳头状；鳞癌和腺癌多有浸润。不同生长方式可单独或同时存在。

5. 好发部位　以两侧壁及后壁多，其次为三角区和颈部，顶部及前壁较少。其分布可呈多中心。膀胱癌可先后或同时伴有肾盂、输尿管及尿道肿瘤。

6. 转移与复发　大多数病人的肿瘤仅局限于膀胱，只有 15％的病人出现远处转移，淋巴转移是最主要的转移途径，约 50％浸润至浅肌层者淋巴管内有癌细胞；血行转移多发生在晚期，可转移到肝、肺、骨等处。肿瘤细胞分化不良和浸润深肌层后易发生转移与复发。但无论分级如何，都有复发的倾向。

【预防】

1. 避免诱发因素　避免接触染料中间产物和橡胶老化剂，戒烟，找出引起慢性膀胱炎的病因，及时有效的治疗和随访可降低膀胱癌的发病率。

2. 重视血尿　任何中老年病人出现肉眼血尿，都应首先想到膀胱癌的可能。可进行尿脱落细胞检查，B 超（经腹壁或尿道）、膀胱镜和活组织检查及膀胱 X 线造影检查。

3. 坚持术后治疗　对保留膀胱的术后病人，应定期行膀胱内药物灌注，大量饮水以稀释致癌物质，内服羟酰胺等可起到一定的预防作用。

4. 定期随防　膀胱癌治疗后多有复发，所以凡是保留膀胱手术的病人都要严密随防，术后应定期作膀胱镜、B 超及尿细胞学检查，以便早期发现肿瘤复发。

【临床表现】

1. 血尿　约 90％的病人以血尿为第一症状就诊，表现为无痛性、间歇性全程肉眼血尿，有时可伴有血块，终末加重，间歇出现，可自行停止或减轻。血尿程度与肿瘤大小、数目、恶性程度并不一定成正比。①乳头状肿瘤：大多数病人为分化良好的乳头状肿瘤，可有严重血尿；②分化不良的浸润癌：其血尿并不严重，常发生在高龄病人；③非上皮性肿瘤：血尿症状较轻。

2. 膀胱刺激症状　包括尿频、尿急、尿痛，常发生于血尿之后。多为膀胱癌的晚期表现，表示肿瘤有坏死破溃或浸润膀胱壁或合并感染。

3. 排尿困难　癌肿位于膀胱颈部或带蒂肿瘤阻塞膀胱出口时可发生排尿困难，甚至尿潴留。

4. 转移症状　在下腹部耻骨上区可触及肿块，坚硬，排尿后不消退。广泛浸润盆腔或转移时，出现腰骶部疼痛；病人还可出现贫血、消瘦、下肢水肿和盆腔肿块等症状。

【诊断与鉴别诊断】

（一）诊断

1. 症状与体征　凡 40 岁以上出现无痛性、间歇性肉眼血尿的病人应首先考虑泌尿系肿瘤的可能，尤以膀胱癌多见。

2. 尿脱落细胞检查　寻找脱落的肿瘤细胞，方法简便，可作为血尿病人的初步筛选。必须留取病人新鲜尿液，因尿液放置几个小时后尿中的细胞可能变形破坏，难以辨认。

3. B 超检查　经腹壁或尿道作 B 超已广泛应用于膀胱癌最初筛选和诊断。可发现0.5～1 cm 直径以上的肿瘤，并可了解肿瘤对膀胱壁的浸润深度。

4. 膀胱镜检查　为最重要的检查方法。能直接观察肿瘤的部位、大小和数目，是否有蒂或广基，肿瘤与输尿管口及膀胱颈部的关系，同时可作肿瘤活组织检查，是诊断膀胱癌的可靠方法。

（1）原位癌（T_{is}）：局部黏膜呈红色点状改变，与充血的黏膜相似。

（2）表浅乳头状癌（T_a、T_1）：浅红色、蒂细长，肿瘤有绒毛状分支，似水草在水中飘荡。

（3）浸润性乳头状癌（T_2、T_3）：深红色或褐色，草莓状或团块状，基底部较宽，附近黏膜充血、水肿、增厚，肿物活动性小。

（4）浸润性癌（T_3、T_4）：局部隆起呈褐色结节团块状，表面常坏死形成溃疡，附有絮状物和钙盐沉着，广基、界限不清。

5. X 线检查

（1）静脉尿路造影（IVU）：也称排泄性尿路造影，可了解双肾和输尿管有无肿瘤，以及膀胱癌对上尿路的影响，如有患侧肾积水或肾显影不良，常提示肿瘤已侵及输尿管口。

（2）膀胱造影：可见充盈缺损，浸润膀胱壁时表现为僵硬，不整齐。肿瘤较大者，膀胱镜难窥全貌时行此检查有助于诊断。

6. CT、MRI 检查　可了解肿瘤浸润的深度，局部以及远处转移病灶，对评估肿瘤分期、治疗及预后有重要的临床意义。

7. 流式细胞技术（flow cytometry，FCM）　可快速定量检测膀胱冲洗液中的细胞，根据细胞 DNA 异倍体评价肿瘤的恶性程度。常与定量荧光图像分析一起检查，可以用于高危病人筛选。对早期诊断膀胱癌有重要作用。

（二）鉴别诊断

主要是血尿的鉴别，泌尿系肿瘤的血尿多为无痛性、间歇性全程肉眼血尿。

1. 肾、输尿管肿瘤　全程均匀血尿，一般不伴有膀胱刺激征，有时有条状血块，肾区可触及肿块。可进行尿脱落细胞检查，配合泌尿系统造影和膀胱镜检查不难鉴别。

2. 前列腺癌　可出现终末血尿甚至全程血尿，出现血尿前常有排尿困难症状。经直肠指诊、B 超、血清 PSA 测定和活组织检查易鉴别。

3. 尿道肿瘤　可有尿道口流血或初始血尿。尿道触诊、尿道镜检有助鉴别。

【治疗原则】

根据膀胱癌不同的病理、分级和分期，选用不同的治疗方法。原则上 T_{is}、T_a、T_1 及局限的分化较好的 T_2 期表浅肿瘤行保留膀胱的手术，较大、多发、反复发作及分化不良的浸润性癌行全膀胱切除加尿流改道手术。

（一）表浅膀胱肿瘤治疗

1. 经尿道膀胱镜电切（transurethral resection of bladder tumor，TURBt）或电灼术是近年来腔内泌尿外科应用较广的一种方法，可保留膀胱功能，与开放性手术相比手术时间短，对病人打击小、痛苦小，术后恢复快，无肿瘤腹壁种植的危险；一般适用于 2 cm 直径以下、表浅、恶性程度低的肿瘤（T_{is}、T_a、T_1期）。但表浅膀胱肿瘤复发率较高，故应同时采用膀胱内化疗药物灌注等作为 TURBt 术后预防复发的措施。

2. 膀胱部分切除术（partial cystectomy）

（1）适应证：不能经腔内切除的局限性浸润癌（T_1、T_2期）。手术较简单，能保留膀胱功能，易为病人接受。

（2）切除范围：包括距离肿瘤 2 cm 以内的全层膀胱壁。如肿瘤接近输尿管开口，可行输尿管膀胱吻合术。

3. 膀胱内灌注治疗（intravesical instillation therapy）

（1）目的：①消除肿瘤：适用于表浅的、单发的 T_1期肿瘤；②防止复发：对保留膀胱手术的病人预防性用药；③防止表浅肿瘤发展为浸润癌。

（2）药物：卡介苗、丝裂霉素、阿霉素、噻替派。以卡介苗疗效最好，尤其对原位癌。

（3）方法：必须用导尿管插入膀胱，切忌直接从尿道口注入，以免引起尿道狭窄，每次药物在膀胱内保留 2 小时，每 15 分钟变换体位（仰卧、俯卧、左侧、右侧卧位）。

（4）不良反应：卡介苗灌注可出现膀胱刺激症状，因此卡介苗不宜用于已有膀胱炎或尿道损伤的病人。

（二）浸润性膀胱肿瘤治疗

1. 膀胱部分切除术　适应于 T_3期肿瘤，但分化良好，单个局限，病人不能耐受膀胱全切除者。

2. 膀胱全切除同时行尿流改道（radical cystectomy and urinary diversion）

（1）适应证：①多发的、浸润深的、反复复发的肿瘤（T_2、T_3期）；②估计膀胱部分切除术后不能保留足够膀胱容量者；③位于膀胱三角区和颈部的肿瘤。

（2）切除范围：除全膀胱外，还包括精囊、前列腺，后尿道及盆腔淋巴结，同时行尿流改道。

（3）手术方法：①尿流改道：用肠管代替膀胱，使尿液经尿路以外的途径排出，如回肠膀胱术。即取一段回肠作膀胱，输尿管吻合在该段回肠上，并自腹壁造口排出尿液（图 3-28-1）；②外尿流改道：将尿液直接引流出体外，如输尿管皮肤造口术，适应年老体弱者，手术简单，但输尿管口易发生狭窄。

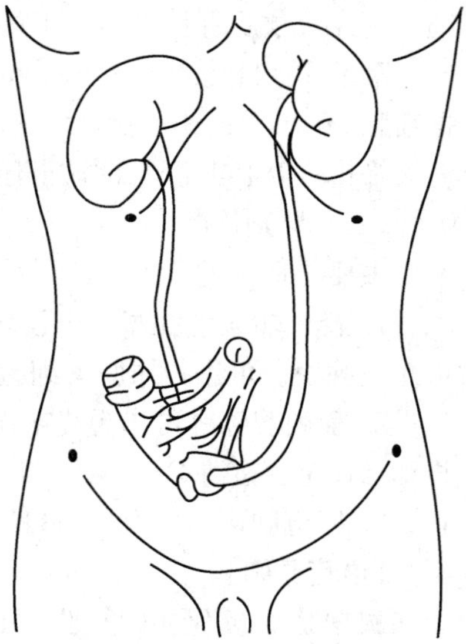

图 3-28-1　回肠膀胱术

3. 化学药物治疗　联合化学药物治疗晚期浸润性膀胱癌，可减轻症状，延长生存时间。目前，临床应用最多的是 MVAC（甲氨蝶呤、长春花碱、阿霉素、顺铂）方案。

4. 放射治疗　T_2、T_3期肿瘤，手术前配合放射治疗，可提高 5 年生存率，以外照射为主。

近年来，为了保留膀胱功能，联合应用化疗、放疗，可以使部分膀胱癌完全缓解。如有复发则行补救性全膀胱切除术，该治疗方案有一定的疗效，但手术更为困难，需长期随访。

综上所述，治疗膀胱癌的方法虽多，但决定预后的仍是肿瘤浸润的深度、细胞分化程度及有无转移。

【护理】

（一）护理评估

1. 病人及家属对本病的了解，对治疗方法、预后的认知程度、心理准备和承受能力。

2. 病人年龄、营养状况、重要脏器功能情况、有无严重的伴发病，对评估病人接受手术、化疗、放疗的承受能力有重要价值。

3. 病人职业、吸烟状况、血尿性状，常规检查、膀胱镜检查结果。

4. 病人对手术置放在体内的各种导管的作用、部位、注意事项是否了解。

5. 病人治疗后排尿形态、血尿、膀胱刺激征的改善情况。

6. 病人术后自理能力，是否能正确认识永久性造口和自我形象的改变，是否能独立地进行膀胱造口自我护理及适应尿流改道后的日常生活，以便采用不同的护理系统满足其自理的需求。

7. 病人全膀胱切除术后有无腹壁造瘘口血循环障碍、感染、尿漏情况。

8. 病人对膀胱癌的复发有无正确的认识；能否坚持膀胱内药物灌注。

9. 出院前病人的心理反应。病人及家属对疾病相关知识和康复保健知识的掌握程度。

（二）护理诊断/护理问题

1. 恐惧/焦虑　与惧怕癌症、担心手术和预后有关。

2. 自我形象紊乱　与术后尿流改道有关。

3. 有排尿异常可能　与各导尿管置管位置、血块或黏液堵塞等有关。

4. 自理缺陷　与术后置管限制，不能独立护理腹壁造瘘口有关。

5. 潜在并发症　①肠梗阻、肠瘘；②感染。

6. 知识缺乏　与缺乏术后预防复发和康复知识有关。

（三）护理措施

1. 术前护理

（1）心理护理：全膀胱切除肠道代膀胱或输尿管皮肤造口术都会使病人主动排尿能力丧失，并带来尿流改道后的不便；病人对手术效果，术后造瘘口的管理，今后能否维持正常生活产生恐惧和悲观的情绪，护士应针对病人的心理反应，反复强调、耐心解释手术的必要性，让病人了解手术过程与方法，向其介绍其他行尿流改道术成功的病人，消除病人对手术的恐惧。

（2）肠道准备：对全膀胱切除尿流改道术的病人，应向病人解释肠道准备的重要性，让其主动积极配合做好术前各项检查，包括肠道钡剂检查，排除肠道机械性病变的存在。有肠道寄生虫病时，要进行驱虫治疗。按肠道手术要求，常规做好肠道清洁准备。术前准备好肛管或乳胶管。女病人应用消毒液清洁阴道。

2. 术后护理

（1）加强病情观察：术后观察生命体征，定时测量血压、脉搏，维持水、电解质和酸碱平衡，记录24小时尿量。

（2）疼痛护理：与留置气囊导尿管牵引压迫等有关。应检查导尿管位置是否合适，膀胱阵发性痉挛疼痛时应根据医嘱使用解痉药或止痛剂。

（3）各种引流管护理：全膀胱切除病人应注意各种引流导管在体内引流的部位和作用并予以明确标记，两侧输尿管支架管经回肠膀胱将尿液直接引流出体外，对输尿管吻合口起支架保护作用，一般于术后2周拔除；回肠膀胱内留置乳胶管，用以引流回肠膀胱内的肠液及尿液，一般于术后1周拔除，然后剪短两侧输尿管支架管后换用腹壁造口尿袋；耻骨后间隙引流管用于引流手术区的渗出液，接负压吸引，术后2～3天引流液减少时可拔除；术后应保持各引流管的有效引流，分别接无菌引流袋，注意固定及保持引流通畅，观察和记录各引流管引流量和色泽；导尿管拔除后嘱病人多饮水，每日饮水量大于2000ml。

（4）腹壁造瘘口护理：①观察造瘘口血运：术后72小时内尤应观察，正常时肠黏膜应呈粉红色、较湿润、富有光泽、稍高出皮肤，如出现回缩、颜色变紫，则说明肠管血运障碍。可因手术操作、术后水肿等引起。发现回肠膀胱肠段血运障碍应立即通知医生并协助作相应处理。同时注意保护造口周围皮肤，及时更换敷料。②选择合适的造口尿袋：许多因素可影响造口尿袋的使用，如油性皮肤、高温环境、大量出汗、体重增加或减轻、脱水等都可伴有皮肤张力改变。应指导病人根据自己的具体情况，选择合适的造口尿袋。③预防造口周围皮肤损伤：长期使用造口尿袋对皮肤会产生不良刺激，为预防皮肤损害，最重要的是选择皮肤不过敏的造口尿袋。在更换造口尿袋时，动作要轻柔缓慢，切忌用力或过快。④造口尿袋更换方法：用袋前，用湿棉球或纱布沾少许中性清洁剂轻擦造口周围皮肤，由内向外，再以清水棉球或纱布将皮肤洗净，最后用柔软的纸巾擦干。尿袋口大小要合适，以免漏尿刺激周围皮肤或机械摩擦，导致糜烂或感染。可准备2只交替使用，每天消毒1次。如造瘘口有白色结晶可用白醋和水1∶3稀释后擦拭。

（5）心理护理：术后早期，应协助病人管理尿液排泄，对缓解病人顾虑，学会自我管理，恢复正常生活自理能力有直接、积极的作用。通过正确的心理疏导，使病人对自我形象有健康、现实的认识。

（6）注意有无肠瘘、肠梗阻并发症：可因术后渗尿并发吻合口感染或肿瘤细胞浸润引起输尿管-回肠膀胱吻合口破溃所致。应保持回肠膀胱引流管引流通畅。如遇肠管分泌黏液堵塞引流管，可用3%碳酸氢钠冲洗（每日3～4次，每次20～30ml）或更换引流管；同时应用抗生素，预防感染；术后禁食，留置胃肠减压，观察肠鸣音的恢复，注意病人主诉，有无腹胀及肠蠕动，肠蠕动恢复正常后给予流质饮食。术后禁用促进肠蠕动恢复的药物，如新斯的明，以防输尿管吻合口漏。

（7）预防感染：观察体温变化，保持腹部伤口或造口清洁，敷料浸湿应及时更换。鼓励病人多饮水，以达到冲洗尿路的作用。应用广谱抗生素预防感染。

【健康教育】

1. 康复指导　出院后继续休息3个月，注意劳逸结合，避免重体力劳动。

2. 注意营养　饮食宜高热量、高蛋白、适量脂肪、丰富维生素，多食水果、蔬菜，多饮水，每日饮水1500～2000ml，以达到自身冲洗的目的。

3. 自我护理　回肠膀胱留置的乳胶管拔除后改用腹壁造口尿袋，应注意造瘘口周围皮肤护理，造口尿袋应及时倒空，清洗干净，消毒后方可再用。

4. 预防复发　禁止吸烟，避免接触外源性致癌物质，大量饮水以稀释尿液，服用 VitC、$VitB_6$及酸果汁以酸化尿液，起到一定的预防复发作用。

5. 坚持综合治疗　①对已行手术治疗的病人，定期作预防性化疗或放疗，治疗期间复查白细胞及血小板计数；②保留膀胱手术后病人应坚持膀胱内灌注化疗，可预防或延迟肿瘤复发。术后每周灌注 1 次，共计 8 次，以后根据 B 超及血、尿常规检查结果，如膀胱内肿瘤无复发，可每月灌注 1 次，持续 1～2 年。

6. 定期复查　向病人说明膀胱癌术后易复发，而复发仍有治愈可能。复查有助早期发现、及时治疗。保留膀胱手术后病人每 3 个月复查膀胱镜 1 次，2 年无复发，可改为每半年 1 次。术后 3 个月或 6 个月必须定期复查 IVU 和 CT。如有血尿及排尿困难及时去医院就诊。

（孙晓春）

第二十九章　骨折病人的护理

学　习　要　点

骨折的定义、临床表现、并发症、急救、治疗、康复；牵引、石膏应用和骨折病人的整体护理。

第一节　骨折概论

骨的完整性或连续性中断，称为骨折（fracture）。

【病因和分类】

（一）按病因分类

1. 外伤性骨折（traumatic fracture）　外伤是造成骨折最主要的原因。在外伤作用过程中，骨受到各种超负荷的外力。

（1）直接暴力：骨折发生在暴力直接作用的部位。常伴有骨折周围软组织损伤，如车轮辗轧小腿，胫腓骨骨干在直接辗轧的部位发生骨折。

（2）间接暴力：暴力通过力传导、杠杆或旋转作用，在远离受伤处发生骨折。如跌倒时，前臂旋前，腕关节背伸，手掌着地，可造成伸直型桡骨远端骨折（Colles 骨折）。高处跌下，脚后跟着地，垂直暴力作用导致脊柱胸腰段活动与不活动交界处压缩性骨折。

（3）肌肉牵拉力：由于肌肉突然强力收缩，可拉断肌腱附着处的骨骼。如突然跪倒，股四头肌强力收缩，可发生髌骨横断骨折。

（4）积累性劳损（repetitive strain injury，RSI）：长期、反复、轻微的暴力，可作用在骨骼的某些部位发生骨折，亦称疲劳骨折（fatigue fracture）。常见于长途行军的战士、舞蹈演员或运动员。如发生在第二、三跖骨干和腓骨中下 1/3 的骨折，骨折移位常不明显，有时因主诉足痛，进行摄片检查显示已有骨痂（callus）形成，但愈合较慢。

2. 病理性骨折（pathological fracture）　是指骨质本身存在的疾病（如骨髓炎、骨肿瘤、骨质疏松症等）使骨的强度减弱，遭受轻微外力或肌肉拉力时，即发生骨折，称病理性骨折。

（二）按骨折处是否与外界相通分类

1. 闭合性骨折　骨折断端处皮肤或黏膜完整，与外界不相通。

2. 开放性骨折　骨折附近的皮肤或黏膜破裂，骨折端与外界相通，或通过脏腔与外界相通。如耻骨骨折造成膀胱或尿道破裂，骨折处通过脏腔与外界相通。

（三）按骨折的形态分类

1. 横形骨折　骨折线与骨纵轴垂直。

2. 纵形骨折　骨折线与骨纵轴平行。

3. 斜形骨折　骨折线与骨纵轴斜交。

4. 螺旋形骨折　骨折线呈螺旋形。

5. 粉碎性骨折　骨质碎裂成3块以上。

6. 压缩性骨折　松质骨因压缩而变形，多见于脊椎骨和跟骨骨折等。

7. 嵌插骨折　骨折后，坚质骨嵌插入松质骨内，常发生在股骨颈和肱骨外科颈等处。

8. 凹陷骨折　与用手指在乒乓球上加压形成的凹陷相似，骨折片局部下陷，多见于颅骨。

9. 撕脱骨折　由于韧带牵拉造成韧带附着处骨质随韧带一起剥离下来，称为撕脱骨折，如第五跖骨基底部骨折。

10. 洞形骨折　骨折线经骨质薄弱的部分穿过，多见于颅骨。

（四）按骨折的程度分类

1. 完全骨折　骨的完整性和连续性全部中断。如横形、斜形等骨折。

2. 不完全骨折　骨的完整性和连续性仅部分中断，尚存一部分骨组织连续。如裂缝骨折和儿童青枝骨折。

（五）按骨折发生的部位分类

分骨干骨折、干骺端骨折、骨骺分离、关节内骨折等。

（六）按骨折复位外固定后是否稳定分类

分稳定骨折和不稳定骨折。

（七）按伤后时间分类

新鲜骨折指伤后3周内的骨折；陈旧性骨折为伤后超过3周的骨折。儿童骨折时限较短。

【骨折移位】

骨折断端的移位可因暴力的作用、肢体远端段的重量、肌肉痉挛或牵拉、搬运及治疗不当等因素所导致。常见的有成角移位、侧方移位、缩短移位、分离移位和旋转移位。

【诊断要点】

（一）病史

详细询问受伤时间、暴力性质、当时姿势及损伤部位；有无疼痛、畸形及功能障碍；有无伤口及出血，出血量多少，经何种处理，止血带使用的种类、部位和时间。

（二）临床检查

1. 全身情况　包括神志、生命体征等，同时注意有无颅脑、胸腹腔等重要脏器损伤或大出血的临床征象，发现上述情况应积极配合医生救治，待全身情况稳定后，再进行系统的评估。

2. 骨折专有体征

（1）畸形（deformity）：骨折段移位后，导致受伤部位缩短、成角、旋转等形状改变。

（2）反常活动（abnormal movement）：又称为假关节（false joint）活动，是指肢体在没有关节的部位出现异常的活动。

（3）骨擦音（bony crepitus）或骨擦感：当搬动肢体或复位时，骨折断端相互摩擦，可听到骨擦音或感到骨擦感。

上述三项体征只要发现其中一项，即可确诊。但嵌插骨折和不完全骨折，常不出现骨折专有体征。此外，检查时切忌故意摇动患肢以产生反常活动及骨擦音或骨擦感，以免增加病人痛苦，或使锐利骨折断端损伤血管、神经或其他软组织。

3. 骨折一般症状

（1）疼痛和压痛：骨折处局部疼痛，移动患肢时疼痛加剧，经妥善固定后可减轻或逐渐消失。受损处有间接压痛或传导性叩击痛（percussion pain）是骨折具有意义的体征，以区别单纯软组织损伤。

（2）局部肿胀与瘀斑：损伤局部因血管破裂、出血、软组织瘀血水肿、静脉回流不畅等可导致肢体肿胀、皮下瘀斑。由于血红蛋白的分解，浅表血肿常于伤后1～2天，渐变为紫色或青黄色。

（3）功能障碍：骨折后由于肢体活动受限和疼痛，肢体可丧失部分或全部活动功能（嵌插骨折及不完全骨折，有时可保持部分活动功能：如部分股骨颈嵌插骨折病人可行走至医院就医）。

4. X线检查　是诊断骨与关节损伤的重要依据。不仅可作为诊断，也可根据骨折部位、类型和移位情况指导治疗。但某些骨折如腕舟骨或股骨颈骨折的病人，有时早期X线片不能清楚地显示出骨折线（fracture line），如临床检查疑有骨折时，应先按骨折处理，待2～3周后骨折端有骨吸收时再摄片复查，此时，骨折线更明显。

5. CT或MRI检查

（1）CT：适于细微骨折、可疑的骨折、X线平片不易显示的骨折，如寰椎骨折。

（2）MRI：能清晰显示关节内软组织结构如关节软骨、半月板、韧带、肌腱等，主要用于膝、踝、肩、肘及腕关节软组织损伤或隐性骨折（occult fracture）。

在临床检查中应注意X线检查仍是首选和主要的检查方法，应用CT或MRI应有目的、有重点地检查。

【骨折的并发症】

（一）早期并发症

1. 休克　常见于多发性骨折、股骨骨折、严重骨盆骨折、脊柱骨折及严重开放性骨折病人，因骨折引起大出血或并发重要脏器损伤所致。

2. 脂肪栓塞综合征（fat embolism syndrome，FES）：由于骨折处髓腔内血肿张力过大，骨髓组织被破坏，所释出的脂肪滴进入破裂的静脉窦内，引起肺、脑等脂肪栓塞。肺栓塞表现为进行性低氧血症，如呼吸困难、发绀、心律加速、血压降低等。脑栓塞表现为意识障碍为主的综合征群。

3. 重要脏器损伤　如肋骨骨折并发血、气胸或肝、脾破裂，骨盆骨折并发膀胱破裂等。

4. 重要血管、神经损伤　①血管损伤：多见于股骨髁上骨折所致的腘动脉损伤、胫骨上段骨折所致的胫前或胫后动脉损伤、伸直型肱骨髁上骨折所致的肱动脉损伤；②神经损伤：包括脊髓和周围神经损伤，脊髓损伤多见于颈段或胸腰段脊柱骨折、脱位，常造成损伤平面以下瘫痪；周围神经损伤多见于肱骨中下1/3交界处骨折所致的桡神经损伤、腓骨颈骨折所致的腓总神经损伤。

5. 骨筋膜室综合征（osteofascial compartment syndrome，OCS）　是骨科最严重的并发症之一。由于骨折及肌肉损伤出血或肢体外固定过紧等因素，造成筋膜间隔区内压力上升，阻断了肌肉及神经的血供，造成肌肉缺血坏死、挛缩及神经麻痹。临床上通常概括为“5P”征，即：①由疼痛转为无痛（painless）；②感觉异常（paresthesia）；③苍白（pallor）或发绀，大理石花纹等；④肌肉瘫痪（paralysis）；⑤脉搏消失（pulselessness）。发生在上肢称为伏克曼缺血性挛缩（Volkmann's ischemic contracture，VIC）。若不及时治疗，最后形成爪形手（claw hand）畸形（图 3-29-1）。

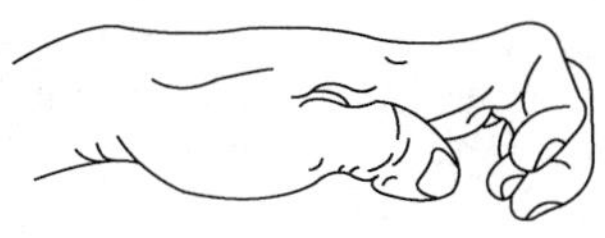

图 3-29-1 爪形手

（二）晚期并发症

1. 关节僵硬（ankylosis） 因骨折长时间固定引起关节内、外组织纤维性粘连，关节囊及周围肌肉挛缩所造成。

2. 创伤性关节炎（traumatic arthritis） 因关节内骨折畸形愈合造成关节面不平整所致。

3. 骨缺血性坏死（ischemic necrosis of bone） 由骨的营养血管受损伤引起。如股骨颈囊内骨折后股骨头的缺血性坏死，月骨脱位后的骨坏死。腕舟状骨骨折和距骨骨折脱位后，发生的骨缺血性坏死较常见。

4. 感染 污染较重或伴有较严重的软组织损伤的开放性骨折，若清创不彻底，坏死组织残留或软组织覆盖不佳，可致化脓性骨髓炎（pyogenic osteomyelitis）。

5. 骨化性肌炎（myositis ossificans） 关节周围软组织骨化，多见于肘部骨折与脱位后，可严重影响关节的活动。

6. 坠积性肺炎（hypostatic pneumonia） 老年骨折病人长期卧床不起，极易并发此症。重症可导致病人死亡。

【骨折愈合过程】

1. 血肿机化演进期 骨断裂后，骨折局部形成血肿，骨折端有几毫米长的骨质发生坏死吸收，以后新生的毛细血管、吞噬细胞、成纤维细胞侵入，逐步机化形成肉芽组织，并转化为纤维组织。全过程大约在 2～3 周内完成。此期内骨折部位仍有水肿及压痛，X 线片仅见少量膜内骨化影。

2. 原始骨痂形成期 骨折两端的骨内、外膜生成骨样组织，逐步向骨折处汇合，将两端的骨密质和纤维组织夹在中间，形成内、外骨痂，被称为膜内化骨（intramembranous ossification）。另一方面，骨折断端的纤维组织逐步转化为软骨组织，再经钙化成骨，形成环形骨痂和髓腔内骨痂，即连接骨痂，为软骨内化骨（endochondral ossification）。此期约需 6～8 周，即达临床愈合；骨折局部已无水肿、压痛及异常活动（图 3-29-2）。X 线片可见梭形骨痂，骨折线仍隐约可见。

3. 骨痂改造塑型期 原始骨痂按力学原则不断得到加强和改造，转变为永久性骨痂。继后髓腔重新开放，恢复正常骨的结构和形状，此期需 1～2 年。

【影响骨折愈合的因素】

1. 全身因素

（1）年龄：年龄越小愈合越快。

（2）健康状况：全身健康状况不佳，如患恶性肿瘤、糖尿病、低蛋白血症、佝偻病等，可妨碍骨的愈合。

2. 局部因素

（1）骨折局部血液循环情况：是影响骨折愈合的重要因素。骨折两端血液供应丰富，则愈合迅速；骨折端的血供不良，或因外伤、手术或放射等致血液循环广泛破坏，则明显影响

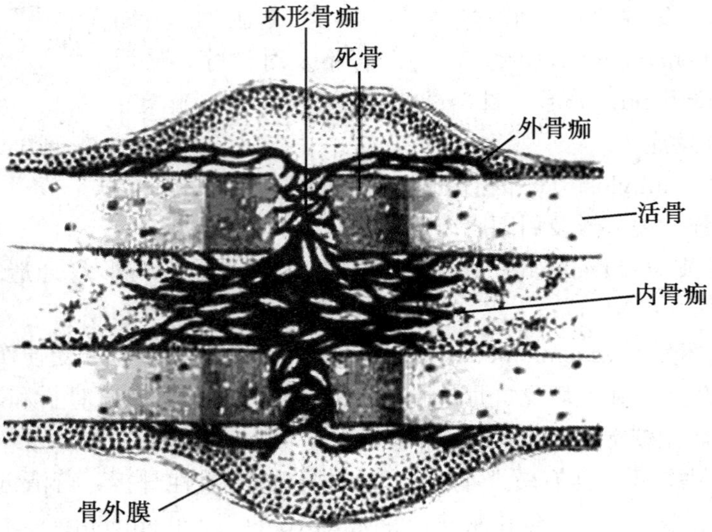

图 3-29-2　骨折愈合模式图

骨折的愈合。

（2）骨折端接触情况：骨折端接触紧密，接触面积大，如斜形骨折，易于愈合；骨折端有软组织嵌入，骨缺损较多，均不利于骨折愈合。

（3）骨折端稳定程度：由于旋转和剪式引力的持续存在，有可能导致骨愈合延迟或不愈合。

（4）感染的影响：开放性骨折发生骨折部位的感染，因感染所致的化脓性骨髓炎，可影响骨折的愈合。

（5）软组织损伤程度：骨折周围软组织广泛严重损伤，如火器伤等，因血供差，使骨折愈合缓慢。

3. 其他因素

（1）骨疾病：如骨恶性肿瘤所致病理骨折，一般不能愈合。

（2）治疗方法的影响：反复闭合复位，或手术时不适当地剥离骨膜，牵引过度，固定方法不适当，不正确的功能锻炼，手术切口感染等均可影响骨折愈合，甚至使骨折延迟愈合或不愈合。

【骨折的临床愈合标准】

1. 骨折局部无压痛及纵向叩击痛。

2. 局部无异常活动，但测定必须慎重。

3. X线片显示骨折线模糊，有连续性骨痂通过骨折线。

4. 外固定拆除后上肢能向前平举 1kg 重量达 1 分钟；下肢能不扶拐在平地连续步行 3 分钟或不少于 30 步。

以上 2 和 4 两项的测定须慎重，应以不损伤骨和发生再骨折为宜。

【骨折延迟愈合】

指骨折愈合过程受到干扰，使愈合过程延长。临床表现为骨折局部水肿及压痛持续存在。X 线片显示为：骨痂出现晚而量少，不能连续，但骨折端无硬化或髓腔封闭现象。如能去除不利影响因素，仍有可能使骨折愈合。

【骨折不愈合】

又称骨不连（nonunion），指骨折修复过程已完全停止，如不手术则不能形成骨连接。临床表现为局部肿胀，压痛，不稳定持续存在。检查时肢体有异常活动或假关节。X 线片显示为：骨折端硬化，骨髓腔封闭，有时骨端间隙增大，骨折端萎缩疏松。

【骨折病人的急救】

骨折病人的现场急救、运送和急症室诊治三阶段，是一个连续过程，可因人、因时、因地制宜。意外伤害造成的骨折，往往合并多发伤和复合伤，严重者危及生命。在抢救过程中，医护人员必须首先判断病人有无生命危险，救治危及生命的创伤，然后再作局部处理。

1. 严重创伤病人的评估

（1）意识状态：休克早期，病人虽有大量血液和体液的缺失，但脑组织的血流灌注未明显减少；此时应评估病人有无口渴、烦躁、焦虑、激动等症状。随着病情的发展，应评估病人有无表情淡漠、反应迟钝、意识模糊及昏迷等意识障碍。

（2）皮肤与黏膜：病人面颊、口唇、四肢、躯干等部位皮肤的颜色、温度和湿度。皮肤是否苍白、发绀，四肢皮肤湿冷程度。

（3）血压、脉搏与尿量：严密监测这些指标的变化，以判断病人是否存在失血性休克。

（4）呼吸功能：病人有无鼻翼扇动，张口呼吸，呼吸节律和频率的改变或发绀等严重缺氧的表现。

2. 骨折的急救措施

（1）止血：一般开放伤口可用无菌棉垫或干净布单加压包扎。既可止血又可防止伤口再污染。如有大血管活动性出血应用止血带止血，每小时松开止血带 5 分钟，以防肢体坏死。记录使用时间，并标以醒目标志。

（2）包扎：伤口以无菌敷料覆盖包扎，若发现开放性骨折断端外露，绝不应仓促回纳，以免把污染物带入深部组织。

（3）肢体固定：骨折或可疑骨折的病人，可用夹板、木板、自身肢体等固定。固定范围应超过骨折部位上下各一个关节，防止因骨折断端继续移动而增加周围软组织、神经和血管的损伤。脊柱骨折病人应平卧于硬板上，颈椎受伤者需在颈部两侧加沙（米）袋固定，保持颈椎稳定。

3. 骨折病人的转送　转送要求迅速，安全，随时注意病人全身情况，对出血量较多的开放性骨折及多发性骨折病人，应同时给予静脉输液及适当抗生素。若病人已处于休克状态，应先纠正休克后再转送。

4. 彻底清创　开放性骨折若全身情况允许，应尽早进行彻底的清创，一般争取在伤后 6～8 小时内进行，彻底清创是防止感染的关键措施，是任何抗生素所不能替代的。

【骨折的治疗】

骨折治疗的基本原则是：复位、固定和功能锻炼。

（一）复位

1. 复位标准　尽可能达到解剖复位或近似解剖复位，关节内骨折尤应力求解剖复位。但在临床中，往往不能完全达到上述要求，但必须达到功能复位的要求。功能复位的标准参考如下：

（1）下肢骨折短缩小于 1 cm，上肢可适当放宽。

（2）下肢与关节活动一致的向前向后成角移位<10°。

（3）骨折端对位在 1/3 以上。

（4）不允许有旋转移位或分离移位，但肱骨干骨折允许有 10°～15°的旋转移位。

2. 复位时机　若全身情况允许，骨折复位越早越好。延迟时间久，患肢肿胀严重，甚至形成皮肤水泡，复位更加困难。如因病情或局部条件限制不能及时复位时，可临时给予牵引或石膏制动，抬高患肢，待条件具备后及时复位。

3. 复位方法

（1）手法复位：又名闭合复位。复位时根据骨折损伤的机制采用以骨折远端对合骨折近端方法进行复位。

（2）牵引复位：主要用于手法牵引不能复位，或复位后不稳定的骨折，如颈椎损伤及下肢骨折。

（3）切开复位：随着内固定理论、医疗器械及内固定材料的改进，切开复位内固定已成为骨折治疗的主要方法之一。

4. 切开复位手术指征

（1）骨折合并重要血管、神经损伤。

（2）手法复位不能达到理想要求或不能维持复位者。

（3）关节内骨折。

（4）骨折断端间有软组织嵌顿或明显分离者。

（5）多发性骨折，或同一肢体多发性骨折、多段骨折造成治疗和护理困难者。

（6）其他：骨折不愈合，畸形愈合等。

对儿童骨干骨折，因其日后骨可塑性大，切开复位应慎重。

（二）固定

1. 目的和作用　①维持骨折复位以利愈合；②减轻疼痛，为关节和肌肉功能恢复创造条件。

2. 基本形式　①外固定：包括石膏、牵引、夹板和局部外固定器等；②内固定：一般与切开复位同时进行，以钢板、螺钉、髓内钉等固定为主。

（三）功能锻炼

功能锻炼是骨折治疗的重要组成部分，正确的功能锻炼是促进骨折愈合和关节肌肉功能恢复的重要措施。要充分发挥病人的潜力，使病人能尽可能恢复到正常功能水平。

第二节　骨科常用技术和骨折病人的护理

一、牵引术与牵引病人的护理

牵引（traction）是骨科应用较广的治疗方法。牵引利用外界持续牵引的作用力与肢体的反作用力，使骨折或脱位得到整复和维持。

【目的和作用】

1. 骨折、脱位的整复和维持复位。

2. 矫正与防止关节畸形，解除肌肉痉挛与疼痛，作为骨与关节围手术期的辅助治疗。

3. 便于患肢伤口的观察、冲洗和换药。

【种类】

（一）皮肤牵引

用胶布或海绵带包扎在伤肢皮肤上，利用肌肉在骨骼上的附着点，使牵引力间接传递到骨骼。

1. 适应证　①3 岁以下儿童股骨干骨折；②老年人无明显移位、稳定的或不能耐受手术的股骨粗隆间骨折；③儿童肱骨髁上骨折肘部肿胀严重，桡动脉搏动减弱者；④术前准备。

2. 方法　①洗净伤肢，剃去汗毛；②制作 1 块 8cm 见方、中央带孔的扩张板，粘放在 6～8 cm 宽（儿童 3 cm）、适合长度的胶布条中间，扩张板中央穿蜡绳打结；③骨突处衬垫棉花或纱布块，拉紧胶布条使之平整地贴在伤肢内外侧皮肤上，外用绷带包扎固定；④将患肢放在牵引架上或小腿下垫以枕头、膝关节微屈位牵引，扩张板距足底 4～5 cm；⑤也可用帆布加固定的海绵条代替胶布，减少橡皮胶引起的皮肤反应（图 3－29－3）。

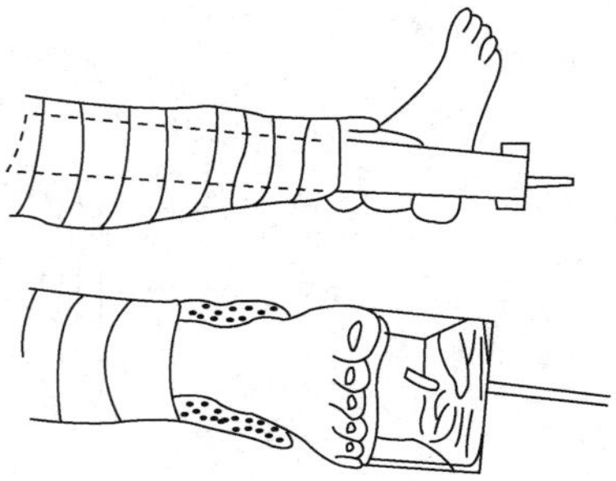

图 3－29－3　皮肤牵引

（二）兜带牵引

利用布带或海绵兜带托住身体突出部位施加牵引力。

1. 枕颌带牵引　用枕颌带托住下颌和枕骨粗隆部，向头顶方向牵引，牵引时使枕颌带两上端分开，保持比头稍宽的距离，重量 3～10kg。适用于颈椎骨折、脱位，颈椎间盘突出症和神经根型颈椎病等（图 3－29－4）。

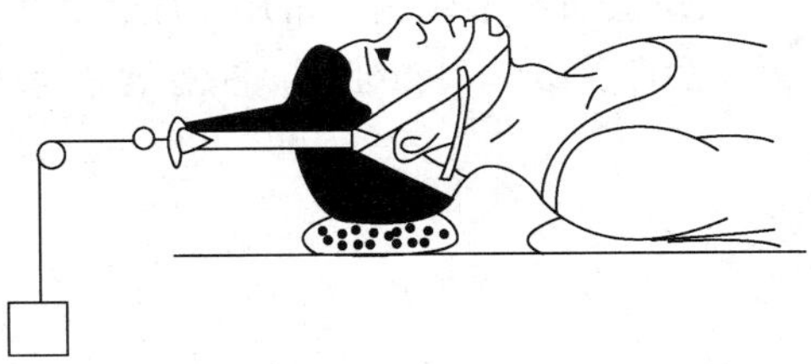

图 3－29－4　枕颌带牵引

2. 骨盆带牵引　骨盆牵引带包托于骨盆，保证其宽度的 2/3 在髂嵴以上的腰部，两侧各 1 个牵引带，所牵重量相等，总重量为 9～10kg，床脚抬高 20～25 cm，将人体重量作为对抗牵引。适用于腰椎间盘突出症及腰神经根刺激症状者（图 3－29－5）。

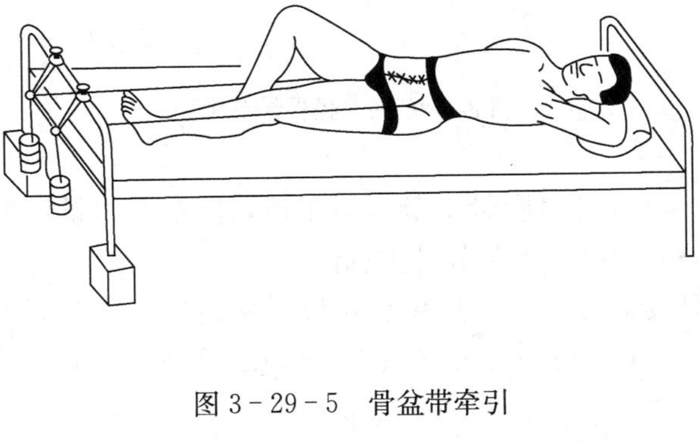

图 3－29－5　骨盆带牵引

3. 骨盆悬吊牵引　使用骨盆悬吊带通过滑轮将骨盆向上牵引使之稍离床面。适用于骨盆耻骨联合分离（图 3－29－6）。

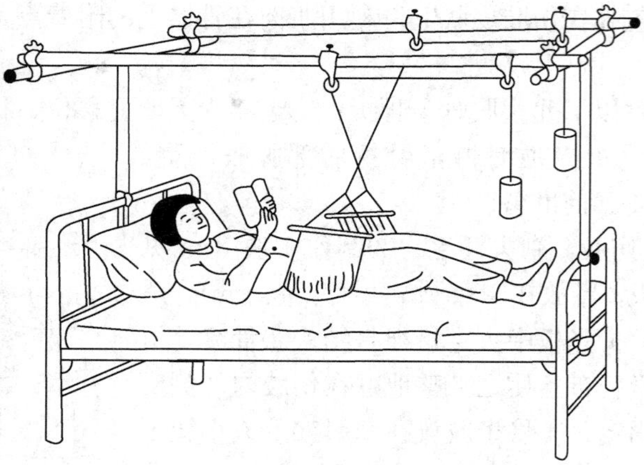

图 3－29－6　骨盆悬吊牵引

（三）骨骼牵引

用不锈钢针穿入骨骼的特定坚硬部位，通过牵引钢针直接牵引骨骼。

1. 胫骨结节牵引　常用于股骨骨折。患肢置于布朗架上，牵引重量开始 7～8 kg，待骨折复位后改为 3～5 kg 维持，注意观察有无足下垂等腓总神经损伤的症状（图 3－29－7）。

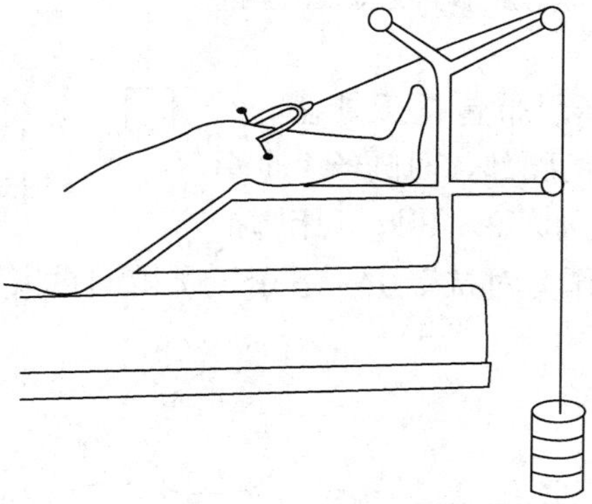

图 3－29－7　胫骨结节牵引

2. 股骨髁上牵引　适应证与胫骨结节牵引相仿，但牵引力量可更大，更适用于严重移位的骨盆骨折、骶髂关节脱位、髋关节骨折脱位。

3. 颅骨牵引　常用于颈椎骨折和脱位或颈椎手术前准备。置床头滑轮架牵引，开始悬吊重量一般为 7～15 kg，以后维持重量改为 2～3 kg，床头抬高，螺丝应定时旋紧，以免牵引弓滑出（图 3－29－8）。

4. 跟骨牵引　适用于：①不稳定的胫腓骨骨折；②严重污染或开放性胫腓骨骨折；③胫骨平台骨折；④少数跟骨骨折复位。

5. 尺骨鹰嘴牵引　适用于：明显肿胀、难以复位，或复位后无法维持的肱骨骨折、肱骨髁上骨折移位及肱骨髁间粉碎性骨折。患肢屈肘 90°牵引，通过牵引弓加重量 1～2 kg（图 3-29-9）。

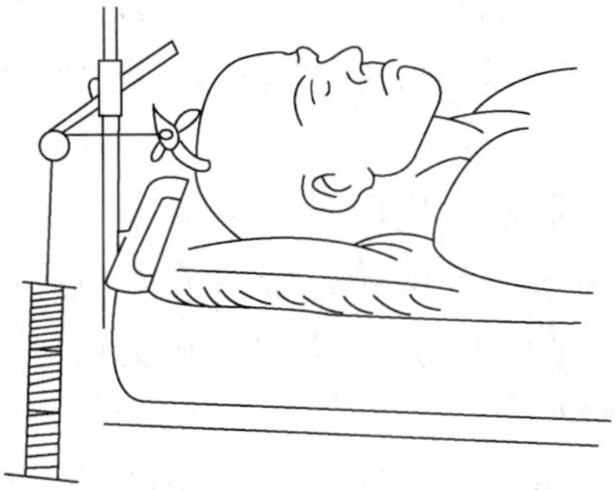

图 3-29-8　颅骨牵引

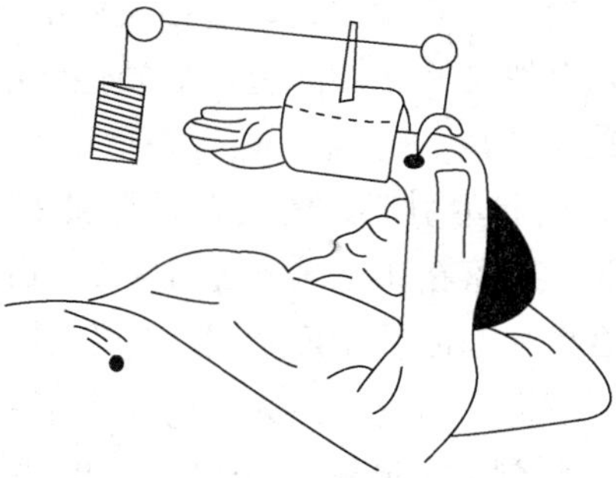

图 3-29-9　尺骨鹰嘴牵引

【牵引用物准备】

1. 牵引床　常采用骨科特制的硬板牵引床。基本要求：备有分节段的床板，褥垫，附有带拉手的床架；使病人可借助拉手抬高臀部、便于更换床单、放置便盆和进行功能锻炼。

2. 牵引架　常用的有布朗架（Braun's frame）、托马斯架（Thomas' splint）和双下肢悬吊牵引架。

3. 牵引弓　有颅骨牵引弓（冰钳）、普通牵引弓、马蹄形牵引弓和张力牵引弓。

4. 牵引针　有斯氏针和克氏针两种，都是不锈钢制成，斯氏针直径 2.5～4.5 mm，较粗，适用于成人普通牵引弓的骨牵引；克氏针细，易折弯，直径 0.8～2 mm，适用于儿童骨骼牵引或内固定，也用于成人张力牵引弓的骨牵引；而马蹄形牵引弓既能用于斯氏针，又能用于克氏针。

5. 穿针用具　有手摇钻、锤子等。

【牵引病人的护理】

（一）护理评估

1. 病人生理及心理状况　年龄、职业、体重、一般健康状况，有无糖尿病、高血压和心脏病等慢性疾病；骨折的部位，对牵引治疗的认知程度，能否配合完成。

2. 病人牵引的有效性　体位，牵引重量、牵引弓、滑车、绳，是否维持有效状态。

3. 病人皮肤状况　骨牵引针孔局部皮肤有无渗出、血痂。胶布牵引皮肤有无过敏和溃破，病人尾骶部和内、外踝等骨突部皮肤有无压疮。

4. 病人自理能力　能否使用拉手架在床上大、小便，抬起臀部配合更换床单等。

5. 病人有无并发症　①呼吸与泌尿系统并发症；②血管神经损伤：伤肢远端血运、感觉和关节活动度等；③足下垂、关节僵硬。

6. 病人牵引去除后的安全问题　病人定向力恢复情况，助步器应用的种类和时间等。

（二）护理诊断/护理问题

1. 皮肤完整性受损　与牵引后无法变换体位有关。

2. 高危险性废用综合征　与牵引限制不能活动有关。

3. 潜在的危险性伤害　与牵引针滑出、重量脱落等有关。

4. 高危险性周围神经血管功能障碍　与骨折、神经血管受损，骨筋膜室综合征等有关。

（三）护理措施

1. 新上牵引的病人应列入交班项目。每班护士（责任护士）评估病人枕骨、尾骶部和足跟等骨突处皮肤有无发红，磨损及局部受压情况，帮助病人抬臀给予皮肤护理，有条件时可在硬板床上使用治疗性床垫，如硬性海绵垫，以减少骨突处皮肤表面的压力，保持床单位清洁、干燥和平整。

2. 观察皮肤牵引病人的胶布及绷带有无松散或脱落，定时拧紧颅骨牵引弓，确认重量经滑轮垂下，未落在床上或地板上；确认牵引绳结未卡到滑轮，牵引方向与近端肢体成直线，床脚抬高利用体重作反牵引。骨牵引针孔皮肤每日消毒 1～2 次，用无菌纱布覆盖，针孔处如有分泌物或痂皮应擦去，防止痂下积脓、感染。

3. 随时监测牵引肢体远端血运，皮肤色泽、温度，指（趾）活动及感觉。每班护士要评估足背动脉或桡动脉的搏动及毛细血管充盈情况。如肢端肿胀、苍白、发冷、麻木、疼痛剧烈要及早查明原因，防止骨筋膜室综合征的发生。

4. 预防并发症　①鼓励病人利用拉手架抬起上身多作深呼吸，注意保暖，预防坠积性肺炎。②功能锻炼：牵引病人患肢长期固定不动又缺乏功能锻炼，将使静脉血和淋巴液回流不畅，导致关节内、外组织发生纤维粘连，同时由于关节囊和周围肌肉的挛缩，关节活动可产生不同程度的障碍。下肢牵引者要锻炼股四头肌；将踝关节置于功能位，嘱病人作踝关节的伸、屈活动，避免发生足下垂畸形；被动活动髌骨以防粘连。③鼓励病人多饮水，多摄取含有纤维的食物，预防便秘。

二、石膏绷带固定术与病人的护理

骨科外固定绷带包括传统的石膏绷带和新一代的医用高分子绷带，后者有玻璃纤维绷带、聚酯绷带和树脂绷带等产品。

医用高分子绷带是取代石膏绷带的新型固定材料，具有轻便、硬化快、坚固、透气、防水、环保，以及 X 线透光性好等优点已日渐得到广大医务人员和病人的认可，发展态势良好。尽管如此，石膏绷带仍是目前最常用的外固定材料，因其干固慢等“弊病”，需要更多的护理。鉴于此，本文仍介绍石膏绷带，医用高分子绷带的护理与其类同，这里不作赘述。

【石膏的特性】

1. 医用石膏是由天然生石膏（$CaSO_4 \cdot 2H_2O$）加热脱水而成的熟石膏。熟石膏接触水分后，可较快地重新结晶而硬化。

2. 石膏的干固时间　①石膏粉从浸湿到硬化、定型的时间，一般需 10～20 分钟；②从初步硬固到完全干固则需 24～72 小时；③提高水温或水中加入少量食盐，可使硬化时间缩短；④包扎后石膏中水分的蒸发时间与空气中的温度、湿度及空气流通等情况有关。

3. 石膏粉应贮存在密闭容器内，以防受潮吸水，避免过热、干烤或过分脱水而影响其硬化效果。

4. 石膏的 X 线透过性较低。

【石膏的应用】

1. 骨折的固定（需同时固定上、下关节）。

2. 关节损伤和关节脱位后的固定。

3. 周围神经、血管、肌腱断裂或损伤，手术修复后的固定。

4. 急、慢性骨与关节炎症的局部制动。

5. 矫形手术后的固定。

【石膏固定病人的护理】

（一）护理评估

1. 病人受伤史，骨折部位、性质，石膏固定的类型，对石膏固定的认知程度。

2. 石膏的干固情况　有无分层、软化、污染或折断，加快石膏干固的措施。

3. 病人主诉，有无持续性、局限性压痛；石膏边缘及骨突部有无红肿、摩擦伤；石膏内有无腐臭气味、溃疡或压疮。

4. 病人肢体有无肿胀及“5P”征出现。

5. 病人石膏内伤口有无出血与渗出、有无感染征象。

6. 病人石膏是否松动，固定是否有效。

7. 病人有无并发症　有无废用性骨质疏松，关节粘连、僵硬，肌肉挛缩及关节活动障碍。

（二）护理诊断/护理问题

1. 有效固定的维持　与石膏分层、软化、松动或折断有关。

2. 有皮肤完整性受损的危险　与石膏固定制动和骨突部受压等有关。

3. 疼痛　与石膏固定造成远端肢体受压有关。

4. 高危险性周围神经血管功能障碍　与石膏包扎过紧、骨科手术及血管栓塞等有关。

5. 高危险性废用综合征　与肢体活动减少，肌肉萎缩、关节僵硬、静脉血栓形成等有关。

6. 躯干活动障碍　与石膏固定限制活动有关。

（三）护理措施

1. 石膏型保护

（1）石膏固定后未硬化前，严禁被固定的关节活动或下肢行走，待石膏干固后才能搬动病人。搬运时应给予石膏适当支托，注意用手掌支托，不能用手指托石膏，避免在石膏上压出凹陷，形成压迫点。

（2）抬高患肢：用枕垫或悬吊法维持石膏固定的位置。

（3）促进石膏干固：可适当提高室温，局部用烤灯、红外线照射，吹风机吹干等。注意安全，避免灼伤。冬季，要注意石膏固定肢体及病人的保暖。

（4）在搬运、翻身或改变体位时，需注意保护石膏，防止折断。

2. 压疮预防

（1）每日检查石膏边缘皮肤和未包石膏的骨突部位，有无早期压疮。

（2）如病人主诉石膏内有明确的局限性压痛，需采取措施，变换位置，必要时石膏局部开窗检查，解除压力，防止皮肤坏死。

（3）帮助病人定时翻身。

（4）局部按摩：未包石膏的骨突部位及石膏边缘皮肤，每日 2 次用酒精按摩，以促进血液循环。

3. 石膏渗血观察　石膏内伤口出血时，渗血可渗透至石膏表面，为了明确出血是否继续，应沿血迹边界用蜡笔圈划，注明时间，如发现血迹的边界在不断扩大，则为继续出血的征象，应及时通知医生，共同处理。

4. 末端血循环的观察　肢（指）端皮肤颜色发白、发紫、水肿、活动度和感觉等变化，有无“5P”征，如发生末端血循环障碍，应通知医生紧急处理，及时将石膏纵行全层剖开松解，并继续观察患肢血液循环情况。

5. 预防并发症　指导病人下床行走及功能锻炼，预防坠积性肺炎、肾结石、骨骼肌肉萎缩和关节僵直等并发症。

三、骨折内固定病人的护理

凡骨折行切开复位，原则上应同时行内固定。如用钢板、螺丝钉或各种髓内钉进行内固定。一些骨折，如股骨骨折，可在 X 线电视系统的导引下行骨折闭合复位，再在远离骨折的部位切开皮肤小口插入髓内针（钉）固定，有利于骨折愈合。

【内固定植入物的要求】

1. 应有良好的抗金属疲劳和足够的力学强度。
2. 具有一定韧性。
3. 易于加工及在手术中塑形。
4. 应有极好的耐腐蚀性和与人体组织的生物相容性。
5. 材料要保证质量，价格合理。

【内固定植入物的材料】

当前骨科内固定的材料主要是不锈钢、合金、有机聚合物等。

1. 不锈钢　以奥氏体不锈钢为基础，加入铬、镍、钼以提高硬度、韧性和耐腐蚀性。它的机械性能也适合制作内固定器材，是目前国际选用最广的医用不锈钢材料。

2. 钛合金　是非常理想的医用金属材料，可用作植入人体的植入物。包括钛铝钒合金（Ti-6Al-4V ELI）和镍钛形状记忆合金（NiTi-SMA）。

3. 可降解的内固定材料　目前应用最多的是聚乳酸（PLA）和聚羟基乙酸（PGA）及它们的共聚物，由于强度较差只能用于不负重部位的螺钉及固定棒，植入后在 1～2 年内逐渐降解为 CO_2 和 H_2O。因无需二次手术取出，大大减少了病人痛苦和经济负担。近年来，国际上也对可降解吸收的金属材料（镁合金）开始研究，这将可能解决可降解材料强度差的问题，但用于临床尚需时日。

【内固定植入物的类型】

1. 螺丝钉　有皮质骨螺钉和松质骨螺钉，市售长度为 12～45 mm，亦有特别加长。

2. 钢板（接骨板）　钢板种类很多，按其功能可以分成：①普通钢板：只用于较细骨且不负重的骨折。②动力性加压钢板（DCP）：这是一种利用特制螺丝钉帽下的斜面和钢板钉洞的“错配”关系而设计的加压钢板。当拧螺丝钉时，可使骨折短段间隙自动压缩，靠近 2～3 mm。该钢板截面为半管形，抗旋转能力较强，常用于四肢长骨干骨折。③异形钢板：这种特殊设计的钢板主要用于骨的干骺端骨折，以配合长骨两端的特殊形状。如用于胫骨内髁的T型钢板及用于胫骨远端的三叶式钢板等。④记忆钢板：以记忆合金制成的似爪型的环抱型钢板，随温度的变化可在手术中塑形，常用于掌骨骨折等。⑤有限接触性动力加压钢板（LC-DCP）：是国际内固定研究协会（AO）近年推出的新型钢板，板底的凹面设计使钢板仅部分与骨面接触，减少传统钢板内固定后给钢板下方骨皮质的血运带来的干扰和破坏，而血运障碍可导致骨细胞的坏死及骨质疏松，本型钢板适用于四肢骨干骨折及关节内骨折的治疗。

3. 交锁髓内钉　分为扩髓的和不扩髓的两大类，可在X线导引下闭合打入，减少手术创伤。现应用较广泛。

4. 克氏钉　适用于指（趾）骨和掌骨等内固定。

【内固定植入物的管理】

1. 建立专用的内固定橱　根据有序分格，将螺丝钉按种类、国际通用型号、尺寸分格放置，条形码管理。同时建立内固定物的登记本，专人负责，备齐规格，定时补充。便于病人在世界各地能采用同型号的拔出器材。

2. 术前挑选　协助医生按病人X线片挑选内固定物。

3. 内固定物清洗　应先将内固定材料浸泡清洁剂后刷洗，去除污垢，再放入工业乙醚中5分钟去除油垢后刷洗备用。如有条件可以用超声波清洗器清洗10～15分钟。

4. 内固定物术前必须灭菌处理。

5. 内固定植入物决不能重复使用。从体内摘除的金属植入物不能再次植入人体，因微小的缺陷和内应力改变可能引起植入物的过早断裂。

【内固定病人护理要点】

术后护理是骨折成功愈合的重要因素之一。

1. 护士与病人应了解内固定植入物有一定的局限性；过早体能活动、负重是造成内固定植入物早期松动、折弯甚至断裂的原因。应避免骨折内固定术病人尚未愈合时就正常负重或承载，以防植入物断裂。

2. 观察病人有无出现金属植入物的不良反应：①骨不连接或延迟愈合，可导致植入物断裂；②金属致敏或异物过敏反应；③其他：如植入物引起的疼痛、不适、感觉异常等。

3. 植入物去除后应采取充分的护理措施，防止再骨折。某些年迈病人为避免再次手术所带来的风险，可考虑不去除植入物。

四、骨折外固定器固定病人的护理

骨折外固定器是骨折复位后，通过穿插在骨上的钢针与体外装置的连接达到固定，加压、牵伸等作用的一种治疗方法。由于外固定针离手术和损伤区有一定距离，因此出血、创伤和感染的发生率都比内固定术要低，病人可以早期活动，为康复创造有利条件。

【适应证】

1. 四肢开放性骨折伴广泛软组织损伤。

2. 感染性骨折。

3. 近关节端粉碎性骨折。

4. 烧伤合并骨折。

5. 断肢再植及骨折伴有血管神经损伤需重建。

【禁忌证】

①患肢有明显的骨质疏松；②患肢有广泛的皮肤病；③年龄小或其他因素，术后不能配合护理者。

【护理要点】

1. 手术前　护士应充分了解病人所用外固定器的结构和性能，由于外固定针需穿过皮肤肌肉组织，病人常有恐惧感，不易接受。必要时可向病人演示该治疗方法，解释注意事项。

2. 手术后

(1) 患肢抬高，注意观察肢体的血循环与有无肿胀。

(2) 每日需拧紧固定夹钳的螺母1次，经常检查固定夹钳的螺母是否有松动。

(3) 防止针孔感染，定期更换敷料，一般术后3天更换针孔处敷料，针孔干燥后每日一次用75%的乙醇滴在针孔皮肤周围，切忌把纤维性包裹当作一般痂皮撕掉，如有针孔周围皮肤发红、疼痛、有少量浆液流出，或关节活动时症状加重等，可适当抬高患肢及全身抗生素治疗。

(4) 定时检查针孔局部有无肿胀，皮肤有无张力，如有应切开减压以避免针孔处皮肤被钢针压迫缺血坏死。

(5) 外固定器占有一定空间，病人不便穿脱衣服，要注意患肢的保暖。

(6) 指导病人早期进行功能锻炼，因部分固定针需穿过肌肉，影响肌肉的收缩活动，造成邻近关节活动受限，病人应尽早开始功能锻炼，有助于改善肢体血液循环，防止患肢肌肉萎缩，促进骨折愈合。

(7) 去除外固定器的时机：骨折已达临床愈合或有针孔感染等原因需改用其他固定方法。

五、骨折病人的功能锻炼

【原则】

①应自骨折复位固定后尽早开始，贯彻骨折治疗过程的始终，是一个连续的过程；②功能锻炼应以主动活动为主，被动活动为辅；③功能锻炼的内容、强度，应根据骨折治疗阶段不同而改变，活动量由小到大，时间由短到长，活动范围逐渐加大；④功能锻炼应不使病人感到疲劳或伤肢疼痛，避免不利于骨折愈合的活动。

【关节功能位】

关节功能位是指关节作长期固定，或关节融合术后关节应保持的位置，以保证肢体维持其基本功能。

人体各大关节的功能位：肩关节：外展45°，前屈30°，外旋15°；肘关节：屈曲90°，体力劳动者可维持在屈曲60°～70°，以便使用劳动工具；腕关节：背伸20°～30°略向尺侧偏斜；手指：拇指和其他各指成对掌；髋关节：前屈曲15°～20°，外展10°～20°，外旋5°～10°；膝关节：屈曲5°左右；踝关节：0°，女病人的踝关节功能位，可跖屈5°～10°，以适应穿有跟鞋，维持其身体稍前倾的姿态。

【关节活动和关节活动范围】

人体各个关节都有不同的活动范围，可用主动和被动两种形式表示。主动关节活动范围指被检查者用自己的力量活动，关节能达到的最大范围。被动关节活动范围指用外力使关节活动能达到的最大范围。以下是一些关节的正常活动范围：

1. 颈椎关节　颈前屈、后伸各35°～45°；左、右侧曲各45°；两侧旋转各60°～80°。

2. 躯干关节　前屈90°；后伸30°；侧曲各20°～30°；左、右侧旋转各30°。

3. 肩关节　前屈70°～90°；后伸40°；外展90°；内收20°～40°；上臂紧贴胸壁，外旋45°，内旋70°。

4. 肘关节　屈曲135°～150°；过伸10°。

5. 腕关节　背伸50°～60°；掌屈40°～50°；桡偏15°～30°；尺偏30°～40°。

6. 髋关节　屈曲130°～140°；后伸10°；外展30°～45°；内收20°～30°；内旋30°～45°；外旋40°～50°。

7. 膝关节　屈曲120°～150°；过伸5°～10°。

8. 踝关节　背屈20°～30°；跖屈40°～50°。

【健康教育】

在骨折早期对病人实行康复措施，既能充分发挥病人的潜能，也可预防并发症的发生，使骨折愈合与功能恢复相结合。

1. 骨折临床愈合前　被固定关节肌肉主动等长收缩活动，目的是促进患肢血液循环，有利于肿胀消退，防止肌肉萎缩；身体其他未被固定各关节均作等张收缩活动。

2. 骨折临床愈合后　加强患肢关节的主动活动锻炼，使患肢能迅速恢复正常活动范围。应指导下肢骨折病人如何正确负重，特别是老年病人，平衡与运动控制较差，应在护士指导帮助下最先使用双拐行走，采取三点步态较合适，可防止骨折处的再损害，逐步过渡到单拐，最后弃拐行走。

（高　颖）

第三十章　关节损伤病人的护理

学　习　要　点

关节的主要构成与功能，关节运动的基本形式，关节损伤的病理与分类，关节损伤的评估、治疗原则、并发症及防治。全髋关节置换假体选择与手术、Charnley评定标准、常见并发症、护理措施。关节镜术后病人的护理。

第一节　关节损伤

随着社会经济和科技的高速发展，交通事故、运动损伤、自然灾害等导致骨与关节损伤日益增多，损伤严重性不仅在于关节损伤（joint injury）的本身，往往伴有危及生命和肢体残疾的严重后果。此外，社会老龄化使老年人群中骨质疏松性骨折的发病率上升到20%，关节损伤已成为与人们的劳动、生活密切相关的常见病、多发病。近年来骨与关节损伤的治疗取得了巨大进展；髋、膝关节的人工关节置换及关节镜手术使许多关节损伤的病人得到及时正确的治疗、护理及康复，获得了较高的生活质量。

【关节主要构成与功能】

1. 关节囊和韧带　关节囊附着在构成关节的骨端周围，形成密封的关节腔。其由纤维层和滑膜层组成，纤维层在某些部位增厚，形成关节外韧带，以增强关节的稳定性。关节外韧带的分布、方向、厚度、韧性和强度与各个关节的功能相适应。如膝关节内、外侧有副韧带，前方有髌韧带，后方则相对薄弱，易发生后脱位。此外，部分关节还存在关节内韧带，与限制关节活动（如膝关节交叉韧带）或供血（如股骨头圆韧带）有关。

2. 滑液　关节囊内层为滑膜层，具有分泌和吸收滑液的功能。滑液为关节运动提供润滑机制，减少关节面的摩擦，也是关节软骨和关节盘等组织进行物质交换的媒介。当滑膜分泌的速度大于吸收速度时，则发生关节内积液。

3. 关节软骨　即构成关节骨端的表面部分。除了胸锁关节和颞颌关节的关节面软骨为纤维软骨外，大多数为透明软骨。正常关节软骨光滑、呈微蓝色，并有弹性，在运动时有减轻冲击、吸收震荡、分散应力的作用，因此能承受较大的负荷。

4. 关节盘　仅存在少数关节中，系纤维软骨板组成。关节盘将关节腔分隔成两部分。它的作用是使关节头和关节窝更加适应，关节运动可分别在上、下关节腔进行，从而增加了运动的灵活性和多样化。此外它也具有缓冲震荡的作用。如膝关节的半月板和腕关节的三角纤维软骨。

【关节运动】

1. 关节运动的基本形式

（1）滑动运动：如腕骨和跗骨间关节，运动时，其移动距离小，只有很小的移位。

（2）成角运动：构成关节的两骨端发生在轴线上的运动，产生一定的角度为成角运动。即屈和伸、外展和内收的运动。

（3）旋转运动：为围绕骨干纵轴的运动。如前臂的旋转发生在尺桡上、下关节之间，由桡骨围绕尺骨旋转。旋转运动的弧度与关节的结构密切相关，如膝关节仅有很小的旋转运动，而尺桡上、下关节的旋转运动则较大。

（4）环转运动：关节运动时，关节头在原位转动，而骨的远端作圆周运动，整块骨运动形成的轨迹呈圆锥形。环转运动实为屈、展、伸、收的依次连续运动。

2. 影响关节运动的因素

（1）构成关节的解剖结构破坏：组成关节的各类组织损伤均可影响关节的运动范围。

（2）关节交锁（locked joint）：滑膜过度增生或关节内的异物（包括游离体）等进入关节间隙阻碍关节的运动。

（3）滑液质和量的改变：会影响关节软骨的营养及代谢活动，导致滑膜、软骨、韧带的病理改变，影响关节运动。

（4）关节炎症：任何原因导致的关节内感染，可伴随关节内结构改变，同时导致关节疼痛、关节外肌肉痉挛，使关节运动受到影响。

（5）骨骼肌萎缩或损伤可影响关节运动功能。

【关节损伤分类】

关节结构复杂，损伤因素不同。关节损伤可分为以下几类：

1. 根据关节腔是否与外界相通分类　可分为开放性损伤和闭合性损伤，开放性损伤可经伤口带入异物、病原体。容易引起关节感染。

2. 根据损伤的性质分类

（1）关节挫伤：关节遭受直接暴力，导致关节肿胀、疼痛、活动障碍，可出现皮下瘀斑。

（2）关节扭伤：暴力由远离关节部位的损伤通过力的传导或杠杆作用，间接作用于关节，导致关节结构的损伤。如足部着地时姿势不当或跌倒时，踝关节或膝关节处于内翻或外翻位，导致关节囊、韧带损伤。

（3）关节内骨折：暴力常较大。如高处坠落，足着地，暴力沿胫骨向近端传导，加上下落时的身体重力作用，可引起胫骨平台骨折。

（4）关节脱位：暴力作用使构成关节的骨端突破了关节囊的薄弱处而发生两骨端的位置改变。常见的关节脱位有肩关节前脱位、肘关节后脱位、髋关节后脱位等。

（5）关节骨折脱位：在关节脱位的同时合并关节内骨折，为关节骨折脱位。如髋关节脱位合并髋臼骨折等。

3. 根据损伤的组织分类

（1）软骨盘损伤：临床上软骨盘损伤多见于因扭转暴力引起膝关节半月板损伤、腕关节三角纤维软骨损伤。

（2）关节内、外韧带损伤：常因关节过度活动引起，可导致关节不稳定。如膝关节无论是前交叉韧带或后交叉韧带损伤，均可导致膝关节不稳定。

（3）关节囊损伤：开放性关节损伤即皮肤与关节囊破裂，关节腔与外界相通，多因由外向内的直接暴力造成；闭合性关节损伤主要见于关节扭伤和关节脱位，后者较严重，常引起关节囊破裂。

（4）关节软骨损伤：常见于运动损伤中，因关节骨端的碰撞而发生关节软骨损伤；较重时可发生关节面软骨骨折、碎裂、脱落，后期可因脱落的软骨碎片成游离体游走于关节间隙内引起关节交锁。关节软骨损伤因X线不显影只能在关节镜检查时才得以确诊。

（5）关节内骨折。

4. 根据致伤暴力作用时间分类

（1）急性损伤：是指暴力作用的瞬间即发生的关节损害，如交通事故、跌倒等。急性损伤未愈，2～3周后即为慢性损伤。

（2）慢性损伤：如长期从事登山、攀岩、长跑等运动，易因慢性累积性暴力导致关节慢性损伤。

【关节损伤病理改变】

1. 关节囊的病理改变　损伤的关节囊在滑膜层及纤维层均表现为明显的创伤反应，如微血管破裂出血、体液渗出、修复细胞增生、细胞分泌基质增加、胶原纤维增生，最终达到组织愈合。

2. 滑液的病理改变　①滑膜遭受创伤后，滑膜细胞受刺激增生活跃，分泌滑液量增加。同时滑膜血管通透性增加，使血浆渗出，纤维蛋白进入关节内。关节因而肿胀，关节液浑浊。②炎性细胞增多、集聚。③炎性细胞分泌的蛋白溶解酶，可破坏软骨表面胶原成分。滑液对软骨的营养作用、润滑机制、保护作用均受到影响，加重了软骨的损害。

3. 关节面软骨的病理改变　软骨遭受创伤后，经磨造后逐渐形成纤维软骨，部分软骨钙化，形成骨赘（osteophyte），骨赘碎裂成片，成为游离体（free body）。

【关节损伤评估】

（一）外伤史

①受伤时间、原因、受伤部位和肢体所处的体位；②受伤时的急救措施；③受伤后的检查结果；④治疗方法及其效果。

（二）体格检查

关节损伤除关节肿胀、压痛、部分或全部关节功能丧失等一般体征外，特征性体征为：

1. 韧带损伤

（1）膝关节交叉韧带断裂。抽屉试验（Lachman's test）（＋）——屈膝90°用力前、后推拉膝关节，正常时仅0.5 cm左右活动范围，如前拉过大为前交叉韧带断裂；后推过大为后交叉韧带断裂。

（2）膝关节外侧副韧带断裂。侧方推挤试验（＋）——被动外展小腿若活动过大伴膝内侧疼痛为内侧副韧带断裂；被动内收小腿若活动过大伴膝外侧疼痛为外侧副韧带断裂。

2. 关节盘损伤

（1）膝关节半月板损伤。旋转挤压试验（McMurry's sign），又称“半月板弹响试验”（＋）——屈膝，外旋外翻小腿再逐渐伸膝，内侧有弹响者常提示内侧半月板破裂；内旋内翻小腿再逐渐伸膝，外侧有弹响者常提示外侧半月板破裂。

（2）腕三角纤维软骨损伤。腕三角纤维软骨挤压试验（＋）——患手腕关节掌屈尺偏，向尺骨小头方向顶撞引起三角纤维软骨处疼痛。

3. 关节内骨折　除少数关节内撕脱性骨折如尺骨鹰嘴、髌骨和踝关节骨折外，多数关节内骨折因少有特征性体征，需借助X线诊断。

4. 关节脱位

（1）特有体征：①畸形；②关节盂空虚；③弹性固定。

（2）特殊试验：肩关节前脱位时搭肩试验（Duga's test）（+）——手掌搭在健侧肩部时，肘部无法贴近胸壁。

以上检查若被动活动正常而主动活动不能，则应仔细检查与关节活动相关的肌肉及神经支配。

（三）辅助检查

1. 影像学检查

（1）X线检查：关节损伤应常规进行X线摄片检查。一般应包括正位、侧位，对于某些部位如腕舟骨、髌骨、跟骨还应摄轴位与斜位片。

（2）CT检查：能准确地判断出关节内微小骨折，损伤程度、部位及骨折移位程度。

（3）MRI检查：具有高对比度、无骨伪影、无损伤、空间分辨力强等优点，使CT检查难以判断的病损在MRI图像上能清晰显示出来。

2. 关节镜检查　可直接观察到病损组织，为有创性检查，应慎用。常用于疑及关节内韧带、关节盘和关节面损伤的检查和治疗，以及关节内游离体的取出。

【关节损伤治疗】

（一）关节软组织损伤的治疗

1. 开放性损伤的治疗　①变开放伤为闭合伤；②防止感染清创术是关键，术后定期换药、抗生素治疗；③尽可能Ⅰ期修复各种组织结构；④适时进行功能锻炼，尽可能恢复关节功能。

2. 闭合性损伤的治疗　对于关节扭伤、挫伤及韧带不完全损伤等闭合性损伤，早期应采用局部外固定制动、冷敷、加压包扎等非手术治疗，大多数可以治愈而不遗留功能障碍。关节内血肿可自行缓慢吸收，若张力较大，疼痛严重，在严密消毒条件下穿刺抽液后加压包扎。在2～3周后软组织损伤可得到良好修复，即可开始逐渐增加活动。对一些特殊的软组织损伤应按以下处理：

（1）韧带损伤的治疗：一般认为关节囊外韧带损伤后有较强的自愈能力，而关节囊内韧带损伤后不能自发性修复，临床上多采用外科手术修复。①关节外韧带损伤：可能为不完全损伤，表现为韧带的拉长、松弛，或起止点的撕脱（可伴有撕脱骨折），使韧带回缩变短，最终导致关节不稳定。治疗的原则是恢复韧带的长度及张力，或重建起止点。早期可采用损伤关节远端肢体向伤侧略为侧偏的外固定方法使韧带自行修复。陈旧性的损伤则通过手术行韧带修补或重建。②关节内韧带损伤：常见的是膝关节交叉韧带损伤，前交叉韧带损伤一般以运动伤多见，而后交叉韧带损伤多为交通事故。若为附着点撕脱可行骨片复位钢丝内固定；若为韧带实质断裂则视具体情况可在关节镜下或行修补，或选用自体移植物、异体移植物、人工合成材料进行重建。修复后功能恢复较好。

（2）关节软骨盘损伤的治疗：①腕关节三角纤维软骨损伤：损伤早期、症状不重者，采用暂时性固定，如石膏、护腕、绷带包扎等，2～3周后去除外固定。若症状持续，疼痛严重，影响工作，可考虑关节镜下行软骨盘切除术。②膝关节半月板损伤治疗：绝大多数膝关节半月板的损伤可通过加强股四头肌的锻炼，护膝等非手术治疗缓解症状，少数病人关节疼痛明显伴有交锁症状，可在关节镜下施行半月板切除。

（3）关节囊损伤的治疗：关节囊破裂多为关节脱位所致，经关节复位固定3周后多能自行修复，一般不需手术。

（二）关节软骨损伤的治疗

1. 关节表层软骨损伤的治疗　如果损伤的表层软骨有碎片脱落入关节腔，有可能形成关节内游离体。经检查确诊后应尽早通过关节镜取出。

2. 关节全层软骨损伤的治疗　①软骨膜移植修复关节软骨缺损；②骨膜移植修复关节软骨缺损；③同种异体骨软骨移植，但术后存在排斥反应，移植物与受体很难嵌合紧密，有难以愈合等问题；④关节面损伤严重，无法修复者可行人工关节置换。

（三）关节内骨折的治疗

1. 一般骨折的处理　存在有两种情况：①一种是影响关节软骨面的骨折，如胫骨平台骨折、髌骨骨折等，应争取达到解剖复位，恢复关节软骨面的平整；②另一种是不影响关节软骨面的骨折，如股骨颈骨折、桡骨颈骨折等，达到功能复位即可。

2. 骨折伴有骨缺损的处理　对于较大块的关节内骨折，复位后常会遗留松质骨缺损空腔，需术中切取自体骨或用库存骨移植充填缺损，有利于骨的愈合，维持复位骨块的稳定性。

近年来由于关节镜技术的普及，已开始使用关节镜下的关节内骨折复位与固定术，可缩短恢复期。

（四）关节脱位的治疗

一般复位后需固定3周，关节随关节囊修复而稳定。

【关节损伤并发症及防治】

1. 早期并发症

（1）关节内出血：最主要的防治措施是即时进行关节复位，外固定，抬高患肢。闭合性损伤立即使用冰敷，以减少出血及渗出。关节肿胀严重、疼痛剧烈时，可在严格无菌条件下穿刺抽血，加压包扎。

（2）合并神经血管损伤：如肘关节脱位易合并肱动脉及正中神经损伤。神经血管损伤以受压多见，一般去除压迫多能自行恢复。若无效应行手术探查，神经血管断裂者应行修补，神经修补以束膜缝合为好。

（3）感染：尤其伴有软组织缺损的关节损伤感染发生率较高。应进行彻底的清创、扩创，采用直接缝合、自体组织移位或游离移植等方法，争取Ⅰ期闭合创面。若遇感染应即时引流。术后抗生素治疗，感染控制后再作进一步处理。

2. 后期并发症

（1）关节僵硬：大多数为关节内外粘连，系关节囊、韧带挛缩引起，可因关节损伤、出血、软组织水肿、异位骨化、外固定时间太长或固定姿势不当、没有及时行有效康复治疗等原因引起。应强调早期功能锻炼的重要性，一旦关节僵硬形成可试行闭合手法松解术，若不行可考虑关节镜下松解。

（2）创伤性滑膜炎：重视早期积极有效地处理关节损伤，避免滑膜遭受慢性刺激；合理制动，大多数可自行好转；关节积液量大，症状严重者，可行关节穿刺抽液，加压包扎；病变持续时间长、关节功能障碍明显、非手术治疗无效时，可关节镜下行病变滑膜刨削或切除术。

（3）关节不稳定与习惯性关节脱位：由于姿势不当或轻微牵拉即可发生再脱位。关节不稳定与复发性脱位均容易引起创伤性滑膜炎，后期演变为骨关节炎。预防和治疗关节不稳定和习惯性脱位重在预防。

（4）关节内游离体：关节损伤时发生关节面软骨撞击，碎裂片脱落进入关节腔，可经关节镜取出游离体。

（5）骨关节炎与骨坏死：临床常见髋、膝骨关节炎及股骨头无菌坏死，若症状严重，影响工作和生活，可考虑关节镜检查治疗或施行人工关节置换术。

第二节　人工关节置换手术病人的护理

人工关节置换术（artificial joint replacement surgery）是选用金属或非金属材料制成的假体（false body）置换被损伤或被疾病破坏的关节面的一种成形术。

按关节的双侧还是单侧关节面进行置换分为全关节和半关节置换术。目前，由于材料、设计和制作工艺上的发展，几乎四肢所有关节均可用人工关节置换，其中全髋置换（total hip replacement，THP）（图 3-30-1）最常见也最有效。本节仅介绍 THP。

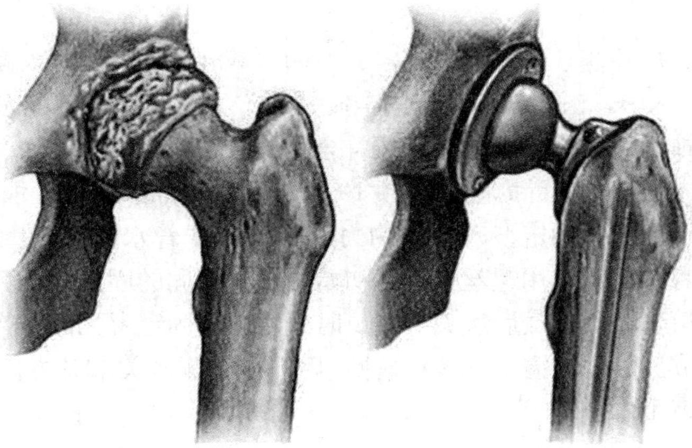

图 3-30-1　全髋关节置换术

【适应证】

年满 60 岁以上具有下列适应证者，可行人工全髋置换，对 60 岁以下者应慎重。

1. 股骨颈骨折或陈旧性股骨颈骨折病人股骨头、髋臼、软骨或骨骼均已萎缩破坏。
2. 骨性髋关节炎髋臼破坏重或有明显退变，疼痛重，关节活动受限明显，严重影响生活及工作。
3. 类风湿性髋关节炎、强直性脊柱炎，病变稳定，但膝关节活动良好者。
4. 股骨头无菌性坏死，并严重变形，塌陷和继发髋关节骨性关节炎。
5. 人工股骨头置换术、人工全髋置换术、髋关节融合术失败者。
6. 其他　股骨上端肿瘤、先天性髋关节脱位、因创伤感染导致的陈旧性脱位。

【禁忌证】

1. 老年病人有重要脏器的严重疾病，不能耐受大手术者。

2. 髋部新鲜或陈旧的化脓性和结核性关节炎。

3. 60 岁以下的病人，特别是有其他手术如滑膜切除术、截骨术或融合术可以选择者。

4. 神经肌肉疾患影响到髋部周围肌肉者。

5. 体重过重和必须担任重体力劳动者、严重的肌肉萎缩和骨质疏松者。

【假体的选择】

全髋关节置换由人工髋臼和人工股骨头组成。过去二者均用金属，实践证明金属对金属具有很高的摩擦系数，而摩擦所产生的金属颗粒能导致假体松动。目前国内外最常用的假体设计是选用超高分子量聚乙烯的髋臼假体配以金属合金（钛合金、钴铬钼合金）的股骨头假体。假体分有骨水泥粘接固定或非骨水泥固定两种。后者系生物力学固定，其假体表面为多孔设计，植入人体后，依靠骨组织生长，使骨与假体表面形成紧密的生物固定。两种固定各有利弊。用骨水泥固定比较牢固，病人可早期活动，有利于关节功能恢复。但骨水泥植入时具有毒性反应，日久也存在老化问题，容易造成假体松动和骨吸收等问题；非骨水泥固定则恰巧相反。假体的选择应基于病人的需求、预期寿命和活动量以及骨骼质量。通常，骨水泥固定适用于老年人或严重骨质疏松或翻修手术的病人；非骨水泥固定适用于 60 岁以下、骨质好的病人。

【手术过程】

常用手术入路为后外侧（Gibson）入路、外侧（Watson-Jones）入路及前外侧（Smith-Petersen）入路。手术中，医生根据预定的全髋置换方案，借助假体配套的手术定位器可精确地帮助切除欲置换的病损关节，然后完成符合假体放置要求的髋臼加深和股骨干上端髓腔扩大。术中力求假体放置的位置为髋臼前倾 10°～20°和外翻 40°～50°，股骨头前倾 10°～20°。用骨水泥粘接固定（骨水泥固定型）或生物力学固定（非骨水泥固定型）髋臼和股骨头假体。生物力学固定者髋臼假体用螺丝钉作为初始固定（牢固的固定靠日后骨长入假体表面），股骨头假体周围可填塞植骨。最后髋关节复位时生物力学固定者无需等待而骨水泥固定者必须待骨水泥聚合完成、干固（需 10～20 分钟）后进行。测试关节各方向活动满意且无脱位后才能关闭切口结束手术。

【疗效评分】

国际上普遍应用 Charnley 评定标准（表 3-30-1）。评估的内容有疼痛、运动和行走功能三项，每项 6 分。

表 3-30-1　Charnley 髋关节疗效评分

得分	疼痛	运动	行走
1	自发性严重疼痛	0°～ 30°	不能行走，需双拐、手杖或轮椅
2	起步即感疼痛，一切活动受阻	60°	用或不用手杖，时间距离有限
3	能耐受，可有限活动，有夜间疼痛	60°～100°	单杖辅助，距离受限（<1 小时），无杖很难行走，能长站，无明显跛行
4	某些活动时出现，休息能缓解	160°	单杖能长距离行走，无杖受限，中度跛行
5	轻度或间隙期，起步时明显，活动后缓解	160°～210°	无需支具，但跛行
6	无疼痛	>210°	正常步态

【常见并发症】

1. 骨水泥植入综合征（bone cement implantation syndrome，BCIS） 发生于聚甲基丙烯酸甲酯（PMMA）植入数分钟内。特征表现为：低血压、心律失常、严重低氧血症、心肌梗死、肺动脉高压、出血、哮喘发作等，甚至死亡。发生原因主要为：①骨水泥是由甲基丙烯酸甲酯（methyl methacrylate，MMA）单体经聚合酶聚合而成的聚甲基丙烯酸甲酯（polymethyl methacrylate，PMMA），俗称有机玻璃。在 PMMA 生成过程中，未被聚合的 MMA 液态单体可渗透入血，高浓度的 MMA 不仅具有心肌抑制的毒副作用，而且可破坏血中粒细胞、单核细胞和内皮细胞，使之释放出蛋白水解酶，发生细胞和组织溶解。MMA 还可作用于血管平滑肌的钙通道，导致血管扩张，血流缓慢、淤积，血压下降。②加压植入的骨水泥将长干骨骨髓腔内的空气、脂肪、骨髓碎片挤压进入骨静脉系统致肺内血栓而影响病人心肺功能，是导致死亡的主要原因。③骨水泥聚合过程中产热，导致血液热损害。④骨水泥的植入激活凝血酶原使之成为凝血酶，诱发 DIC，致肺内弥漫性微血栓形成。

2. 假体脱位 发生率 10%。多发生在术后 1 个月内，除外一些不稳定的因素，如植入物的位置和设计以及软组织相关的因素，主要与术后搬运和体位不正确、早期功能训练过早或不当等有关。

3. 骨溶解与假体松动 一般发生在术后 5 年后。其原因为：①应力遮挡引起骨量丢失是造成假体早期无菌性松动的主要原因之一。全髋关节置换后力的传递途径发生了根本的变化，关节应力通过髓内假体再传到股骨远端，不同于生理关节的应力直接通过骨小梁从股骨头传到股骨，造成股骨近端应力遮挡。其结果造成股骨近端废用性骨质疏松、骨皮质变薄和假体松动。②假体磨损产生的磨损颗粒可激发各种吞噬细胞反应，后者可分泌多种与骨吸收有关的分子，如细胞素、前列腺素 E2、胶原酶等，成为假体后期松动的重要原因。

假体松动一般在后期出现假体下沉、旋转移位，或周围骨折后才出现临床症状。表现为体位改变时髋关节出现疼痛、跛行、髋关节功能减退等。Harris 假体松动分类标准：如假体出现移位，假体周围骨水泥断裂为肯定松动；假体周围出现连续＞2 mm 透亮区为很可能松动；假体周围出现不连续透亮区为可能松动。

4. 假体断裂 系术后运动不当，或产品超过使用期限因疲劳衰竭而断裂。

5. 其他 脂肪栓塞综合征，多数在术后 48 小时内发病。此外还有血管神经损伤、下肢深静脉栓塞、异位骨化等。

【护理】

1. 术前护理

除心理护理外，应训练髋关节周围肌肉的肌力，让病人学会术后体位的放置及助行器和拐杖的使用。

2. 术后护理

（1）搬运：术后搬动时注意将患肢髋关节及整个下肢托起，使用便盆时，臀部上抬足够高度，避免患肢外旋内收动作。

（2）体位：术后平卧位，患肢外展中立位（患肢外展 30°，两下肢间放一软枕，髋、膝微屈，穿丁字鞋（图 3－30－2）或下肢皮肤牵引。后外侧入路应避免屈曲超过 90°、过度旋转和内旋；前外侧入路应避免外旋以防止人工关节脱位。

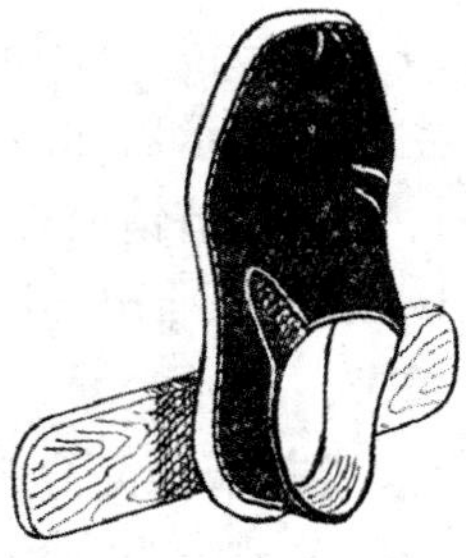

图 3－30－2 丁字鞋

（3）引流管护理：术后创口内置一次性负压引流管：应妥善固定，定时挤压。注意引流液的色、质及量。并做好记录。严格无菌操作，防止感染。如果有活动性出血，及时告知医生处理。

（4）功能锻炼：术后患肢踝关节在床上丁字鞋固定下（图 3－30－2）开始主动伸屈，股四头肌、腘绳肌、臀肌等长收缩锻炼。骨水泥固定者术后 3 天可下地步行练习；非骨水泥固定者术后至少 6 周才能开始步行练习。病人初离床下地时，必须有人搀扶，先在床上坐起，然后试行扶双拐站立，无不适方可在床旁行走。运动量由小到大，活动时间由短到长，逐渐增加。行走时患肢始终保持外展 30°，且不能负重。

（5）并发症防治：①骨水泥植入综合征：为防止骨水泥植入引起肺部血栓，术前可预防性注射肝素，术中可输入低分子右旋糖酐以减低血液黏稠度；应用骨水泥时应协同麻醉师注意病人的血压、呼吸、心率等生命体征的监测，并做好抢救准备以防止发生意外；器械护士必须熟知骨水泥的性质，正确掌握骨水泥的调制方法，特别要严格按比例进行调配，如果 MMA 单体过多会使凝固时间延长，增加单体进入血液的机会；聚合反应过程分为粥状期、黏丝期、面团期和固化期四期，其中面团期大部分单体被聚合，是临床上进行假体固定的最佳时期，应尽可能选择此期植入；解除髓腔压力被看作是预防骨水泥植入综合征的有效措施，填塞骨水泥应使用骨水泥枪由深至浅填塞；如骨水泥植入后突然出现血压下降、呼吸急促等症状，需进一步肝素化，呼气终末正压换气以及进行血流动力学检测和处理。②假体脱位：根据每个病人的情况选择其最适合的假体，术中确保假体的最佳位置，这些均有利于减少不稳定的因素。术后预防主要应遵循正确的术后搬运、体位和适时功能训练。手术后 6 周内的早期脱位者可试行闭合复位，髋人字石膏固定 3 周。对复位困难或晚期脱位的病人，需切开复位。对反复脱位明确为假体安放位置欠佳者需行翻修术。③假体松动和断裂：非预防所能及，常需再次手术翻修。④脂肪栓塞综合征：保持呼吸道通畅，必要时可高压氧治疗，应用激素、抑肽酶等药物，定时监测血气分析，预防酸碱失衡，帮助病人定时翻身，拍背，严防交叉感染及压疮、肺不张等。

（6）健康教育：告知病人术后 12 周内髋关节假囊尚未牢固形成，容易脱位。在锻炼和日常生活中应注意：坐位时置换的髋关节弯曲不要超过 90°，入厕必须使用高坐凳；体重超重者应注意减肥，避免负载过重；不能两腿交叉、盘腿、翘腿或单髋负重；禁止髋关节内收、旋转；单侧髋关节手术，上楼时健肢先上，下楼时患肢先下。

第三节　关节镜手术病人的护理

关节镜（arthroscopy）是用来诊断和治疗关节疾患的内窥镜，由关节镜镜头、摄像头、主机、显示器和冷光源等组成。

在关节镜监控下进行的治疗操作即关节镜手术。关节镜手术是一种微创手术（minimally invasive procedures，MIP），开始应用于膝关节，后相继应用于全身各个关节乃至手指小关节。

【关节镜简介】

关节镜为一种直径约 5 mm 能力的棒状光学器械，棒内含一组光导纤维和一组透视，通过体表微小的关节镜的插入口（约 0.5 cm），光导纤维将冷光源的光线传入照亮关节，透视则将关节内的影像传出并通过一个摄像头与主机和显示器相连接，从而把关节内的影像反映到显示器上。医生就根据视频图像通过另一微小手术器械的插入口（约 0.5 cm），利用关节镜配备的电动手术工具进行咬、切、缝、钻、磨等各种操作进行手术（图 3－30－3）。

关节镜手术创口小，术后不产生明显瘢痕。同样的手术比开放性手术损伤少，术后关节功能恢复快，并发症也少。不仅诊断准确率达 98%，而且还能最大放大 40 倍以看清关节内微细结构，就像在显微镜下手术一样。

关节镜手术很少有什么严重的并发症，主要有感染和关节腔内积血。

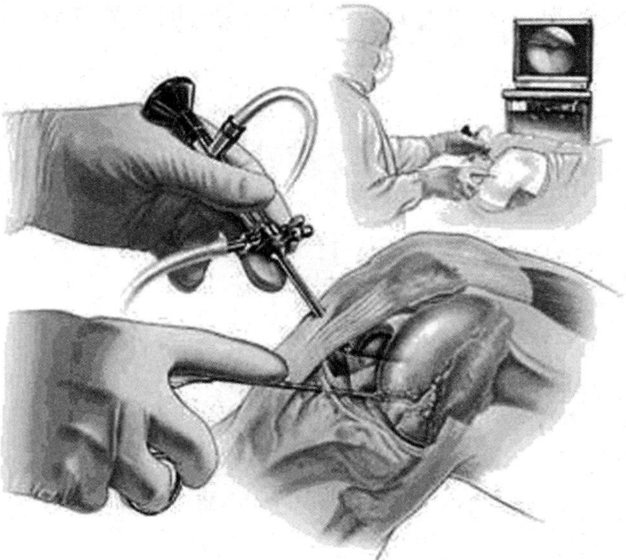

图 3－30－3　关节镜手术

【适应证】

1. 各类关节炎　①有菌性炎症：如化脓性关节炎、关节结核；②无菌性炎症：如类风湿、痛风、骨关节炎、各类滑膜炎。

2. 各类关节创伤　如半月板损伤、交叉韧带损伤、关节内骨折等。

3. 肿瘤以及类肿瘤样疾病　如色素绒毛结节性滑膜炎、滑膜软骨瘤病、黄色素瘤等。

4. 关节强直的镜下松解　如关节固定时间较长、切开手术引起的关节粘连。

5. 关节镜在关节外疾病的应用　如镜下骨折内固定物植入或取出、腕管综合征。

有人用一句话来总结“凡是可以开刀的关节疾病，除外人工关节置换，关节镜下都可完成；凡是关节镜下完成的手术，开刀未必能完成”。

【禁忌证】

1. 全身或局部有感染，关节部位软组织破损或有皮肤病。

2. 有严重心脏病，未控制的糖尿病或身体衰竭者。

3. 有凝血机制障碍疾病。

4. 关节强直、严重瘢痕挛缩、关节腔闭塞、关节囊有较大破损等妨碍进行关节扩张及影响关节镜观察者。

【术后护理】

1. 麻醉常规护理　连硬（下肢手术）或臂丛（上肢手术）麻醉后常规护理。

2. 功能锻炼　一般术后当天可以在床上先行肌肉等长收缩的训练，2～3天后开始关节活动的等张肌肉收缩训练，负重则需视各个手术的不同而定。需提请病人注意微创手术切口虽很小，但切口内的损伤可能比较大，切不可以为表面创口已好就随意活动。过早或不恰当的活动或功能锻炼会造成不必要的伤害，应在医护人员指导下进行。

3. 并发症处理　关节镜手术几乎没有什么严重的并发症，但应注意避免伤口感染。术后2～3周内关节腔内肿胀或积血、积液为正常反应，可以穿刺引流或理疗帮助吸收，一般根据不同的关节内病变情况需2～3个月后会逐渐消失。因此关节镜手术总的来说是比较安全的。

（高　颖）

第三十一章　断肢（指）再植病人的护理

学　习　要　点

断肢（指）再植的适应证、肢体断离病人的现场急救方法、术后治疗原则、并发症的处理要点和断肢（指）再植病人的整体护理。

断肢（指）再植（replantation of severed limb or finger）是把完全或不完全断离的肢（指）体，在直观或手术显微镜的助视下，彻底清创，将断离的血管重新吻合，并作骨、神经、肌腱及皮肤的修复，以恢复其一定功能的精细手术。

【分类】

1. 完全性断离　断肢（指）远端完全断离，无任何组织相连，或断肢（指）只有少量组织相连，但在清创时必须将这部分组织切断再移植者。

2. 不完全性断离　①肢体不全离断：伤肢的创面有骨折或脱位，残留面相连的软组织少于该断面总量的 1/4，主要血管断裂或栓塞，肢体的远端部分无血液循环或严重缺血，不接血管将引起肢体坏死者；②不全断指：伤指断面只有损伤肌腱相连，残留的皮肤＜1/8 周径，组织及血管均断裂，伤指的远端严重缺血或无血供，不接血管将引起手指坏死者。

【适应证】

1. 伤员的全身情况　必须能够耐受较长时间的手术，如合并有颅脑、内脏损伤或严重休克者，应以抢救生命为主，断肢（指）再植手术应暂缓或放弃。

2. 断肢（指）应有一定的完整性，有完整的血管床。

（1）无严重组织挫伤的切、割、锯伤的断离肢体。

（2）上肢有骨缺损时，若经缩短骨骼内固定后不影响再植后手的精细功能，应尽可能争取作再植术。

（3）单侧下肢骨缺损不超过 15 cm。

3. 断肢（指）再植的时限　指常温下肢（指）断离至重建血液循环的时间，一般要求不超过 8 小时，肌肉较少的手指缺血时间可延长至 10 小时。再植时限与断离肢体损伤的程度、环境温度及断肢（指）保存方法等因素有关。如肢体冷藏等措施妥善，可延长再植时限，曾有获得手、足断离后 36 小时再植成功的个案报道。

【现场急救】

1. 如断肢仍在机器中、车轮下，应立即关机或停车，如为机器应拆除机器零件，小心取出断肢。

2. 止血方法　①病人伤肢断端加压包扎，夹板固定，一般完全断离的血管回缩后可自行闭塞；②断端有搏动性出血者：如有条件可用止血钳夹住少许血管断端，如无条件可以上举患肢；③止血带止血；④伤肢如有多段骨折，应固定好患肢，防止造成血管再损伤。

3. 断离肢（指）体的保存　断离肢（指）体应冷藏保存，方法可因地制宜。将断离的肢（指）体用无菌或清洁敷料包扎后，放入塑料袋，置于加盖双套盒中，隔层内放冰块，切忌将断离肢（指）体直接浸泡在冰块或冰水中，更不能放置在消毒液中。

4. 抗休克治疗　肢体断离失血量多，病人应取平卧位、保暖和建立静脉通路，给予低分子右旋糖酐、葡萄糖盐水等，必要时可输血。

5. 迅速转送到有条件的医院，使断肢尽快获得血供是断肢再植成功的关键之一。

【术后治疗原则】

1. 预防感染　局部感染常引起血管栓塞，是导致再植肢体失活的原因之一。术后应给抗生素预防感染。

2. 抗凝治疗　①低分子右旋糖酐：可以降低血液黏稠度，术后应静脉输入 10～14 天，每日 500～1000 ml。②阿司匹林：有抑制血小板的聚集作用，用量为 50～100 mg，每日 3 次，口服；③肝素：有抗凝血酶和抑制血小板的聚集的作用。断肢再植术后一般不主张全身肝素化。而断指再植，由于缝接血管细容易栓塞，术后常规使用可提高再植成活率。用量为每日 200～300 mg 加入 1000 ml 葡萄糖溶液静脉持续滴注。

3. 扩血管治疗　妥拉苏林 25 mg 肌内注射，可预防血管痉挛。

4. 严密观察　警惕可能出现的血管危象（vascular crisis）。所谓血管危象，是泛指因吻合血管发生血流障碍，从而危害移植或再植物存活的一种现象。只要及时发现，处理得当，多数病例可望得到挽救。

【护理】

（一）护理评估

1. 病人的外伤史、现场急救情况、损伤的程度、断离肢（指）体的保存方法。病人有无休克、颅脑损伤及重要脏器的合并损伤。

2. 病人神志、生命体征、尿量等变化，必要时监测 CVP，判断失血性休克是否已纠正。

3. 病人有无接受再植手术的身体条件。

4. 了解手术过程，骨骼内固定的方法，动静脉吻合的数目，肌肉、肌腱与神经的修复情况，皮下是否放置引流等。

5. 病人有无急性肾功能衰竭的迹象。

6. 抗凝治疗的病人应监测凝血酶原时间、凝血时间、血小板计数等变化。

7. 再植肢体的皮肤色泽、皮温、毛细血管充盈时间、动脉的搏动情况，有无动脉受阻、静脉栓塞等血管危象。

8. 病人及家属对意外伤残、断肢（指）再植手术的认知程度、心理状态和社会承受能力。

9. 病人及家属是否已得到有关断肢（指）再植手术后并发症的观察及术后功能锻炼的指导。

（二）护理诊断/护理问题

1. 恐惧　与意外失去肢（指）体和担心再植手术失败有关。

2. 自我形象紊乱　与肢（指）体残缺形体改变有关。

3. 有再植失败的危险　与再植肢体动脉痉挛或动、静脉栓塞等血管危象有关。

4. 知识缺乏　与缺乏治疗和康复相关知识有关。

5. 潜在并发症　①中毒性休克；②肾衰竭；③再植肢体失活；④脓毒症。

（三）护理措施

1. 术前护理

（1）心理护理：大多数接受断肢（指）再植手术的病人都有恐惧、悲观、自卑等心理反应，担心对今后日常生活、择业和社会交往方面产生不利影响。护士除给予心理支持外，告诉病人通过手术和功能锻炼，术后患肢部分功能将得到恢复，鼓励病人战胜自我，乐观地对待意外和人生，积极配合治疗，达到肢（指）体再植术后较理想的康复目标。

（2）病室准备：①病室要宽敞、明亮、通风；②室内空气定期消毒，可用紫外线照射，过氧乙酸或含氯消毒剂熏蒸，有条件时可采用层流通风技术；③室内地面、墙面可用湿式清扫或含氯剂喷雾消毒，床、桌、柜子等湿抹或加季胺盐，每天 2 次；④室温保持 25℃ 左右；⑤室内备有皮肤测温计、超声多普勒诊断仪、红外线烤灯、监护设备和必要的药品。

2. 术后护理

（1）复温：术后立即用毛毯或被子盖于病人全身，使其体温迅速回升，并将室内温度调至 24℃ 以上。

（2）体位：平卧位，患肢抬高，高于心脏平面 10 cm，以减轻肿胀。

（3）妥善固定患肢：防止病人入睡后不自觉地移动或活动肢体，包扎不能过紧，指（趾）末节应予外露，以便观察血循环。

（4）保温：术后 1 周内用 60～100 W 烤灯照射再植肢体，灯距为 33～50 cm，以利局部血管扩张；在患肢血循环较差的情况下，则不宜用烤灯，以免增加局部组织的代谢，局部照射一般持续 7～10 天。

（5）严密观察局部血循环：用皮温计测温比较敏感，术后患肢的温度高于健侧 1～2℃，这是因为患肢支配血管的神经受损导致血管扩张所致。测温前注意关闭烤灯片刻，以免误差。术后 10 天内，应每小时测皮温 1 次，根据病情，逐渐延长测温的间隔时间。也可用超声多普勒诊断仪探查肢体末梢血管是否通畅。如发现患肢的温度与健肢皮温逐渐接近、皮肤颜色变灰白色或发紫、毛细血管充盈时间延长表示患肢可能存在血管危象。

（6）并发症的预防和处理：①肿胀：再植的肢体在术后 2～5 天存在不同程度的肿胀，可根据皮肤皱纹的深浅、肢（指）外形及周径的变化等判断。如肢体严重肿胀，应迅速查找原因，如伤肢损伤严重，缺血时间较长，应作预防性深筋膜切开减压术。同时可采用高压氧、局部按摩等措施，以改善微循环，有效地防止和减轻肢体肿胀。②静脉栓塞：表现为再植肢体末端发紫，指腹膨胀、丰满、皮纹变浅或消失，温度下降，指甲毛细血管充盈时间延长。早期应检查皮肤缝合张力是否过大，有无皮下血肿或包扎过紧等，如有应尽快解除，并继续密切观察。为改善静脉瘀血，可沿静脉血流方向作按摩，如静脉瘀血无改善，应进行手术探查。③动脉受阻：表现为再植肢体（指）末端苍白，指腹瘪陷、皮纹加深、温度下降、动脉搏动减弱或消失，指甲毛细血管充盈时间延长。常发生于术后几小时至十几天。当出现动脉受阻时，其检查方法与上述静脉栓塞相仿，应给予低分子右旋糖酐、妥拉苏林、拜瑞妥等抗凝解痉药物，局部保温，也可采用交感神经节封闭，若经上述处理仍未好转，应尽快探查，取出血栓或重建血管吻合，必要时作自身静脉移植，修复缺损的动脉。④感染：伤口感染直接威胁再植肢（指）体的成活。严重时危及病人的生命。术中应严格无菌操作，彻底清创，伤口放置引流，早期应用广谱抗生素。当感染严重并危及病人的生命时，应将再植的肢体截除。⑤肾衰竭：高位断肢或缺血时间较长的再植术，除了观察血容量不足引起休克和再植肢体的血管危象外，应特别注意肾衰竭的可能，病人可出现烦躁不安、血压下降、尿量减少和血红蛋白尿，甚至无尿，均应及时处理，必要时作透析治疗。⑥自发性出血：多由全身肝素化引起，应用时应注意病人有无黏膜、伤口出血。一旦发生可用鱼精蛋白对抗。

（四）功能锻炼

功能锻炼是断肢再植术后恢复其功能的重要因素。再植术后3周左右，再植肢体血液供应基本平稳，软组织已愈合。在不影响骨折愈合的原则下，可以有计划地进行手指屈伸、握拳等主动活动；术后6周，康复重点是促进神经功能的恢复、软化瘢痕和减少粘连。应加强各关节的主动和被动活动，局部可用中药熏蒸、磁疗、超短波理疗等方法，同时辅以作业疗法及日常生活能力训练，使病人能早日生活自理，重返家庭和社会。

（高　颖）

第三十二章　脊柱骨折和脊髓损伤病人的护理

学　习　要　点

脊柱骨折的病因与分类、临床表现、急救处理、治疗原则、护理。脊髓损伤的病理、临床表现、治疗原则、并发症的防治，脊髓损伤截瘫病人的整体护理。

脊柱骨折（spinal fracture）或骨折脱位合并神经损伤是常见的损伤，最常见的并发症是脊髓损伤（spinal cord injury，SCI）导致截瘫（paraplegia），可使病人丧失全部或部分生活自理能力，并继发其他合并症，需加强治疗、护理和康复指导。

第一节　脊柱骨折病人的护理

【解剖概要】

脊柱由 32 节椎骨联结而成，椎骨分椎体和附件两部分。椎体前、后方有前纵韧带、后纵韧带，棘突尖端有棘上韧带。这三条韧带由颅骨至骶尾部，将各椎骨连接形成脊柱。脊柱的颈椎、腰椎活动范围较大，胸椎的上 10 节活动度小，较为稳定。骶骨两侧与髂骨相连，较为固定，为骶髂关节。T_{11}～L_2 为脊柱活动与不活动交界处，最易受伤。

各椎骨的椎孔相连形成椎管，脊髓自椎管内通过，并从每一节段发出一对脊神经。椎骨与脊髓节段的关系并非平面对应，但有一定规律：上颈髓（$C_{1\sim4}$）大致与同序数椎骨相对应；下颈髓（$C_{5\sim8}$）和上胸髓（$T_{1\sim4}$）比同序数椎骨高 1 个椎体；中胸髓（$T_{5\sim8}$）比同序数椎骨高 2 个椎体；下胸髓（$T_{9\sim12}$）比同序数椎骨高 3 个椎体；全部腰髓在 $T_{10\sim11}$ 高度；骶髓和尾髓约在 T_{12} 和 L_1 高度。这是判断脊髓损伤平面的依据（图 3－32－1）。

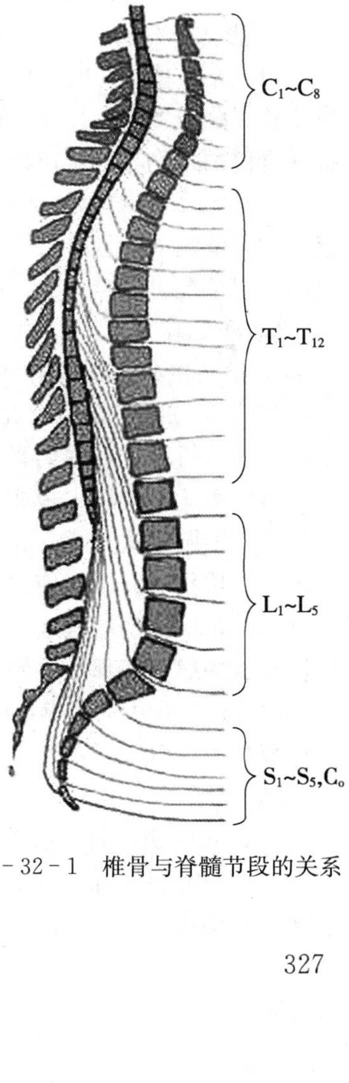

图 3－32－1　椎骨与脊髓节段的关系

【病因与分类】

1. 根据受伤时暴力作用方向分类

（1）屈曲型损伤：最常见，多数发生在脊柱的胸腰段，尤其以 T_{12}～L_1 椎体骨折多见。可发生单纯椎体压缩性骨折，也可因水平分力大引起骨折合并椎体脱位。

（2）伸直型损伤：极少见，可因前纵韧带撕裂、椎体分离而脱位。

（3）屈曲旋转型损伤：可发生椎间小关节脱位。

(4) 垂直压缩型损伤：可发生胸、腰椎椎体爆破性骨折。

2. 根据损伤部位分类　颈椎骨折或骨折脱位、胸椎骨折或骨折脱位、腰椎骨折或骨折脱位、骶椎骨折或骨折脱位、尾椎骨折（少见）或脱位。

3. 根据骨折稳定程度分类

(1) 稳定型骨折：椎体压缩不超过原高度 1/3 的单纯压缩性骨折，单纯横突或棘突骨折，L_3 以上椎板骨折。

(2) 不稳定型骨折：椎体压缩程度超过原高度的 1/3 以上的压缩性骨折，常伴有附件骨折和韧带断裂的复合性损伤。如椎体粉碎性骨折、椎体骨折合并脱位等，复位后容易再脱位。

4. 根据有无神经损伤分类　单纯脊柱骨折和脊柱骨折合并脊髓损伤。

【临床表现与诊断要点】

1. 病史　有严重的外伤史，如从高空坠落、重物打击、跳水受伤等。此外，老年人骨质疏松，乘车急停时因惯性上身极度前冲屈曲可发生胸腰椎压缩性骨折。

2. 症状和体征　单纯性骨折、脱位的病人受损脊段疼痛和活动受限，体检局部有压痛、畸形和肌痉挛。胸腰椎损伤尚有站立和翻身困难，因腹膜后血肿刺激腹腔神经节使肠蠕动减慢而引起腹痛腹胀。若同时伴有脊髓损伤，可出现受伤平面以下相应症状和体征（详见本章第二节）。

3. 影像学检查

(1) X 线检查：有一定局限性且要变换体位。常规摄颈椎正、侧位片，必要时摄左或右斜位片。疑及寰枢椎损伤拍侧位、张口位片。X 线对单纯压缩性骨折较易诊断，但对附件骨折和脊髓的损伤程度难以确定。

(2) CT、MRI：对脊柱损伤均有很高的诊断价值：①病人不需要变换体位即可进行检查；②可清楚显示脊椎各部分复杂的骨折和椎管内脊髓的完整结构；③可显示椎间盘和神经根的受损情况。

【急救处理】

1. 抢救生命　积极治疗严重复合伤等。

2. 避免二次受伤　对疑有脊柱损伤者进行急救和搬运时，切忌使脊柱发生屈伸、扭转，以免增加骨折移位和损伤脊髓神经。

(1) 搬运时应用木板或硬板。

(2) 滚圆木式搬运：先使伤员上、下肢体伸直，木板放在伤员一侧，搬运者 2～3 人站在同侧，扶伤员躯干，使之成一整体滚动至木板上。注意不要使躯干扭曲。

(3) 颈椎损伤的搬运：急救者应以双手托住病人枕部及下颌部，并略加牵引，其他人员托住伤员的肩和髋部，缓慢搬移，用砂袋或折好的衣服放在颈部两侧加以固定。

(4) 运送途中注意点：应密切观察伤员全身状况并保持呼吸道通畅，注意保暖，每 1～2 小时翻身一次以防压疮。

【治疗原则】

1. 颈椎骨折与骨折脱位

(1) 稳定型骨折：可根据病情选用非手术治疗，如石膏围领、颈胸石膏固定、颈椎牵引（Glisson 枕颌带牵引）或颅骨牵引至骨愈合。

(2) 不稳定型骨折：手术切开复位内固定或融合不稳定的节段，如寰枢间融合术，伴脊髓损伤应作减压术。

2. 胸腰椎骨折与骨折脱位

(1) 稳定型骨折：椎体轻度压缩骨折（椎体压缩不超过原椎体高度的 1/3），可采取非手术治疗。早期卧硬板床，在骨折部垫厚枕，使脊柱过伸，嘱病人于 1～2 小时后即逐渐进行腰背伸锻炼，使腰背肌强壮有力，可以免除慢性腰痛后遗症。6～8 周后病人可以带腰围下床活动。亦可采用骨水泥局部注射，充填骨折部位，以达到恢复椎体高度的目的。

(2) 不稳定型骨折：胸腰椎骨与软组织如损伤严重，合并脊髓损伤的可能性大，目前趋向手术治疗，解除脊髓压迫，恢复脊柱稳定性。①后路减压内固定术：适用于椎体后凸成角及椎管后方有骨块突入的脊柱不稳定型骨折和脊髓持续受压者。目前常用的植入物有 Dick 钉、RF 钉、Roy-camille 钢板等，术中要求有准确的定位，可同时行融合术。②前路减压内固定术：适用于各种脊髓损伤，明确有椎管前方压迫，无后方骨块进入椎管者，前路手术操作复杂，创伤大，并发症多，因此应慎重选择。

【护理要点】

1. 病人须平卧于硬板床，以保持脊柱平直或过伸。

2. 指导病人自己翻身，须先挺直腰部再翻动，以绷紧腰背肌。侧卧时，用枕头将全背部顶住，避免胸腰部脊柱的扭转。

3. 颈椎及高位胸椎损伤后，宜平卧不用枕。根据病情可在颈部或肩下加枕垫，使颈部后伸。

【康复指导】

脊柱损伤后如果不锻炼，不仅不能使压缩的椎体张开复位，还有发生软组织粘连及组织纤维化的可能，使脊柱各关节活动性减退，影响脊柱运动，造成腰背部慢性疼痛或导致腰背肌废用性萎缩、骨质疏松等。如需手术或石膏固定者，腰背肌的早期锻炼亦具有重要意义。

锻炼腰背肌的方法：有挺胸、背伸、五点支撑法等、四点支撑法、三点支撑法。指导病人循序渐进，避免过度劳累。

第二节　脊髓损伤病人的护理

脊柱骨折合并脊髓或马尾神经损伤是一种严重损伤。受伤平面以下对称性感觉、运动、反射消失和膀胱、肛门括约肌功能完全丧失，临床上称完全性截瘫；部分功能丧失称不完全性截瘫。

【病理】

1. 脊髓震荡（spinal shock）　损伤后脊髓有暂时性功能抑制，呈弛缓性瘫痪。一般于伤后数小时或数天内逐渐恢复。

2. 脊髓损伤　脊髓可受压，或实质性破坏如部分挫裂和完全横断。早期呈弛缓性瘫痪，损伤平面以下肢体的感觉（痛、温、触觉、位置觉）、运动和反射（包括深、浅反射）完全或部分丧失。因受压造成的损伤在及时解除压迫后，脊髓功能可部分或全部恢复。晚期转为痉挛性瘫痪，出现病理性反射。

3. 马尾神经损伤　L_2以下的骨折脱位，可引起马尾损伤，损伤平面以下的感觉、运动和反射完全或部分消失，膀胱完全或部分失去神经支配。马尾神经损伤若未完全断裂或断裂后经修补缝合，有再生恢复功能的可能，如损伤严重则可导致永久性功能障碍。

【临床表现】

脊髓损伤因受伤部位（图 3 - 32 - 2）、损伤原因和程度不同，可出现不同的症状和体征。

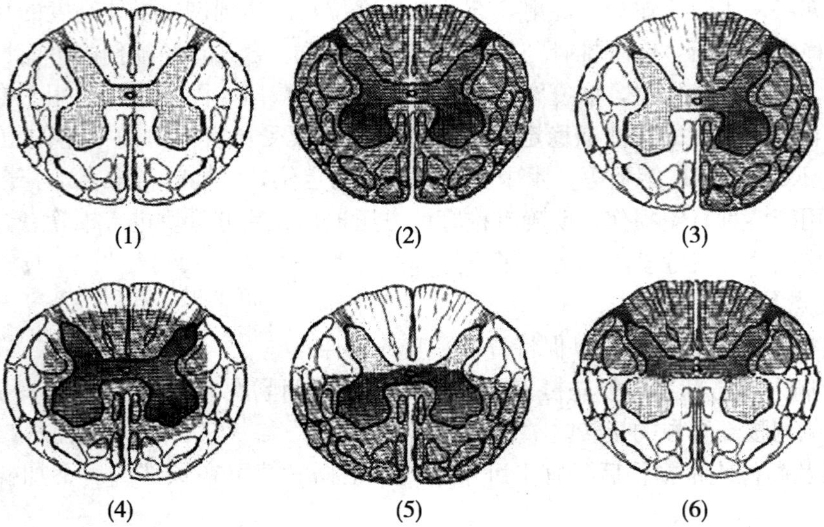

图 3 - 32 - 2　脊髓损伤（示意图）

（1）正常脊髓；（2）脊髓横断；（3）脊髓半横断；

（4）脊髓中央损伤；（5）脊髓前部损伤；（6）脊髓后部损伤。

1. 脊髓横断（spinal cord transection，SCT）　早期为脊髓休克表现：受伤平面以下弛缓性瘫痪，感觉消失和肌张力消失，不能维持正常体温，大便滞留，膀胱不能排空。2～4周后逐渐演变为痉挛性瘫痪。颈髓损伤表现为四肢瘫（quadriplegia），上颈椎损伤的四肢瘫均为痉挛性瘫痪；下颈椎损伤的四肢瘫表现为上肢弛缓性瘫痪，下肢痉挛性瘫痪。胸、腰髓损伤表现为截瘫。C_4以上损伤病人常因肋间肌瘫痪而呼吸困难，出现腹式呼吸，易发生肺部感染。寰枕脱位脊髓严重受损病人可立即死亡。

2. 脊髓半横断（hemisected spinal cord injury，hSCI）　又名脊髓半侧损伤综合征（Brown-Sequard's syndrome，BSS）。损伤平面以下同侧肢体的运动及深感觉消失，对侧肢体的痛觉和温度觉消失。

3. 脊髓中央损伤综合征（central cord syndrome，CCS）　颈椎过伸性损伤引起脊髓挫伤伴发髓内血肿，使脊髓中央管周围的传导束损伤，表现为损伤平面以下的四肢瘫，上肢重于下肢，没有感觉分离，预后差。

4. 脊髓前部损伤综合征（anterior cord syndrome，ACS）　多由于压缩后凸的椎体及其碎片、脱出的椎间盘等，压迫颈脊髓前方引起脊髓前中央动脉闭塞，出现分布区域受损表现，如：四肢瘫痪，下肢瘫痪重于上肢瘫痪，但下肢和会阴部仍保持位置觉和深感觉，有时甚至还保留有浅感觉。

5. 脊髓后部损伤综合征（posterior cord syndrome，PCS） 多由于椎板及棘突骨折引起。临床表现为深部感觉及运动障碍，而痛、温及触觉保留。

6. 脊髓圆锥损伤综合征（conus medullaris syndrome，CMS） L_1骨折所致，表现为会阴部鞍状皮肤感觉缺失，括约肌功能丧失致大、小便不能控制和性功能障碍，双下肢的感觉和运动仍保留正常。

7. 马尾神经损伤综合征（cauda equina syndrome，CES） 马尾起自 L_2的骶髓，止于 Co_1 下缘，表现为损伤平面以下弛缓性瘫痪，有感觉及运动功能障碍及括约肌功能丧失。马尾神经损伤多为不完全性的损伤。

【影像学检查】

CT、MRI 检查可清晰显示脊髓和神经根的受损情况，以及椎骨骨折碎片有无压迫脊髓，有助于诊断和治疗。

【治疗原则】

1. 一般处理 首先要预防或减少可能产生的进一步损伤。在急性期应密切监护主要脏器的功能，病人早期死亡的最主要原因是呼吸功能障碍，应经常监护呼吸功能的指标。如病人呼吸道不能排出分泌物，可通过鼻或口腔吸除，仍无效则行气管切开术。

2. 尽早实施对脊髓的减压 脊髓减压是脊髓功能恢复的关键。手术适应证：①不完全性脊髓损伤，若表现为进行性加重，疑有椎管内出血，需紧急探查；②X 线片示骨片突入椎管或椎管变形、狭窄挤压脊髓或神经根者；③脊髓开放性损伤。

3. 稳定脊柱 尤其是椎体不稳定型骨折，复位和减压后应进行适当的内固定或植骨融合术，避免发生再移位。

4. 防治并发症 如预防压疮、肺部并发症、泌尿道并发症。

5. 功能重建 康复自损伤之日开始，通过保持和改善或增进损伤后尚存的残余功能，促进平衡与协调活动能力；使用支具和辅助装置等方式，协助病人获得最大功能的康复。

6. 全身支持疗法 应给予适当高蛋白、高热量、富含纤维的食物，早期可少量应用胰岛素，以促进食欲。如病人有明显的消耗性低蛋白血症和贫血时，可考虑少量重复输血。

第三节 创伤性高位截瘫病人的护理

【护理评估】

1. 病人的外伤史，包括受伤的时间、原因（交通事故、高空坠落、暴力，运动损伤如潜水、跳水等）、部位、受伤时体位和急救情况，以及搬运和运送方式。

2. 病人生命体征、神志，评估有无休克、颅脑损伤及胸、腹部损伤等复合伤。

3. 疑有高位颈髓损伤者，判断有无腹肌及肋间肌麻痹。C_4 以下损伤者，可出现腹式呼吸。监测病人呼吸频率和深浅和呼吸是否有效、肺部呼吸音的变化，评估呼吸道通畅程度和监测动脉血氧分压。

4. 病人痛、温、触觉及位置觉丧失的程度和范围，评估肌力、关节活动度，肛门括约肌、膀胱的功能。判断脊髓损伤的程度和平面。

5. 病人和家属对意外伤残的感知及心理承受的程度，有无自伤和自杀的征象，家庭和社会的支持程度。

6. 病人有无肺部感染、尿失禁、尿潴留、便秘、肠梗阻、压疮等并发症。

7. 病人的营养状态。

8. 病人对重建功能的认知水平，是否制定康复训练计划和实施情况。病人的日常生活活动能力（activities of daily living，ADL）：轮椅使用、家务劳动、交流技术。个人与家庭的协调情况：居室改造、环境设施改造等。

【护理诊断/护理问题】

1. 恐惧　与失去运动和基本生活能力，身体形象被歪曲、人格平衡失调、个体的社会功能受到威胁和损坏等有关。

2. 低效性呼吸型态　与脊髓损伤后呼吸功能不全有关。

3. 清理呼吸道无效　与颈髓损伤后出入延髓咳嗽中枢的反射弧中断，声门关闭不能，以及与咳嗽有关的咽肌、膈肌和其他呼吸肌功能障碍导致排痰功能下降或呼吸道感染有关。

4. 知识缺乏　与缺乏手术、康复知识有关。

5. 体温调节无效　与体温调节中枢的传导通路被破坏或自主神经功能障碍有关。

6. 躯体活动障碍　与肌肉失神经支配有关。

7. 维护健康的能力低下　与没有能力维护基本的健康有关。

8. 皮肤完整性受损　与感觉缺失，大、小便失禁，身体活动受限等有关。

9. 潜在并发症　①泌尿系统感染；②肺部感染；③便秘；④肌肉痉挛，关节挛缩。

10. 性功能障碍　与脊髓损伤有关。

【护理措施】

脊髓损伤手术难度大，术中易发生各种意外，在手术前对病人进行细致的准备工作，术后给予妥善的护理，可增加手术的安全性，减少并发症，比较理想地恢复部分功能，降低死亡率。

（一）手术前护理

1. 心理护理　脊髓损伤病人，多因意外事故引起。病人无精神准备，肉体上承受较大的痛苦，还面临致残和死亡的可能。由于求生欲望的驱使，他们大都把希望寄托在医务人员身上。手术对病人是较强的刺激，多数病人会产生焦虑、紧张、恐惧、抑郁、悲观消极等不良心理反应，担心麻醉、手术的效果；担心残废甚至死亡，担心失去工作能力，影响家庭经济来源，与家人的融洽关系等。不良的心理状态可影响病人的睡眠及食欲，使机体免疫能力下降，降低对手术的耐受性。

术前护士应：①以热情、和蔼、关心、同感性倾听等工作态度和熟练的护理技术获得病人信任，增加安全感；②向病人介绍治疗方案，使病人了解自己将进行的手术可获得的效果，对危险性大、手术复杂、心理负担重的病人，护士可介绍有关专家、医生是如何研究病情并确定手术方案的，可有意识地组织同类手术较成功的病例与其交流，增强病人的信心；③告诉病人术后吸氧，使用导尿管、引流管等治疗措施的目的；④加强防范措施，防止病人出现自伤、自杀。

2. 气管、食道推移训练　主要适用于颈椎前路手术病人。颈前路手术中，需暴露椎体侧前方或前方，需将内脏鞘（包裹甲状腺、气管与食管）牵向对侧。故病人术前需进行气管食道的推移训练。

（1）向病人反复解释推移训练的重要性，并明确告之如牵拉不合要求，可因无法牵开气管而影响手术或产生气管、食道损伤。

(2) 推移方法：医护人员站在病人手术侧，用大拇指持续向非手术侧推移内脏鞘；然后用2～4指在皮肤外插入手术侧内脏鞘与颈动脉鞘（包裹颈总动脉、颈内静脉与迷走神经）之间持续地向手术侧牵拉颈动脉鞘。

(3) 推移时间：开始时每次10～20分钟，以后逐渐增加至30～60分钟，必须将气管牵过中线，持续训练3～5天。

3. 体位训练　颈椎手术大多系颈后路手术。病人在术中俯卧位时间较长，易引起呼吸道受阻，术前必须训练使其适应。开始时每次20～30分钟，逐渐增加至3～4小时。

4. 床上大、小便训练，以适应术后生活。

（二）手术后护理

1. 病情观察　定时监测病人面色、表情、生命体征等，注意血压变化，密切注意呼吸情况，颈前路手术后出现呼吸困难或伴有颈部增粗病人，前者多因颈部血肿压迫气管所致，后者有可能是活动性出血积聚所致，有可能进一步发展引起气管受压，均需立即采取紧急措施。如病人出现鼻翼扇动、口唇发绀、呼吸极度困难，应立即在床边拆线，放出积血，待呼吸改善后，行手术探查。颈后路手术术后出现呼吸困难，应考虑局部血肿压迫脊髓或脊髓水肿反应所致，立即准备呼吸机和气管插管。同时给予吸氧，静脉滴注地塞米松等。

2. 减少头颈部活动　无颅骨牵引者可用颈围加以固定与制动，以减少出血。

3. 预防肺部并发症　颈椎损伤病人，肺功能一般均较差，术后长期卧床易发生呼吸道分泌物淤积，产生肺不张而继发感染。

(1) 指导病人定期作咳嗽与深呼吸训练：以增加肺活量，清除分泌物，防止肺不张。

(2) 协助排痰：定时变换体位，每次翻身时拍打胸背部以利排痰。如发现一侧肺部感染或肺膨胀不全时，应使患侧向上，体位引流排痰，并注意保暖。

(3) 早期施行气管切开：是减少呼吸道梗阻和防止肺部感染的重要措施，护理时应注意保持呼吸道通畅，牢靠固定导气管，定时消毒更换内套管，及时用消毒导管吸出分泌物。使病人维持 PO_2>80 mmHg (10.67 kPa)、PCO_2< 45 mmHg (6 kPa)、氧饱和度>95%的良好的通气状态。

(4) 雾化吸入：吸入药液内酌情加抗生素及地塞米松。

4. 泌尿系统感染的防治和护理　脊髓损伤截瘫病人发生泌尿系统感染很常见，长期留置导尿者可因插导尿管引进异物，引流瓶（袋）、管中的尿液反流入膀胱或过多积存残余尿而导致感染。

(1) 截瘫早期：伤后2周内，膀胱失去收缩功能，形成无张力性膀胱，出现尿潴留。一般需留置导尿，持续引流尿液，经过2～3周后，病人肌张力开始恢复，反射出现，应将膀胱的引流改为每4～6小时定时开放。有助于建立反射性膀胱，避免因长期无尿液在膀胱内积存而导致膀胱萎缩。

(2) 封闭性膀胱冲洗：将膀胱内积存的尿沉渣冲洗出来，防止感染。常用的冲洗液有3%硼酸溶液、0.2%呋喃西林溶液或生理盐水。冲洗前应将尿液放净，一般每次冲洗液量为250～500 ml，待注入的冲洗液完全吸出后关闭导尿管。

(3) 留置导尿管期间：每日清洁尿道口2次，每周应换导尿管1次，换管前也须排空尿液。留置导尿2～3周后，可试行拔除导尿管，用挤压的方法训练反射性膀胱排尿。

（4）预防泌尿系统结石：鼓励病人多饮水：每天饮水量达3000 ml左右，以便冲洗尿沉渣，预防泌尿系统结石。

（5）泌尿系统感染的治疗：如发生感染，应抬高床头，便于体位引流，同时增加补液量或饮水量，将导尿管持续开放引流。及时应用抗生素和作药物敏感试验。

（6）间歇导尿：有报道用间歇性导尿处理膀胱问题，可促进逼尿肌的早期康复和避免膀胱挛缩，其方法为每隔4～6小时排空1次。对导尿和液体摄入时间进行间隙调节，每次尿量不超过500 ml。病人可先留置导尿，弄清一定时间段内的排尿量，然后，按定出的间隙时间导尿。有条件时可指导病人严格按消毒要求和方法，自己作间隙导尿。

5. 消化功能紊乱的处理　脊髓损伤后，躯体神经功能发生障碍，自主神经功能失衡，病人在伤后或术后可出现肠麻痹，表现为呕吐、胃扩张、数日不排便、腹胀、致膈肌活动受限、呼吸困难等；应给予禁食、胃肠减压、肛管排气及肌注新斯的明等。受伤后病人常可因使用激素或体内应激反应而并发应激性溃疡，出现呕血、黑便等。护士应加强观察止血药物的效果。脊髓损伤后，肠道功能能否恢复，要根据脊髓受伤部位和程度而定。病人的结肠蠕动减慢引起便秘，护士可通过指导和帮助病人掌握饮食规律，辅以药物治疗以及排便训练，使截瘫病人有效地解决排便问题。

（1）饮食管理：饮食宜定时、定量和多食粗纤维食物或水果，多饮水，防止大便干结。

（2）药物治疗：常用缓泻剂如更衣丸、麻仁丸等。但因个体差异，用药效果反应不一，要加强观察。一旦大便失禁，应停药。

（3）训练反射性排便：每天早饭后，戴手套，定时帮助病人扩张肛门，以刺激肛门括约肌，反射性引起肠蠕动。坚持做一阶段直至反射建立，当用手指按压肛门后，就可排便。

（4）按摩：顺结肠走向，由右下至上，向左，向下，进行腹壁按摩，可促进肠蠕动，帮助排便。

（5）灌肠：上述方法均不奏效时可用灌肠。截瘫病人由于肛门括约肌松弛，灌肠时液体往往边灌边流出，不能存留在肠道内使粪便软化，因此肛管要插得深些，可插入15～20cm。并使灌肠液低压慢速进入。

6. 中枢性高热的护理　颈脊髓损伤时，病人常产生高热，达40℃以上，主要是由于体温调节中枢的传导通路被破坏或自主神经功能的障碍，体温调控能力降低，尤其是夏季由于热能不能散发，可出现持续高热。体温异常是病情危险的征兆，对这类病人应及时处理。

（1）物理降温法：当体温超过39℃时，可给予头部置冰袋或冰帽降温，同时可将冰袋置于大血管行走的浅表部位，如颈部、腋下、腹股沟。用50％酒精、冰水擦浴或冰水灌肠等。调节室温，维持室温20～23℃。通风、电风扇吹风；减少盖被，可将肢体或胸部暴露。

（2）补充足够的液体和维持电解质的平衡，以补偿高热的消耗。

（3）药物降温：如冬眠药物。由于病人的适应能力低下，应注意勿使降温过快、过低。

7. 压疮预防和护理　脊髓损伤截瘫的病人易引起压疮，原因为：①对皮肤受压缺血引起的疼痛无感觉；②因躯体运动障碍不能随意挪动身体改变体位；③自主神经功能紊乱使汗液分泌增多，皮肤表面潮湿。

（1）压疮的预防：①定时翻身：间隙性解除压迫是预防压疮的首要措施，定时翻身是最简便、有效的压力解除法。必须每隔2～3小时翻身1次，注意保护伤部的稳定，禁止在床上拖拉病人。一般在受伤早期，胸腰椎骨折病人翻身时，至少需2人，颈椎骨折至少需3

人。待病人骨折局部稳定后，可由1名护士帮助病人翻身。②注意衬垫：床单位保持平整、松软、清洁、干燥、无皱褶、无渣屑；对长期卧床或坐轮椅的病人应在骨突受压部位（枕骨、棘突、髂嵴、尾骶部、足跟、腓骨小头、内踝、外踝）垫气垫圈、棉圈、海棉垫等，以减轻局部组织长期受压。但1991年Maklebust和1994年美国卫生保健政策研究所（AHCPR）先后提出使用气垫圈易使局部血循环受阻。而建议：应以翻身、正确摆放体位及静动态床垫来减轻组织负荷，各级压疮的处置措施不再使用气垫圈。③保持皮肤清洁及干燥：每日晨、晚间护理清洁皮肤。对皮肤易出汗部位可用滑石粉或爽身粉抹擦。如有大便失禁，须用温水将肛门周围洗净，并涂上氧化锌软膏保护局部皮肤。护士交班时，应床边检查病人皮肤情况。1991年Maklebust提出依皮肤温度每增加1℃，则使组织细胞代谢及需氧量增加10%，这将使细胞缺血情况更加严重，故提出应避免按摩受压发红的皮肤，而辅以相应的预防措施。

（2）压疮的处理：①局部处理：主要是解除压迫，保护创面，促进愈合。发现皮肤早期发红的征象，可用气圈、软垫等局部减压，或暂不睡在出现压疮的一侧，改为俯卧位等，同时增加翻身的次数。②水泡的处理：可在无菌操作下抽净水泡内积液。为防止皮下再积液应在水泡上多穿几个孔，经局部悬空等保护治疗，可望痊愈。③皮肤破溃的处理：可局部应用抗生素，防止继发感染，待其自愈，或采用旋转皮瓣等手术方法治疗以闭合创面。

【康复护理】

脊髓损伤是一种严重致残性的损伤，常造成截瘫或四肢瘫的后果。康复应在生命体征稳定后即开始。

1. 康复护理目标　①预防和治疗各种并发症；②功能锻炼改善残存肌力和关节活动度；③增强病人自信心，提高日常生活活动能力。

当病人能坐直并在轮椅上坐2小时左右，即可进行各种训练。不同部位损伤者，康复训练应达到的目标：

（1）C_5损伤者：①利用辅助工具进食；②在他人帮助下完成从床到椅的转移，使用手控电动椅；③手部功能重建。

（2）C_7～T_{12}损伤者：①能自行或在他人协助下完成坐位或轮椅上的减压；②各种转移活动；③能使用背阔肌训练器、人力车训练器等；④电动起立床站立；⑤手功能重建。

（3）$T_{3\sim12}$损伤者：重点是借助支具站立和治疗性步行。

（4）$L_{1\sim2}$损伤者：①步行；②有能力将骨盆抬起使足跨越楼梯；③能使用轮椅出外活动。

2. 康复护理措施

（1）保持功能位：瘫痪肢体应保持功能位，如踝关节保持90°中立位，避免足下垂；膝关节保持伸直位；髋关节伸直外展位，避免屈曲、外翻、外旋；垫高肩关节，适当外展位；腕关节避免屈曲下垂。采用沙袋、夹板、支具来维持所需的功能位，要早期进行关节被动活动，每日2次，每次30分钟，防止关节僵硬。高位截瘫病人要注意避免上肢发生畸形。

（2）日常生活动作训练：自行穿脱衣裤和鞋袜、刷牙、洗脸、洗澡、进食，轮椅转移到厕所等。如借用手支具和ADL箍套，在套中插入匙或叉的柄，利用二头肌屈肘力将食物送入口中；坐位或坐轮椅时，注意每30分钟左右用上肢撑起躯干使臀部离开椅面减压，避免坐骨结节处形成压疮；利用滑板作床到轮椅及轮椅至床的转移；C_6～T_2损伤者，因其手功能大部分保留，因而可在床上活动、床-轮椅转移，其生活能完全独立。迈步训练，用肘拐或手杖在家中进行功能性步行，向前顺序为右拐、左足，左拐、右足；可利用单侧扶手上下楼梯。

（3）职业训练：根据病人自身条件、文化水平、爱好，选择与伤残后相适合的职业（如写作、计算机操作、编织、雕刻、绘图等）进行训练，为重返社会作准备。

（4）对病人及家属进行预防并发症的教育：①防止压疮形成；②防止尿路感染和结石；③注意营养：营养不良可导致皮肤对压力损伤的耐受力下降，容易发生压疮，病人应摄入高蛋白、高热量和富含纤维的饮食，防止出现贫血和低蛋白血症；④其他：如呼吸和消化系统并发症、下肢痉挛、深静脉栓塞等要及时到医疗单位就诊。

（5）心理护理：根据病人心理变化的各个阶段，采取相应的护理措施。当病人了解自己将会终生残疾这一残酷现实后，护士要细致观察病人，给予病人温暖，尽快解除病人的抑郁，同时加强防范措施，防止病人出现自杀。在病人心理对抗独立阶段，可表现出对训练不积极，日常生活活动都依赖家人，不愿意或缺乏勇气面对社会。此时，康复护士可随时作心理护理，鼓励病人发挥独立的人格特性，克服依赖性，正视现实以顺利完成各种训练任务。总之，脊髓损伤病人的生理、心理、社会康复是一项漫长又艰巨的工程，需要个人、家庭、社区、社会多部门的协作与支持，才能使病人逐步重返家庭、重返社会、重返工作。

（高　颖）

主要参考文献

1. 吴孟超、吴在德主编. 黄家驷外科学. 北京：人民卫生出版社，7 版，2008.
2. 吴在德、吴肇汉主编. 外科学. 北京：人民卫生出版社，7 版，2008.
3. 陈孝平、刘允怡主编. 外科学. 北京：人民卫生出版社，2009.
4. 王一镗、刘中民主编. 外科危重病学. 北京：中国医药科技出版社，2007.
5. Townsend C. M.，Sabiston Textbook of Surgery，18th ed.，W. B. Saunders Com，2007.
6. 曹伟新、李乐之主编. 外科护理学. 北京：人民卫生出版社，4 版，2006.
7. 顾沛主编. 外科护理学. 北京：北京大学医学出版社，2 版，2008.
8. Suzanne C Smeltzer，Brenda G Bare，Janice L Hinkle，Kerry H Cheever，Brunner and Suddarth's Textbook of Medical-Surgical Nursing，11st ed.，Lippincott Williams & Wilkins Inc，2006.
9. 秦新裕、姚礼庆主编. 外科手术并发症的预防和处理. 上海：复旦大学出版社，2005.
10. 赵晓昆主编. 外科学考点. 科学技术文献出版社，2006.
11. 黄莛庭主编. 外科临床思维. 北京：科学出版社，2 版，2007.
12. 姜保国、王洪等主编. 外科学学习指导. 北京：北京大学医学出版社，3 版，2008.
13. Lee Goldman，Dennis Arthur Ausiello，William Arend，et. al，Cecil Textbook of Medicine，23rd ed.，W. B. Saunders Com，2007.
14. Carpenito-Moyet. L. J.，Handbook of Nursing Diagnosis，11st ed.，Lippincott Williams & Wilkins Inc，2006.
15. Dorland W. A. Newman，Dorland's illustrated medical dictionary，31st ed.，W. B. Saunders Company，2007.

后　　记

《外科护理学（本）》是根据全国高等教育自学考试护理学专业（专升本）考试计划的要求编写的。2010 年 6 月全国高等教育自学考试指导委员会医药学类专业委员会组织审稿。

本教材由上海复旦大学护理学院顾沛副主任护师担任主编。参加编写的人员有上海复旦大学中山医院徐建鸣主任护师、秦薇副主任护师，上海复旦大学华山医院孙晓春副主任护师、曹艳佩副主任护师，上海复旦大学护理学院卢惠娟副教授、李铮讲师，上海交通大学护理学院高颖副主任护师，上海职工医学院陈宏星副教授。最后由顾沛副主任护师统稿。

本教材由上海交通大学医学院附属瑞金医院沈柏用教授担任主审，上海复旦大学附属中山医院张光健教授、中国人民解放军第二军医大学附属长海医院张宝仁教授参加审稿，并提出改进意见。

本教材的编审人员付出了辛勤劳动，特此表示感谢！

全国高等教育自学考试指导委员会
医药学类专业委员会
2010 年 10 月